LE NOUVEAU GUIDE VIVRE PLUS

Catalogage avant publication de Bibliothèque et Archives nationales du Québec et Bibliothèque et Archives Canada

Larose, Karine, 1977-

Le nouveau guide vivre plus : pour vivre mieux, en santé et plus longtemps
Publ. antérieurement sous le titre : Guide vivre plus. Montréal : Éditions La Semaine, c2007.
ISBN 978-2-89568-518-0
1. Exercice. 2. Condition physique. 3. Santé. I. Titre. II. Titre: Guide vivre plus.

RA781.L37 2012 613.7'1 C2011-942619-6

Édition : Lison Lescarbeau
Révision linguistique : Véronique Perron
Correction d'épreuves : Gervaise Delmas, Pascale Jeanpierre
Direction artistique : Marike Paradis, Chantal Boyer
Couverture et grille graphique intérieure : Chantal Boyer
Mise en pages : Hamid Aittouares, Louise Durocher, Chantal Boyer
Photo de couverture : Sarah Scott
Photos intérieures :
Sarah Scott (pages 6, 8-9, 12, 16, 21, 24, 53, 54, 56, 63, 66, 80, 101, 112, 116, 123, 124, 129, 132, 134, 137, 141, 146, 193, 194, 247, 248, 250, 263, 278, 280)
Jacques Migneault (pages 10, 23, 34, 49, 59, 61, 72, 77, 85, 103, 109, 121, 127, exercices d'étirements : 150, 153, 157, 160, 164, 168, 173, 177, 181, 185, 189, 192, 198, 201, 206, 210, 215, 219, 224, 228, 233, 237, 241, 245)
DAVAÏ production d'images (pages 36, 50, 51, 65, 78, 126, 133, 229, 273)
Massimo (pages 29, 73, 75, 86, 140, 148-152, 154-167, 170-176, 178-184, 186-192, 196-200, 202-205, 207-209, 211-214, 216-218, 221-223, 225-227, 229-232, 234-236, 238-240, 242-244, 254, 255, 264-266, 268)
Illustrations :
Gaël Scheppler (pages 28, 31, 38, 39, 40, 144-145)
Amélie Roberge (pages 42, 45)
Maquillage et coiffure : Richard Bouthillier

Remerciements
Nous reconnaissons l'aide financière du gouvernement du Canada par l'entremise du Fonds du livre du Canada pour nos activités d'édition. Gouvernement du Québec – Programme de crédit d'impôt pour l'édition de livres – Gestion SODEC.

Les Éditions du Trécarré
Groupe Librex inc.
Une compagnie de Quebecor Media
La Tourelle
1055, boul. René-Lévesque Est
Bureau 800
Montréal (Québec) H2L 4S5
Tél. : 514 849-5259
Téléc. : 514 849-1388
www.edtrecarre.com

Dépôt légal – Bibliothèque et Archives nationales du Québec et Bibliothèque et Archives Canada, 2012

ISBN 978-2-89568-518-0

Distribution au Canada
Messageries ADP
2315, rue de la Province
Longueuil (Québec) J4G 1G4
Tél. : 450 640-1234
Sans frais : 1 800 771-3022
www.messageries-adp.com

Diffusion hors Canada
Interforum
Immeuble Paryseine
3, allée de la Seine
F-94854 Ivry-sur-Seine Cedex
Tél. : 33 (0)1 49 59 10 10
www.interforum.fr

KARINE LAROSE

M. Sc. Kinanthropologie

LE NOUVEAU GUIDE VIVRE PLUS

POUR

VIVRE MIEUX, EN SANTÉ ET PLUS LONGTEMPS

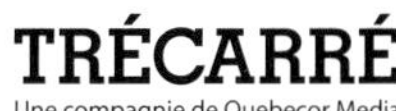

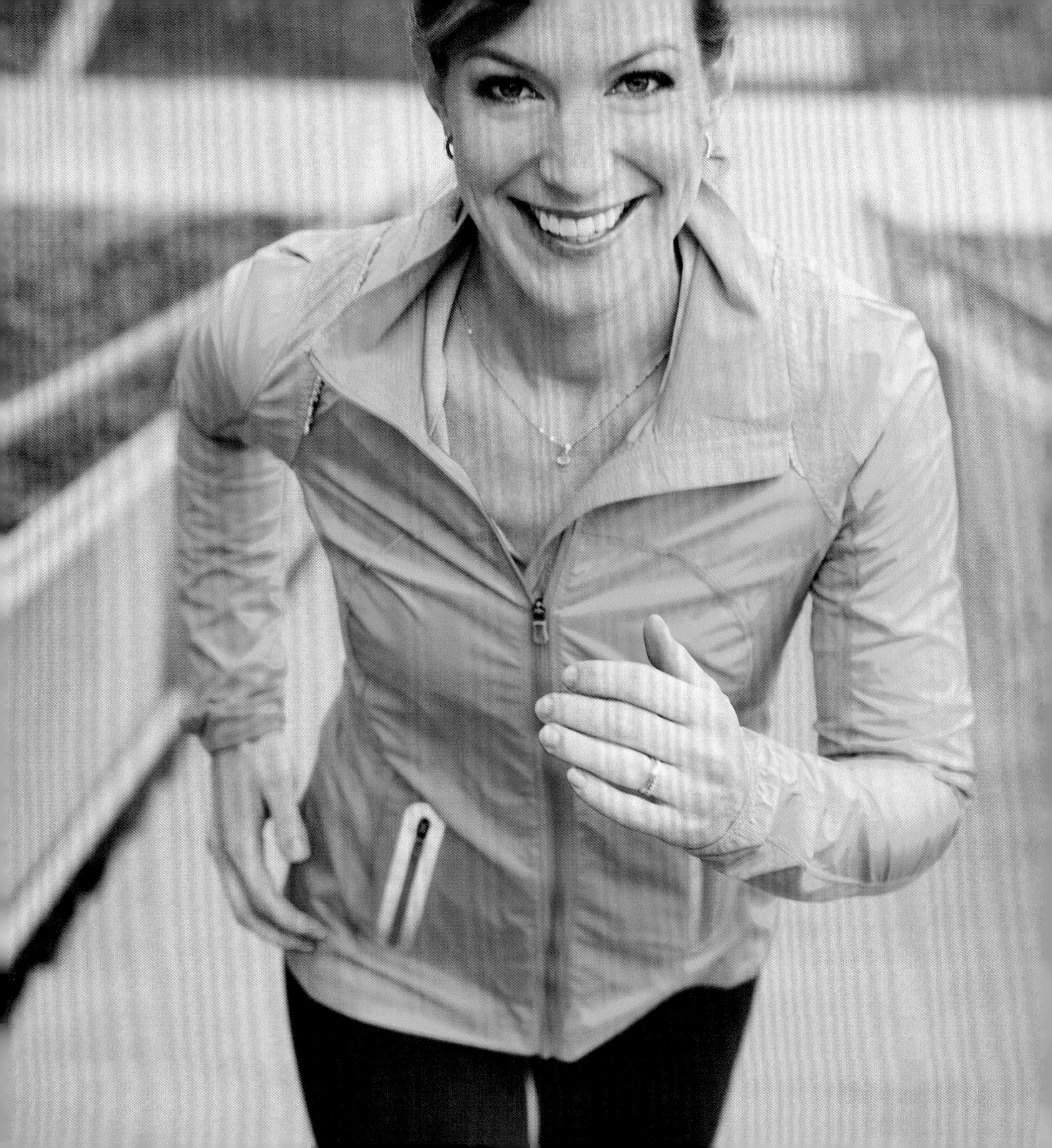

SOMMAIRE

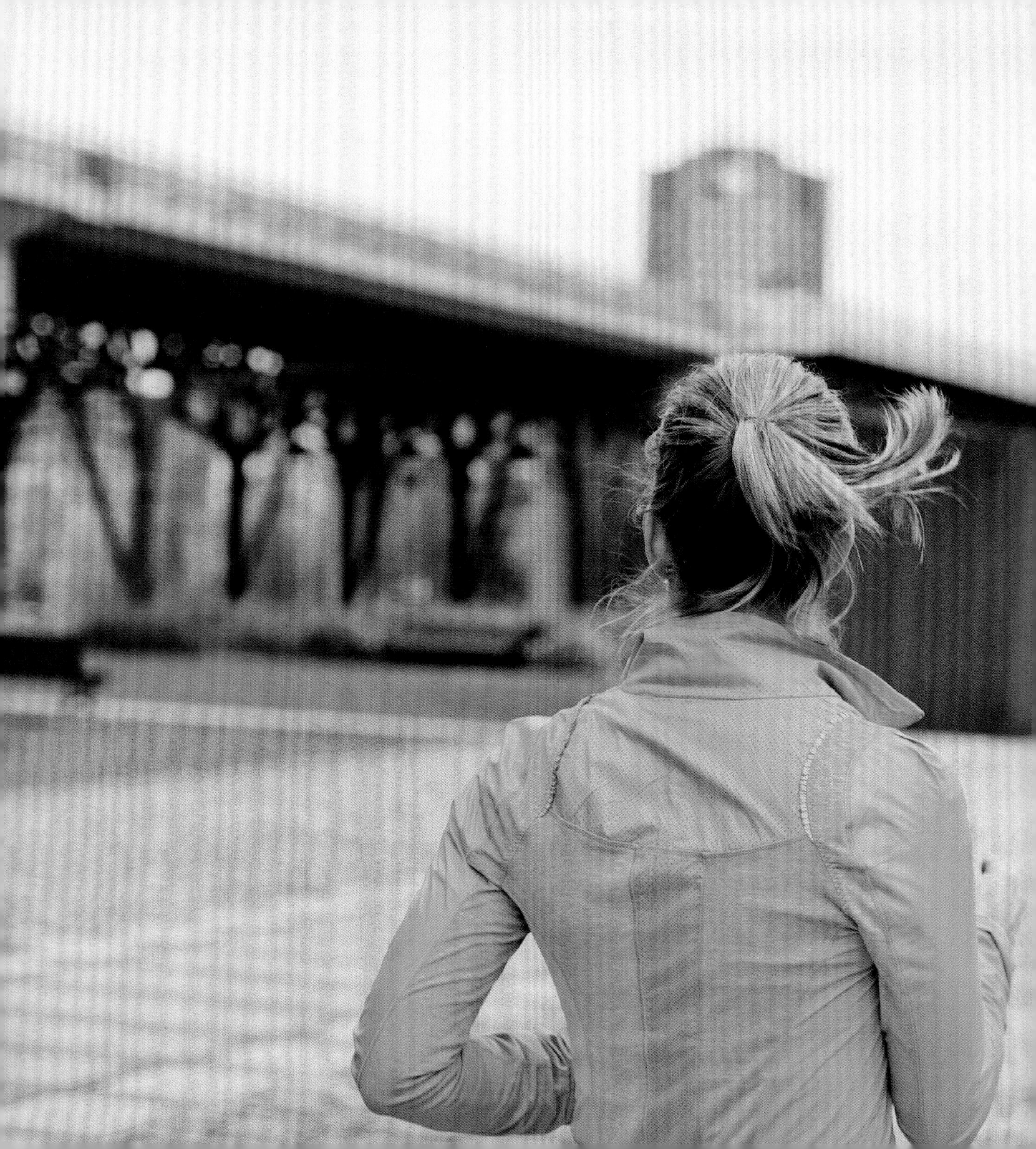

SOMMAIRE (suite)

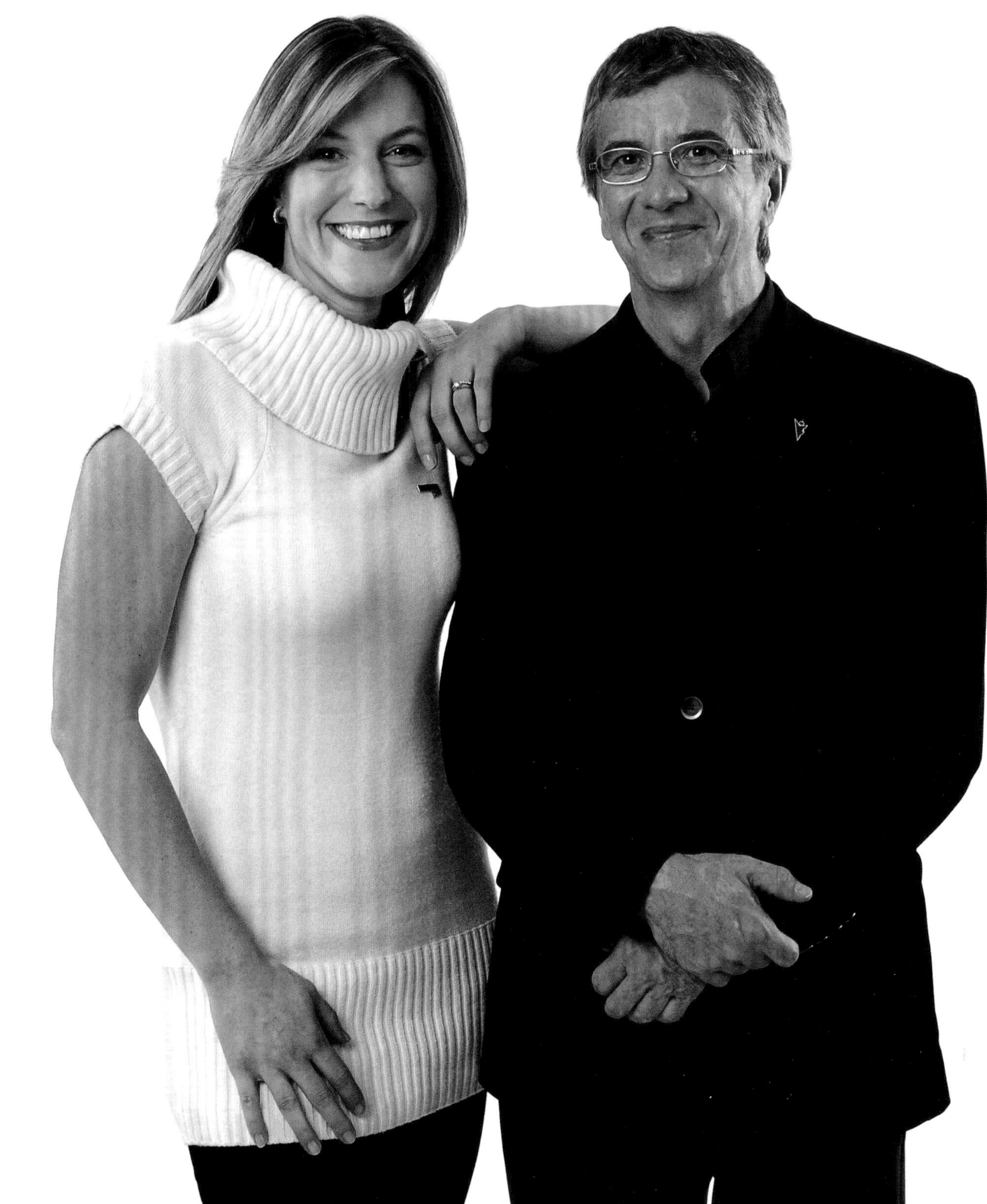

PRÉFACE

LA GRANDE MAJORITÉ DES MALADIES qui touchent actuellement notre société sont directement liées à trois aspects importants du mode de vie des pays industrialisés: le tabagisme, une mauvaise alimentation et la sédentarité. Que ce soit les maladies cardiovasculaires, le diabète de type 2 ou encore plusieurs types de cancers, les dernières estimations de la communauté scientifique et médicale montrent que de simples modifications apportées à ces modes de vie pourraient prévenir jusqu'à 80 % de ces maladies et ainsi soulager la souffrance de millions d'individus.

À une époque où nous attendons impatiemment l'arrivée d'avancées médicales qui guériraient les maladies qui nous affectent, l'approche préventive demeure un outil encore trop peu exploité. Pourtant, une telle pratique ne peut qu'avoir des répercussions extraordinaires sur la santé. Comme le dit le vieil adage: *Une once de prévention vaut mieux qu'une tonne de guérison!*

Ce livre est un outil précieux pour toute personne qui désire se prendre en main et adopter un mode de vie axé sur la prévention des maladies chroniques. Basé sur l'expérience considérable en entraînement physique développée par Nautilus Plus au fil des années, il explique clairement comment l'activité physique peut non seulement améliorer la condition physique, mais aussi provoquer de multiples effets positifs sur la santé en général: protection contre les maladies cardiovasculaires, prévention de l'obésité et du diabète, réduction du risque d'ostéoporose et d'arthrite rhumatoïde, prévention des dysfonctions érectiles et réduction des symptômes de la dépression, pour n'en nommer que quelques-uns.

Sans compter que plusieurs études récentes ont également démontré que la pratique régulière de l'exercice joue un rôle déterminant dans la prévention de certains cancers, en particulier ceux du sein et du côlon, tous deux responsables du décès de plusieurs milliers de personnes encore dans la force de l'âge.

La pratique régulière de l'activité physique n'est donc pas seulement une excellente façon de maintenir un poids santé et d'améliorer son apparence corporelle, il s'agit également d'un outil essentiel de prévention des maladies pour vivre longtemps et en bonne santé.

Richard Béliveau
Docteur en biochimie
et chercheur en cancérologie

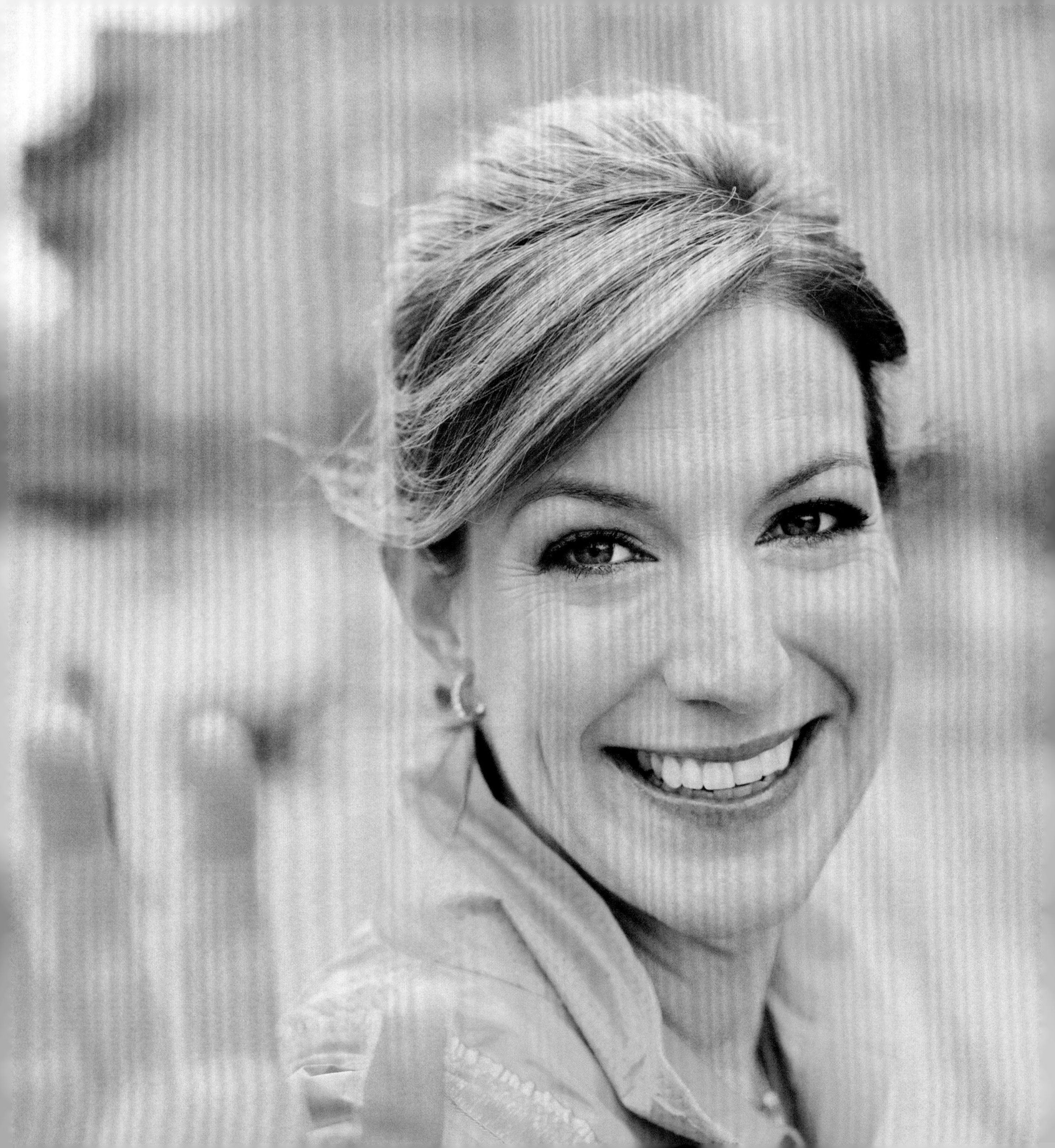

INTRODUCTION

QUE DONNERIEZ-VOUS pour vous sentir pleinement fier de ce que vous voyez dans votre miroir ? Et au-delà de votre apparence physique, que seriez-vous prêt à faire pour ralentir le processus de votre vieillissement ? Être en contrôle de votre corps et de votre esprit ? Prendre du poids ou être en mauvaise santé n'est pas un choix ni une décision consciente. Souvent, c'est la résultante d'un processus lent au cours duquel on abandonne peu à peu certaines de ses priorités, en cessant de se réserver du temps pour soi et finalement en perdant de vue l'essentiel : sa santé.

Soucieux de perdre un excédent de poids, plusieurs entreprennent un programme d'entraînement. Avec le temps, s'ils persévèrent, un petit miracle se réalise. Ils découvrent alors que le simple fait de bouger remodèle bien plus que leur corps, leur ventre, leurs fesses et leurs hanches. Faire de l'exercice transforme leur existence, leur procure plus de confiance et d'assurance et améliore plusieurs autres facettes de leur vie, grâce à un effet domino. Les changements psychologiques et émotionnels sont épatants. Les relations avec les autres s'améliorent. Les mauvaises habitudes deviennent plus faciles à casser. Quand on bouge davantage et qu'on se sent mieux, on ressent plus le besoin de bien se nourrir. On tend donc à offrir à notre corps de bons aliments pour ensuite mieux performer à l'entraînement.

Par ailleurs, la progression et les résultats peu à peu observables sur notre état physique et mental nous amènent à privilégier des activités plus saines. Avec le temps, l'envie de demeurer en santé s'accroît. Nos anciennes habitudes nous semblent moins plaisantes. Saboter tout l'investissement que nous venons de consacrer à notre santé devient un « pensez-y bien ». La clé réside donc dans l'adoption de ce nouveau comportement actif et de son maintien.

Le corps humain, conçu pour le mouvement

Peu avant les Jeux olympiques d'Atlanta, en 1996, le Surgeon General, la plus grande autorité médicale américaine, déposait un volumineux rapport intitulé *Physical Activity and Health*[1], qui fut considéré comme la plus complète revue de littérature scientifique jamais réalisée sur la recherche en activité physique. Sa publication fut jugée aussi importante et significative que l'historique rapport sur la santé et le tabagisme publié par la même organisation en 1964, qui a entraîné les multiples mesures antitabac que l'on connaît aujourd'hui. D'ailleurs, afin de mieux faire comprendre aux Américains la gravité de la menace qui pesait sur eux, le Surgeon General comparait le fait d'être inactif physiquement à celui de fumer un paquet de cigarettes par jour.

Au cours des dix dernières années, la très influente communauté médicale a reconnu l'importance de la pratique régulière de l'activité physique, et elle l'encourage fortement afin de mieux conjurer les maladies. Depuis, pas une semaine ne s'écoule sans que soient publiés les résultats de recherches établissant l'étroite relation qui existe entre santé et exercice. Rien de surprenant à cela, puisque le corps humain a été conçu pour le mouvement. Notre corps est le résultat de milliers d'années d'évolution au cours desquelles nos ancêtres se devaient d'être constamment actifs physiquement pour survivre.

Quant à l'évolution technologique fulgurante des deux derniers siècles, elle a complètement modifié la vie quotidienne des individus, à un rythme tel qu'il est encore difficile d'en mesurer tous les effets. Chose certaine, le confort que nous procure le fruit de toute cette évolution technologique nous confronte dorénavant à un défi considérable : réussir à tirer profit au maximum des avantages et agréments que nous offre la vie moderne, tout en prenant soin de maintenir en santé ce que nous sommes fondamentalement : des êtres pensants pourvus de corps conçus pour s'activer.

Bien que nous soyons maintenant collectivement convaincus de l'importance de bouger pour prévenir la maladie et profiter pleinement de la vie, les statistiques démontrent que la très grande majorité des gens demeurent sédentaires. Situation paradoxale puisque, contrairement à nos ancêtres, qui devaient effectuer des efforts physiques à tout moment et dans des conditions souvent difficiles, nous avons désormais la possibilité de choisir le moment, le lieu et le type d'exercice le plus approprié pour combler le besoin d'activité de notre corps.

Profitez pleinement de la vie !

Il faut bien reconnaître que la société moderne nous convie continuellement à des divertissements passifs auxquels il est difficile de renoncer pour faire place à la pratique de l'activité physique. L'Internet, les activités culturelles et les médias, la télévision et les médias sociaux en particulier, constituent autant d'attraits qui nous entraînent à minimiser l'importance de bouger.

Les effets de cette réalité se font cruellement sentir auprès de la nouvelle génération, dont les taux d'obésité et de diabète atteignent des niveaux jamais vus et à laquelle on prédit une espérance de vie inférieure à celle de la génération précédente.

Sur le plan collectif, la conjoncture entourant le financement des soins de santé impose à nos gouvernements de prendre toutes les mesures nécessaires afin de prévenir la maladie et de réduire l'énorme pression financière qui s'exerce sur le trésor public. Sur le plan individuel, nous avons le privilège et la possibilité de profiter au maximum de tous les bienfaits que nous procure la société dite « d'abondance », en prenant soin d'entretenir ce que nous avons de plus précieux et sans lequel tout perd son sens : la santé !

Le Nouveau Guide Vivre Plus

Je suis heureuse de pouvoir vous offrir une réédition du *Guide Vivre Plus*. Plusieurs améliorations ont été apportées afin de rendre ce nouveau guide encore plus agréable à consulter. De plus, le contenu a été mis à jour et, grâce à la reliure spirale, les programmes d'entraînement et les tests proposés sont beaucoup plus faciles à effectuer. L'objectif du livre demeure toutefois fondamentalement le même, vous accompagner dans votre cheminement individuel vers une vie physiquement plus active.

L'activité physique constitue un élément clé afin d'améliorer la santé physique et mentale. Au-delà des considérations purement médicales, l'exercice pratiqué régulièrement procure de nombreux bénéfices pour jouir davantage de l'existence et vivre plus.

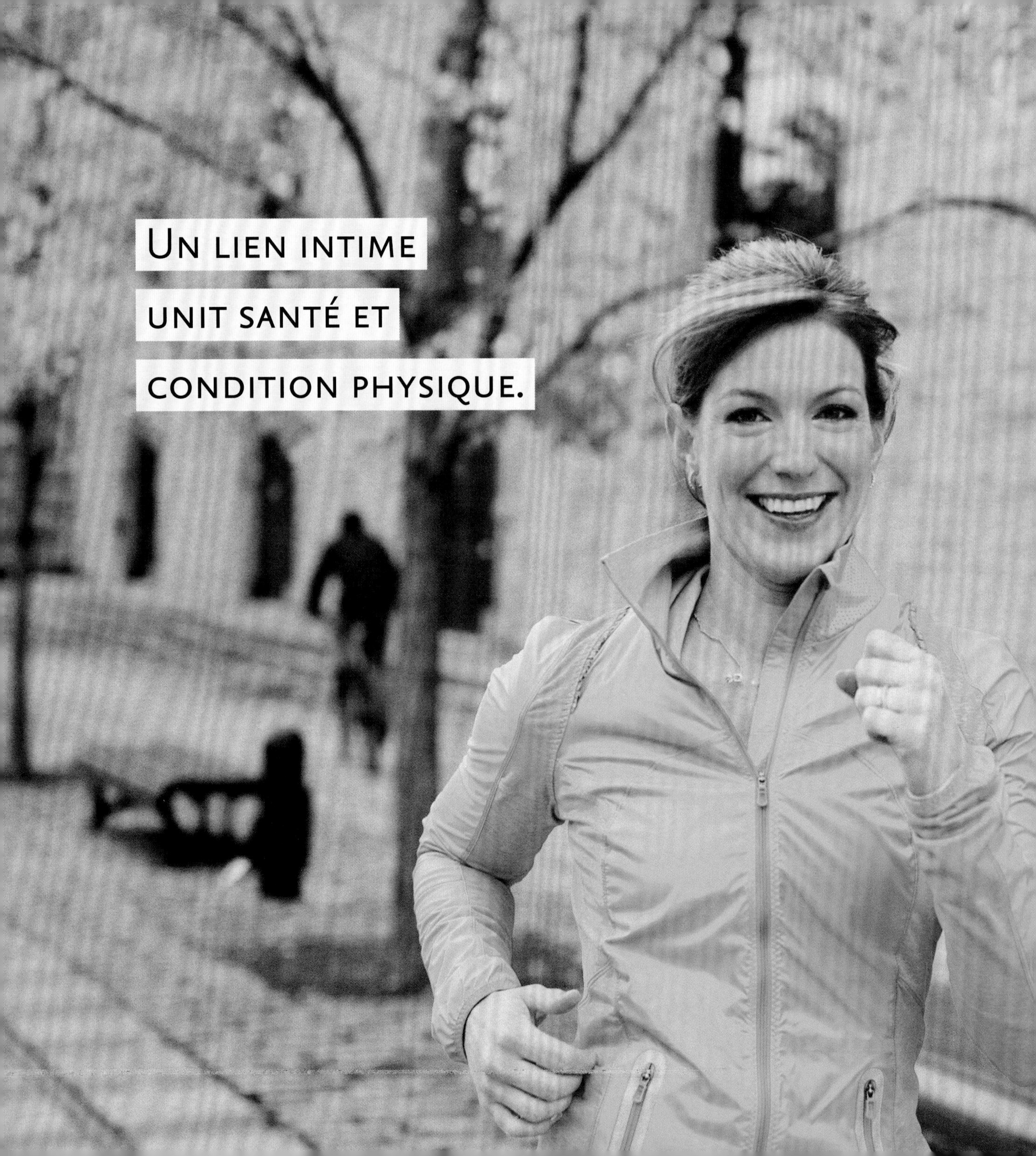
Un lien intime
unit santé et
condition physique.

1

LA SANTÉ : UN INVESTISSEMENT AU QUOTIDIEN

LA SANTÉ : UN INVESTISSEMENT AU QUOTIDIEN

Chaque jour, vous avez le choix : consacrer 5 % de votre temps à l'entraînement ou remettre au lendemain l'objectif de vous prendre en main. La santé est un cheminement continuel. Le concept de santé va au-delà du fait de ne pas être malade, car être en santé, c'est être en harmonie avec soi-même, tant physiquement que mentalement. La vie abonde en événements imprévisibles, vous ne savez jamais quand un accident frappera et viendra hypothéquer votre santé. Par contre, la qualité de votre condition physique aura une énorme influence sur votre capacité à gérer la situation et à guérir plus vite. Préférez-vous être proactif ou subir les aléas de la vie ? Vous avez le pouvoir d'agir sur votre destin.

Travaillant dans le domaine du conditionnement physique, je côtoie chaque jour des gens qui prennent soin de leur santé grâce à l'entraînement et à une bonne alimentation. Ces personnes ont une belle apparence, sont bien dans leur peau et dégagent une énergie contagieuse. Je garde toujours à l'esprit le premier congrès d'importance sur l'activité physique auquel j'ai assisté, à Las Vegas. Dans la salle de réception de l'hôtel où nous logions, convertie pour l'occasion en immense salle d'exercice, étaient regroupées, pour la séance matinale d'entraînement à 6 heures, plus de 10 000 personnes au corps ferme, à la posture impeccable et aux yeux pétillants. Pour elles, ce rituel ne pouvait être remis en question, car il faisait ni plus ni moins partie de leur quotidien, au même titre que se brosser les dents après les repas ou prendre sa douche au sortir du lit.

C'est pourquoi il est triste de constater que trop de gens, encore aujourd'hui, hypothèquent leur santé par la sédentarité. En effet, selon les statistiques, plus des deux tiers de la population canadienne ont une condition physique déficiente causée par de mauvaises habitudes de vie.

Dans un article paru en 2005, intitulé « Physical Inactivity is A Disease[2] » (« L'inactivité physique est une maladie »), Lees et Booth témoignent que plus de 2 millions de décès chaque année aux États-Unis résultent de l'inactivité physique, et que celle-ci serait également responsable de l'augmentation de la prévalence de vingt-cinq maladies chroniques.

Autrefois, microbes et virus étaient les principales causes de décès prématurés. De nos jours, les méthodes utilisées pour combattre ces bactéries se sont affinées, mais le mal s'est déplacé ; ce ne sont plus les maladies infectieuses qui nous tuent, c'est plutôt un mode de vie néfaste. En effet, selon l'Agence de santé publique du Canada, près de 70 % des décès prématurés dans les pays industrialisés sont maintenant liés aux mauvaises habitudes de vie. Les plus répandues sont le manque d'exercice, les mauvais choix alimentaires, le tabagisme, l'excès de stress et l'abus d'alcool.

Des risques graves à prendre

Les répercussions de la sédentarité peuvent mettre un long moment à apparaître. Trop souvent, à moins de recevoir un diagnostic médical menaçant, on ne ressent pas d'empressement à passer à l'action. Pourtant, les dommages importants qu'engendrent de mauvaises habitudes devraient nous convaincre tous d'adopter un mode de vie actif et de nous alimenter sainement.

Si nous ne prenons pas le temps de faire de l'exercice aujourd'hui, nous devrons en trouver plus tard pour être malades !

SELON L'OMS, PRÈS DE DEUX MILLIONS DE DÉCÈS CHAQUE ANNÉE À TRAVERS LE MONDE RÉSULTENT DE L'INACTIVITÉ PHYSIQUE.

Prévenir plutôt que guérir

Pour la plupart d'entre nous, la prévention est un concept virtuel qui s'adresse davantage à autrui. Nous tendons à croire que si ces pathologies doivent nous frapper, ce ne sera que plus tard, quand nous serons plus vieux, et qu'il sera alors encore temps de réagir ou, mieux, que la science aura trouvé un remède efficace.

Penser ainsi constitue une grave erreur. La santé est un privilège qui se mérite et se construit, ou se détruit, au quotidien. Et ce n'est pas parce que, jusqu'à tout récemment, l'espérance de vie n'a cessé d'augmenter que tout va pour le mieux. Il existe une grande différence entre l'espérance de vie totale et l'espérance de vie en bonne santé.

Si rien ne change, la plupart des individus seront donc contraints à vivre la dernière partie de leur existence dans des conditions de morbidité, ce qui, bien sûr, affectera considérablement leur qualité de vie. Il pourrait pourtant en être tout autrement. La façon dont vous vivrez ces années, en santé ou pas, est grandement sous votre contrôle, dès maintenant.

Afin de mieux comprendre le processus de vieillissement, remettons les choses en perspective. Les

CONSIDÉREZ CES FAITS

- Le risque de subir une crise cardiaque est deux fois plus élevé chez les personnes sédentaires que chez les personnes actives ;
- les gens en moins bonne condition physique ont environ 50 % plus de risques de souffrir d'hypertension artérielle ;
- dans 85 % des cas, le diabète de type 2 est attribuable à un mode de vie malsain (gain de poids excessif, surcharge pondérale et obésité) ;
- l'inactivité physique entraîne l'arthrose, l'une des grandes causes de décalcification osseuse ;
- la sédentarité cause une mauvaise circulation sanguine, une capacité cardiaque affaiblie, une fatigue musculaire au moindre effort, une perte d'élasticité des tendons et une perturbation du métabolisme ;
- l'absence d'exercice accroît le risque de dépression, d'anxiété, de stress et d'insomnie ;
- l'inactivité physique augmente grandement les risques de cancer parmi les plus dévastateurs, dont les cancers du sein, du côlon, de la prostate, des ovaires, de l'endomètre et des poumons ;
- environ 80 % des douleurs chroniques dans le bas du dos sont causées par le manque d'exercice.

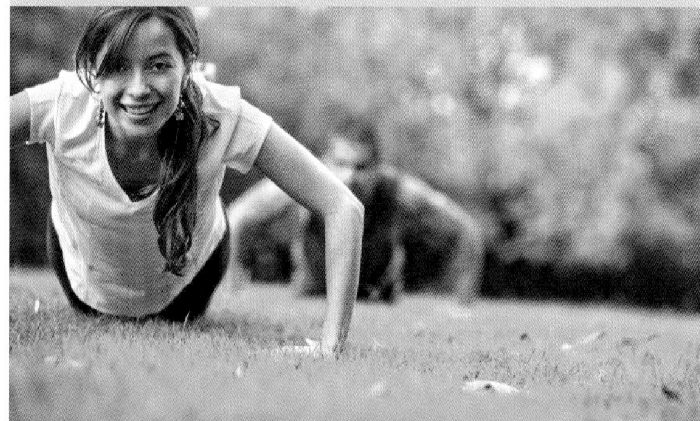

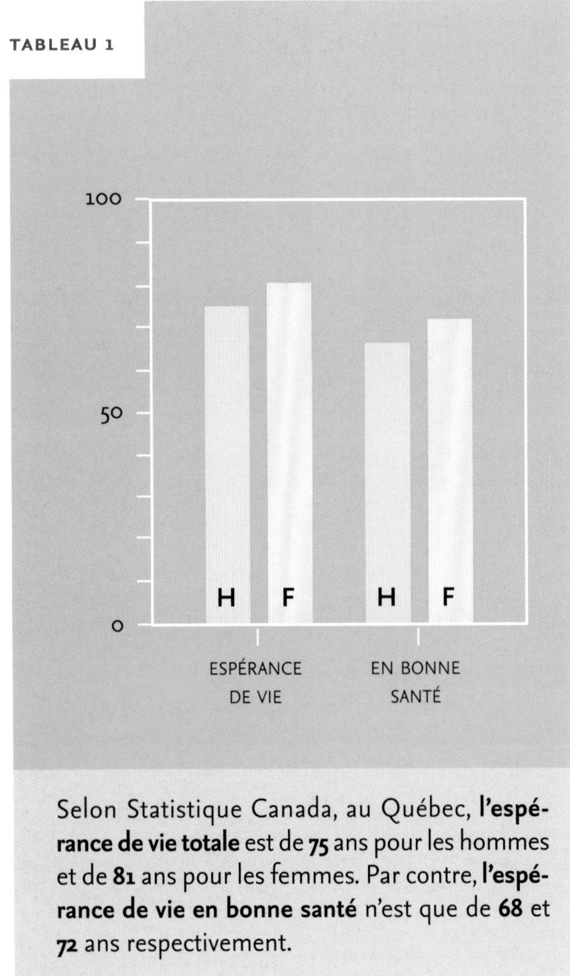

Selon Statistique Canada, au Québec, **l'espérance de vie totale** est de **75** ans pour les hommes et de **81** ans pour les femmes. Par contre, **l'espérance de vie en bonne santé** n'est que de **68** et **72** ans respectivement.

statistiques prévoient que vous vivrez longtemps ; cependant, prendre de l'âge pourrait s'avérer pénible. Mais bonne nouvelle : vous pouvez retarder ce processus.

Les symptômes généralement attribués au vieillissement ne sont pas « normaux ». En effet, ce que nous croyons être des symptômes de vieillesse – augmentation du tour de taille, détérioration des facultés mentales et incapacités physiques – sont davantage une conséquence du processus de désengagement physique et mental qui caractérise nos comportements quotidiens après un certain âge.

La dégénérescence et le déclin ne font pas nécessairement partie du vieillissement. Il existe une énorme différence entre vieillir et décliner. Le vieillissement est inévitable, mais il peut être biologiquement programmé pour être un processus lent. Ce que l'on appelle vieillir, et que nous entrevoyons avec appréhension, est en fait associé à la dégénérescence de notre corps. Et cette dégénérescence, elle, peut être retardée. Avec le temps, il est normal que la peau perde un peu de son élasticité, que les cheveux grisonnent et que l'effet de la gravité fasse son œuvre, mais la façon dont nous nous sentons dans notre corps et notre bien-être général sont majoritairement sous notre contrôle. Le vieillissement peut donc être ralenti. Comment ? En changeant les signaux que nous envoyons à notre corps… par l'exercice et une saine alimentation.

Selon le médecin Henry S. Lodge, coauteur du livre *Younger Next Year*[3], nous assistons actuellement à une révolution médicale en ce qui concerne la compréhension du vieillissement du corps. On tente d'analyser le phénomène au plan cellulaire. Selon ce médecin, nous envoyons sans cesse à notre corps et à notre cerveau des signaux de croissance ou de détérioration. Par l'exercice, nous faisons parvenir un message de croissance à nos cellules. La sédentarité, quant à elle, engendre des signaux de détérioration, ce qui entraîne inévitablement le corps et le cerveau à dégénérer, à vieillir.

Pour reprendre une explication éloquente utilisée par Chris Crowley, coauteur du livre *Younger Next Year*, le vieillissement est un puissant courant auquel nous devons continuellement résister. Nous devons entraîner notre corps et notre cerveau à « nager » à contre-courant, en acheminant des signaux de croissance à nos cellules. Pour ce faire, l'exercice et une saine alimentation constituent deux éléments clés.

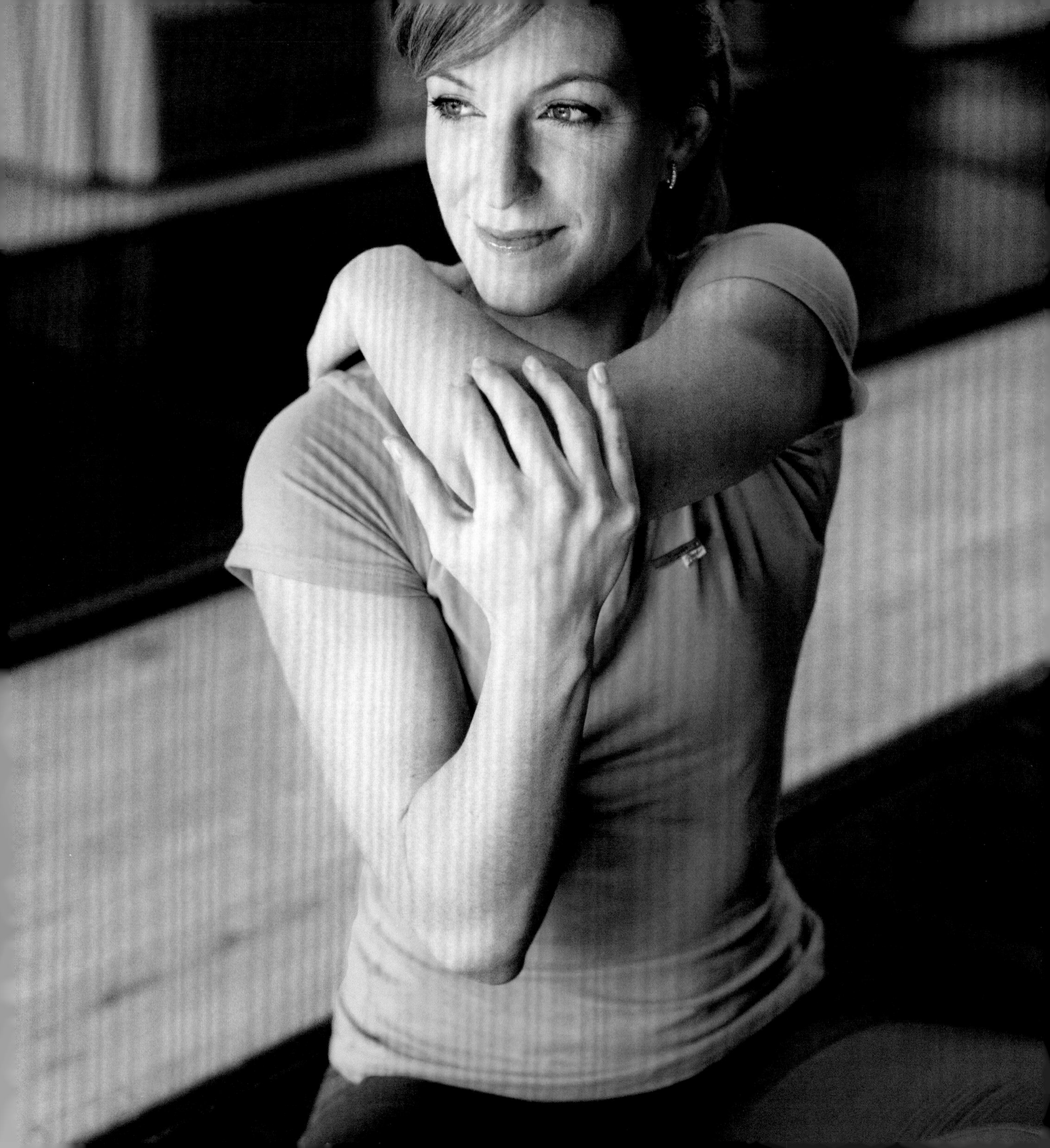

Les messages de croissance ou de dégénérescence que nous transmettons à notre corps et à notre cerveau s'effectuent automatiquement selon le mode de vie que nous adoptons. Ce sont des réactions chimiques qui se produisent en quantité phénoménale, tous les jours, de la naissance à la mort. Et quand nous prenons de l'âge, les signaux de dégénérescence envoyés à notre corps se multiplient.

Décider, planifier et passer à l'action

Jusqu'ici, tout est clair, n'est-ce pas ? Il nous suffit de bien bouger et de bien nous alimenter. Mais entre savoir ce que nous devons faire et le faire vraiment, il y a un grand pas à franchir.

Lorsque vous aurez terminé la lecture des chapitres expliquant les mécanismes d'adaptation du corps en réaction à l'activité physique, les principes d'une saine alimentation ainsi que les méthodes précises de remise en forme, vous devrez décider de passer à l'action.

Cette décision, toutefois, ne se prend pas du jour au lendemain. Vous avez peut-être même déjà tenté l'expérience, soit en vous inscrivant dans un centre de conditionnement physique, soit en suivant une « diète », dans le but de vous remettre en forme ou de perdre du poids. Mais pour quelque raison que ce soit, vous avez abandonné et êtes revenu au point de départ… peut-être plus mal en point qu'avant ! Dites-vous que ces expériences infructueuses font désormais partie de votre apprentissage et vous guideront dans vos prochaines tentatives pour atteindre un mieux-être. Mais la prochaine fois sera la bonne ! Pourquoi ? Parce que je vous propose un plan d'action.

Je l'ai dit plus haut, il existe une grande différence entre savoir quoi faire et le faire. En fait, abandonner un comportement malsain pour en adopter un plus sain peut s'avérer difficile, mais réussir est très gratifiant. Intégrer l'activité physique est souvent le plus gros changement que l'on doive réaliser dans sa routine quotidienne. Il s'agit pourtant de la clé pour vieillir en beauté et en santé !

La formulation de vos objectifs à court et à moyen terme influencera l'adoption et le maintien de ce nouveau comportement. Peut-être souhaitez-vous perdre du poids, améliorer votre apparence, devenir plus attrayant, retrouver l'amplitude de vos mouvements, ne plus être essoufflé dans les escaliers, avoir une meilleure concentration, tonifier vos muscles, mieux dormir, etc. Au chapitre 3, je vous convierai à identifier clairement vos motifs afin que vous puissiez les relire et mesurer les progrès accomplis.

Avez-vous déjà vécu une discordance entre vos bonnes intentions du matin et la réalité de votre fin de journée ? Vous vous levez, très motivé à l'idée de prendre soin de vous et de mettre en action de nouvelles résolutions, mais bizarrement, à 16 heures, ces bonnes intentions se sont estompées. Pire, au passage vous avez grignoté votre tablette de chocolat préférée, consommé une boisson gazeuse et vous vous êtes laissé tenter par un sac de croustilles. Comment expliquer ce retournement de situation ?

Réfléchissez à ces questions : se pourrait-il que vous ayez eu l'intention de faire de l'exercice, mais que la fatigue accumulée pendant la journée vous ait découragé ? Que vous ayez succombé à de « mauvaises »

60 % DE LA POPULATION MONDIALE N'ATTEINT PAS LES RECOMMANDATIONS DE 30 MINUTES D'ACTIVITÉ PHYSIQUE PAR JOUR.

collations, et en trop grande quantité, parce que vous aviez l'impression d'avoir très faim ? Que les mots « bouger » et « suer » soient synonymes de douleur ? Bref, se pourrait-il que vous soyez esclave de vos mauvaises habitudes ?

Détrompez-vous : je ne suis pas ici pour vous culpabiliser, bien au contraire, mais pour vous aider à regarder la réalité en face, telle qu'elle se présente. Soyez honnête envers vous-même. Comment avez-vous vécu votre vie jusqu'à présent ? Comment planifiez-vous de la vivre dans l'avenir ? Ces réflexions sur vos comportements vous plongent peut-être dans un certain inconfort, mais dites-vous bien qu'elles vous permettent aussi de prendre conscience de votre envie de changer et de votre capacité à le faire. Vous en êtes peut-être arrivé, à un certain moment, à vous dire : « Je n'en peux plus de me voir comme ça », « Je ne me sens pas bien », « Je ne suis plus capable », « Il faut que ça change ! », « J'aimerais avoir plus de volonté. » Dans ce cas, vous devez faire le ménage dans votre mode de vie. Sachez-le : vous pouvez vous sortir de votre inconfort.

Alors, si je vous offrais des exercices et des suggestions alimentaires qui ont fait leurs preuves, qui ont réussi à des centaines de personnes confrontées aux mêmes problèmes ? Si je vous disais que je vous accompagnerai à chaque étape de votre cheminement, que je vous aiderai à développer votre plein potentiel et à demeurer sur le bon chemin ? Seriez-vous prêt à vous engager ? Oui ? Eh bien, allons-y !

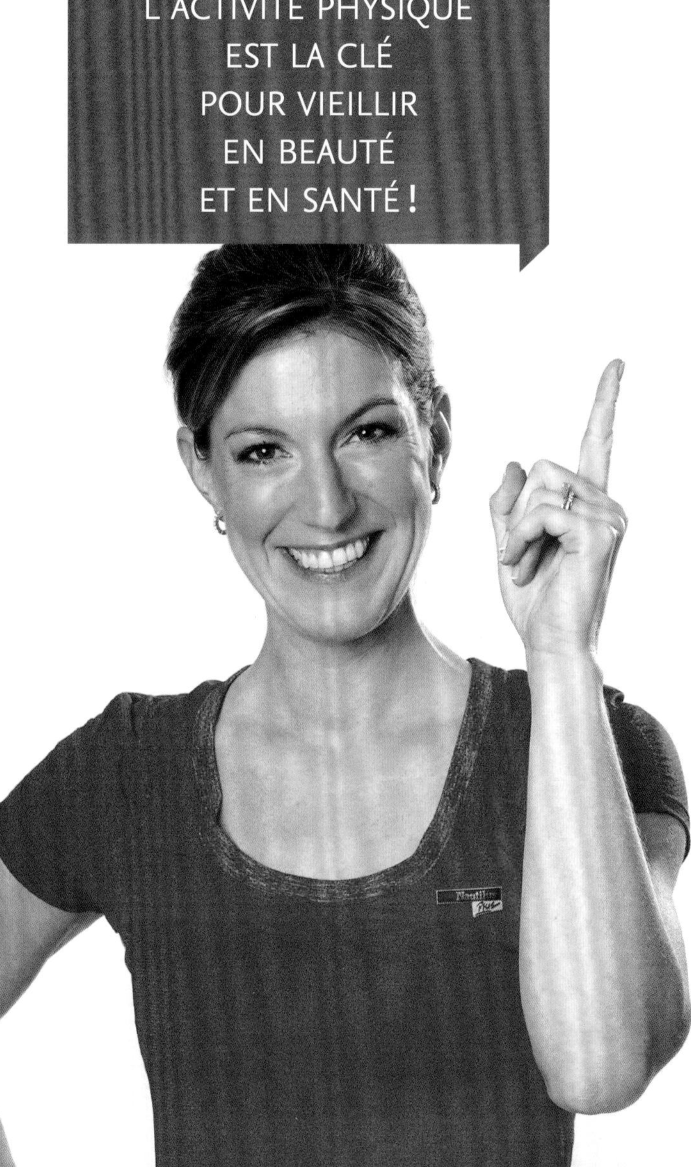

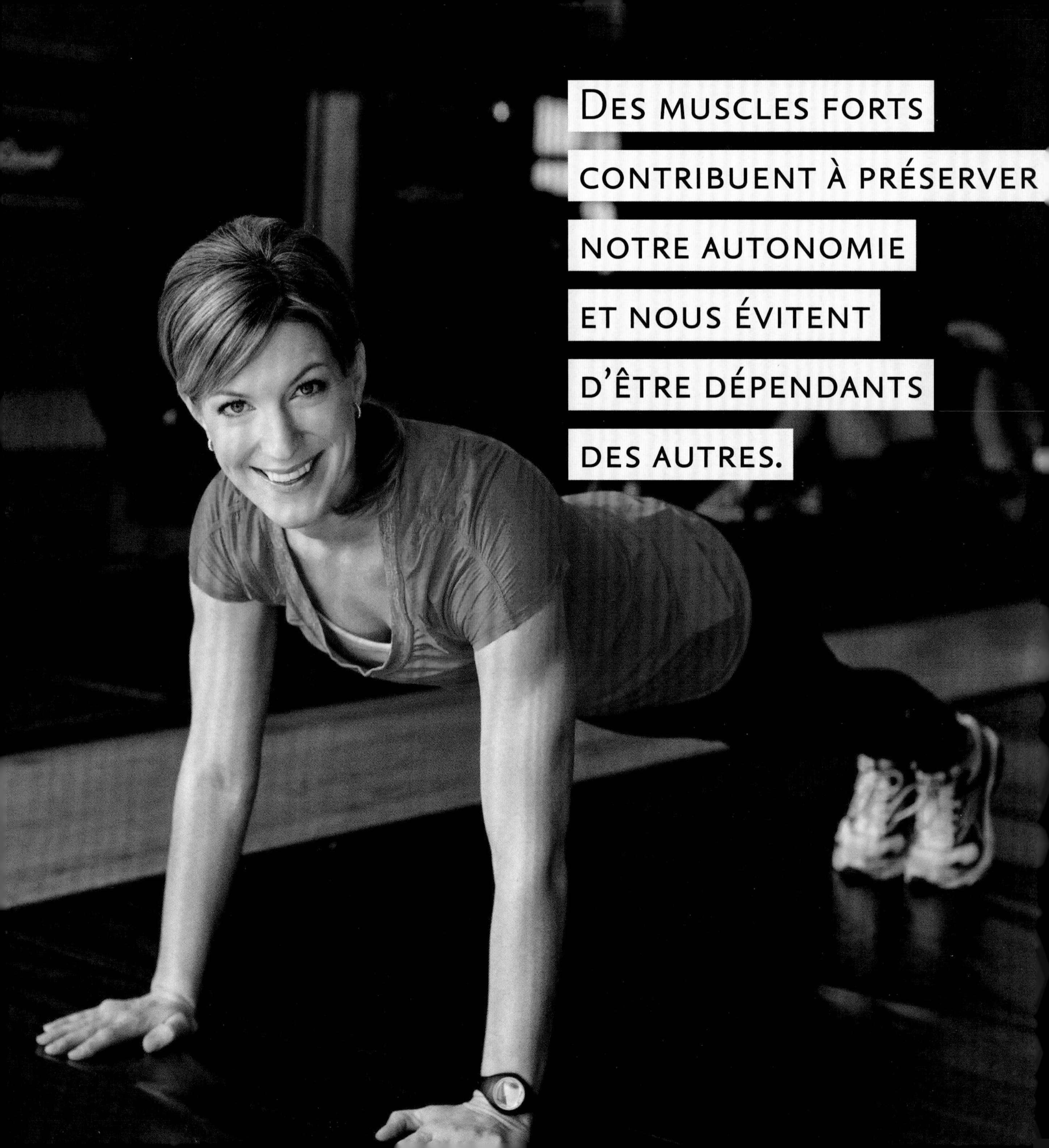
DES MUSCLES FORTS
CONTRIBUENT À PRÉSERVER
NOTRE AUTONOMIE
ET NOUS ÉVITENT
D'ÊTRE DÉPENDANTS
DES AUTRES.

2

LES CINQ DÉTERMINANTS DE LA CONDITION PHYSIQUE

LES CINQ DÉTERMINANTS DE LA CONDITION PHYSIQUE

Déjà, 480 ans avant Jésus-Christ, Hippocrate, considéré comme le plus grand médecin de l'Antiquité, prônait les bienfaits de l'alimentation et de l'activité physique.

> Voici ce qu'il proposait :
> *« Pour arriver à la santé, il doit y avoir la connaissance de sa propre constitution et du pouvoir de la nourriture. Mais la nutrition seule n'est pas suffisante pour la santé. Il doit aussi y avoir l'exercice, dont les bienfaits doivent également être connus. S'il y a une déficience quelconque dans l'alimentation ou l'exercice, le corps tombera malade. Ainsi, la connaissance de son corps, du pouvoir de l'exercice et de la bonne alimentation s'avère essentielle pour prendre action et se conduire vers un avenir en santé, tant physique, mental que spirituel. La santé n'est pas seulement un concours de circonstances heureuses, ou un cadeau de la nature, elle est aussi le résultat des efforts et de l'accomplissement d'une personne. »*

Ces propos en témoignent : votre santé repose en grande partie entre vos mains. L'importance de l'activité physique et d'une saine alimentation ne date pas d'hier. Cependant, leurs répercussions sur la santé et les meilleures méthodes pour en tirer profit efficacement doivent d'abord être connues et comprises avant de pouvoir être appliquées.

L'activité physique, l'exercice et le conditionnement physique définissent l'action de bouger et procurent des bénéfices communs. Il m'apparaît important de bien les distinguer pour comprendre leur interdépendance dans votre vie quotidienne.

La Société canadienne de physiologie de l'exercice (SCPE) définit l'activité physique ainsi : « Tout mouvement corporel produit par les muscles squelettiques qui provoque une augmentation significative de la dépense énergétique par rapport au repos. » Elle peut être pratiquée dans le cadre du travail (activité rémunérée), pour subvenir aux besoins de base (par exemple : se doucher, faire le ménage, bricoler, etc.), comme loisir durant les temps libres, ou servir de moyen de transport.

La SCPE définit l'exercice comme suit : « Forme d'activité physique de loisir planifiée, structurée et répétitive, qui a pour but d'améliorer ou de maintenir un ou plusieurs paramètres de la condition physique. »

Le conditionnement physique, quant à lui, constitue une activité physique composée d'un seul exercice ou d'un ensemble d'exercices complémentaires les uns des autres, qui visent à améliorer plusieurs paramètres de la condition physique.

L'activité physique est donc souhaitable mais ne suffit pas pour bonifier votre condition physique. En résumé, activité physique signifie bouger, tandis que l'exercice et le conditionnement physique signifient bouger intelligemment, dans un objectif précis de bénéfice santé.

Bien qu'Hippocrate ait dicté les principaux moyens de parvenir à la santé, la définition même de la santé a sensiblement évolué depuis. Autrefois, un corps en santé était simplement un corps exempt de maladie, sans aucune référence aux autres dimensions, physiologique et psychologique, d'une personne. Aujourd'hui, la santé se définit à travers une dimension sociale, psychologique et physique, et représente la capacité d'un individu à profiter de la vie et à relever des défis dans chacune de ces trois sphères. Un lien intime unit donc santé et condition physique, puisque cette dernière influence grandement votre capacité à profiter de la vie et à relever des défis.

Par l'exercice, vous devrez chercher à améliorer les cinq différents déterminants qui composent votre condition physique, c'est-à-dire:

1. capacité cardiorespiratoire;
2. force et endurance musculaires;
3. faible pourcentage de gras;
4. flexibilité;
5. capacité de relâchement et de relaxation.

L'amélioration de chacun de ces déterminants définit une bonne condition physique. Par le biais des programmes d'entraînement proposés, vous pourrez continuellement parfaire ces cinq qualités. D'ailleurs, les progrès apparaîtront assez rapidement, ce qui contribuera à votre motivation. Dans les prochaines pages, je passerai en revue chacun de ces déterminants et exposerai clairement les bienfaits liés à leur amélioration respective.

DÉFINITION DE LA CONDITION PHYSIQUE PRÉSENTÉE PAR LA SCPE (SOCIÉTÉ CANADIENNE DE PHYSIOLOGIE DE L'EXERCICE)

Condition physique: notre capacité à accomplir les tâches quotidiennes avec vigueur et promptitude, sans fatigue excessive et avec suffisamment d'énergie pour jouir pleinement du temps consacré aux loisirs et pour faire face aux situations d'urgence.

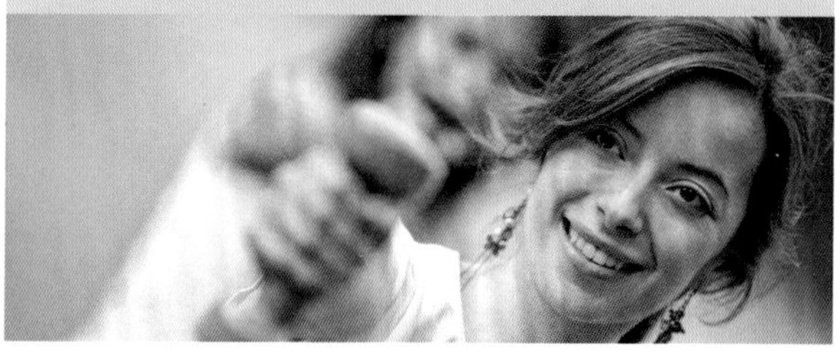

Développer une bonne capacité cardiorespiratoire

L'entraînement cardiovasculaire sera la fondation de votre programme de mise en forme, car il représente le premier déterminant de la condition physique ainsi que la clé pour améliorer votre capacité cardiorespiratoire, laquelle réfère à:

1. l'habileté à saisir l'oxygène de l'air dans vos poumons et à le transporter, par le biais du sang, jusqu'aux muscles en fonction;
2. l'habileté de vos muscles à utiliser efficacement cet oxygène pour produire de l'énergie.

L'entraînement cardiovasculaire comprend toute activité qui fait travailler les grands muscles du corps (principalement ceux des jambes) et fait augmenter votre fréquence cardiaque, ainsi que votre température corporelle. Des exemples d'exercices cardiovasculaires sont la marche, la course ou le jogging, le patinage à roues alignées, le tennis, le ski de fond et la randonnée en montagne.

Les effets d'un tel entraînement sur la condition physique sont nombreux et variés, voici pourquoi il est essentiel.

LE FONCTIONNEMENT DU SYSTÈME CARDIORESPIRATOIRE

Pour bien saisir l'importance d'améliorer votre système cardiorespiratoire, je vous propose une brève explication physiologique de son fonctionnement.

Deux systèmes sous-jacents composent le système cardiorespiratoire:

1. le système cardiovasculaire (cœur et vaisseaux sanguins);
2. le système respiratoire (poumons).

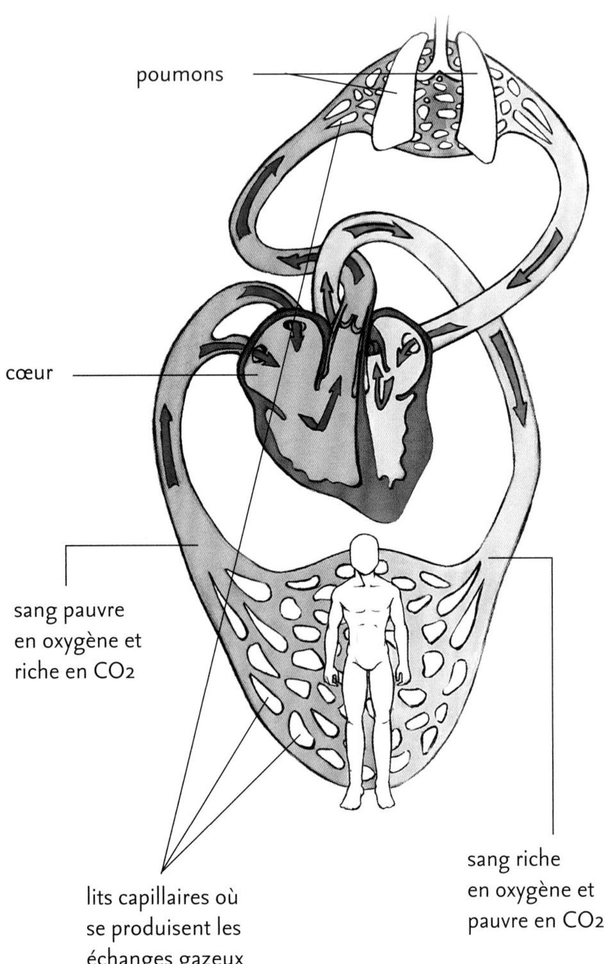

Le système cardiorespiratoire

La fonction principale de ces deux sous-systèmes est d'acheminer l'oxygène vers les muscles et d'évacuer le dioxyde de carbone (CO_2). Ce transport s'effectue grâce au cœur, aux poumons et aux vaisseaux sanguins. Ces deux sous-systèmes s'adaptent de façon exceptionnelle à la pratique régulière d'exercices de type aérobie. Ainsi, en plus de mieux transporter l'oxygène, l'activité physique permet également d'utiliser plus efficacement l'oxygène acheminé.

Le cœur – Le cœur, comme tout autre muscle du corps, doit être stimulé pour être en meilleure forme, plus efficace, et donc demeurer en santé. Le cœur est une pompe qui se remplit et se vide de sang à chaque contraction, afin d'acheminer l'oxygène nécessaire au bon fonctionnement des organes et des muscles.

Avec l'entraînement cardiovasculaire, le cœur gagne en puissance et en efficacité. Il s'adapte de deux façons. D'une part, il augmente sa vitesse (vitesse de pompage). Vous remarquez alors une hausse de vos pulsations cardiaques, qui peuvent avoisiner les 200 battements par minute, selon votre âge et votre condition physique. D'autre part, le cœur devient plus efficace dans sa capacité à se remplir et à se vider (volume d'éjection). Il éjecte alors une plus grande quantité de sang oxygéné à chaque contraction. C'est ce qu'on appelle le débit cardiaque.

Un cœur bien entraîné n'a plus besoin de se contracter aussi souvent pour effectuer un même effort et se fatigue donc moins rapidement. Ce phénomène contribue à diminuer votre essoufflement lors d'activités physiques qui, auparavant, vous semblaient difficiles.

La capacité du cœur à pomper et à éjecter du sang de façon plus efficace permet à une personne de fournir des efforts de plus grande intensité et de plus longue durée, et ce, quel que soit son âge ou sa condition physique. Sans entraînement, le muscle cardiaque perd de sa puissance de contraction, il reçoit et renvoie moins de sang dans le corps et fournit moins d'oxygène aux muscles et aux organes.

EFFETS DE L'ENTRAÎNEMENT CARDIOVASCULAIRE SUR LE CORPS

Amélioration des apports en oxygène et des éléments nutritifs dans le cerveau

Ralentissement de l'atrophie des tissus du cerveau liée à l'avancement en âge

Prévention de l'apparition de la maladie d'Alzheimer

Amélioration de l'humeur et soutien important aux personnes souffrant de dépression

Amélioration de la capacité des poumons à transmettre de l'oxygène vers le sang

Excellent moyen de contrôler son poids

Amélioration des fonctions sexuelles

Réduction de l'apparition de varices

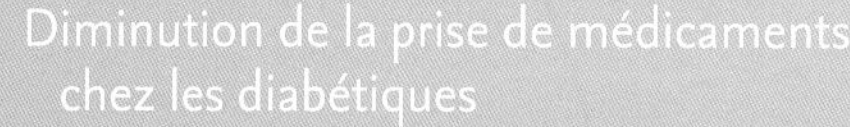

Diminution de la prise de médicaments chez les diabétiques

Amélioration de l'efficacité du système immunitaire à combattre la maladie (dont la grippe, le rhume et certains cancers)

Débit cardiaque (vitesse de pompage et volume d'éjection) qui permet d'acheminer une plus grande quantité de sang oxygéné aux muscles en besoin

Diminution des risques d'athérosclérose

Diminution des risques de crise cardiaque

Augmentation du « bon » cholestérol et diminution du « mauvais » cholestérol

Diminution de la pression artérielle

Meilleure tolérance à la fatigue

Augmentation du niveau d'énergie général

Les poumons – Les poumons sont composés de la trachée, des bronches et des alvéoles pulmonaires. Le rôle des poumons est de fournir au corps l'oxygène nécessaire et d'évacuer le dioxyde de carbone (déchet résultant des contractions musculaires). Lorsque l'oxygène inspiré passe par les poumons et atteint les alvéoles (minuscules poches qui baignent dans le sang), il se fixe à l'hémoglobine du sang. Avec l'entraînement, votre capacité à transférer l'oxygène inspiré par les poumons vers le sang s'améliore.

Les vaisseaux sanguins – Le sang oxygéné est amené des poumons au cœur, duquel il est expulsé puis acheminé à travers les nombreux vaisseaux sanguins. De ces vaisseaux, le sang oxygéné passe par des milliers de capillaires pour aller « nourrir » les muscles. C'est alors que s'effectue l'échange d'oxygène entre le sang et les tissus. Ensuite, une fois l'oxygène livré, le sang absorbe le gaz carbonique et les déchets des tissus, puis repart vers le cœur.

Avec un entraînement cardiovasculaire régulier :

1. les vaisseaux sanguins prennent du volume et acheminent ainsi une plus grande quantité d'oxygène à la fois ;
2. le réseau de capillaires peut augmenter de 20 à 40 %, ce qui favorise une livraison plus efficace de l'oxygène et des nutriments aux muscles.

Pour toutes ces raisons, les cellules d'une personne active sont définitivement mieux irriguées que celles d'une personne sédentaire.

Au contact des tissus (fibres) musculaires, l'oxygène du sang se fixe à la myoglobine, une protéine qui recueille, puis entrepose l'oxygène dans le muscle. L'oxygène est alors utilisé pour produire de l'énergie, à l'intérieur des mitochondries (usines de fabrication d'énergie), nécessaire à la contraction musculaire lors d'activités aérobies.

Avec l'entraînement cardiovasculaire, la quantité et la grosseur des mitochondries augmentent, facilitant ainsi la production d'énergie. De plus, la capacité d'utilisation de l'oxygène par les cellules s'accroît.

En bref, d'une part, l'entraînement cardiovasculaire améliore votre capacité à saisir l'oxygène et à l'acheminer vers les muscles. D'autre part, il augmente la consommation d'oxygène par les fibres musculaires, grâce à la multiplication et à l'augmentation du volume des « usines à production d'énergie » que sont les mitochondries.

LES FACTEURS DE RISQUE DES MALADIES CARDIOVASCULAIRES

La crise cardiaque – Pour accomplir son travail, le cœur doit sans cesse être alimenté en oxygène et en nutriments. Les artères coronaires (vaisseaux fragiles qui parcourent la surface du cœur) ont comme rôle d'acheminer l'oxygène vers le cœur. Toutefois, certaines pathologies, dont l'athérosclérose (dépôt de cholestérol sur les parois des artères sous forme de plaques d'athérome), peuvent entraver le passage du sang oxygéné vers le cœur. Lorsqu'une obstruction complète se produit, c'est-à-dire une interruption totale prolongée de l'apport en oxygène à une partie du myocarde (cœur), cette partie du cœur meurt. C'est la crise cardiaque.

L'entraînement cardiovasculaire a des effets bénéfiques sur l'ensemble des facteurs de risque des maladies cardiovasculaires. Pratiqué régulièrement, l'exercice physique dilate les artères et les protège contre les thromboses (caillots sanguins) dues au cholestérol et aux sucres en excès dans le sang. Les possibilités de crises cardiaques sont donc ainsi nettement diminuées.

Bien que la médecine soit maintenant assez avancée pour vous aider à survivre à une crise cardiaque, les séquelles physiques sont irréversibles, car le cœur est alors endommagé de façon permanente.

En raison des dommages causés par un infarctus (crise cardiaque), le cœur doit compenser en travaillant

QUE SE PRODUIT-IL LORSQUE LE SYSTÈME AÉROBIE NE FOURNIT PLUS À LA TÂCHE ?

Si la quantité d'oxygène est insuffisante pour produire une contraction musculaire, ou que les fibres musculaires n'arrivent plus à utiliser l'oxygène envoyé, une sensation de fatigue marquée se fait alors sentir, ce qui empêche la poursuite de l'effort aérobique en cours. La production d'énergie par le biais de l'oxygène devient donc impossible. Ainsi, en entraînant votre corps, l'efficacité de ces deux fonctions, soit le transport et l'extraction de l'oxygène, s'améliore, ce qui contribue à retarder le plus longtemps l'atteinte de votre seuil de fatigue. Vous avez donc plus de facilité à accomplir vos activités.

plus fort, ce qui occasionne un certain surmenage. Il ne pompe plus aussi fort qu'il le devrait, et cette diminution de sa capacité de pompage peut produire une accumulation de liquide dans les poumons et autres parties du corps, ce qui entraîne la mort. Mourir d'une insuffisance cardiaque est atroce, alors assurez-vous de faire tout ce qui est en votre pouvoir pour éviter une crise cardiaque. Même s'il demeure impossible de réparer les lésions survenues à la suite d'un infarctus, les personnes qui font de l'exercice sous la supervision de spécialistes réussissent plus facilement à éviter une autre crise cardiaque.

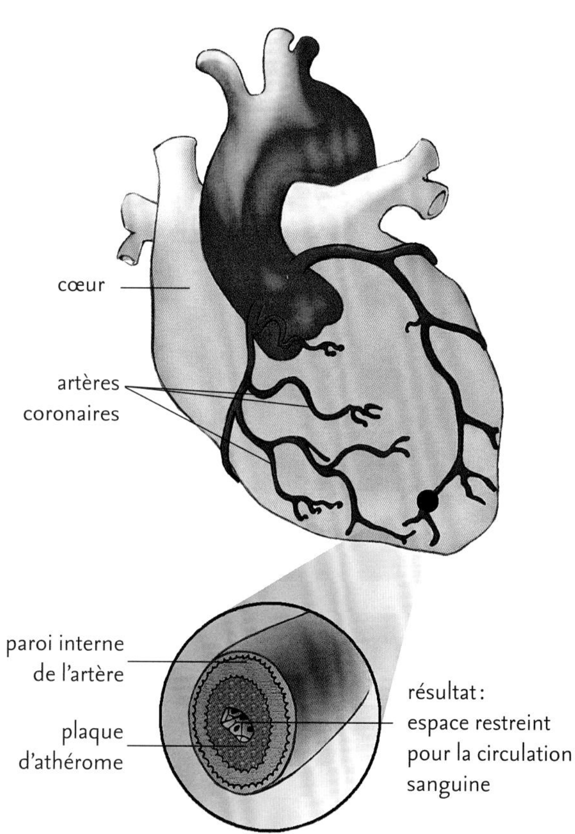

OBSTRUCTION PARTIELLE D'UNE ARTÈRE CORONAIRE

Le cholestérol – L'exercice de type cardiovasculaire influencerait positivement le cholestérol sanguin, lequel joue un rôle central dans de nombreux processus biochimiques. Il est transporté, entre autres, par les LDL (lipoprotéines à basse densité, communément appelées « mauvais » cholestérol) et les HDL (lipoprotéines à haute densité, communément appelées « bon » cholestérol). Des quantités importantes de LDL conduisent généralement au dépôt de cholestérol sur les parois des artères, ce qui vous rend plus vulnérable à l'athérosclérose, un facteur de risque de la crise cardiaque. Quant au HDL, il se charge d'éliminer le « mauvais » cholestérol des artères et tissus.

Avec l'entraînement cardiovasculaire, il y a augmentation du « bon » cholestérol (HDL), ce qui réduit, par le fait même, la présence du « mauvais » cholestérol (LDL). Selon le docteur Paula Harvey (chercheuse à la

Fondation des maladies du cœur), l'exercice favoriserait la libération d'une substance appelée oxyde nitrique, lequel empêcherait notamment le LDL (« mauvais » cholestérol) de se coller contre les artères et de former de la plaque. L'oxyde nitrique aiderait également à diminuer la pression artérielle en réduisant l'inflammation des parois des artères tout en améliorant leur élasticité.

L'hypertension – La tension artérielle s'exprime en millimètres de mercure (ou mm Hg). Les médecins s'entendent pour dire qu'une tension artérielle qualifiée de normale doit être inférieure à 140/90 mm Hg, ce qui signifie que la limite est inférieure à 140 pour la pression systolique et à 90 pour la pression diastolique. En demeurant en dessous de ces limites, le cœur et les artères sont protégés et les risques d'hypertension réduits.

Bien que le mécanisme exact de la diminution de la pression artérielle par l'exercice physique ne soit pas encore bien connu, les personnes qui souffrent d'hypertension, ou qui désirent éviter d'en souffrir, ont tout intérêt à s'adonner au conditionnement physique. En outre, il semblerait que l'exercice favorise la dilatation des artères et améliore l'élasticité de leurs parois, qualité qui se perd généralement en vieillissant. Le ralentissement de cette rigidité serait proportionnel à la quantité et à l'intensité de l'activité physique.

Une meilleure capacité de vasodilatation et des artères plus souples contribuent à réduire la pression sanguine systolique. Une diminution de la pression systolique de seulement 2 mm Hg peut contribuer à réduire de 6 % le taux de mortalité due aux crises cardiaques[4]. Les hommes et les femmes sédentaires qui commencent à pratiquer l'exercice physique de façon régulière peuvent voir diminuer leur pression artérielle de 6 mm Hg.

Une étude effectuée auprès de patients hypertendus, d'âge moyen, ayant suivi un programme d'entraînement sur une période de quatre à six semaines a montré une diminution de 14 % de leur pression artérielle[5]. Chez les personnes à risque, la pratique régulière de l'exercice devient un moyen de prévention efficace contre cette tendance de la pression artérielle à augmenter avec l'âge.

L'excès de poids – Tout exercice physique qui sollicite le système cardiorespiratoire augmente la dépense énergétique, c'est-à-dire la quantité de calories brûlées. Contrairement à l'état de repos, le cœur doit se contracter plus rapidement lorsque le corps est en action, afin d'amener suffisamment d'oxygène aux muscles pour leur permettre d'effectuer leur travail. Cette énergie libérée dans les muscles provient des réserves de sucres et de gras dans le corps. Alors au fur et à mesure que l'on poursuit l'activité, ces réserves diminuent, puis sont renouvelées par l'alimentation quotidienne. C'est la différence entre les calories absorbées et la quantité nécessaire au fonctionnement du corps qui conduit au gain, au maintien ou à la perte de poids. Lorsque le niveau d'activité physique est élevé, la quantité totale d'énergie (calories) que le corps brûle (dépense énergétique totale) est également élevée. L'augmentation du niveau d'activité physique, jumelée à une saine alimentation, constitue le meilleur moyen de contrôler son poids.

Dans la section « Viser un pourcentage de gras optimal » (p. 45), je vous présenterai davantage d'informations sur le sujet.

Le diabète – Les principales causes de l'apparition du diabète de type 2 sont l'obésité et le manque d'activité physique. Les hommes et les femmes qui développent le diabète de type 2 auraient systématiquement effectué moins d'exercice au cours de leur vie que les non-diabétiques[6].

Les diabétiques de type 2 produisent peu d'insuline ou, s'ils en produisent assez, leurs cellules musculaires y résistent en refusant d'absorber l'excès de sucre dans le sang. On prescrit donc souvent à ces personnes de faire des exercices cardiovasculaires, car cette forme d'activité favorise le transport du sucre dans le sang aux tissus et augmente ainsi la sensibilité des cellules musculaires à l'insuline. Les diabétiques qui font de l'exercice régulièrement ont alors besoin de moins d'insuline pour stabiliser efficacement leur taux de sucre.

D'ailleurs, une étude[7] parue en Italie en 2006 dévoile que l'exercice cardiovasculaire devrait être considéré comme une composante essentielle au traitement du diabète de type 2. En effet, l'amélioration du contrôle glycémique due à l'exercice serait engendrée à la suite de chacune des séances, et non par une adaptation chronique du corps. Les diabétiques ont donc beaucoup à gagner à s'entraîner régulièrement.

Des études démontrent également que des personnes atteintes de diabète de type 2 peuvent réduire, voire cesser, la prise de médicaments simplement en suivant un programme d'exercices et une bonne alimentation. L'activité physique ne contribue donc pas seulement à la perte de poids, mais aussi à mieux gérer cette maladie. Ainsi, les personnes qui courent le risque de devenir un jour diabétiques (obèses, hypertendus, sédentaires, ayant des antécédents familiaux) et celles qui en sont atteintes ont donc tout intérêt à entreprendre un programme d'entraînement régulier et à demander conseil à des entraîneurs personnels compétents.

LA SANTÉ MENTALE

Les fonctions cognitives – En faisant de l'exercice cardiovasculaire, on augmente le débit sanguin, non seulement aux muscles du corps, mais également au cerveau, ce qui accroît l'apport en oxygène et en éléments nutritifs. Selon Richard Chevalier[8], le débit sanguin peut augmenter de plus de 30 % dans le cerveau lors de l'exercice cardiovasculaire. Voici, par ailleurs, quelques études intéressantes.

En 2003, des chercheurs de l'Université de l'Illinois ont fourni la première confirmation de l'effet de l'activité physique sur le ralentissement de l'atrophie du cerveau humain avec le vieillissement[9]. L'atrophie des tissus du cerveau (dont ceux responsables des fonctions cognitives) s'observe avec l'avancement en âge, généralement à partir de 30 ans. Dans leur recherche conduite sur des personnes âgées de 55 ans et plus, ils ont découvert que se maintenir en bonne forme physique bénéficie principalement aux trois régions du cerveau affectées par le vieillissement, soit le cortex pariétal, le cortex frontal et le cortex temporal. Les images par résonance magnétique démontrent des différences anatomiques dans les substances grises (impliquées dans l'apprentissage et la mémoire) et les substances blanches (qui contiennent des fibres nerveuses transmettant des influx nerveux à travers le cerveau).

Une autre étude[10], publiée en 1999, dévoile que des personnes de 60 ans et plus, sédentaires, qui ont commencé à marcher avec vigueur durant quarante-cinq minutes à raison de trois fois par semaine, ont amélioré de façon significative leurs habiletés mentales. Plus particulièrement, ces séances d'exercice ont influencé positivement les tâches qui demandent l'utilisation du lobe frontal, soit la planification, le langage et le mouvement volontaire.

La maladie d'Alzheimer – Une étude américaine, cette fois effectuée sur des souris, a confirmé que l'exercice physique régulier pouvait prévenir l'apparition de la maladie d'Alzheimer, qui se caractérise par la présence de deux types de lésions cérébrales : les plaques amyloïdes et la dégénérescence neurofibrillaire. Ces deux types de lésions seraient également observés, mais en faible quantité, au cours du vieillissement cérébral normal. Pour l'étude[11], les chercheurs de l'Université de Californie ont utilisé des souris transgéniques qui présentaient la particularité de commencer à développer des plaques amyloïdes à l'âge d'environ 3 mois. Ils ont alors observé que le cerveau des souris soumises à un environnement actif contenait deux fois moins de plaques amyloïdes, comparativement au cerveau des souris sédentaires. Toujours selon ces recherches, l'effet protecteur apparaîtrait après un mois d'exercice continu.

L'humeur – L'exercice cardiovasculaire de longue durée (soit une heure ou plus par jour), à une intensité assez élevée, comme de la course, du vélo ou de la natation, engendre un effet euphorisant. En réponse à un stress physique (comme celui causé par une activité intense), la glande pituitaire sécrète des endorphines (neurotransmetteurs chimiquement similaires à la morphine), qui seraient responsables de l'amélioration de l'humeur, de l'augmentation du plaisir, d'une atténuation de la douleur, tant mentale que physique, et d'une diminution de l'appétit et de l'anxiété.

Des études soutiennent même qu'une personne de plus en plus active, et conséquemment en plus grande forme, serait davantage réceptive à l'endorphine. Alors au fur et à mesure que la durée et l'intensité de l'exercice s'accroissent, la quantité d'endorphines sécrétées augmenterait également. Cette sensation de bien-être générée par l'exercice est communément appelée, dans le jargon des athlètes, le « *high* des coureurs ».

Des études démontrent que le conditionnement physique, en plus d'avoir un effet bénéfique sur l'humeur à court et à long terme, apporterait également une aide significative aux gens (des deux sexes, de tous les âges et de toutes conditions physiques) qui souffrent de dépression.

L'EXERCICE PHYSIQUE RÉGULIER PEUT PRÉVENIR L'APPARITION DE LA MALADIE D'ALZHEIMER.

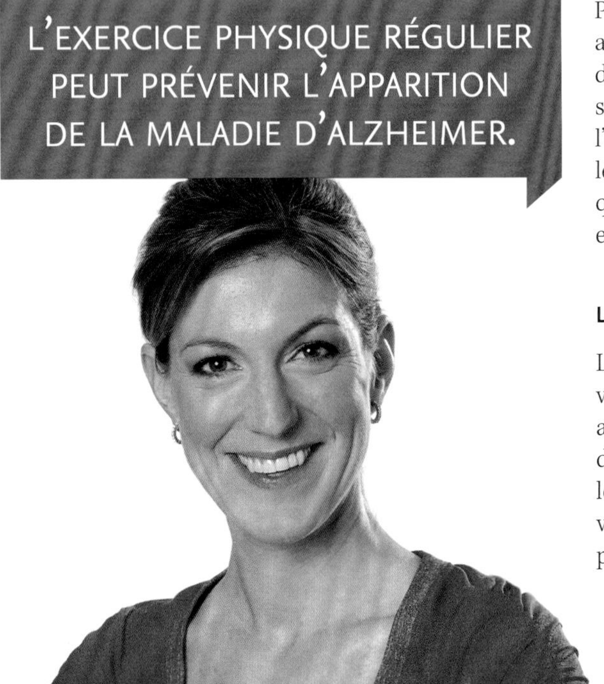

LE NIVEAU D'ÉNERGIE

Paradoxalement, il faut dépenser de l'énergie pour en avoir. Un corps actif devient plus habile à fournir rapidement aux muscles l'énergie dont ils ont besoin. Inversement, un corps inactif perd son habileté à produire de l'énergie. C'est ce qui explique qu'une personne en meilleure condition physique réussira à effectuer ses activités quotidiennes avec plus de vigueur et sera moins fatiguée en fin de journée qu'une personne sédentaire.

LES VARICES

Le sang qui circule dans les jambes retourne par les veines, dans le sens contraire de la gravité, vers le cœur, afin qu'il soit oxygéné à nouveau. Un système de valves dans les veines (appelées valvules veineuses) assure que le sang est propulsé vers le cœur au lieu de s'échapper vers le bas, agissant ainsi comme un système de pompage. Lorsque vous êtes couché ou que vos jambes sont surélevées, le retour veineux s'effectue sans trop d'effort. Par contre, lorsque vous êtes debout ou assis pendant de longues périodes, les pompes ont plus de difficulté à fonctionner et le sang appauvri en oxygène peut demeurer coincé et s'entasser dans vos jambes ou vos pieds. C'est la dilatation causée par l'accumulation de sang qui peut provoquer des varices.

Ce problème touche davantage les femmes que les hommes en raison des variations hormonales qui fragilisent les parois veineuses (contraception, ménopause et grossesse). Toutefois, en faisant de l'exercice, les muscles des jambes se contractent et font pression sur les veines, ce qui améliore la circulation sanguine. L'exercice réduit donc l'apparition de varices.

LE SYSTÈME IMMUNITAIRE

Le système immunitaire agit comme une armée pour vous protéger contre les bactéries et les virus qui peuvent vous envahir. Ainsi, un système immunitaire fort prévient l'apparition d'infections classiques, comme la grippe ou le rhume (ou en réduit la gravité des symptômes et leur durée), mais agit également en protection contre le développement de maladies plus graves, comme les cancers. En plus de l'activité physique, les facteurs qui influencent la force de votre système immunitaire sont l'âge, l'alimentation, le sommeil, le tabagisme, le niveau de stress et la pollution.

Les personnes qui font de l'exercice cardiovasculaire régulièrement à une intensité modérée seraient moins susceptibles d'attraper la grippe ou le rhume, car leur système immunitaire, ainsi activé, serait mieux préparé à combattre l'infection.

Une étude parue en avril 2006 dans *Neuro Endocrinology Letters*[12] dévoile que la pratique régulière d'un exercice physique modéré stimule l'activité des cellules mononucléaires et polynucléaires (lymphocytes) – les éléments de base du système immunitaire, qui jouent essentiellement un rôle dans la défense de l'organisme contre les infections. Les résultats d'une recherche épidémiologique, publiée dans le *Asian Pacific Journal of Cancer Prevention*[13] en janvier 2006, démontrent que l'exercice physique (à une intensité variable de modérée à vigoureuse, pratiquée de trente à soixante minutes par jour) protège contre le développement des cancers du côlon et du sein.

Bien que la sédentarité soit un des facteurs de risque d'une faiblesse immunitaire, à l'inverse, le surentraînement peut également affecter le système de défense. Ainsi, le surentraînement, ou des efforts physiques trop intenses sans périodes de récupération adéquates, pourrait avoir un effet négatif sur la vigueur du système immunitaire. Le repos entre les séances d'activité physique de haute intensité et une alimentation adéquate sont donc extrêmement importants pour améliorer la condition physique et optimiser l'efficacité du système immunitaire.

LA SEXUALITÉ

Physiologiquement, des artères et un cœur en santé engendrent une bonne circulation sanguine et, par conséquent, des muscles et des organes beaucoup mieux vascularisés. En acheminant plus de sang, et de manière plus efficace, aux muscles et organes impliqués, ceux-ci réagiront plus adéquatement. L'exercice réduirait même l'apparition de problèmes érectiles.

De plus, l'exercice augmenterait le niveau de testostérone, hormone sexuelle mâle importante dans le désir sexuel. Quant aux femmes, leur libido serait plus élevée lorsqu'elles sont actives physiquement.

Les avantages de l'exercice cardiovasculaire sont donc nombreux pour la santé. Afin d'optimiser leurs effets, ces activités devraient toutefois être pratiquées selon un juste dosage de certains paramètres (fréquence, intensité, durée et type d'activité). Ces composantes vous seront décrites dans le chapitre 3.

EN BREF

L'AMÉLIORATION DE L'ENDURANCE CARDIOVASCULAIRE CONTRIBUE À :

- diminuer les risques de développement d'une crise cardiaque ;
- améliorer la puissance et l'efficacité du cœur ;
- augmenter le « bon » cholestérol (HDL) dans les artères ;
- contrôler le poids ;
- diminuer la pression artérielle ;
- diminuer la prise d'insuline chez les diabétiques de type 2 ;
- rehausser la sensation d'énergie ;
- améliorer l'humeur ;
- réduire l'apparition de varices ;
- rehausser l'efficacité du système immunitaire ;
- ralentir la dégénérescence de certaines fonctions cognitives ;
- améliorer les fonctions sexuelles.

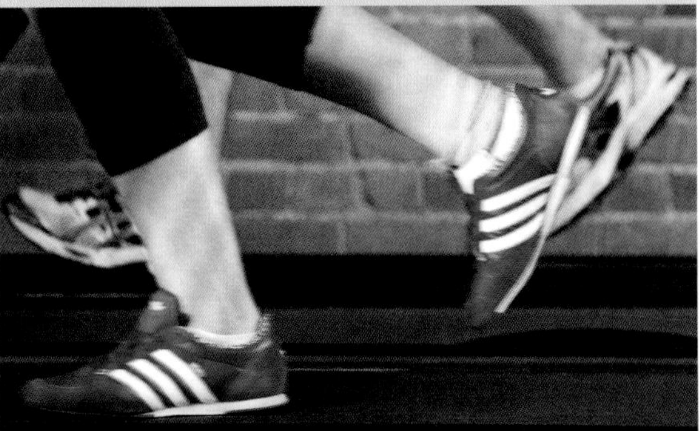

Améliorer la force et l'endurance musculaires

Le deuxième déterminant est l'augmentation de votre force et de votre endurance musculaires, un incontournable afin d'améliorer et maintenir votre condition physique. Les exercices de musculation, tout comme l'entraînement cardiovasculaire, feront partie intégrante de votre programme de mise en forme.

L'entraînement en musculation consiste à soulever, pousser ou tirer des charges, comme des poids et haltères, des bandes élastiques, le poids de votre propre corps, ou à l'aide d'appareils conçus à cet effet. Le but est, globalement, d'appliquer une force, à l'aide de vos muscles, contre une résistance quelconque. N'ayez crainte, l'objectif n'est pas de vous donner l'allure d'un culturiste, mais plutôt de vous faire profiter des nombreux avantages que ce type d'exercices peut avoir sur la qualité de votre vie.

Dans un article paru dans *Sports Medicine*[14] en 2000, Hurley et Roth compilent les résultats des vingt dernières années concernant les effets de l'entraînement musculaire sur les maladies et les incapacités liées au vieillissement. Bien que ces recherches révèlent les bienfaits de tels exercices sur les personnes âgées, ceux-ci, et bien d'autres avantages encore, s'appliquent évidemment aux personnes de tous âges. La pratique de telles activités peut donc :

- être un moyen efficace de lutter contre la perte de tissus musculaires, par une amélioration substantielle de la force, de la masse et de la qualité du muscle squelettique ;
- rehausser les performances dans les activités d'endurance ;
- réguler la pression artérielle chez les personnes qui présentent des valeurs normales relativement élevées ;
- limiter la résistance à l'insuline ;

- réduire le gras intra-abdominal et la masse adipeuse totale;
- augmenter le métabolisme de repos;
- limiter les facteurs de risque de chutes;
- réduire les douleurs et améliorer le mouvement chez les personnes souffrant d'arthrose aux genoux.

LA CAPACITÉ FONCTIONNELLE

Avec les années, et en l'absence d'entraînement spécifique, l'exécution des tâches courantes s'avère plus difficile et nous devenons plus fragiles. Par contre, des muscles forts contribuent à préserver notre autonomie et nous évitent d'être dépendants des autres. La pratique d'exercices de musculation améliore, entre autres, deux qualités musculaires: la force et l'endurance.

- La force musculaire réfère à la capacité de soulever une charge lourde durant un court laps de temps.
- L'endurance musculaire renvoie à la capacité de soulever une charge relativement lourde durant une longue période de temps ou à plusieurs reprises.

L'amélioration de ces qualités musculaires fera en sorte que vous serez dorénavant capable de déplacer des objets lourds, que vous n'arriviez pas à soulever auparavant, ou de les soulever avec plus de facilité et durant une plus longue période. Des muscles plus forts et plus endurants tolèrent davantage les efforts qui leur sont imposés, puis récupèrent plus rapidement. Vous pourrez alors effectuer vos activités habituelles de façon sécuritaire et efficace. Le développement de la force et de l'endurance permet à votre corps de mieux fonctionner, ce qui se traduit par une capacité fonctionnelle accrue.

Par exemple, vous serez en mesure de:

- soulever vos enfants avec plus d'aisance;
- transporter plus de sacs d'épicerie sur une plus longue distance avant de vous fatiguer;
- pelleter la neige de votre entrée avec plus d'énergie et un risque moindre de vous blesser, etc.

Tous les gestes que vous faites régulièrement, du plus simple au plus exigeant physiquement, vous paraîtront beaucoup plus faciles à accomplir et, en outre, vous ressentirez un surplus d'énergie, ce qui vous permettra même d'en accomplir davantage.

LES ACTIVITÉS CARDIOVASCULAIRES

Une bonne force musculaire est profitable tant pour les activités de courte que de longue durée. Les exercices de musculation peuvent même faciliter l'exécution d'activités cardiovasculaires, car des muscles forts contribuent à hausser votre capacité à soutenir un tel effort.

En effet, tout comme pour l'entraînement de votre système cardiovasculaire, l'entraînement en force et en endurance de vos muscles vous permettra de soutenir des efforts plus longtemps, avec une meilleure résistance à la fatigue. Lors d'un exercice à vélo, une absence de force dans les jambes pourrait freiner considérablement votre potentiel de travail. Donc avec des jambes plus fortes, vous remarquerez que l'intensité de vos exercices cardiovasculaires sera accrue, ce qui améliorera aussi votre capacité cardiovasculaire, et ainsi de suite.

LES PERFORMANCES SPORTIVES

Que vous exerciez ou souhaitiez commencer un sport en particulier, le gain en force et en endurance facilitera sa pratique et améliorera votre performance. En effet, des muscles entraînés se coordonnent plus facilement lors de l'exécution de mouvements, ce qui facilite l'apprentissage, en plus de retarder l'apparition de la fatigue, de réduire ou même d'éviter les courbatures et les blessures associées au sport en question.

L'entraînement musculaire procure donc la force nécessaire afin d'accomplir presque n'importe quel type d'activité physique.

LE GAIN DE MASSE MUSCULAIRE

L'entraînement en musculation contribue considérablement à contrer l'un des effets les plus importants du vieillissement: la perte de tissus musculaires.

L'entretien et le développement de votre masse musculaire sont essentiels, car de 30 à 70 ans on observe une diminution d'environ 20 % de la masse et de la force musculaires[15]. Un muscle inutilisé s'atrophie et devient flasque. Une immobilisation complète, comme un arrêt forcé au lit, peut réduire la force musculaire de 5 % par jour. Un muscle sans stimulation nerveuse, comme dans le cas de la paralysie, finit par atteindre presque le quart de son volume initial.

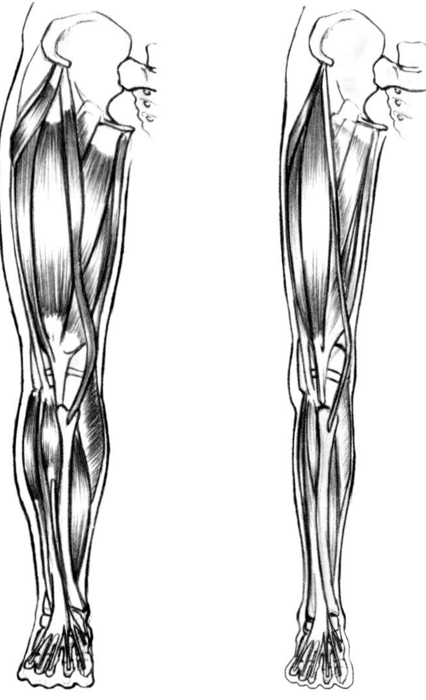

Muscles entraînés — Muscles atrophiés

Les exercices de musculation aident à maintenir la masse musculaire présente, ils peuvent même l'accroître, quels que soient l'âge ou le niveau de condition physique initial. D'ailleurs, une étude[16] parue en mars 2006 révèle que le système neuromusculaire des personnes qui avancent en âge répond fort bien à ce type d'entraînement.

La différence entre les sexes – La proportion de tissus musculaires diffère selon le sexe. Les muscles squelettiques représentent environ 36 % de la masse corporelle chez la femme, contre 42 % chez l'homme, différence qui s'explique par la présence de la testostérone chez celui-ci. Cette hormone, qui régule la croissance des muscles, se trouve en plus grande quantité chez lui, soit environ de vingt à trente fois plus que chez elle.

Puisque la capacité d'augmenter le volume du muscle dépend grandement du taux de testostérone chez l'individu, le potentiel de croissance musculaire chez la femme est donc nettement moindre que chez l'homme. Par conséquent, même si elles s'adonnent à d'intenses séances d'entraînement en musculation, les femmes n'ont pas à craindre une augmentation marquée du volume de leurs muscles.

Elles profiteront cependant des bienfaits physiologiques associés à ce genre d'exercices, dont le gain en force, l'amélioration de l'équilibre et de la densité osseuse et, surtout, la fermeté des muscles. L'entraînement en musculation procure au corps une allure plus découpée, de même que cet aspect de fermeté, souvent recherché chez les femmes, que l'on appelle le tonus musculaire. D'ailleurs, c'est ce qui permet de contrecarrer les effets naturels de la gravité sur le corps et contribue ainsi au maintien d'une bonne posture.

LA DENSITÉ OSSEUSE

Outre les effets bénéfiques sur la force, l'entraînement en musculation joue un rôle important sur les tissus

PHYSIOLOGIQUEMENT, COMMENT DEVIENT-ON PLUS FORT ?

L'amélioration de la force musculaire dépend de l'intensité de travail et non de la méthode utilisée. Lorsqu'il y a contraction musculaire, un influx nerveux des motoneurones est envoyé par les nerfs du cerveau jusqu'aux muscles, ordonnant leur contraction.
Le premier effet de l'entraînement en musculation est l'accélération de cette décharge nerveuse. Le corps devient plus agile à déclencher et à faire parvenir l'influx nerveux aux muscles sollicités.

Le second effet de ce type d'exercice est l'optimisation du recrutement des fibres musculaires. Un muscle regroupe des faisceaux, eux-mêmes composés de plusieurs fibres. L'influx nerveux envoyé par le cerveau « frappe aux portes » de chacune de celles-ci afin qu'elles soient recrutées pour effectuer la contraction. Cependant, ce ne sont pas toutes les fibres musculaires qui y participent. Chez les personnes non entraînées, seulement 30 % des fibres « répondent » aux signaux, contre 50 % (et parfois même jusqu'à 70 %) chez les personnes entraînées.

Finalement, l'augmentation de la grosseur des fibres musculaires, ce qu'on appelle l'hypertrophie, est un autre des effets physiologiques des exercices de musculation. Des fibres plus volumineuses génèrent habituellement plus de force. Il est toutefois intéressant de savoir qu'il est possible d'améliorer sa force sans pour autant obtenir une augmentation du diamètre musculaire. D'ailleurs, les femmes seraient particulièrement habiles à cette tâche.

L'amélioration de la force musculaire s'effectue donc de trois façons :

- par une plus grande efficacité de décharge des motoneurones ;
- par une capacité accrue de recrutement et de synchronisme des fibres musculaires ;
- par une augmentation du volume des fibres musculaires (hypertrophie).

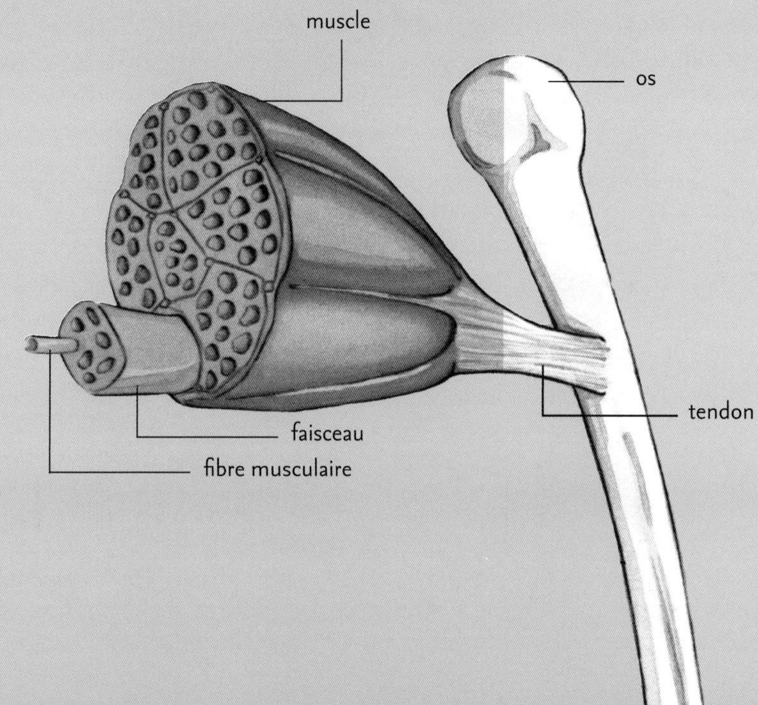

osseux. L'os est un tissu complexe qui agit comme structure de soutien à vos muscles, protège vos organes vitaux et emmagasine le calcium, essentiel à leur densité. Au cours de leur vie, les os sont continuellement en processus de dégradation et de restructuration. Des messages chimiques (ostéoblastes) leur commandent de se renouveler, ce qui engendre ensuite leur calcification.

Peu de temps après la puberté, la densité osseuse atteint son apogée. Les facteurs de remodelage osseux incluent le stress imposé aux articulations (par exemple les exercices avec impact, comme le jogging ou la musculation avec surcharge) et la variation des taux d'hormones. Par contre, avec l'âge et l'absence de stimulation, ce processus de renouvellement osseux perdrait de son efficacité et la densité osseuse diminuerait peu à peu, comme pour la masse musculaire.

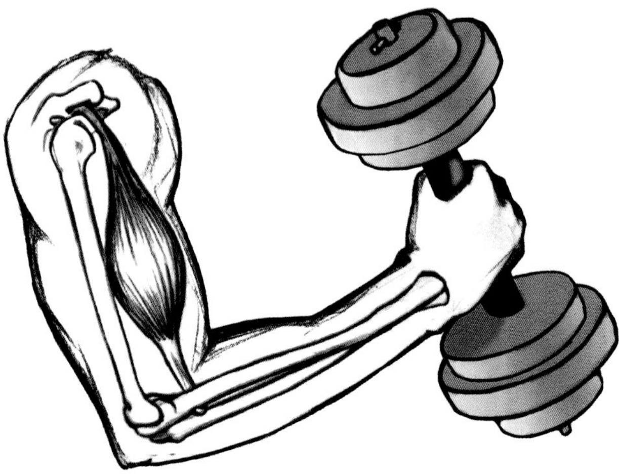

La contraction musculaire du biceps entraîne un renforcement des os auxquels le muscle s'attache.

L'entraînement, quant à lui, augmente les protéines osseuses et la teneur en sels minéraux des os. Le stress engendré par le soulèvement de charges, qui crée une tension sur l'os contre laquelle il doit résister, active l'apparition d'ostéoblastes et, par conséquent, enclenche la restructuration de l'os. Celui-ci n'a alors d'autre choix que de stimuler sa minéralisation. Un os fort est évidemment plus solide et risque moins de se casser à la suite d'un impact, comme lors d'une chute accidentelle.

L'ostéoporose – Les changements hormonaux associés à la ménopause expliquent pourquoi les femmes sont davantage vulnérables à l'ostéoporose. Selon l'Agence de santé publique du Canada, cette maladie dégénérative des os affecterait une femme sur quatre, contre un homme sur huit. Sachez, cependant, que l'exercice musculaire, combiné à un régime alimentaire riche en calcium et en vitamine D, contribuerait à la prévenir.

Chez les hommes, la testostérone jouerait le même rôle que les œstrogènes dans le renouvellement de la masse osseuse. Puisque cette hormone diminue également avec l'âge, il est important que les hommes intègrent aussi l'entraînement en musculation afin de favoriser leur densité osseuse.

Les os atteints par l'ostéoporose deviennent extrêmement fragiles aux chocs. Par exemple, lorsque la colonne vertébrale est touchée par cette maladie, les os des vertèbres deviennent plus poreux et présentent de petites fractures qui les amènent à s'entasser les uns sur les autres, ce qui crée un dos rond ou bossu (appelé cyphose) qui, en sus, cause des douleurs. Les fractures les plus courantes dues à l'ostéoporose surviennent principalement aux vertèbres, au poignet et à la hanche. Dans certains cas, le simple fait de se pencher pour ramasser un objet au sol peut causer une fracture.

Sachez que les améliorations sont encore plus spectaculaires chez ceux dont les risques de fracture sont les plus importants. Selon une étude publiée dans le

Medicine and Science in Sports and Exercise[17] en 2003, les femmes préménopausées dont la densité osseuse était la plus faible ont, après un programme d'entraînement de musculation d'une durée d'un an, obtenu des améliorations de deux à cinq fois plus importantes que les femmes avec de faibles risques de fracture. Alors, même si vous n'avez jamais soulevé de poids de votre vie, dès que vous vous y mettrez, les progrès seront plus qu'impressionnants. Ne tardez pas !

LES ARTICULATIONS

Des muscles entraînés minimiseraient les problèmes liés aux articulations. L'arthrose, une forme d'arthrite, est une maladie du cartilage, cette structure recouvrant l'extrémité des os. Avec l'âge, ce cartilage s'use lentement et les os finissent par se frotter l'un contre l'autre. Des particules de cartilage égrainées peuvent circuler dans l'articulation et causer de l'inflammation. Les conséquences vont de l'apparition de la douleur à une perte de mobilité, en passant par des déformations ou des dysfonctions articulaires.

Certaines études démontrent que des muscles forts soutiennent et protègent mieux les articulations affectées par l'arthrose, en plus de réduire la douleur.

Malgré la sensation de douleur qui peut accompagner l'entraînement en musculation, ou toute autre activité physique, la sédentarité ne favorise en rien l'amélioration de l'état des articulations affectées. Toutefois, des ajustements spécifiques quant aux types d'exercices à effectuer doivent être apportés au programme d'entraînement des personnes qui souffrent d'arthrite. Celles-ci devraient débuter doucement, en soulevant des charges légères, idéalement sous la supervision d'un entraîneur personnel qualifié, et éviter de faire des exercices lorsqu'elles éprouvent des douleurs importantes. L'efficacité de l'exercice sur l'apparition et le contrôle de ces problèmes articulaires sera meilleure si vous instaurez cette habitude rapidement.

LA MÉNOPAUSE

Chez les femmes, la sécrétion d'œstrogènes aide à bâtir la densité osseuse. À la ménopause, cependant, le niveau d'œstrogènes chute considérablement et conduit ainsi à la résorption osseuse, ce qui entraîne des os plus minces, plus poreux et plus fragiles. C'est pourquoi les femmes qui approchent de cette période devraient intégrer des exercices de musculation à leur quotidien afin de favoriser une meilleure densité osseuse.

COMMENT LIMITER LES INCONFORTS LIÉS À LA MÉNOPAUSE ?

La ménopause est un passage inévitable pour les femmes. Le corps se trouve alors en transition et, souvent, les émotions aussi ! Par ailleurs, il existerait un lien entre la réduction du niveau d'activité physique, la diminution du métabolisme de repos et l'augmentation de la masse adipeuse (gras) durant la ménopause. Cependant, le passage à travers cette période se fera plus aisément si vous adoptez une saine alimentation et si vous vous entraînez régulièrement, ce qui contribuera à limiter l'ampleur des effets liés aux changements hormonaux. Rappelez-vous que l'entraînement en musculation pendant la ménopause rehausse le métabolisme de repos en plus de diminuer les risques d'ostéoporose.

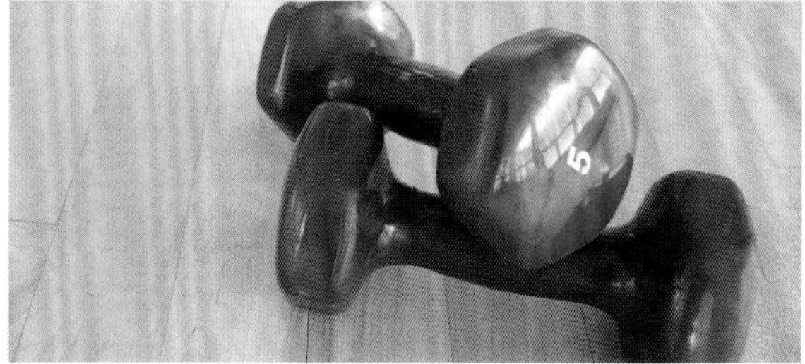

LA POSTURE

Grâce à la coordination des muscles, la posture est constamment réajustée lors des déplacements et des mouvements quotidiens. L'adoption chronique d'une mauvaise posture peut provoquer des tensions et des relâchements, tant au niveau des tendons, des muscles que des ligaments. À la longue, ces déséquilibres musculaires finissent par dégénérer et engendrer douleurs, blessures et troubles musculo-squelettiques. D'ailleurs, des muscles des abdominaux et des ischio-jambiers (situés derrière la cuisse) faibles, associés à un manque de souplesse des muscles lombaires et des psoas-iliaques (situés sur le devant de la hanche), constituent le déséquilibre musculaire le plus commun pouvant engendrer des douleurs importantes au dos. Des études[18] ont d'ailleurs permis de démontrer une réduction significative des douleurs aux lombaires et une amélioration importante de la force des muscles lombaires à la suite d'exercices de renforcement, et ce, après seulement quatre à dix semaines d'entraînement[19].

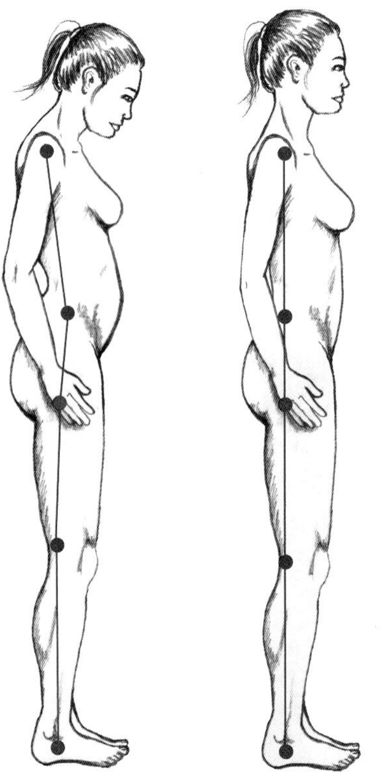

LORDOSE   POSTURE ADÉQUATE

Lorsqu'ils sont bien effectués et bien dosés, les exercices de musculation ont une grande influence sur le maintien d'une posture adéquate, en plus de réduire les risques d'apparition de ce type de problème. Des muscles plus forts supportent mieux la structure osseuse, réduisant ainsi les risques de déformation. De plus, ces exercices obligent à adopter une bonne posture lors de leur exécution, ce qui, éventuellement, se répercutera dans votre façon d'effectuer vos mouvements quotidiens.

Évidemment, pour être pleinement efficaces, les exercices de musculation qui visent un renforcement des muscles du tronc chez les personnes souffrant de maux de dos doivent être adaptés en fonction des particularités physiologiques de chacun. Les bienfaits de ce genre d'exercices sont cependant incontestables et devraient être considérés sérieusement dans la prévention et le traitement de problèmes de dos.

L'ÉQUILIBRE

Certains accessoires d'entraînement favorisent le travail des muscles de la posture, tout en assurant un maintien de l'équilibre et de la stabilité, d'autres qualités physiques qui se détériorent avec l'âge.

L'utilisation du ballon d'exercice, du BOSU ou des planches de proprioception stimule davantage les muscles stabilisateurs qui accompagnent le muscle principal dans son mouvement. Plus ces petits muscles sont sollicités, plus ils accroissent leur capacité de se contracter rapidement, ce qui améliore votre équilibre.

Il est important de mentionner que tous les types d'exercices de renforcement favorisent un meilleur équilibre. En effet, une étude parue en mai 2006 dans le *Journal of Strength and Conditioning Research*[20], portant sur des femmes de 50 ans et plus, a dévoilé que de faire des exercices de musculation complets deux fois par semaine améliore l'équilibre et la stabilité.

LE MÉTABOLISME DE REPOS

Bien qu'une séance d'exercices de musculation ne produise généralement pas une dépense énergétique aussi importante qu'une séance d'exercices cardiovasculaires, le gain de masse musculaire engendre tout de même une dépense énergétique. Ainsi, en augmentant votre masse musculaire, vous rehaussez les besoins énergétiques de base de votre corps. Les tissus musculaires requièrent une quantité d'énergie (calories) pour assurer leur maintien, leur croissance et la reproduction de leurs cellules. La dépense énergétique du tissu musculaire est estimée entre 10 et 15 calories par kilogramme de muscle par jour, ce qui signifie que chaque livre de muscle peut brûler jusqu'à 7 calories en une journée. En comparaison, les tissus adipeux (gras) ne consomment qu'environ 1,8 calorie par livre par jour. Le calcul est facile à faire!

D'autre part, l'augmentation de la masse musculaire est généralement associée à un gain en force. Cette amélioration est particulièrement bénéfique dans le cadre d'un programme de perte de poids puisqu'elle permet d'accroître le potentiel de dépense énergétique. Il faut comprendre que plus vous êtes fort, plus il vous est facile de faire des activités. Vous risquez donc d'en accomplir davantage, ce qui entraîne une dépense journalière de calories supplémentaire.

Le vieillissement se traduit par une diminution du métabolisme de repos, qui serait attribuable à la perte de masse maigre. Par contre, la hausse du niveau d'activité physique contribuerait à réduire l'effet de ces deux composantes.

L'ÉVOLUTION DE L'ENTRAÎNEMENT MUSCULAIRE

L'entraînement en musculation a beaucoup évolué depuis les années 1980. Les exercices eux-mêmes deviennent plus « fonctionnels » et sont davantage « transférables » aux mouvements réalisés dans nos tâches de la vie quotidienne. On entraîne maintenant le corps à mieux répondre aux activités qui lui sont imposées dans la vie de tous les jours. Ainsi, diverses disciplines physiques modernes prônent l'amélioration de la posture en développant une meilleure force et une meilleure flexibilité, combinaison qui favorise l'atteinte de l'équilibre musculaire : power yoga, pilates, etc.

EST-IL POSSIBLE QUE LES MUSCLES SE TRANSFORMENT EN GRAS ?

Lorsque vous cessez de faire de l'exercice, vos muscles ne se transforment pas en gras, pas plus que votre gras ne se transforme en muscles lorsque vous amorcez un programme d'entraînement. Comme la sédentarité engendre une atrophie des muscles, l'excès d'un apport alimentaire sera emmagasiné sous forme de tissus adipeux. Ce sont ces deux processus combinés qui peuvent donner l'impression que vos muscles se sont transformés en gras. En faisant des exercices de musculation, les muscles prennent du volume et se tonifient, offrant ainsi au corps une apparence plus ferme.

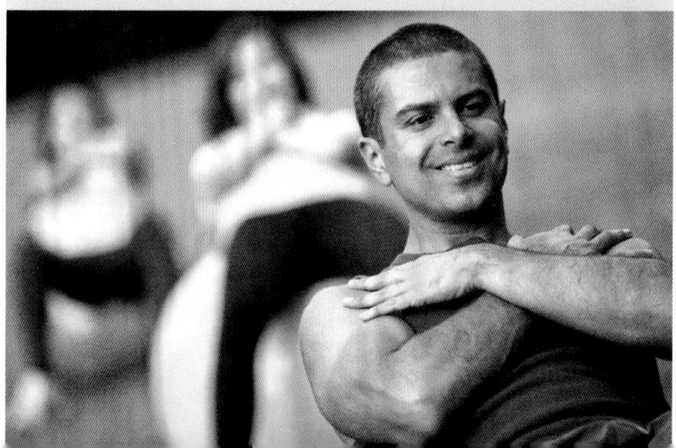

L'APPARENCE PHYSIQUE

Il va sans dire que les répercussions de l'entraînement musculaire sur l'apparence sont également appréciables et, disons-le, très recherchées. Le tonus musculaire provoque des modifications corporelles plutôt intéressantes sur le plan esthétique.

Dans un objectif de perte de poids, le régime alimentaire seul amincit votre corps, mais il n'en change pas le tonus. Au contraire, celui-ci peut même vous paraître plus flasque. Ce sont donc les exercices de musculation qui redessinent vos formes. Effectivement, l'entraînement en musculation préserve et redonne une apparence plus jeune. Et au fur et à mesure que vous pratiquerez ce genre d'exercices, vous remarquerez certains changements dans votre façon de porter vos vêtements, lesquels seront dus, entre autres, à la modification de votre physionomie et de votre posture.

LA SANTÉ PSYCHOLOGIQUE

Pour bien boucler la boucle, ajoutons que depuis les dix dernières années, de nombreuses recherches confirment l'impact positif de l'exercice physique sur l'amélioration du bien-être psychologique. Une sensation de bien-être, traduite par une aisance à accomplir ses activités, ainsi que le sentiment de satisfaction et la fierté qu'apporte une meilleure apparence, influencent invariablement l'estime de soi, et ce, à n'importe quel âge.

Dans sa revue de littérature, le chercheur Len Kravitz[21] note une amélioration de l'humeur, une diminution des tensions, de la sensation de fatigue, de la colère, etc., parmi les effets bénéfiques de l'activité physique.

Il semblerait aussi que les personnes actives acceptent mieux leur corps, perçoivent mieux leurs talents et s'autoévaluent mieux, plutôt que de se comparer aux autres. De plus, ces personnes présenteraient un meilleur sentiment d'efficacité personnelle (cette perception de la capacité à réaliser une tâche avec succès). Elles explorent également davantage, acceptent et tentent de nouveaux défis plus facilement, et se fixent des objectifs précis tout en savourant pleinement leur accomplissement. Un sentiment de contrôle de soi, de son corps et de ses actions apparaît aussi avec la pratique d'exercices physiques. Ces nombreux bienfaits psychologiques sont associés non seulement à la pratique des exercices de musculation, mais à l'exercice physique en général.

J'espère que ce que vous venez de lire vous incitera à introduire des exercices cardiovasculaires et musculaires dans votre routine quotidienne. Bien qu'essentiels, les deux déterminants que sont une bonne capacité cardiovasculaire et la force et l'endurance musculaires ne suffisent pas à assurer une condition physique optimale. Maintenir un faible pourcentage de gras procure bien sûr une belle apparence, mais vous protège également contre certains facteurs de risque liés à diverses maladies.

EN BREF

L'AMÉLIORATION DE LA FORCE ET DE L'ENDURANCE MUSCULAIRES PERMET :

- un gain de masse musculaire ;
- une amélioration de la densité osseuse ;
- une diminution des problèmes articulaires ;
- une amélioration de la posture et de l'équilibre ;
- une augmentation du métabolisme de repos ;
- une modification de l'apparence ;
- une hausse de l'estime de soi ;
- une augmentation du potentiel de dépense énergétique.

Viser un pourcentage de gras optimal

Bien que le souhait de plusieurs soit de réduire au minimum leurs réserves de gras, il ne faut pas oublier que le corps requiert une certaine quantité de graisse pour bien fonctionner : c'est le troisième déterminant. Par contre, plus cette quantité est élevée, plus la santé risque d'en souffrir. Voyons d'abord les dangers liés à un haut pourcentage de tissus adipeux et à sa répartition sur le corps. Ensuite, je vous expliquerai par quels moyens le corps réussit à brûler les calories ingérées. Enfin, je vous présenterai de quelle façon réduire votre pourcentage de gras pour éviter des problèmes de santé et, du même coup, améliorer votre apparence.

LES DANGERS DU TISSU ADIPEUX VISCÉRAL

L'endroit où se dépose le gras est plus dangereux pour la santé que la quantité totale de gras. Ainsi, celui qui se loge à l'abdomen serait le plus nuisible, plus particulièrement le gras fixé aux viscères. Il existe deux types de gras : le gras sous-cutané, situé directement sous la peau, et le gras viscéral, qui se trouve sous les muscles. Ce dernier est le plus inquiétant puisqu'il entoure les organes vitaux, est métabolisé par le foie puis transformé en cholestérol sanguin (LDL ou « mauvais » cholestérol). Un ventre proéminent, fréquent chez les hommes et chez les femmes ménopausées et postménopausées, expose davantage au diabète[22], à l'hypertension, aux maladies cardiovasculaires et à certains types de cancers[23].

Le gras viscéral est difficilement observable à l'œil nu. D'ailleurs, il semblerait que la seule véritable façon de le localiser soit par un test de résonance magnétique, qui donne une image de l'intérieur de l'abdomen. Toutefois, la mesure de la circonférence de la taille serait un bon indicateur de la présence de ce type de gras. Plus votre tour de taille est élevé, plus la quantité de gras viscéral risque d'être importante. Dans le chapitre 3, vous serez appelé à prendre cette mesure afin d'évaluer vos risques de développer certaines maladies.

De façon générale, les femmes emmagasinent le gras autour des hanches et les hommes, au ventre. Les tissus adipeux stockés aux hanches et aux cuisses seraient moins néfastes pour la santé. Pour la femme, ils joueraient même un rôle important lors de la grossesse et de l'allaitement. L'obésité abdominale dépasse actuellement le tabagisme et l'alcool comme facteur de risque de développement de nombreuses maladies (cardiovasculaires, hypertension, diabète de type 2 et certains cancers), ce qui entraîne également un risque élevé de mort précoce. Une personne ayant une « forme pomme » court donc

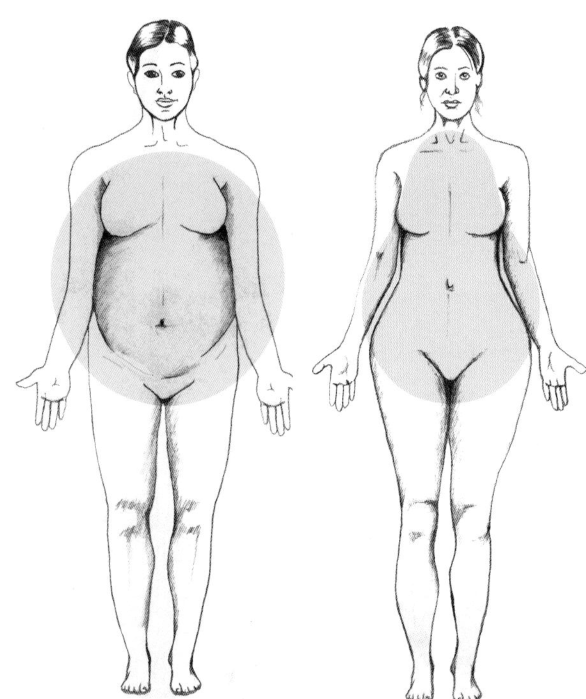

ÊTES-VOUS « FORME POMME » OU « FORME POIRE » ?

des risques beaucoup plus dangereux pour sa santé qu'une personne ayant une « forme poire ».

Bien qu'il soit difficile de l'éliminer complètement avec l'exercice, il est certainement possible de minimiser la présence de gras viscéral en augmentant votre dépense énergétique et en diminuant vos apports alimentaires. En ce qui a trait à la santé, les deux sexes bénéficient grandement d'un faible pourcentage de gras, quoique les femmes soient biologiquement contraintes à vivre avec une masse adipeuse plus élevée que celle des hommes.

COMMENT LE CORPS BRÛLE-T-IL DES CALORIES ?

Il existe trois principaux moyens par lesquels le corps dépense de l'énergie :

- le métabolisme de repos ;
- la thermogenèse alimentaire ;
- la dépense associée à l'activité physique.

La combinaison de ces trois moyens constitue la dépense énergétique totale d'un individu, c'est-à-dire l'ensemble des calories brûlées. Cependant, leur influence respective sur la dépense énergétique totale diffère.

Le métabolisme de repos – Le métabolisme de repos représente l'ensemble de l'énergie dépensée par l'organisme pour subvenir à ses besoins lorsque le corps est au repos, c'est-à-dire pour respirer, faire battre le cœur, réguler la température corporelle, réparer les tissus, dormir, etc. Il s'agit donc de l'énergie nécessaire au maintien des fonctions vitales du corps. Le métabolisme de repos représente de 60 à 75 % de la dépense énergétique totale d'un individu. S'il est qualifié d'élevé, cela signifie que la quantité et la vitesse à laquelle les calories sont brûlées (pour répondre aux besoins des fonctions vitales) sont également élevées.

Comme mentionné dans la section précédente, cette dépense énergétique de base a tendance à être importante au début de la vie, puis à diminuer en vieillissant (environ 2 à 3 % par décennie après l'âge de 30 ans), bien que cela varie d'une personne à l'autre. En plus de l'âge, le pourcentage de gras corporel, le sexe et les diètes alimentaires sont autant de facteurs qui influenceraient le métabolisme de repos :

- plus haut est le pourcentage de gras corporel, plus faible est le métabolisme de repos ;
- de façon générale, les femmes ont un métabolisme de repos inférieur à celui des hommes (d'environ 10 %), car elles ont habituellement moins de tissus musculaires ;
- les diètes alimentaires à répétition habituent le corps à fonctionner avec un apport énergétique inférieur, ce qui peut avoir comme effet de diminuer le métabolisme de repos. Lorsque l'apport énergétique est très faible (c'est-à-dire une petite quantité de calories ingérées), la dégradation des réserves de l'organisme se fait plus lentement.

Pour connaître approximativement le nombre de calories que brûle votre métabolisme de repos (soit la quantité de calories dépensées sans bouger, par jour), référez-vous à la section des tests dans le chapitre 7, « Calcul du métabolisme de repos », p. 251.

Afin de maintenir votre poids, vous devrez fournir à votre corps, au minimum, le nombre de calories nécessaires (établi par votre métabolisme de repos) pour qu'il fonctionne de façon adéquate.

La thermogenèse alimentaire – On entend par thermogenèse alimentaire le nombre total de calories utilisées par votre système digestif pour digérer et absorber les aliments que vous consommez. Elle correspond à environ 10 % de votre dépense énergétique totale. Bien sûr, il est plutôt difficile d'augmenter la dépense d'énergie liée à la digestion, mais il est tout de même intéressant de noter que votre organisme dépense plus de calories à digérer des protéines que des lipides ou des glucides. Concrètement, digérer un steak nécessite donc une dépense d'énergie plus grande que pour une pâtisserie. Par contre, je ne vous conseillerais pas de manger davantage de protéines dans le but d'augmenter votre dépense énergétique, car vous risqueriez alors d'ingérer plus de calories que le nombre requis pour les digérer! Dans le chapitre 4, consacré à la nutrition, nous évaluerons vos besoins en protéines selon votre poids.

L'activité physique – Le meilleur moyen d'accroître sa dépense énergétique totale est d'augmenter son niveau d'activité physique quotidien. La vitesse à laquelle votre corps dépense de l'énergie s'accélère en proportion directe de la quantité et l'intensité de l'exercice. Cette dépense énergétique correspond à environ 25 %, et peut aller jusqu'à 40 %, de la dépense énergétique totale. Elle comprend toutes les formes d'activités physiques, par exemple se gratter, éternuer, courir, s'entraîner, etc.

En intégrant l'exercice physique à votre routine de tous les jours, vous améliorerez également le fonctionnement de votre métabolisme de repos de façon permanente. À la suite d'un effort physique, le corps parvient à brûler davantage de calories. Par exemple, en plus des calories brûlées durant une séance d'entraînement cardiovasculaire rigoureux, le corps pourrait brûler environ 3 % plus de calories pendant les heures suivantes, ce qui équivaut à une dépense supplémentaire de près de 35 calories à l'heure.

En vous entraînant physiquement, vous dépensez plus d'énergie et favorisez donc une perte de poids. À l'inverse, un apport calorique supérieur à la dépense énergétique entraîne un gain de poids. L'activité physique est donc essentielle pour stabiliser le poids ou le réduire.

TABLEAU 2

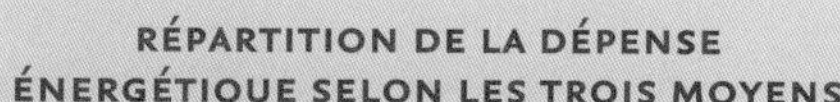

RÉPARTITION DE LA DÉPENSE ÉNERGÉTIQUE SELON LES TROIS MOYENS

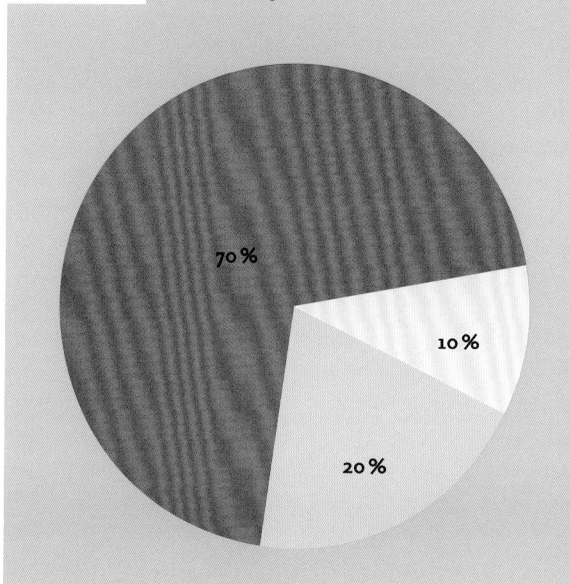

Voici la répartition de la dépense énergétique totale (DET) d'un individu qui maintient un poids stable (c'est-à-dire qui ne perd ni ne prend du poids), avec un régime alimentaire de 2000 calories.

- Le métabolisme de repos génère une dépense d'environ 1400 calories **(= 70 % de la DET ▲)**.
- La thermogenèse alimentaire représente environ une dépense de 200 calories **(= 10 % de la DET ▲)**.
- Le reste, soit 400 calories, est dépensé par l'ensemble de toutes les activités physiques effectuées **(dans ce cas-ci = 20 % de la DET ▲)**.

TABLEAU 3

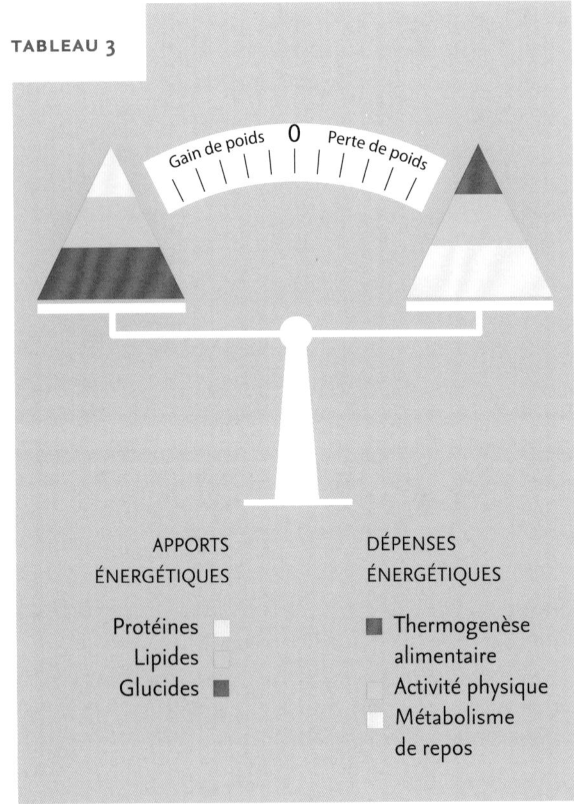

COMMENT PERDRE DU POIDS ?

Maintenant que vous avez compris le principe de la dépense énergétique totale, la manière de perdre du poids devient plus évidente. Tout est une question de déséquilibre. Ainsi, si vous souhaitez perdre du poids, votre premier mandat doit être la recherche d'un déséquilibre énergétique. Cela signifie que la quantité d'énergie (calories) que vous dépensez (ou dépense énergétique) doit être supérieure à la quantité d'énergie (calories) que vous consommez (apports énergétiques).

Avec un régime alimentaire restreignant considérablement les apports énergétiques (faible quantité de nourriture ingérée), le corps n'a d'autre choix que de puiser dans ses réserves pour réussir à accomplir l'ensemble de ses activités. Cette restriction alimentaire enclenche alors une perte de poids, mais celle-ci peut provenir d'une perte en eau, d'une perte de masse adipeuse (gras) et/ou d'une perte de masse maigre (muscles). Alors avant de vous réjouir ou de vous décourager trop vite du chiffre indiqué sur le pèse-personne, il faut savoir bien interpréter ce qu'il signifie !

Le poids de l'eau réfère à l'ensemble de l'eau contenue dans le corps, y compris celle que l'on trouve dans le sang, dans le système digestif et dans toutes les cellules qui forment les tissus du corps humain.

Le poids de la masse adipeuse réfère au gras dispersé dans l'ensemble du corps. Le gras se trouve dans toutes les parties du corps, dont les cuisses et l'abdomen (sites importants de dépôts de gras), les organes vitaux, les muscles et… à l'intérieur des artères et des veines.

Finalement, la masse maigre réfère à toute autre matière dans le corps qui n'est pas de l'eau ou du gras, principalement les muscles et les os.

La perte en eau : à surveiller – Votre corps a la capacité d'emmagasiner et d'évacuer d'énormes quantités d'eau, surtout si vous en buvez beaucoup et que vous êtes actif. La perte en eau se produit principalement lors des processus physiologiques de sudation (transpiration) et de miction (urine). La principale conséquence d'une perte importante d'eau est évidemment la déshydratation, une condition que vous devez à tout prix éviter, car elle engendre l'affaiblissement de fonctions physiologiques importantes. Ainsi, elle diminuerait de manière significative le métabolisme de repos et l'habileté du corps à brûler les graisses. De plus, en vous hydratant, vous favorisez le drainage et l'élimination des déchets et toxines du corps. Dans le chapitre 4, sur la nutrition (p. 98), je vous indiquerai la quantité d'eau idéale à boire, en plus des autres avantages liés à une bonne hydratation.

La perte de masse maigre : à éviter – Sachant que la masse musculaire et les tissus osseux décroissent avec l'âge, et que cette dégénérescence entraîne également une diminution du métabolisme de repos, la perte de poids provenant de la masse maigre est à éviter absolument. Pour prévenir une telle perte, et même favoriser le développement de cette masse, l'exercice physique devrait être combiné aux régimes alimentaires conventionnels. De plus, rappelez-vous qu'une masse maigre plus importante influencera positivement l'activité métabolique. Encore une fois, une personne qui souhaite perdre du poids a donc tout intérêt à intégrer l'entraînement à sa routine quotidienne.

La perte de tissus adipeux : à favoriser – Tout comme l'eau, le corps perd et emmagasine continuellement du gras. En consommant davantage de calories que la quantité dépensée, le corps emmagasine cet excès sous forme de gras. À l'inverse, une dépense énergétique supérieure aux apports alimentaires entraînera une perte de poids.

La vitesse de perte de poids – La vitesse à laquelle on perd du poids peut considérablement fluctuer d'une personne à l'autre, selon des facteurs comme l'âge, le sexe, les activités pratiquées et la nourriture consommée. Toutefois, le corps humain est conditionné à défendre sa masse adipeuse de réserve (ce mécanisme de défense protège le corps de la famine), ce qui signifie que, physiologiquement, vous ne pourrez perdre plus de deux à trois livres de gras par semaine. Une perte de poids plus importante est certes réalisable, mais le poids excédentaire perdu proviendra alors d'une combinaison de pertes en eau et en masse maigre… ce qui, comme nous l'avons vu précédemment, est peu souhaitable.

Ainsi, si vous diminuez uniquement vos apports alimentaires, votre perte de poids se traduira par une perte d'eau, de masse maigre et de gras. Par contre, si vous augmentez votre niveau d'activité physique, tout en maintenant le même apport calorique, votre masse maigre sera moins affectée par votre perte de poids.

Pour cette raison, perdre du poids plus lentement ne devrait surtout pas vous décourager, au contraire, cela devrait vous réjouir ! Le pèse-personne ne vous indique donc pas de manière valable votre perte de graisse, il vous permet uniquement de calculer votre perte de poids globale. Afin d'évaluer votre perte de gras et votre progrès général, je vous proposerai, au chapitre 3, d'autres outils de mesure plus objectifs.

LA RÉTENTION D'EAU… DOIS-JE RÉDUIRE MA CONSOMMATION D'EAU ?

EN BUVANT SUFFISAMMENT D'EAU, VOUS ÉVITEZ LA RÉTENTION D'EAU, QUI SURVIENT LORSQUE L'ORGANISME EMMAGASINE PLUS D'EAU QU'IL N'EN ÉLIMINE. ELLE PEUT ÊTRE DUE À DES CHANGEMENTS HORMONAUX (GROSSESSE, MENSTRUATION, ETC.) OU À UN APPORT TROP ÉLEVÉ DE SEL ET DE SUCRES RAFFINÉS. UNE BONNE HYDRATATION (JUMELÉE À UNE BONNE ALIMENTATION ET DE L'EXERCICE RÉGULIER) CONTRIBUE À ÉLIMINER CES EXCÈS. BOIRE DE L'EAU PERMET AU CORPS DE LIBÉRER L'EAU QU'IL AVAIT « EMPRISONNÉE » !

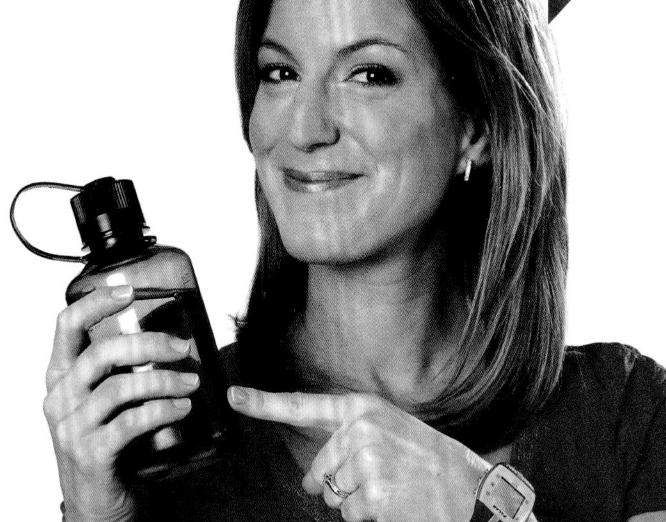

PERTE LOCALISÉE DE GRAS… EST-CE POSSIBLE ?

S'exercer dans le but de faire diminuer le gras logé dans une région particulière de votre corps est une illusion. C'est en provoquant un déséquilibre énergétique que vous perdrez du gras, là où il y en a ! La combinaison exercice physique-alimentation-patience demeure le moyen le plus efficace pour perdre du poids.

LA CELLULITE

La cellulite, qui donne à la peau une texture de pelure d'orange, touche de 80 à 90 % des femmes et apparaît principalement aux hanches et aux fesses, tant chez les rondes que les plus élancées. À ce jour, peu de preuves scientifiques existent concernant les traitements efficaces pour la faire disparaître de façon permanente. Plusieurs facteurs influencent son apparition : l'hérédité, les changements hormonaux, la sédentarité, le tabagisme, une mauvaise circulation sanguine et une mauvaise alimentation. Diététistes et nutritionnistes s'entendent pour dire que de bonnes habitudes alimentaires (consommation réduite en sucres raffinés, café et alcool) et de l'activité physique effectuée de façon quotidienne peuvent contrer l'apparition de la cellulite.

MYTHE OU RÉALITÉ ?

Plus on transpire, plus on perd du poids

Certaines personnes portent des vêtements chauds pendant leur entraînement en pensant qu'elles perdront plus de poids. À la boxe, cette pratique permet à court terme de « faire le poids » à la pesée officielle. Cette perte causée par la déshydratation est temporaire. Un boxeur peut reprendre jusqu'à 15 livres le lendemain de la pesée ! C'est à déconseiller dans le cadre d'un programme de perte de poids car ce n'est pas une perte de gras réelle et durable, mais plutôt une perte en eau.

La sudation excessive occasionnée par le port de vêtements chauds entraîne une déshydratation accélérée qui diminue la capacité du corps à brûler des calories. À l'inverse, un corps bien hydraté durant l'entraînement fournit un effort soutenu, ce qui permet une plus grande dépense énergétique. Résultat : une perte de poids réelle et durable !

EN BREF — LA PERTE DE POIDS

- Le corps dépense de l'énergie de trois façons : le métabolisme de repos, la thermogenèse alimentaire et l'activité physique.
- Il faut créer un déficit énergétique pour perdre efficacement du poids, en dépensant davantage d'énergie qu'en en consommant.
- Contrairement à un simple régime alimentaire contraignant, l'activité physique couplée à un programme alimentaire adéquat limite le déclin de la masse maigre (muscles) et favorise une perte de poids durable.

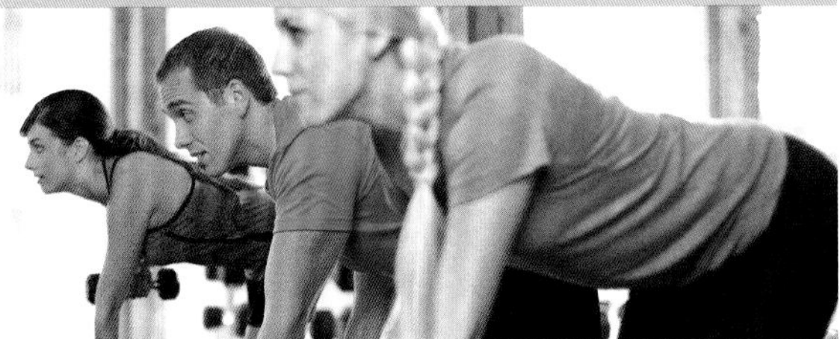

Peut-on éviter les plateaux ? – La perte de poids est malheureusement très variable. Au cours de ce processus, votre corps sera en constant réajustement, selon ce que vous aurez mangé et la quantité d'activité physique que vous aurez réalisée. Il vous arrivera même, à l'occasion, de stagner (aucun changement de poids), voire de prendre du poids, ce qui vous paraîtra certainement frustrant et démotivant. L'atteinte d'un plateau survient généralement lorsque durant une période prolongée (environ quatre semaines), aucun changement de poids n'apparaît sur le pèse-personne.

À vos débuts, l'entraînement physique déclenchera un déficit énergétique qui engendrera une certaine perte de poids. Mais au bout d'un moment, le même entraînement effectué à la même intensité et durant la même période de temps n'entraînera plus la même dépense d'énergie, simplement parce que vous aurez perdu du poids. En étant moins lourd, votre corps ne requiert plus une dépense calorique aussi importante pour bouger. Afin de relancer une perte de poids, vous devrez alors recréer un déficit énergétique en rehaussant l'intensité de vos séances d'entraînement et en diminuant adéquatement la quantité de calories que vous consommez. Les programmes d'entraînement que je vous propose dans ce livre sont d'ailleurs conçus pour pallier ce processus physiologique. Ainsi, vos séances d'entraînement sont modifiées chaque mois, dans le but d'augmenter progressivement l'effort et assurer une constante évolution. Vous pourrez également vous référer à la section « Paramètres d'entraînement » du chapitre 3 pour comprendre comment réenclencher le processus de transformation physique par l'exercice.

Après trois mois de modification importante de votre niveau d'activité physique et de votre alimentation, envisagez pendant les trois mois suivants de maintenir votre nouveau poids. D'ailleurs, je vous encourage fortement à opter pour une période de maintien, car le processus de perte de poids peut être difficile mentalement. En conservant l'exercice physique dans votre routine quotidienne, vous évitez de vous restreindre sans cesse sur le plan alimentaire dans le but de maintenir votre poids. De plus, la quantité d'énergie dépensée pendant l'entraînement physique peut être nettement supérieure et beaucoup plus facile à vivre que la restriction alimentaire ! Continuez alors vos séances d'entraînement et réajustez votre régime, mais tout en le gardant sain. Vous découvrirez qu'il vous est possible de maintenir votre poids sans avoir à vous restreindre continuellement. Vous apprendrez aussi à vivre harmonieusement avec ces nouvelles habitudes établies depuis quelques mois. Grâce à cette période de maintien, vous découvrirez le contrôle et la maîtrise que vous pouvez exercer sur votre corps. Par conséquent, vous serez rassuré quant à votre capacité de maintenir votre perte de poids.

Une fois la période de trois mois de maintien stabilisée, si vous désirez à nouveau perdre du poids, vous devrez recréer un déséquilibre énergétique. En plus de modifier les séances d'entraînement, vous pourrez réévaluer vos portions et la qualité de votre alimentation.

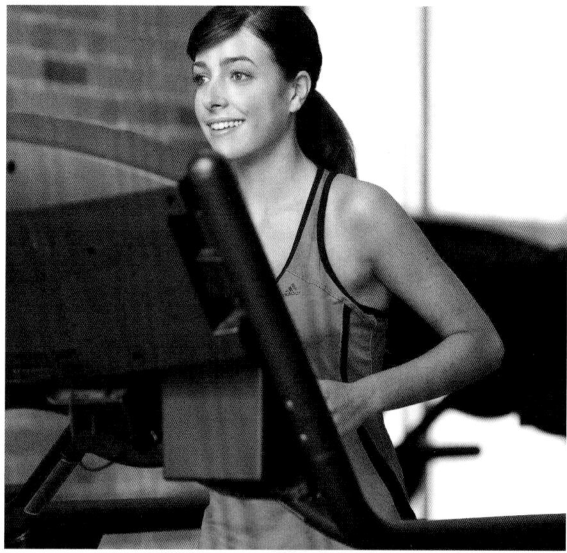

Développer une bonne flexibilité

Le quatrième déterminant, c'est la flexibilité. Elle réfère à l'habileté de vos muscles et tendons à s'étirer complètement afin de permettre à vos articulations d'effectuer une pleine amplitude de mouvement. Par des exercices d'étirement, vous entraînez vos articulations à demeurer mobiles, sans éprouver douleurs et raideurs.

Même si elles sont suffisamment mobiles, les articulations doivent également être stables afin d'être bien protégées. À l'opposé, une flexibilité excessive peut provoquer une laxité (instabilité) articulaire. C'est pourquoi la combinaison d'exercices de musculation et d'étirement procurera l'équilibre recherché.

Saviez-vous que les muscles peuvent s'étirer jusqu'à 150 % de leur longueur ? Parmi les facteurs influençant la flexibilité, on note la forme des os, la quantité de gras corporel, le volume de masse musculaire, l'âge et la température du muscle. Vous avez toutefois la possibilité d'améliorer grandement votre flexibilité et de la maintenir.

De façon générale, votre séance d'étirements ne devrait pas vous prendre plus de quinze minutes. Peu importe que vous choisissiez de la faire après vos entraînements ou à n'importe quel moment de la journée, au travail ou à la maison, il est nécessaire d'accomplir cette « mini » séance d'étirements… Voici pourquoi.

L'ÂGE

Avec l'âge, la flexibilité tend à se réduire, car les muscles rétrécissent et deviennent plus raides. La pratique régulière d'exercices d'étirement contribue à l'amélioration et au maintien de l'élasticité des muscles, au même titre que l'entraînement en musculation favorise un maintien de la masse musculaire. Négliger de pratiquer les exercices d'étirement réduira votre amplitude de mouvement, diminuera votre mobilité et vous limitera dans vos tâches et activités quotidiennes. En vieillissant, le fait d'avoir négligé de maintenir un bon niveau de flexibilité dans vos articulations pourrait vous handicaper sérieusement. Ne prenez donc pas cette recommandation à la légère.

L'ARTHRITE

Votre état de santé actuel ne vous émet peut-être pas encore de signaux d'alarme, mais l'arthrite affecte près de 4 millions de Canadiens et apparaît généralement entre 35 et 45 ans. Un jour ou l'autre, vous risquez donc d'en souffrir, si ce n'est déjà le cas. L'arthrite se présente sous différentes formes, comme les bursites, les tendinites, la goutte, l'arthrite rhumatoïde, mais la plus répandue demeure l'arthrose. La pratique d'exercices d'étirement, d'endurance cardiovasculaire et de musculation est vivement conseillée pour entretenir la mobilité de vos articulations. Ce type d'exercices augmente la pénétration des éléments nutritifs et du liquide synovial (lubrifiant articulaire) vers le cartilage (os). À l'opposé, la sédentarité peut aggraver les problèmes liés à l'arthrite.

MYTHE OU RÉALITÉ ?

Les exercices de musculation réduisent la flexibilité

Un gros volume musculaire peut limiter la flexibilité au même titre qu'une grande quantité de gras corporel réduit l'amplitude de mouvement. Toutefois, l'entraînement en musculation ne diminue pas, en soi, la flexibilité. Au contraire, les personnes actives seraient plus flexibles que les sédentaires. Assurez-vous, cependant, que la majorité de vos exercices musculaires sont effectués à leur pleine amplitude de mouvement et terminez chaque séance d'entraînement par des exercices d'étirement.

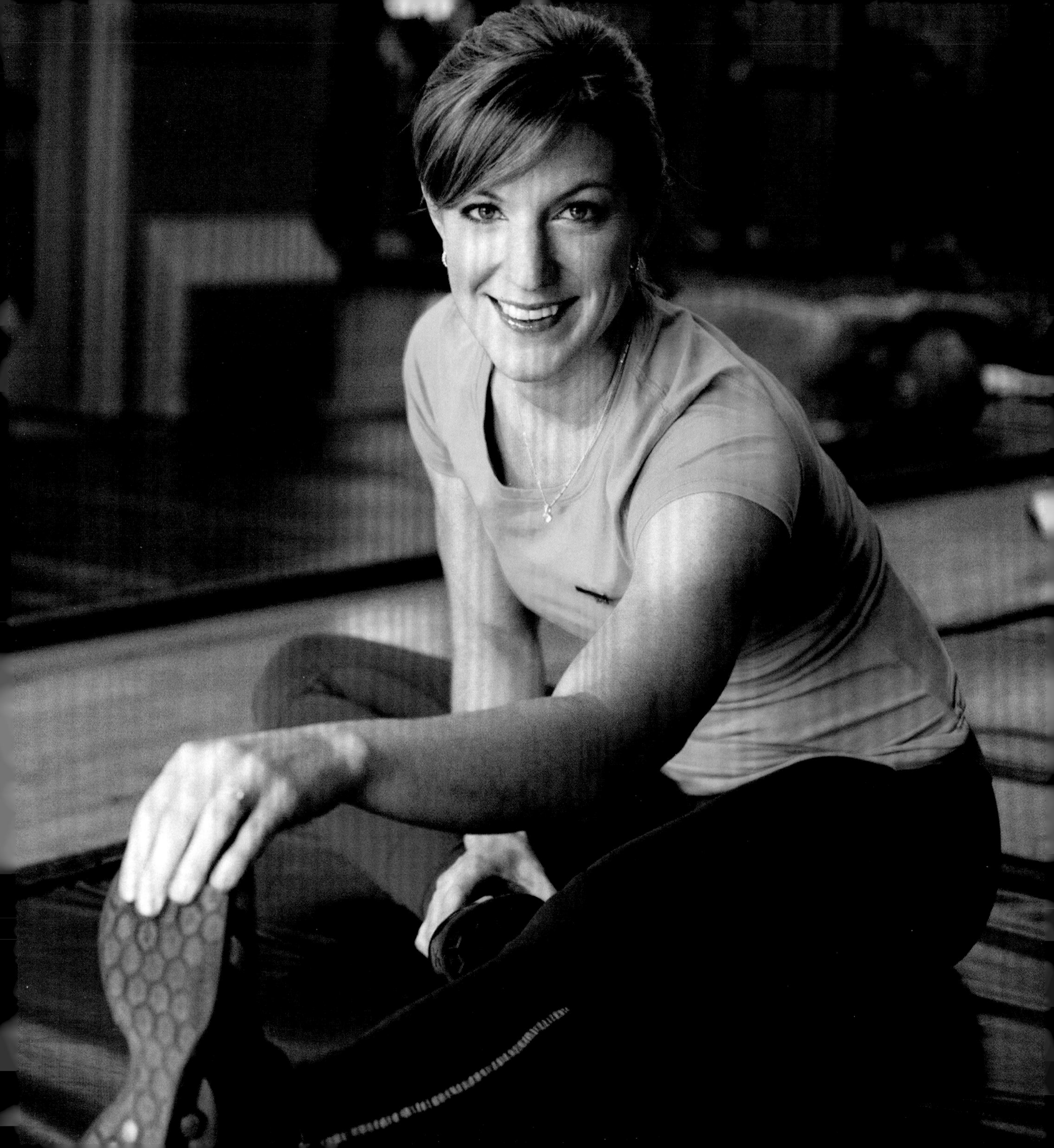

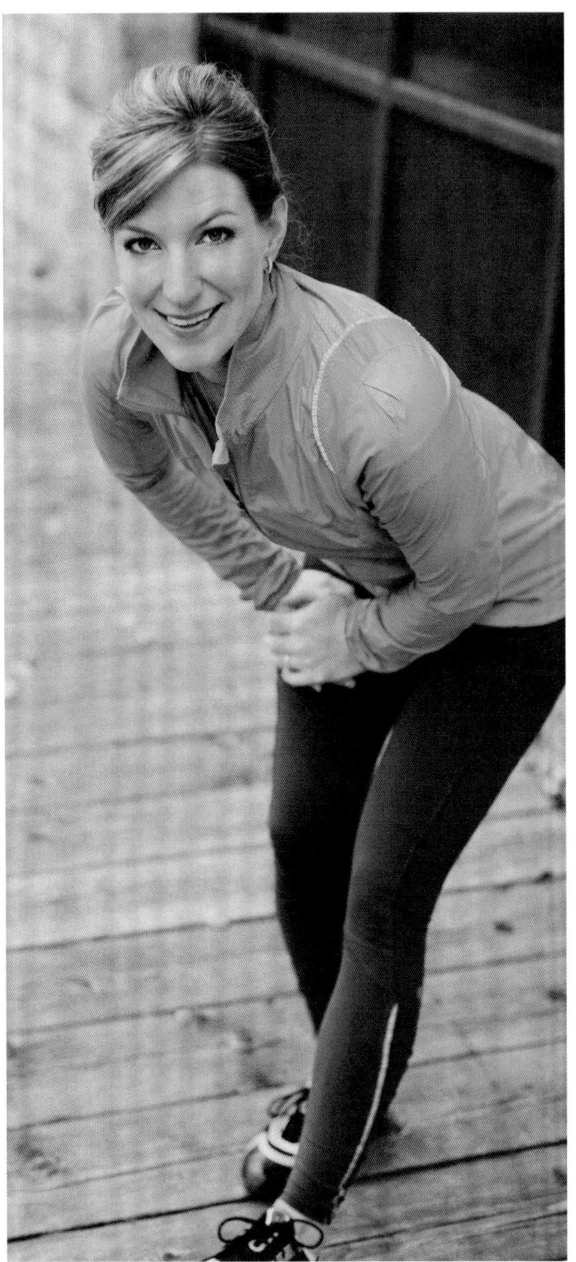

On observe également une diminution des raideurs et des douleurs arthritiques après la pratique d'exercices physiques. Il est important de noter que les étirements sont généralement le premier type d'exercice recommandé pour les personnes qui souffrent de ces inconforts.

Une bonne flexibilité influence également la performance dans les sports. Un corps plus flexible possède davantage d'amplitude dans l'exécution des mouvements, ce qui se traduit par plus de vitesse, de force et de puissance. Au golf, par exemple, une bonne flexibilité aux épaules et au tronc favorise considérablement l'élan de frappe, qui exige, entre autres, une bonne rotation du tronc et une élévation suffisante des bras. Aussi, au hockey, le manque de flexibilité à l'articulation de la hanche limitera l'amplitude du coup de patin, réduira la vitesse et pourrait causer des blessures à l'aine. L'absence d'entraînement en flexibilité rend donc l'exécution de ces mouvements moins performante et risque d'occasionner des blessures.

LA POSTURE

Plusieurs douleurs et tensions ressenties au cou, aux épaules et au dos relèvent de déséquilibres musculaires, qui sont généralement causés par l'effet combiné de muscles trop tendus et de muscles trop faibles. Ces déséquilibres engendrent l'adoption de mauvaises postures et, conséquemment, des douleurs. Les exercices d'étirement relâchent les tensions musculaires développées avec le temps. Ainsi, l'adoption d'une meilleure posture devient non seulement possible, mais contribue à réduire les douleurs et les inconforts.

L'EFFET DE RELAXATION

L'effet relaxant des exercices d'assouplissement contribue à une détente complète des muscles. La période d'étirements procure un calme et une détente incontestables. Donc, lorsque vous désirez relâcher la tension accumulée dans vos muscles, étirez-les à tour de rôle, tout en prenant soin de respirer profondément et de bien fermer les yeux. Vous remarquerez que quelques minutes seulement suffisent pour vous faire ressentir un bien-être tant physique que mental.

Développer la capacité de relâchement et de relaxation

Le cinquième et dernier déterminant de la condition physique réfère à la capacité de relâcher le stress et de se détendre. L'activité physique constitue un moyen privilégié de développer sa capacité à relaxer, ce qui contribue à une meilleure santé.

Bien que votre mode de vie actuel vous amène à vous sédentariser, votre cerveau, lui, est constamment sollicité, ce qui occasionne un niveau de stress pouvant devenir nocif.

Personne n'est à l'abri du stress. Toutefois, votre façon de le gérer a une influence indéniable sur votre santé. L'exercice physique constitue un antidote contre le stress, car il en diminue les effets négatifs sur votre organisme en « évacuant » le trop-plein d'énergie accumulée. Comme on l'a dit plus tôt, l'exercice engendre la sécrétion de l'endorphine, une hormone aux propriétés relaxantes qui favorise la détente. L'exercice augmente aussi l'estime de soi, vous rendant plus confiant pour puiser dans les ressources nécessaires lorsque vous êtes confronté à une tâche plus ardue.

De plus, faire de l'exercice change les idées et l'humeur. Je vous encourage donc à profiter de vos séances d'entraînement pour penser à vous et prendre une pause dans votre quotidien chargé.

Les bonnes raisons pour faire de l'exercice ne manquent pas… alors qu'il n'en existe aucune pour demeurer inactif! Les bienfaits de l'exercice sont nombreux : pour votre cœur, votre tête, votre santé… votre bien-être ! Avec le chapitre 3, je vous propose donc que l'« on passe à l'action » !

EN BREF **UNE BONNE FLEXIBILITÉ :**

- facilite l'exécution des gestes au quotidien ;
- contribue à conserver/améliorer l'élasticité des muscles et des tendons ;
- procure une meilleure amplitude de mouvement ;
- favorise l'adoption d'une meilleure posture en contribuant à la réduction des déséquilibres musculaires ;
- améliore et maintient la mobilité des articulations.
- De plus, la séance d'étirements favorise la détente physique et mentale.

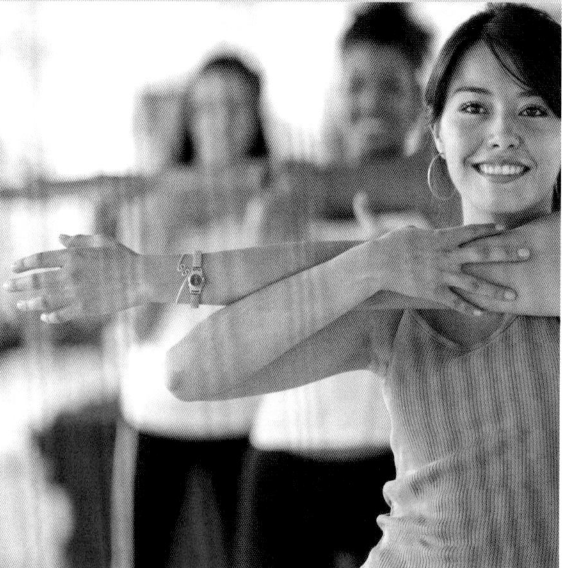

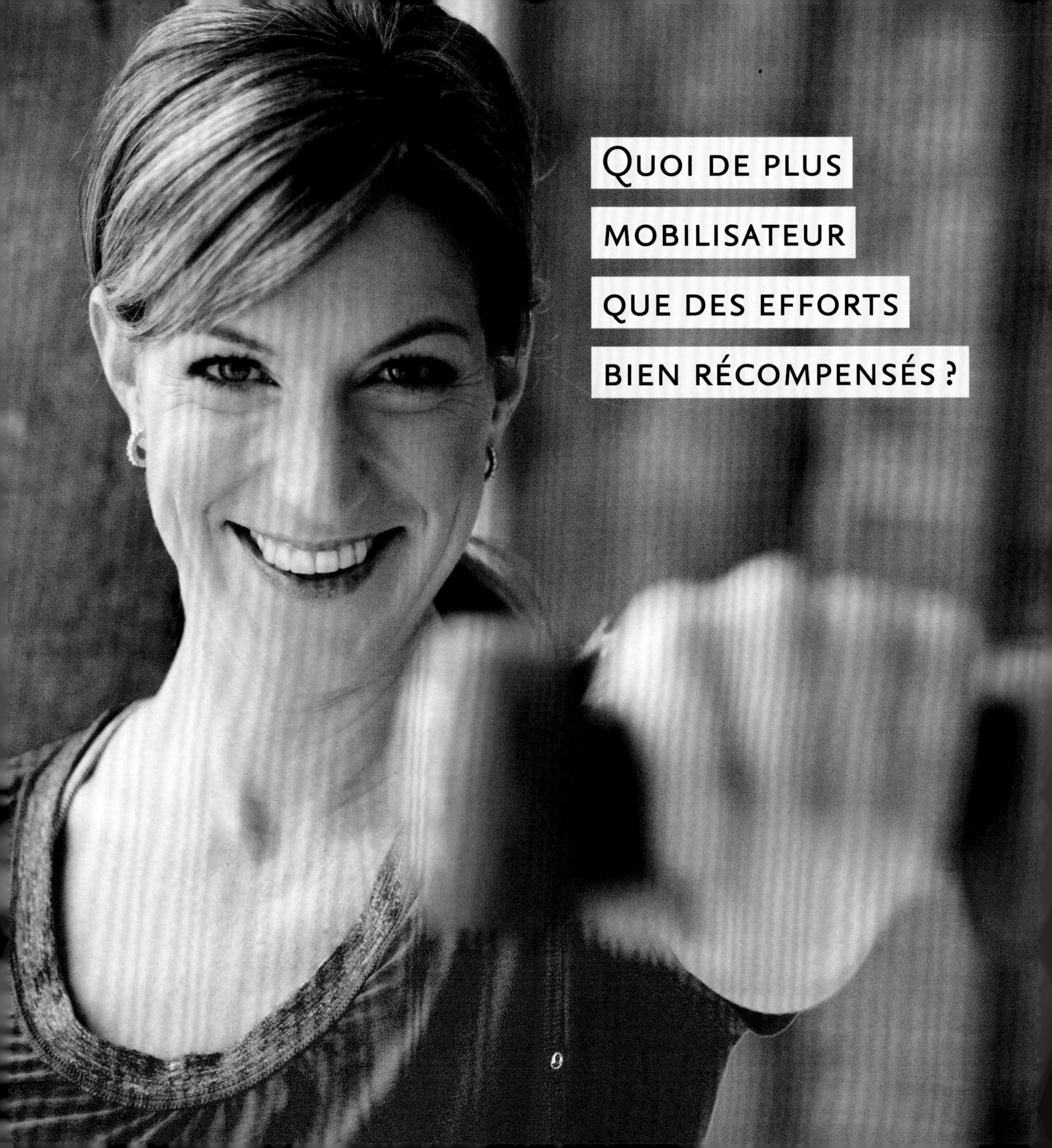
Quoi de plus
mobilisateur
que des efforts
bien récompensés ?

3

ON PASSE À L'ACTION

ON PASSE À L'ACTION

Évaluez votre condition physique

Avant même d'identifier vos objectifs (qui doivent d'ailleurs se préciser de plus en plus dans votre tête), il est essentiel de bien définir votre état actuel. Votre perception de votre condition physique peut être différente de la réalité. Plusieurs ne se perçoivent pas « en forme » alors qu'ils le sont, et d'autres se croient en parfaite santé, alors qu'ils pourraient fortement bénéficier de certains ajustements de leurs habitudes de vie ! C'est pourquoi je vous propose de répondre à diverses questions pour évaluer votre niveau de forme actuel ; non pas pour la comparer à celle des autres, mais pour l'évaluer objectivement et vous donner des outils afin de faciliter l'appréciation de vos futurs progrès. Constater des changements et modifications sur son corps, sur les plans physique et psychologique, facilite la motivation et nourrit le désir de poursuivre. Quoi de plus mobilisateur que des efforts bien récompensés !

La meilleure façon d'évaluer votre condition physique est d'en examiner chacun des déterminants, que nous avons vus au chapitre précédent. Je vous propose donc d'en effectuer une autoévaluation « maison » en mesurant, à l'aide de tests écrits, votre aptitude à faire de l'activité physique, votre perception de votre condition physique et vos habitudes de vie générales. De plus, je vous invite à effectuer des tests physiques dans le but d'évaluer votre endurance cardiovasculaire, votre endurance musculaire, la répartition de votre gras corporel et votre flexibilité. (Si vous désirez subir une évaluation complète et plus précise de votre condition physique, sachez que dans les centres de conditionnement physique Nautilus Plus, celle-ci est réalisée par des spécialistes certifiés par la Société canadienne de physiologie de l'exercice.)

Vous inscrirez les résultats de l'autoévaluation de votre condition physique directement dans le livre, en prenant soin d'y indiquer la date à laquelle vous effectuez vos tests. Commençons par le nom et l'explication des tests écrits. Vous pouvez vous référer à la section des tests, au chapitre 7, pour les effectuer.

TESTS ÉCRITS

Aptitude à l'activité physique – Le premier test à effectuer est le questionnaire d'aptitude à l'activité physique. En général, démarrer un programme d'entraînement ne comporte pas de risques majeurs pour la santé (surtout lorsqu'il est bien établi). Ce questionnaire a été conçu pour dépister les personnes pour qui l'activité physique peut comporter des risques. Alors avant de commencer vos activités physiques ou d'en rehausser le niveau, il est sage de remplir ce court questionnaire, au cas où votre condition de santé présenterait des facteurs qui pourraient justifier une visite préalable chez le médecin. Référez-vous à la section des tests, au chapitre 7, pour compléter ce premier questionnaire (p. 256).

Participation à des activités physiques – Le deuxième test écrit que je vous propose est le questionnaire de participation à des activités physiques favorables à la santé. Il évalue trois aspects de la participation : la fréquence, l'intensité et le niveau de condition physique perçu. Pour chacune des trois questions, vous devez choisir l'option qui vous décrit le mieux. Référez-vous à la section des tests, au chapitre 7 (p. 257).

Habitudes de vie – Le troisième test est le questionnaire d'évaluation des habitudes de vie. Il détermine si certaines de vos habitudes représentent un risque pour votre santé. Plus votre résultat est élevé, moins le besoin de changement est présent. Plus votre résultat est faible, plus le besoin de changement et d'amélioration est élevé.

En révisant vos réponses, vous pourrez certainement à la fois cibler vos habitudes de vie qui devraient être améliorées ainsi que celles qui pourraient nuire à l'intégration de l'activité physique dans votre routine quotidienne. Vous pourrez d'ailleurs vous en inspirer pour établir vos objectifs à court et à moyen terme. Référez-vous à la section des tests, au chapitre 7, pour compléter celui-ci (p. 258).

Après avoir effectué les trois tests écrits, vous serez peut-être tenté de modifier quelques habitudes de vie, mais allez-y doucement, ne tentez pas de tout changer de façon draconienne. Cherchez plutôt à intégrer une saine habitude à la fois, lentement. Donnez-vous le temps d'apprivoiser votre nouveau mode de vie et de vous l'approprier. L'identification de vos objectifs vous aidera à planifier l'intégration progressive de ces habitudes dans votre vie.

TESTS PHYSIQUES

Endurance cardiovasculaire – Je vous propose d'abord d'évaluer votre endurance cardiovasculaire. C'est en mesurant votre consommation maximale d'oxygène, ou VO_2 max. exprimé en ml d'O_2/kg de poids/min, que vous pouvez juger de l'efficacité de votre système cardiorespiratoire. La meilleure méthode pour l'évaluer précisément consiste à analyser la quantité d'oxygène que vous inspirez et la quantité de gaz carbonique que vous expirez lors d'un effort d'intensité maximale. Évidemment, cette méthode n'est possible qu'avec l'aide d'un appareillage sophistiqué, disponible dans certains centres de conditionnement physique, et doit être effectuée par des spécialistes.

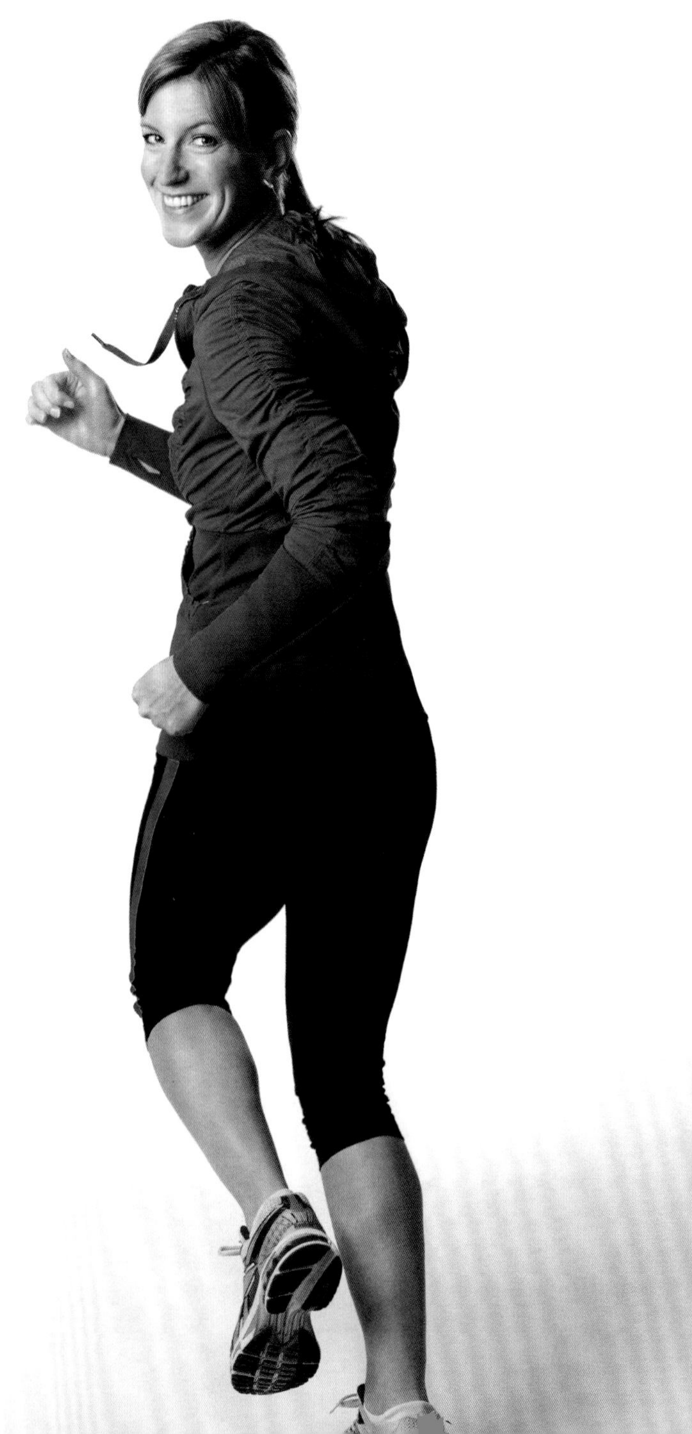

À défaut d'appareillage professionnel, il vous est possible d'estimer votre VO_2 max. vous-même, avec un test effectué lors d'un effort sous-maximal, en l'occurrence le test de marche de l'Institut UKK (en Finlande). Référez-vous à la section des tests, au chapitre 7, pour évaluer l'efficacité de votre système cardiovasculaire (p. 262).

Endurance musculaire – L'endurance musculaire s'évalue de façon dynamique, en ce qui concerne les abdominaux et les bras. Pour ce faire, vous effectuerez des redressements assis partiels et des extensions des bras (pompes). Vous aurez donc besoin d'un tapis ou d'une surface confortable.

Il se peut que vous ne soyez pas en mesure d'effectuer un seul redressement assis ou une seule extension des bras ! Cependant, n'y voyez pas un drame, mais plutôt une prise de conscience de l'importance de vous prendre en main. Vous verrez à quel point la force se développe rapidement, tout comme les autres déterminants de votre condition physique. Référez-vous à la section des tests, au chapitre 7, pour effectuer ces deux tests (p. 264 et 265).

Paramètres indicateurs de santé – La mesure de votre succès, surtout si vous misez sur une perte de poids, devra se faire autrement que par le nombre de livres en moins sur le pèse-personne. Bien sûr, la pesée fera partie des indices qui vous permettront d'évaluer votre progrès, mais elle ne doit pas en être le seul moyen. Je vous propose donc de prendre d'autres mensurations aux fins de comparaison, de même que pour mesurer votre état de santé et vos risques de développer certaines maladies. L'indice de masse corporelle (IMC), le rapport taille/hanches et la circonférence de la taille sont en effet très révélateurs pour déterminer les risques de développer des maladies cardiovasculaires, le diabète de type 2, l'hypertension et même certains cancers. Vous remarquerez que de modestes pertes de poids peuvent générer des effets positifs importants sur votre santé, comme réduire la pression artérielle et le LDL (« mauvais » cholestérol), hausser le HDL (« bon » cholestérol), etc.

INDICE DE MASSE CORPORELLE – L'IMC, lorsqu'il est observé seul, demeure un simple indicateur et non pas un critère de santé en soi. Je vous invite donc à le prendre en considération, mais en gardant toutefois à l'esprit qu'il deviendra davantage significatif s'il est combiné à vos résultats de circonférence de la taille et des hanches. D'ailleurs, une analyse conjointe des résultats à ces tests serait encore plus fiable pour évaluer les risques de développement de maladies.

L'indice de masse corporelle est une représentation du rapport qui existe entre votre poids et votre taille. Il sert à estimer votre santé par le poids, en vous donnant une idée de vos réserves de graisse. Pour calculer votre IMC, référez-vous à la section des tests, au chapitre 7 (p. 252).

Que vous souhaitiez perdre du poids ou éviter d'en prendre, votre IMC demeure un indicateur intéressant de votre état de santé.

TOUR DE TAILLE ET HANCHES – La mesure de votre tour de taille est révélatrice quant à vos risques de développer des maladies. En effet, l'IMC vous donne une idée de vos réserves de graisse, mais ne dévoile en rien l'endroit où elles se logent. Bien qu'un faible pourcentage de gras représente un déterminant important d'une bonne condition physique, la distribution de la masse adipeuse sur votre corps offre une meilleure idée de votre état de santé. Comme mentionné dans le précédent chapitre, le gras situé à l'abdomen serait le plus nocif pour la santé. Les mesures du rapport taille/hanches et du tour de taille représentent des indicateurs efficaces afin d'évaluer vos risques de maladies et, du même coup, votre morphologie. Les recherches ont démontré que la mesure du tour de taille jumelée à l'IMC serait un meilleur indicateur de risques pour la santé que l'IMC seul[24] (surtout pour les personnes ayant un IMC entre 18,5 et 34,9). Si votre tour de taille se révèle supérieur aux normes et que votre IMC est supérieur à 30, vos risques de développer certaines maladies sont encore plus élevés. Référez-vous à la section des tests, au chapitre 7, pour évaluer votre tour de taille et votre tour de hanches (p. 254 et 255).

Flexibilité – Je vous propose ici un test qui sert à mesurer la flexibilité avant de votre tronc, laquelle vous procurera un bon aperçu de la flexibilité de vos hanches, de votre région lombaire (bas du dos) et, aussi, de l'arrière de vos cuisses (ischio-jambiers). Un manque de flexibilité dans ces régions est souvent à l'origine de maux de dos. Il sera donc important que vous développiez la flexibilité de cette articulation.

Des exercices d'étirement vous seront proposés afin de développer et de maintenir votre flexibilité, car chacun des muscles et tendons de votre corps doit demeurer souple. Assurez-vous de toujours prendre le temps de vous étirer correctement après vos séances d'entraînement. Référez-vous à la section des tests, au chapitre 7, pour évaluer votre flexibilité (p. 266).

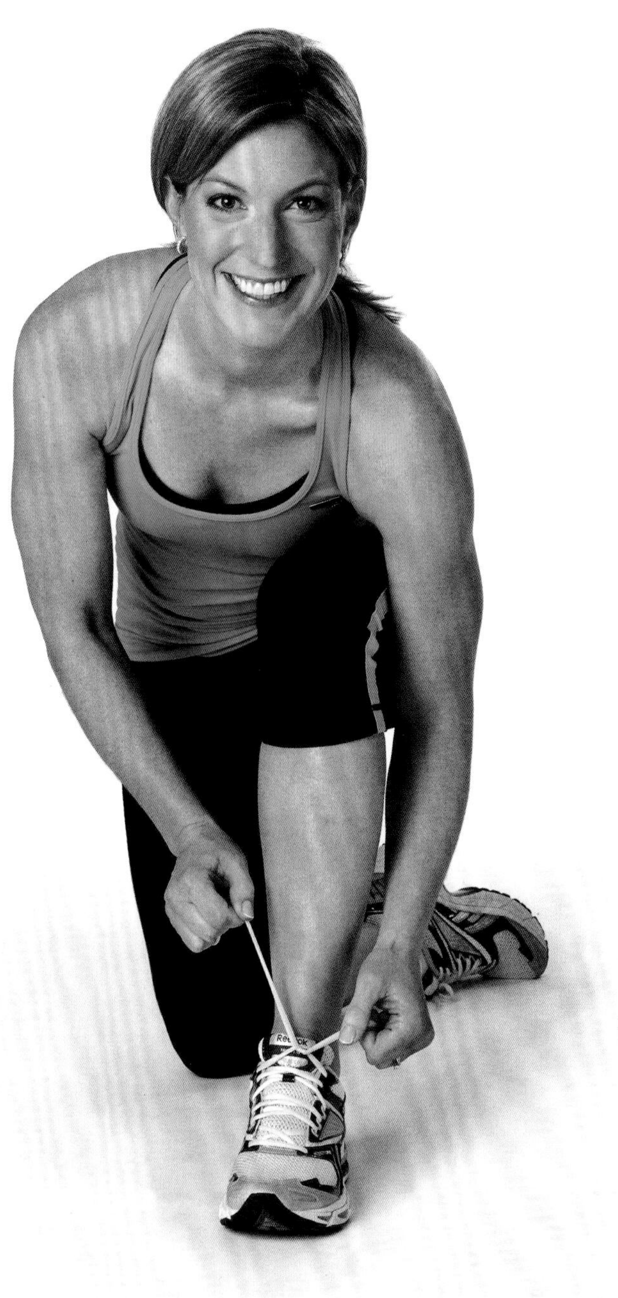

MESUREZ L'AMÉLIORATION DE VOTRE CONDITION PHYSIQUE

Après trois mois d'entraînement, je vous conseille d'effectuer l'ensemble de ces tests, qui vous paraîtront tellement plus faciles ! L'important sera de comparer vos résultats d'aujourd'hui avec vos résultats d'alors, et donc d'évaluer votre progrès depuis vos débuts. Rappelons-le : peu importe votre niveau de condition actuel ou votre âge, la pratique régulière de l'exercice physique ne peut que provoquer des améliorations à votre état de santé général. Il n'est *jamais* trop tard pour amorcer un programme d'exercice. Votre corps vous témoignera sa reconnaissance. Faites-moi confiance, ce sera le plus beau cadeau que vous puissiez vous offrir !

Déterminez vos objectifs

S'il existe une seule personne envers qui vous devez être loyal, engagé et à la hauteur, n'est-ce pas vous-même ? Vous ne méritez rien de mieux qu'une qualité de vie optimale. La deuxième étape du passage à l'action est de savoir identifier les raisons qui vous poussent à modifier vos habitudes de vie. Cela représente-t-il de passer vos journées au travail sans ressentir de la fatigue ? de ne plus avoir mal au dos ? de retrouver une taille plus svelte ? de jouer avec vos enfants ? d'éviter la maladie ? de cesser de fumer ? de profiter pleinement de chaque journée à la retraite ?

Dans la « vraie vie », comment trouver la motivation pour vous arracher de votre sofa, enfiler vos chaussures de sport, prendre votre sac d'entraînement et vous rendre au centre de conditionnement physique ? En grande partie, par votre détermination à atteindre vos objectifs. Si vous souhaitez obtenir des résultats différents de ceux que vous observez jusqu'à présent, vous devez absolument modifier certaines de vos habitudes. Ne dit-on pas que l'erreur est de faire deux fois la même chose et de s'attendre à avoir des résultats différents ? Vous quitterez votre sofa parce que vous aurez la certitude que la prochaine séance d'entraînement vous permettra de réussir ce que vous souhaitez réaliser depuis, peut-être, fort longtemps.

Afin de cheminer, tant professionnellement que personnellement, vous devez regarder en avant et vous fixer des buts ; avoir une vision. Alors, que signifie réussir, pour vous, exactement ? Sur le plan de votre santé, de votre condition physique, de votre apparence, comment évaluerez-vous l'atteinte de votre réussite ? Comme ils influenceront votre détermination à passer à l'action, il importe d'identifier vos objectifs avant d'entamer le programme d'entraînement. Ceux-ci doivent être clairs, précis et réalistes. Le moment de transformer vos rêves en objectifs réalisables est donc maintenant arrivé. D'ailleurs, je les appellerai vos « rêvalisables ». Allons-y, définissons-les !

INSPIREZ-VOUS DE VOS RÉSULTATS POUR ÉTABLIR VOS OBJECTIFS À COURT ET À MOYEN TERME.

TRANSFORMEZ VOS RÊVES EN OBJECTIFS RÉALISABLES

J'aimerais que vous preniez d'emblée le temps de formuler vos rêvalisables en tenant compte de la perception que vous avez de votre état actuel. Grâce aux tests d'évaluation de votre condition physique, vous devez maintenant avoir une meilleure idée de ce que vous recherchez. Souhaitez-vous être plus ferme ? moins gras ? plus musclé ? avoir plus d'énergie ? Avez-vous une belle posture ? Comment visualisez-vous chacune des parties de votre corps ? Votre confiance en vous est-elle meilleure ? Souvenez-vous que plus vous serez clair et précis dans l'identification de vos objectifs, meilleure sera l'observation de votre progrès.

Il est nécessaire que vous puissiez mesurer vos résultats. C'est pourquoi vous devez d'abord fixer vos rêvalisables. Tout cela afin qu'il n'y ait aucune ambiguïté à reconnaître que vous les avez atteints ou que vous êtes dans la bonne voie.

IDENTIFIEZ VOS RÊVALISABLES

Référez-vous à la section des tests, au chapitre 7, pour inscrire vos rêvalisables (p. 269). Notez, à côté de chacune des périodes mentionnées, soit trois mois et six mois, vos objectifs correspondants. Le programme d'entraînement proposé dans ce livre est conçu afin de répondre à des objectifs à court terme (trois mois) et à moyen terme (six mois). Pour chacune de ces deux périodes, assurez-vous d'être précis dans la formulation de vos objectifs.

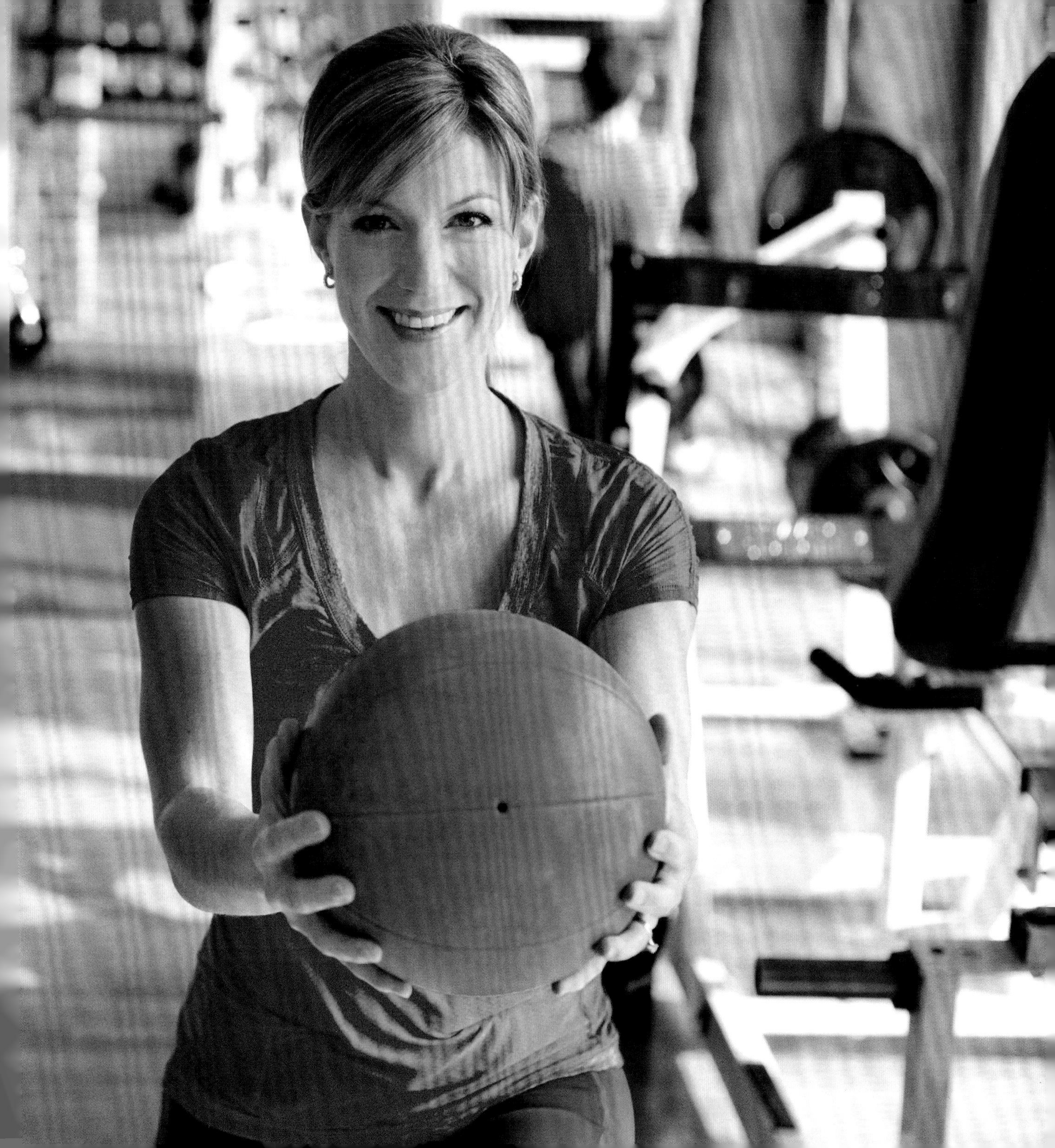

Par exemple, si vous désirez perdre du poids, précisez la quantité de poids à perdre, et en combien de temps. Exemple: «Je vais perdre 25 livres en six mois.» Dans ce cas, l'objectif de perte du poids à court terme pourrait être: «Je vais perdre 10 livres en douze semaines.» Souvenez-vous que, de cette façon, vous transformerez vos rêves en objectifs réalisables.

QUELQUES EXEMPLES DE RÊVALISABLES

- Perdre du poids
- Raffermir mes jambes, mes bras ou mon ventre
- Augmenter mon volume musculaire
- Accroître ma force musculaire
- Améliorer ma souplesse
- Avoir du plaisir et m'amuser
- Améliorer mon estime de soi
- Acquérir un bien-être physique et mental
- Mieux contrôler mon stress
- Prévenir la maladie
- Diminuer mon taux de cholestérol
- Réduire ma prise d'insuline
- Obtenir un niveau d'énergie adéquat
- Embellir mon esthétique corporelle
- Améliorer ma performance sportive
- Freiner la vieillesse

Je vous pose donc deux questions: pour vous sentir fier de vous, quels changements souhaitez-vous voir apparaître sur votre corps et au plan de la santé au cours des prochains mois? Sur quoi mettrez-vous l'accent durant les premières semaines?

À la relecture de vos rêvalisables, sentez-vous qu'ils contribueront à maintenir votre motivation? Ces objectifs vous tiennent-ils réellement à cœur? En avez-vous oublié? Vos rêvalisables doivent vous interpeller, alors n'hésitez pas à les rectifier en cours de route. D'ailleurs, à la suite de la lecture du prochain chapitre sur la nutrition, vous en modifierez ou en ajouterez peut-être quelques-uns.

Donc maintenant, troisième et dernière étape, qui vous fera enfin passer à l'action: comment vous rendrez-vous là où vous souhaitez aller?

Atteignez vos résultats

D'emblée, je vous rappelle que la persévérance dans un programme d'entraînement fera place à de petites merveilles, qui modifieront tant votre corps que votre façon de vivre. Avec l'exercice physique au quotidien, la vie s'améliore sous tous ses aspects. Alors pour profiter de ces bienfaits dès maintenant, il ne reste plus qu'à faire votre prescription d'entraînement. Chaque personne doit avoir une prescription spécifique, basée sur ses propres objectifs, ses habitudes de vie, son style de vie et sa condition physique. C'est pourquoi certains paramètres devront être ajustés lors de la mise en application des programmes d'exercices. Sachez que peu importe votre âge ou votre sexe, vous bénéficierez de l'amélioration de l'ensemble des déterminants de la condition physique, car tout est pris en considération dans la prescription des exercices proposés. Prenez toutefois le temps de consulter votre médecin si vous êtes âgé de plus de 65 ans ou si vous avez répondu «oui» à l'une des questions du Q-AAP (questionnaire sur l'aptitude à l'activité physique, chapitre 7, p. 256).

Les paramètres suivants vous sont présentés afin que vous puissiez assurer la meilleure qualité possible durant vos séances d'entraînement. Prenez soin de bien les comprendre afin d'optimiser vos chances de succès.

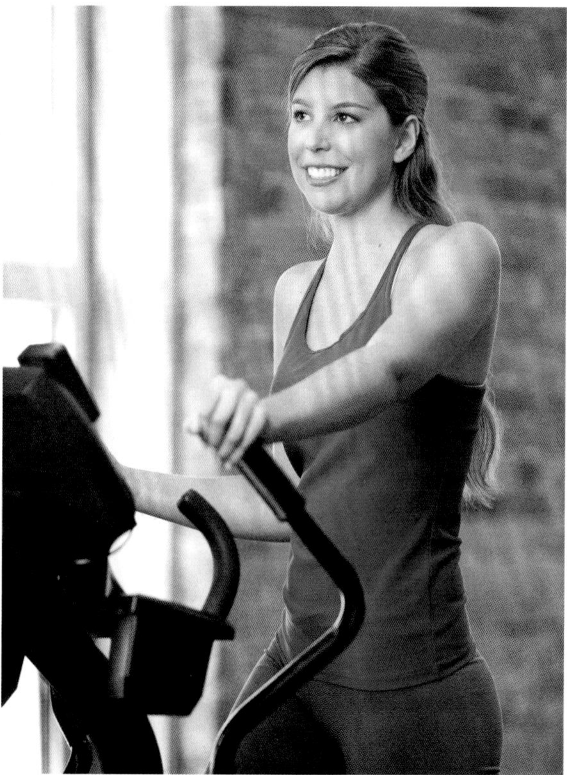

LE PRINCIPE DE SURCHARGE

Sachez qu'un certain niveau d'inflammation enclenche un processus de régénérescence. Un stimulus faible entraîne un effet d'entraînement faible, et un stimulus élevé entraîne un effet d'entraînement élevé. Des lignes directrices doivent donc être définies afin de tirer le maximum de vos séances d'entraînement, tant en ce qui a trait au cardiovasculaire, au musculaire qu'à la flexibilité. Alors pour vous assurer que chacun de vos efforts sera rentable, vous devez appliquer le principe de surcharge, qui consiste en l'augmentation progressive de la quantité de travail à accomplir afin de provoquer les adaptations de l'organisme à l'effort. La bonne dose de chacun des paramètres de surcharge permet une efficacité et un effet d'entraînement optimaux.

Passons en revue les paramètres d'entraînement sur les plans cardiovasculaire et musculaire. Vous constaterez à quel point de petites variations peuvent faire toute la différence selon les objectifs recherchés. S'entraîner de façon efficace est un art. C'est pourquoi je vous conseille de respecter la prescription d'entraînement proposée dans ce livre et même de vous référer à un entraîneur personnel compétent pour toutes questions relatives à votre programme.

LES QUATRE PARAMÈTRES DE L'ENTRAÎNEMENT CARDIOVASCULAIRE

Fréquence des séances d'entraînement cardiovasculaire – Les effets de votre entraînement se manifesteront et se maintiendront si la fréquence de vos séances est suffisante. Ainsi, que ce soit pour optimiser vos résultats, profiter sans cesse des bienfaits de l'exercice ou hausser votre motivation, la fréquence de l'entraînement est essentielle. Plus un comportement est régulier, plus il risque de devenir une habitude, et il est alors plus difficile à abandonner. Et je souhaite que l'exercice devienne pour vous un réflexe… ou presque ! J'aimerais que vous arriviez à ne plus vous poser les questions « Est-ce que ça me tente ? » ou « Ai-je le temps ? », mais plutôt que vous affirmiez « Cette semaine, j'inscris à mon agenda mon entraînement, à tels jours, à telle heure, à tel endroit, pour une durée de tant de minutes » ; point final !

L'American College of Sports Medicine recommande de trois à cinq séances d'entraînement cardiovasculaire par semaine, puisque cette fréquence d'entraînement

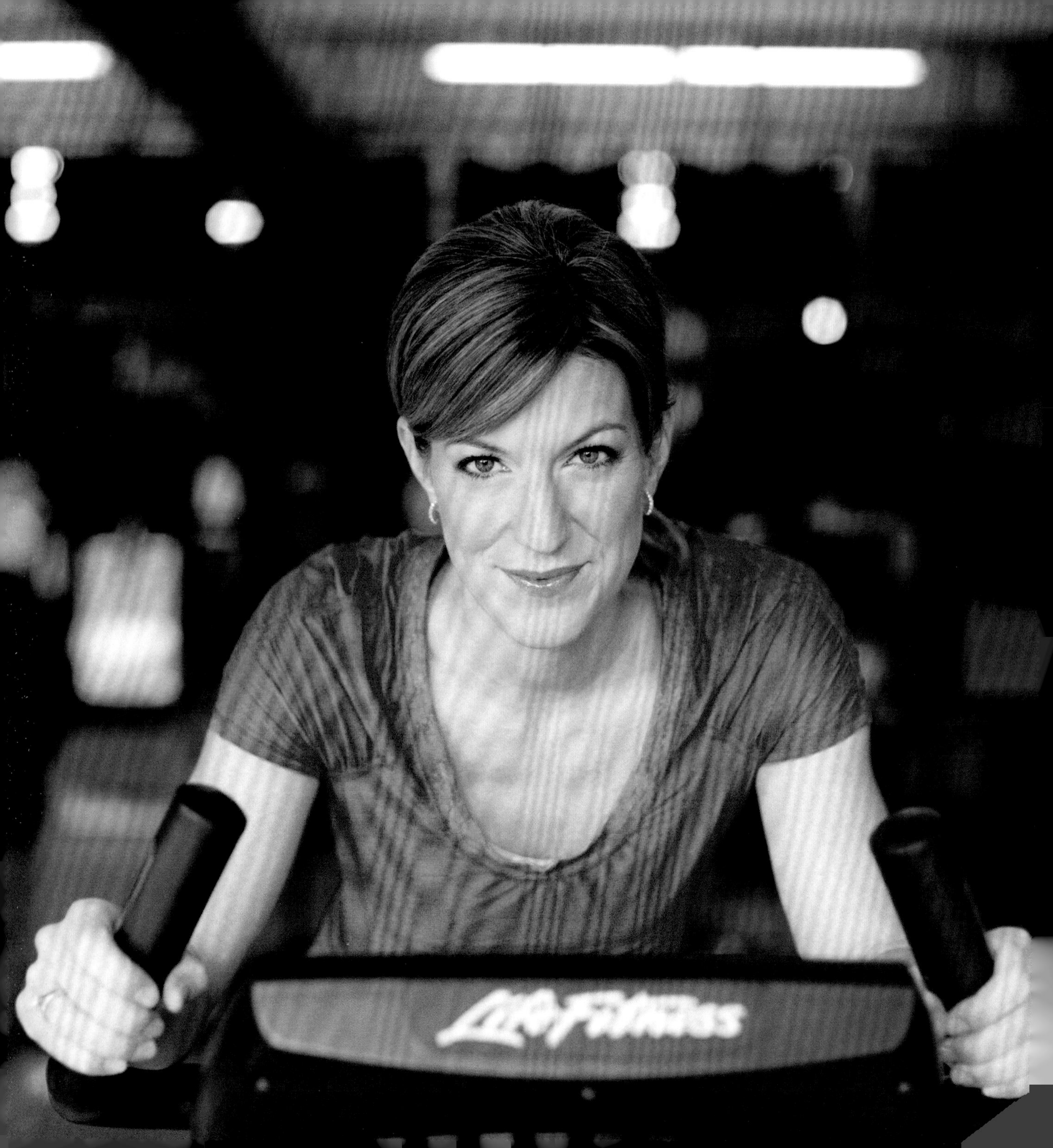

stimule votre organisme de manière suffisante afin d'engendrer des améliorations notoires tout en limitant les risques d'abandon. Votre programme d'entraînement vous propose de trois à quatre séances par semaine. Il est à noter, cependant, que pour les gens qui ont déjà une bonne condition physique, il est possible de passer à quatre ou cinq séances plus rapidement, comme il est également possible que les personnes qui souhaitent seulement atteindre une bonne condition physique générale se limitent à trois séances par semaine. En outre, plusieurs types de séances cardiovasculaires vous seront proposés afin de maximiser vos résultats. Par exemple, les jours où vous débuterez par un entraînement musculaire des jambes intense, la séance d'entraînement cardiovasculaire qui suivra sera de basse intensité, afin de tenir compte du niveau de fatigue de vos jambes. Enfin, si la séance d'entraînement en général vous semble trop longue, vous pourrez exécuter vos séances d'exercices musculaires et cardiovasculaires à deux moments différents (par exemple, musculation le lundi et cardiovasculaire le mardi).

Intensité des séances d'entraînement cardiovasculaire – L'intensité de travail constitue sans doute le paramètre d'entraînement le plus important. Son non-respect peut engendrer des effets indésirables et même vous empêcher d'atteindre vos objectifs. Le secret n'est pas de s'entraîner fort, mais plutôt de s'entraîner bien. Votre programme d'entraînement cardiovasculaire est progressif; il vous fera d'abord travailler de manière modérée, puis deviendra ensuite plus intensif. Vous verrez également que vous n'effectuerez pas toujours le même type de séance d'entraînement cardiovasculaire au courant de la même semaine. Un équilibre entre des séances d'intensité modérée et des séances de haute intensité vous sera prescrit afin de tirer profit de chacun de ceux-ci. Voyons ensemble les caractéristiques spécifiques de ces deux types d'entraînements cardiovasculaires.

ENTRAÎNEMENT À INTENSITÉ ÉLEVÉE – Il existe plusieurs avantages à s'entraîner à une haute intensité (c'est-à-dire entre 70 et 85 % de votre fréquence cardiaque maximale ou Fc max. ; je vous expliquerai comment calculer votre Fc max. dans la section intitulée « Zone cible d'entraînement » du présent chapitre). En outre, cela permet de brûler un grand nombre de calories en peu de temps, mais aussi d'améliorer substantiellement votre capacité cardiorespiratoire. D'ailleurs, deux études réalisées en 2000 par le prestigieux Harvard Alumni Health Study[25] dévoilent que le meilleur moyen de réduire les risques de maladies cardiovasculaires et le taux de mortalité est de pratiquer des activités physiques à une intensité vigoureuse. De plus, l'entraînement à haute intensité stimule votre métabolisme en le maintenant à un niveau relativement élevé, et ce, pendant plusieurs heures suivant votre séance d'entraînement, ce qui se traduit par une dépense énergétique quotidienne plus importante.

Par contre, en vous entraînant à une intensité élevée, la majorité des nombreuses calories brûlées proviennent de l'oxydation du glycogène musculaire et du glucose sanguin (sucres en réserve dans les muscles et circulant dans le sang). Plutôt que de puiser dans vos réserves de graisses, ce genre d'effort impose une utilisation plus grande des sucres dans le corps. Ce type d'entraînement est très exigeant, tant physiquement que mentalement, alors votre capacité à maintenir cette intensité durant une longue période de temps est limitée. À la suite de ces entraînements, vos réserves de glycogène sont complètement épuisées, la période de récupération nécessaire est plus longue et votre appétit s'en trouve augmenté. Malgré le fait que vous arriviez à brûler un grand nombre de calories, ces entraînements cardiovasculaires à haute intensité peuvent vous inciter à manger davantage pour combler vos réserves. Ainsi, si vous recherchez une perte de poids, il sera important de ne pas vous entraîner exclusivement à une intensité élevée, d'autant plus qu'il existe plusieurs avantages à s'entraîner à de plus faibles intensités.

POUR PERDRE DU POIDS… DOIT-ON S'ENTRAÎNER À UNE INTENSITÉ ÉLEVÉE OU MODÉRÉE ?

L'entraînement à haute intensité engendre une perte de calories provenant davantage des réserves de glycogène musculaire, tandis qu'à intensité modérée, les calories brûlées proviennent davantage des graisses.

Pour un travail à faible intensité, votre rythme de combustion est d'environ 4 à 5 calories par minute, tandis qu'à haute intensité, il est d'environ 10 à 13 calories.

Par contre, gardez-vous bien de vous entraîner exclusivement à haute intensité, car cela pourrait provoquer un surentraînement, en plus des effets psychologiques négatifs provenant de la souffrance généralement ressentie lors d'un tel effort.

Si votre objectif est de perdre du poids, misez principalement sur la création d'un déficit calorique, et ce, indépendamment de la source d'énergie utilisée lors de l'effort (glucides ou graisses). En effet, en processus de perte de poids, souvenez-vous que votre seul « mandat » est d'obtenir un bilan énergétique négatif, c'est-à-dire de brûler plus de calories que la quantité consommée. Ainsi, seule la quantité totale de calories brûlées est déterminante, peu importe l'utilisation plus ou moins élevée en gras ou en glycogène comme source d'énergie.

Comme vous pouvez le constater, il existe plusieurs avantages à pratiquer des exercices cardiovasculaires tant à haute intensité qu'à intensité modérée. En fait, la combinaison de ces deux modes d'entraînement sera la clé pour atteindre les résultats optimaux recherchés.

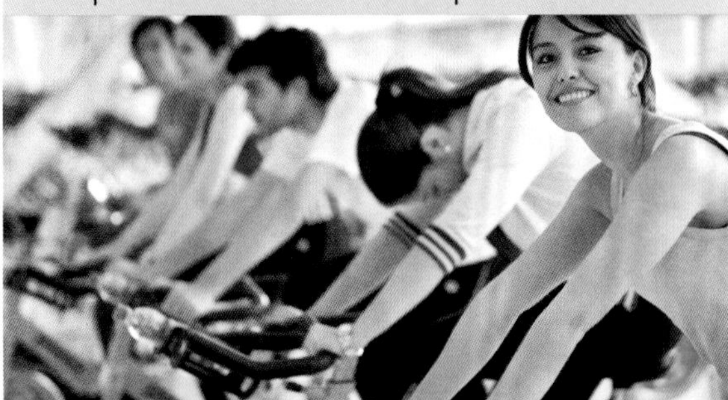

ENTRAÎNEMENT À INTENSITÉ MODÉRÉE – Vous entraîner à une intensité modérée vous permet de poursuivre votre séance sur une plus longue période de temps. Le nombre de calories brûlées peut donc être tout aussi important, voire supérieur à celui d'un entraînement de haute intensité de courte durée. Contrairement aux séances d'entraînement à haute intensité, lorsque vous effectuez des exercices à une intensité légère ou modérée, votre organisme utilise principalement les graisses comme source d'énergie, ce qui lui permet de poursuivre son effort plus longtemps. Puisqu'il est moins exigeant, ce type d'entraînement n'est pas aussi épuisant physiologiquement (car les réserves de glycogène sont davantage préservées), ce qui réduit la sensation de faim. La période de récupération est donc moins longue.

Je vous encourage donc fortement à commencer par des séances d'entraînement cardiovasculaire d'intensité légère à modérée, puis à augmenter l'intensité graduellement au fil des semaines. D'ailleurs, les programmes sont conçus comme tels. Votre système cardiorespiratoire en bénéficiera en devenant peu à peu plus performant. Plus celui-ci sera efficace, plus il sera habile à utiliser les graisses comme source d'énergie. Vous brûlerez davantage de gras durant l'effort en adoptant cette approche.

ZONE CIBLE D'ENTRAÎNEMENT – Puisque l'atteinte d'une certaine intensité est essentielle, vous devez savoir comment trouver votre zone cible d'entraînement. Des moyens particuliers existent pour identifier la zone d'intensité à l'intérieur de laquelle vous devez vous situer lors de vos séances d'entraînement cardiovasculaire. Dans votre programme, l'intensité de vos séances cardiovasculaires vous sera indiquée sous forme de pourcentage de votre Fc max., par exemple : « Entre 60 et 90 % de votre Fc max. » Ces pourcentages signifient que vous devrez atteindre des battements cardiaques par minute qui se situeront entre 60 et 90 % de votre fréquence cardiaque maximale. Pour déterminer ces battements par minute ou votre zone cible d'entraînement, je vous recommande d'utiliser une formule fiable appelée « formule de Karvonen ». Référez-vous à la section des tests, au chapitre 7, pour la calculer (p. 267).

Vous pouvez également vous fier au tableau « Guide des fréquences cardiaques » (p. 70) afin de déterminer votre zone cible d'entraînement. Selon l'intensité d'entraînement recherchée, vous verrez que le nombre de pulsations par minute (Fc) augmente ou diminue. Les fréquences cardiaques s'accroissent avec l'effort. Pour atteindre un effort d'intensité modérée à élevée, ce qui sera généralement souhaitable, vous pourrez vous référer aux nombres limites de battements par minute indiqués par les deux lignes pointillées, selon votre âge. De cette façon, vous ne devriez pas dépasser la Fc maximale indiquée.

LA MESURE DE LA FRÉQUENCE CARDIAQUE – Deux moyens s'offrent à vous pour calculer votre fréquence cardiaque : manuellement ou à l'aide d'un cardiofréquencemètre.

LA PRISE MANUELLE DES FRÉQUENCES CARDIAQUES – En plaçant l'index et le majeur sur l'artère carotide au cou, ou sur l'artère radiale à l'intérieur du poignet (du côté du pouce), vous pourrez compter le nombre de battements cardiaques durant quinze secondes, puis multiplier ce chiffre par quatre, afin d'obtenir vos battements par minute. Je vous suggère de prendre votre fréquence cardiaque en début et en fin d'entraînement, puis une ou deux fois durant votre entraînement.

LA PRISE DES FRÉQUENCES CARDIAQUES ET LE CARDIOFRÉQUENCEMÈTRE – L'autre possibilité, que je préconise, est l'utilisation d'un cardiofréquencemètre, un accessoire de plus en plus populaire auprès des initiés. Il s'agit d'un bracelet récepteur, porté au poignet, combiné à une ceinture ajustée directement sur la peau du thorax. Cette ceinture capte vos fréquences cardiaques en temps réel et les transmet au récepteur. Vous pouvez donc ajuster instantanément votre effort selon la zone à l'intérieur de laquelle vous désirez vous entraîner. Je dois vous confier qu'avant d'utiliser le cardiofréquencemètre, je ne réalisais pas à quel point j'allais aimer m'en servir. Certains cardiofréquencemètres possèdent des caractéristiques très intéressantes, comme :

- fréquence cardiaque (en cours, maximale et moyenne) ;
- zone cible d'entraînement avec alarme sonore et visuelle ;
- dépense énergétique de la séance (nombre de calories dépensées) et proportion de la graisse utilisée ;
- temps passé dans la zone cible ;
- fichiers cumulatifs de vos dernières séances d'entraînement ;
- test d'évaluation de votre condition physique cardiovasculaire au repos ;
- chronomètre ;
- heure et date, etc.

Selon les options qu'ils offrent, ces cardiofréquencemètres se détaillent entre 75 $ et 300 $. Tant que vous ne l'aurez pas essayé, vous ne réaliserez pas à quel point cet accessoire peut être motivant. Vous pourrez l'utiliser non seulement pour vos entraînements, mais aussi lors de vos activités physiques extérieures.

ÉCHELLE DE PERCEPTION DE LA FATIGUE – Si vous ne pouvez prendre vos fréquences cardiaques, vous pourrez vous rabattre sur l'échelle de perception de la fatigue, aussi appelée l'Échelle de Borg. La perception de votre effort lors de vos séances d'entraînement deviendra un moyen relativement efficace pour mesurer l'effort réel déployé. Cette échelle de perception de la fatigue est graduée de 6 à 20, où 6 représente un effort très faible et 20, un effort maximal, impossible à soutenir. Pour atteindre une intensité modérée à élevée, votre indice de perception de fatigue (IPF) devrait se situer entre 11 et 16 sur cette échelle, un écart qui représente environ de 60 à 85 % de votre effort maximal. La prise des fréquences cardiaques demeurera tout de même une mesure incontournable pour mesurer l'effort déployé. En combinant ces deux méthodes dès le départ,

ÉCHELLE DE PERCEPTION DE LA FATIGUE

% Fc max.	IPF*	Effort
0	6	Effort très faible
	7, 8	Très, très facile
	9, 10	Très facile
60 à 85	11, 12	Facile
	13, 14	Assez difficile
	15, 16	Difficile
	17, 18	Très difficile
	19	Très, très difficile
100	20	Effort maximal

* IPF = Indice de perception de fatigue

Source : adapté de l'Échelle de perception de la fatigue de Borg

L'utilisation exclusive de l'échelle de perception de la fatigue est déconseillée aux personnes qui souffrent de problèmes cardiaques ou pulmonaires, et qui doivent surveiller étroitement leur fréquence cardiaque à l'effort.

TABLEAU 4 GUIDE DES FRÉQUENCES CARDIAQUES

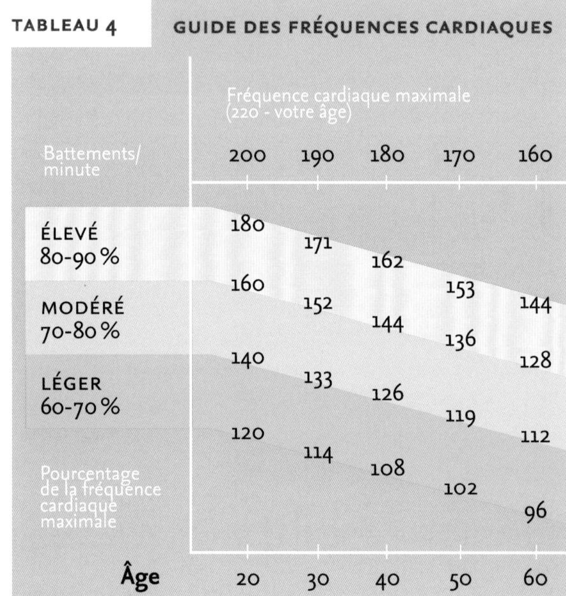

vous réussirez à mieux estimer votre perception de l'effort.

Comment sélectionner le « bon » niveau sur l'appareil d'exercice cardiovasculaire ?

Le programme d'entraînement prescrit dans ce livre offre deux options pour indiquer l'intensité à atteindre lors de vos séances d'activités cardiovasculaires : les fréquences cardiaques cibles (Fc cible) données en pourcentage de votre Fc max. et l'indice de perception de fatigue (IPF). Selon le pourcentage de Fc ou l'IPF à atteindre, vous devrez ajuster le niveau d'intensité sur votre appareil d'entraînement, qui varie grandement en fonction de votre condition physique. Les premières séances serviront de tests afin de trouver votre « bon » niveau d'intensité à sélectionner.

Selon les modèles d'appareils d'entraînement cardiovasculaire, les niveaux d'intensité relative peuvent par exemple varier de 1 à 25. Quant aux tapis roulants, vous pourrez sélectionner une vitesse calculée soit en km/h, soit en mi/h. Je vous encourage à noter le niveau d'intensité et la vitesse appropriés sur votre programme d'entraînement.

AUGMENTER EN INTENSITÉ – Après vos premières semaines d'entraînement, vous remarquerez déjà une facilité à effectuer des exercices qui, au début, vous paraissaient difficiles. Le passage de la marche à la marche rapide, puis de la marche rapide au jogging se fera en prenant soin de mesurer votre intensité de travail, c'est-à-dire votre fréquence cardiaque ou l'indice de perception de fatigue (IPF) durant l'effort. Puisque votre objectif est d'atteindre votre zone cible d'entraînement, la mesure des fréquences cardiaques (ou l'IPF) est essentielle.

Si vous n'arrivez plus à atteindre la Fc cible ou l'IPF prescrit, pour un niveau d'intensité ou une vitesse identique sur un appareil, vous devrez alors augmenter le niveau d'intensité ou la vitesse, jusqu'à ce que vous atteigniez à nouveau votre Fc cible. L'amélioration de la capacité cardiorespiratoire est rapide durant le premier mois. Vous devrez sans cesse surveiller votre fréquence cardiaque et ajuster le niveau d'intensité des appareils utilisés afin d'atteindre votre zone cible d'entraînement. Puisque votre programme sera modifié chaque mois, et que le mode d'entraînement utilisé variera également, vous aurez l'occasion de réajuster votre zone cible d'entraînement.

VOS SÉANCES AU MAXIMUM – Tant dans vos entraînements cardiovasculaires que de musculation, vous devrez toujours chercher à vous dépasser, à vous améliorer. Chaque séance d'entraînement sera différente et votre niveau d'énergie risque de varier beaucoup d'une séance à l'autre. Vous devrez donc vous adapter à votre état du moment et, par conséquent, ajuster le niveau d'intensité de vos exercices. L'établissement de la zone cible d'entraînement au niveau cardiovasculaire demeure un guide et l'on doit s'en servir comme tel.

Les journées où votre niveau d'énergie déborde et où vous ressentez le besoin d'aller au-delà des zones prescrites, allez-y… mais soyez prudent, évidemment! Cependant, certaines variables peuvent influencer à la hausse votre Fc, sans que vous ayez pour autant l'impression de travailler si fort. Si vous consommez des substances contenant de la caféine (café, thé, cola), de la guarana ou tout autre stimulant, vos pulsations seront plus élevées qu'à la normale. Vous vous situerez peut-être au-delà de votre zone cible d'entraînement, sans toutefois ressentir une fatigue excessive. Vous devrez donc être vigilant dans l'ajustement de votre intensité. D'ailleurs, dans le prochain chapitre, nous verrons pourquoi la consommation de ces substances doit être modérée et dans quelles circonstances elles doivent être évitées.

Souvenez-vous que l'objectif de chacune de vos séances d'entraînement est d'en retirer le maximum et, pour cela, vous devez tendre à vous dépasser chaque fois. Respectez toutefois vos propres paramètres d'entraînement et sachez évaluer votre progrès par rapport à vous-même, et non par rapport aux autres.

Durée des séances cardiovasculaires – Si votre temps disponible pour l'entraînement est limité, vous serez heureux d'apprendre que les bénéfices de l'exercice peuvent être significatifs avec des séances de courte durée si on élève de façon substantielle le niveau d'intensité. Vous n'avez donc pas à vous entraîner pendant de longues heures pour obtenir des résultats.

Dans *Preventive Medicine* (2006)[26], des experts notent que pour des personnes sédentaires, les bénéfices associés à une cumulation de courtes séances d'entraînement d'intensité modérée peuvent être très similaires à ceux d'une longue séance continue de même intensité. Selon une autre étude publiée dans le *Journal of Strength and Conditioning Research* (2006)[27], les effets d'un entraînement cardiovasculaire divisé en deux séances de quinze minutes sont tout aussi importants que ceux observés chez les personnes effectuant des séances de trente minutes de façon continue. Toutefois, une autre étude du *Preventive Medicine* (2005)[28] conclut que marcher trente minutes, sans arrêt, est plus efficace pour réduire le pourcentage de gras, atténuer les tensions et contrôler l'humeur que deux séances de quinze minutes. Mais peu importe la formule choisie, vous en retirerez des bénéfices.

La durée de vos séances variera de quinze à soixante minutes selon les programmes. Si, pour quelque raison que ce soit, vous n'arrivez pas à cumuler la durée requise à l'intérieur d'une même séance, n'hésitez pas à la fractionner en deux ou trois mini-séances, sans toutefois en diminuer l'intensité.

Nature des séances cardiovasculaires – Que vous fassiez du vélo, du jogging ou toute autre activité cardiovasculaire, l'important est la fréquence, la durée et l'intensité auxquelles vous ferez cette activité. Bien évidemment, vous éprouverez plus de plaisir à pratiquer certaines formes d'activités que d'autres. De plus, selon votre condition physique, vous privilégierez l'utilisation de certains appareils par rapport à d'autres. Ce sera à vous de sélectionner les activités qui vous plaisent,

SAVIEZ-VOUS QUE...

Dans leur étude, Glaros et Janelle (1999)[29] ont observé que le fait d'imposer l'utilisation d'une variété d'appareils d'entraînement, plutôt que de laisser le libre choix aux participants, amenait un taux d'assiduité supérieur à l'entraînement. En laissant le choix aux participants, ceux-ci finissaient par utiliser toujours le même appareil. Lorsqu'on s'accoutume à un certain type d'activité, il est plus difficile de modifier ses habitudes. En vous obligeant à varier vos activités, vous contribuerez à réduire vos risques d'abandon.

Pour ma part, pour réduire la monotonie d'une longue séance d'entraînement cardiovasculaire, j'aime bien changer d'appareil en cours de route. Je débute par dix minutes sur le vélo stationnaire, puis dix minutes sur le tapis roulant, en joggant ou en marchant avec une inclinaison sur le tapis. Ensuite, je fais dix minutes sur l'escaladeur, et ainsi de suite. Je complète avec trente ou quarante-cinq minutes d'exercices cardiovasculaires tout en maintenant l'intensité désirée. Avec de la bonne musique, cela me motive plus longtemps !

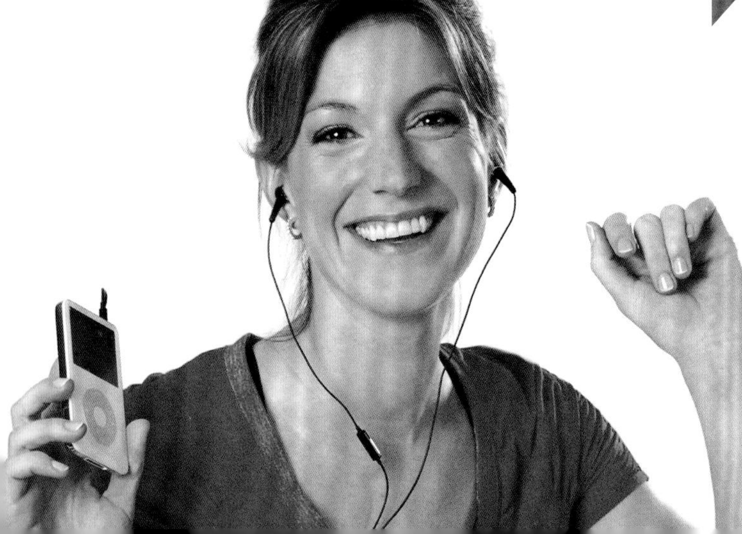

avec lesquelles vous vous sentez à l'aise et qui rendent vos séances d'entraînement plus agréables. Pour plusieurs raisons, je vous conseille toutefois de varier vos activités tous les mois. Après un mois d'entraînement cardiovasculaire sur un même appareil, vous serez en mesure d'évaluer votre progression (tant au niveau de la résistance sélectionnée que de la durée de vos séances).

Variation des séances cardiovasculaires – Il est souhaitable de varier le type d'activités cardiovasculaires, car bien que l'important soit d'atteindre une combinaison optimale d'intensité-durée-fréquence, vous favorisez quatre principaux facteurs de réussite.

Le maintien de la motivation – La variété change la routine et évite la monotonie, en rendant les séances divertissantes, stimulantes et motivantes. Plusieurs cherchent souvent des occasions d'être stimulés différemment. L'entraînement cardiovasculaire constitue alors un moyen facile d'explorer un nombre considérable d'activités.

Des bénéfices physiologiques – La pratique d'activités cardiovasculaires variées déclenche de nouvelles adaptations physiologiques. Votre performance dans une activité cardiovasculaire particulière peut s'avérer très différente dans une autre, peu importe votre condition physique. Puisqu'elles sollicitent différents groupes musculaires, ces activités provoquent des réactions physiologiques distinctes, ce qui favorise l'atteinte d'une meilleure condition physique. De plus, la pratique d'une variété d'activités contribue à limiter les déséquilibres musculaires et peut même contribuer à prévenir les blessures.

Le développement de nouvelles habiletés – L'utilisation de nouveaux appareils d'entraînement cardiovasculaire ou la participation à de nouveaux cours d'exercices en groupe oblige l'apprentissage de nouveaux mouvements nécessaires à leur réalisation. Différentes qualités comme la coordination, l'équilibre, la justesse motrice et la force de certains muscles peuvent toutes être améliorées par l'apprentissage de nouvelles activités.

UNE MEILLEURE QUALITÉ D'ENTRAÎNEMENT – À toujours effectuer le même exercice, à une même intensité, pendant une même période, il devient facile de vous placer sur ce que j'appelle le pilote automatique. Alors qu'en variant vos activités, vous êtes constamment appelé à réajuster vos paramètres d'entraînement. Ainsi, vous devenez plus vigilant à maintenir une bonne qualité d'entraînement, peu importe la nature de l'activité pratiquée.

Bref, la variété favorise l'amélioration de la condition physique. Si vous choisissez de vous abonner à un centre d'entraînement, assurez-vous que la quantité et la variété d'appareils d'exercices cardiovasculaires offerts, ainsi que les différents types de cours de groupe proposés, varient la nature de vos séances.

Le choix des appareils d'entraînement cardiovasculaire – Selon votre niveau de condition physique, il sera parfois préférable de privilégier certaines activités cardiovasculaires à d'autres. Par exemple, si vous souffrez de surpoids, l'utilisation d'appareils d'entraînement cardiovasculaire où vous devez supporter votre poids, comme la course, les simulateurs d'escaliers ou les grimpeurs, sera à éviter. Dans les premières semaines, le vélo stationnaire et la marche rapide seront à favoriser. Par ailleurs, les personnes souffrant de problèmes aux articulations des genoux, principalement, auraient avantage à utiliser l'appareil elliptique, conçu pour limiter les impacts aux genoux. De plus, ce genre d'appareil sollicite les muscles des bras en combinaison avec ceux des jambes, ce qui permet un travail plus intégral du corps.

Voici d'ailleurs les caractéristiques de la pratique de certaines formes d'activités cardiovasculaires. À vous de choisir celles qui vous plaisent… mais une fois de plus, je vous encourage fortement à varier le type d'appareil/activité cardiovasculaire que vous utiliserez/effectuerez.

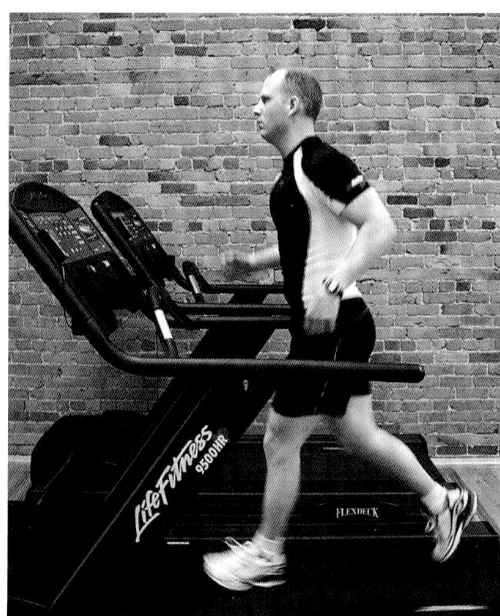

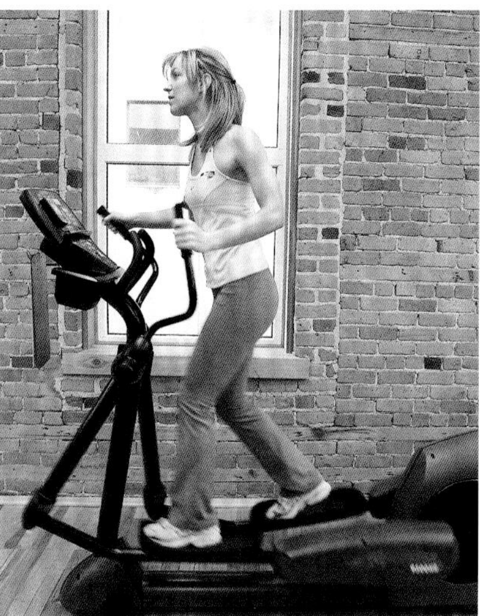

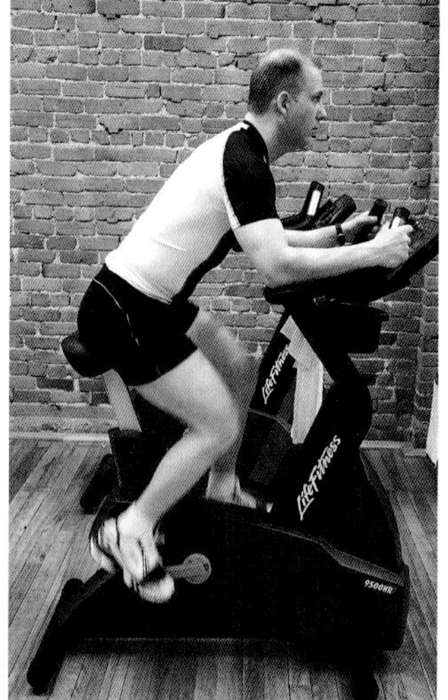

LA MARCHE – Elle est évidemment l'exercice le plus facile et le plus simple par lequel commencer. Elle serait l'exercice le plus approprié (dépense énergétique et sécurité) pour les gens qui souffrent de surpoids. Une bonne marche rythmée devrait élever votre fréquence cardiaque et augmenter votre rythme respiratoire. À l'exception d'une bonne paire de chaussures confortables, la marche ne requiert aucun vêtement ni équipement particulier. En marchant, vous pouvez intégrer la course sur une certaine distance, ce qui accroîtra votre fréquence cardiaque (excellent pour la santé de votre cœur). La randonnée pédestre en nature peut s'avérer très stimulante. Explorez de nouveaux chemins, trouvez des terrains plus ou moins escarpés, contemplez le paysage. Essayez d'incorporer la marche dans vos activités quotidiennes, en stationnant votre voiture plus loin de l'entrée ou en descendant de l'autobus quelques arrêts avant le vôtre.

LE JOGGING – Similaire à la marche, mais une attention particulière doit être portée au choix de chaussures appropriées pour éviter les blessures. Comparée à la marche, cette activité fait dépenser environ deux fois plus de calories. Cet exercice vous permet d'utiliser votre temps efficacement et peut être pratiqué en tout temps et presque en tout lieu.

LE VÉLO – Cet exercice peut être aussi efficace que le jogging en termes de calories brûlées. Très doux puisque le mouvement de pédalage n'occasionne aucun choc sur les articulations. Il développe la force et l'endurance des jambes, selon la résistance appliquée. Il peut être pratiqué dans la nature ou à l'intérieur, sur vélo stationnaire. Des cours de vélo stationnaire en groupe sont maintenant très en vogue et constituent un excellent entraînement à haute intensité. Gardez toutefois à l'esprit que vous pouvez ajuster votre intensité indépendamment de ce qui est dicté par l'animateur. Ces cours sont bien sûr très stimulants.

L'APPAREIL À MOUVEMENT ELLIPTIQUE – C'est un appareil très populaire, car il fait travailler les membres supérieurs et inférieurs de façon simultanée. Sans impact pour les articulations. Cet appareil offre aussi la possibilité de solliciter les jambes différemment en renversant la direction du mouvement effectué. Exige une certaine coordination.

LE SIMULATEUR D'ESCALIERS – Simule la montée d'escaliers. Sollicite les muscles des jambes, plus particulièrement les fessiers. Pour une efficacité optimale, cet exercice doit être réalisé sans appui des mains sur les supports latéraux, engageant ainsi les muscles stabilisateurs du tronc (abdominaux et bas du dos). La vitesse de montée et l'amplitude des enjambées influencent grandement l'intensité de l'exercice.

LES COURS D'EXERCICES DE GROUPE – Ils sont de différentes natures, des cours cardiovasculaires aux cours de tonification musculaire, en passant par les cours de développement de la souplesse. L'animateur dirige et guide en commentant et corrigeant les exercices. Il crée aussi une ambiance débordante d'énergie. Étant donné la variété des mouvements exécutés, vous acquérez dans ces cours des idées d'exercices et des méthodes d'entraînement que vous pouvez ensuite réutiliser de façon individuelle. Ces cours vous permettent également d'atteindre des niveaux d'intensité parfois supérieurs à ceux dont vous vous accommodez lors de vos séances d'entraînement individuelles. La motivation, les encouragements de l'animateur et l'effet de groupe vous incitent à vous dépasser.

LES QUATRE PARAMÈTRES DE L'ENTRAÎNEMENT MUSCULAIRE

L'entraînement en musculation est complètement différent de l'entraînement cardiovasculaire. Comme mentionné dans le chapitre précédent, ces deux formes d'exercices engendrent des réactions physiologiques

L'UTILISATION DU PODOMÈTRE

Ce petit outil, de la grosseur d'un téléavertisseur, se porte à la ceinture, près de la hanche, et calcule le nombre de bascules/oscillations du bassin. Chaque pas effectué est ainsi comptabilisé. La moyenne de pas effectués par jour est un bon indicateur du niveau d'activité physique d'une personne. Le simple fait de le porter vous rappelle l'importance de bouger et vous incite à le faire davantage. Très peu coûteux, un podomètre relativement fiable se vend à moins de 25 $. Voici comment en tirer profit.

1. Portez le podomètre de votre sortie du lit le matin à votre retour au lit le soir (évitez de le porter en voiture ou lors de vos séances d'entraînement), et ce, pendant trois jours (parmi ces trois jours, intégrez au moins une journée de fin de semaine, ou de congé, puisque votre niveau d'activité peut varier).
2. Additionnez le nombre de pas effectués durant ces trois jours, puis divisez-le par trois afin d'obtenir votre moyenne de pas par jour.
3. À partir du calcul de votre moyenne, tentez de la dépasser en effectuant de 250 à 500 pas de plus par jour.
4. Après une ou deux semaines, tentez d'ajouter de 250 à 500 autres pas de plus, et ainsi de suite.

Selon Kino-Québec, le mode de vie peut être établi en fonction du nombre de pas effectués par jour.

- 5000 pas par jour et moins : mode de vie sédentaire.
- Entre 5000 et 7499 pas par jour : mode de vie faiblement actif ; ce nombre représente l'activité journalière, mais ne tient pas compte des sports et des activités physiques pratiquées pour le loisir.
- Entre 7500 et 9999 pas par jour : mode de vie modérément actif ; ce nombre englobe l'activité journalière et les activités physiques pratiquées pour le loisir.
- 10 000 pas et plus par jour : mode de vie actif.
- Autour de 12 500 pas par jour : mode de vie très actif.

Dans une étude[30] menée auprès de femmes de 50 ans, les chercheurs ont observé que celles qui marchaient le plus avaient un pourcentage de gras moins élevé, et l'IMC moyen des femmes qui effectuaient plus de 10 000 pas par jour se situait dans la classification du poids normal (soit entre 18,5 et 25).

C'est donc dire que chaque pas compte !

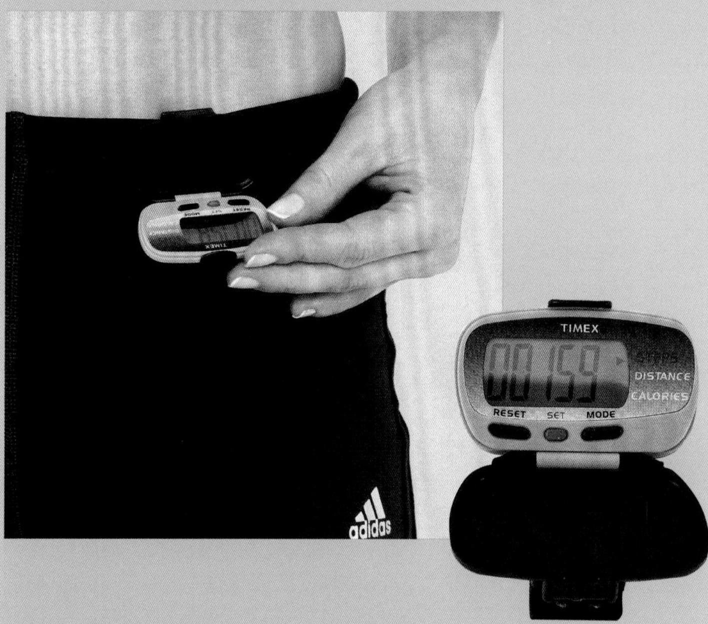

TABLEAU 5 DÉFINITIONS

Répétition
Nombre de fois qu'un mouvement précis est exécuté. Une répétition correspond à un aller-retour d'un mouvement.
Série
Nombre de fois que doivent être effectuées les répétitions (par exemple : 1 × 12 RM ; 2 × 12 RM). Elle est délimitée par un temps de repos.
Repos
Période de récupération entre deux séries, exprimée en durée.
RM
Afin d'être efficace, chaque exercice doit être fait jusqu'à épuisement momentané de la région musculaire sollicitée ; c'est ce que l'on appelle répétitions maximales (RM). Dès qu'il vous est possible d'effectuer plus de répétitions que le RM qui vous a été prescrit, il est temps d'augmenter la charge.
Tempo
Vitesse à laquelle doit être exécutée chacune des répétitions. Le fait d'effectuer les répétitions à une vitesse autre que celle prescrite diminue l'efficacité du travail musculaire et peut même occasionner des blessures musculaires, articulaires ou tendineuses.
Résistance
Poids soulevé à chacune des répétitions.

très distinctes. Vous pourrez tout de même les accomplir à l'intérieur d'une même séance. Tout comme pour l'entraînement cardiovasculaire, vous devrez chaque fois vous mettre au défi afin d'observer des améliorations.

L'exercice musculaire comporte également des paramètres spécifiques qui influencent fortement l'efficacité des séances d'entraînement. En lisant ce qui suit, vous arriverez à bien comprendre et à bien appliquer la prescription d'entraînement en musculation de votre programme.

Fréquence des séances d'entraînement musculaire – Tout comme les exercices cardiovasculaires, une fréquence hebdomadaire sera requise afin de réussir à produire les effets désirés. Par l'entraînement musculaire, vous améliorerez votre force et votre endurance musculaires. Cependant, si un laps de temps trop grand sépare les séances d'entraînement en musculation, les gains en force et en endurance ne se feront pas sentir. Votre programme d'entraînement musculaire vous propose de débuter modérément afin d'arriver à effectuer deux ou trois séances par semaine.

Intensité et durée des séances d'entraînement musculaire – En musculation, plusieurs variables influencent l'intensité de travail (voir tableau ci-contre). Une modification d'une seule de ces variables provoque un changement d'intensité et dans certains cas, un changement de la qualité musculaire sollicitée.

En modifiant le nombre de répétitions et la quantité de poids soulevé, vous stimulez davantage l'amélioration de la force ou de l'endurance. De façon générale, un nombre de répétitions faible (moins de 6) avec une charge relativement lourde développe un gain en force, tandis qu'un nombre de répétitions élevé (plus de 13) avec une charge relativement légère conduit à une amélioration de l'endurance musculaire.

Le nombre de séries est la variable relative au volume d'entraînement, ce qui influence la durée des séances.

L'augmentation du nombre de séries se fera de manière progressive en fonction de l'amélioration de votre niveau de forme.

Le programme d'entraînement musculaire nécessitera que vous effectuiez un certain nombre de répétitions et un certain nombre de séries. Au début, et ce, pour chacun des groupes musculaires travaillés, je vous encourage à prendre une charge relativement légère, que vous savez être en mesure de soulever. Ensuite, vous pourrez augmenter la charge graduellement jusqu'à ce que vous ressentiez une fatigue. Votre objectif ultime sera d'atteindre ce que l'on appelle le seuil d'incapacité momentanée, un état de fatigue temporaire qui empêche l'exécution correcte d'une répétition supplémentaire. Pour ce faire, vous devrez avoir un poids suffisamment léger pour arriver à le soulever de façon appropriée, mais suffisamment lourd pour que les dernières répétitions de chaque série soient beaucoup plus difficiles à compléter, sans compromettre la qualité d'exécution. Avec la charge sélectionnée, vous devez être capable de n'accomplir que la quantité de répétitions prescrite.

Nature des séances d'entraînement musculaire – Le programme *Vivre Plus* vous propose une panoplie d'exercices sollicitant chacune des régions musculaires du corps. La forme, ou technique d'exécution, des exercices doit être bien respectée pour vous éviter des blessures et, surtout, optimiser les résultats. Regardez les photos et lisez attentivement la méthode d'exécution. Les groupes musculaires sollicités dans chacune des séances sont choisis de façon à éviter les déséquilibres musculaires et favoriser une belle posture.

Trop souvent, les gens entraînent uniquement les muscles qu'ils « voient » dans le miroir et négligent les muscles de la chaîne postérieure (arrière du corps), en particulier au niveau du dos. À la longue, cette forme incorrecte d'entraînement peut occasionner des tensions musculaires, des douleurs, sans parler du développement d'une déformation posturale. Alors non seulement le contrôle et la bonne exécution du mouvement sont essentiels, mais le choix d'exercices complémentaires doit également être pris en considération. En suivant ce programme, vous pouvez vous assurer d'un travail complet de votre corps. Ne négligez donc surtout pas certains exercices qui pourraient vous paraître « moins importants » que d'autres. Chaque séance a été pensée et étudiée afin de développer votre corps de façon harmonieuse sans qu'aucune région ne soit négligée.

PENSEZ EN PAIRE ET CONTRAIRE. IL Y A TOUJOURS UN MUSCLE OPPOSÉ À CELUI QUE VOUS FAITES TRAVAILLER. À CHAQUE SÉANCE, J'ALTERNE LES EXERCICES SOLLICITANT DES MUSCLES AGONISTES ET ANTAGONISTES. SI JE TRAVAILLE MES BICEPS, JE TRAVAILLERAI IMMÉDIATEMENT MES TRICEPS APRÈS ; SI JE TRAVAILLE MES QUADRICEPS, JE TRAVAILLERAI ENSUITE MES ISCHIO-JAMBIERS, MA RÉGION LOMBAIRE, PUIS MES ABDOMINAUX, MES PECTORAUX ET MES DORSAUX ; ET AINSI DE SUITE.

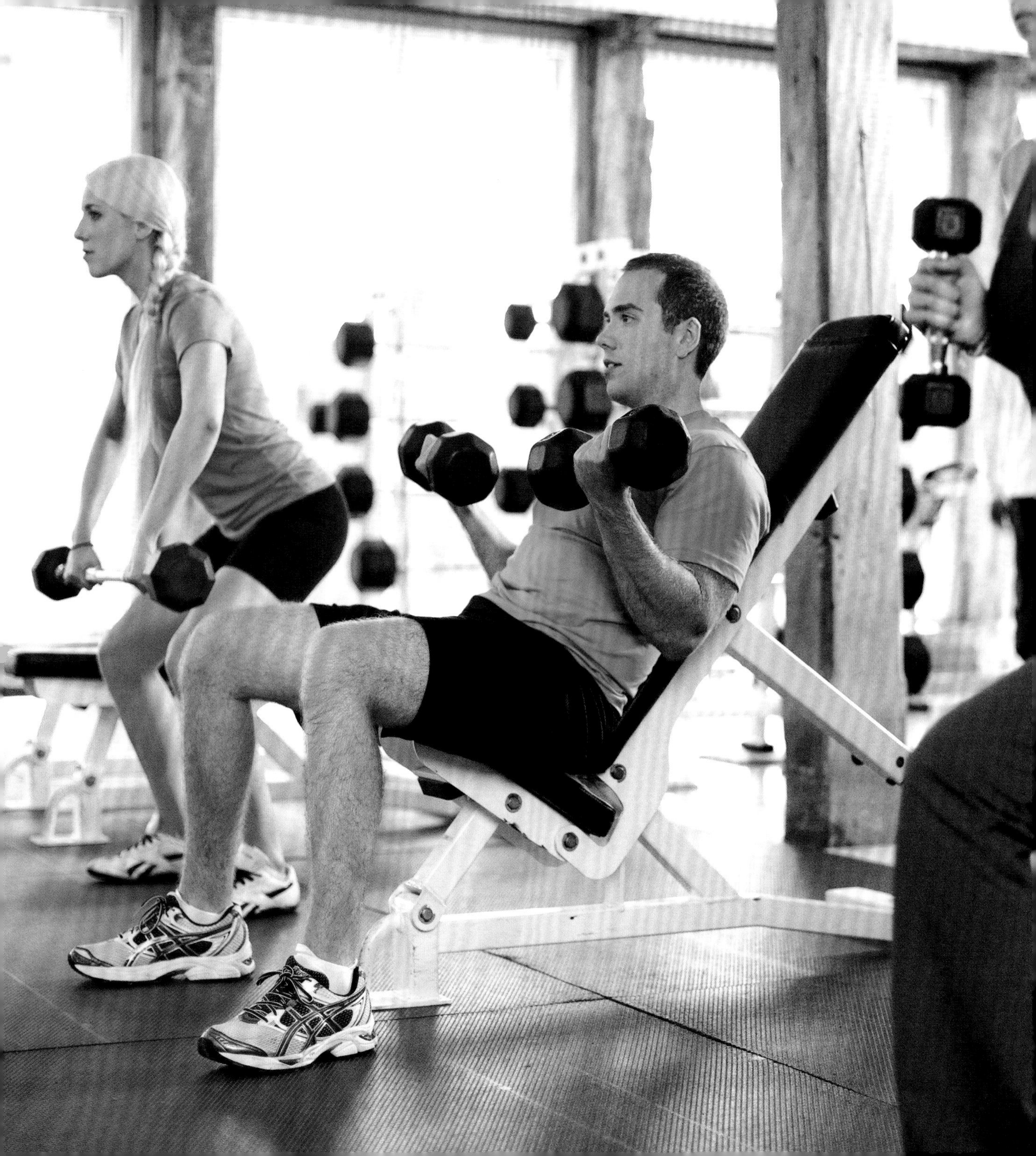

ADAPTEZ VOS ENTRAÎNEMENTS À VOS OBJECTIFS

La pesanteur des charges utilisées devrait varier en fonction du niveau de force de la région musculaire sollicitée et de vos buts. La prescription d'entraînement a été conçue pour répondre aux objectifs généralement formulés selon les sexes, soit la tonification musculaire pour les femmes et l'hypertrophie musculaire pour les hommes. Le nombre de séries, de répétitions et le temps de repos ont été calculés en fonction de ces objectifs.

La pesanteur des charges variera selon les muscles sollicités. Vos jambes sont fortes et peuvent supporter beaucoup plus de poids que vos bras. Notez la quantité de poids utilisé et le degré de difficulté ou de facilité ressentie lors de l'exécution des séries. Vous pourrez ainsi ajuster les charges pour les séances suivantes.

LES COURBATURES MUSCULAIRES

Après une séance d'exercice plus intense que d'habitude, vous pouvez ressentir des douleurs musculaires. Elles durent de 24 à 72 heures et peuvent ne disparaître complètement qu'après une semaine. Lors d'un effort intense, les fibres musculaires subissent des microdéchirures. Les cellules se trouvent alors en reconstruction et la capacité de force est réduite temporairement. Une douleur apparaît, puis un processus d'inflammation débute, laquelle enclenche la récupération et la réparation de chacune des cellules.

Une fois réparé, le muscle devient plus résistant. Vous devenez plus fort et faites face plus facilement à une prochaine séance d'entraînement. Contrairement aux croyances populaires, les courbatures ne seraient pas occasionnées par la production importante d'acide lactique, sensation de brûlure ressentie lors d'efforts intenses.

Sans un repos suffisant et une alimentation adéquate, la récupération des muscles après l'entraînement est difficile ; en plus, la capacité de vos muscles à stocker le glycogène (réserve d'énergie disponible dans vos muscles) de façon optimale est réduite. Votre force se trouve amoindrie. Seuls le temps et une alimentation appropriée reconstruiront et accroîtront la force de vos muscles.

Pour réduire l'intensité des courbatures, prenez un bain chaud et effectuez des étirements légers. Le massage peut aussi aider. La pratique d'exercices cardiovasculaires à intensité légère après vos entraînements musculaires serait bénéfique. Elle stimule la circulation sanguine dans les muscles, ce qui facilite la circulation d'oxygène et l'échange d'autres agents chimiques, et favorise la récupération. Les fameux étirements effectués tout de suite après les séances de musculation ne réduiront pas les courbatures, mais ils permettront un retour au calme, amélioreront votre flexibilité et relâcheront votre stress.

On ne peut éviter ce genre d'inconfort à la suite des premières séances d'entraînement en musculation. Même si vous pratiquez déjà des sports, le travail engendré par les exercices de musculation est si différent que les douleurs risquent d'apparaître quand même. Elles ne doivent ni être trop douloureuses ni persister trop longtemps. Si c'est le cas, diminuez un peu l'intensité, la durée et la fréquence de vos entraînements. Soyez à l'écoute de votre corps et assurez-vous de bien récupérer après l'effort.

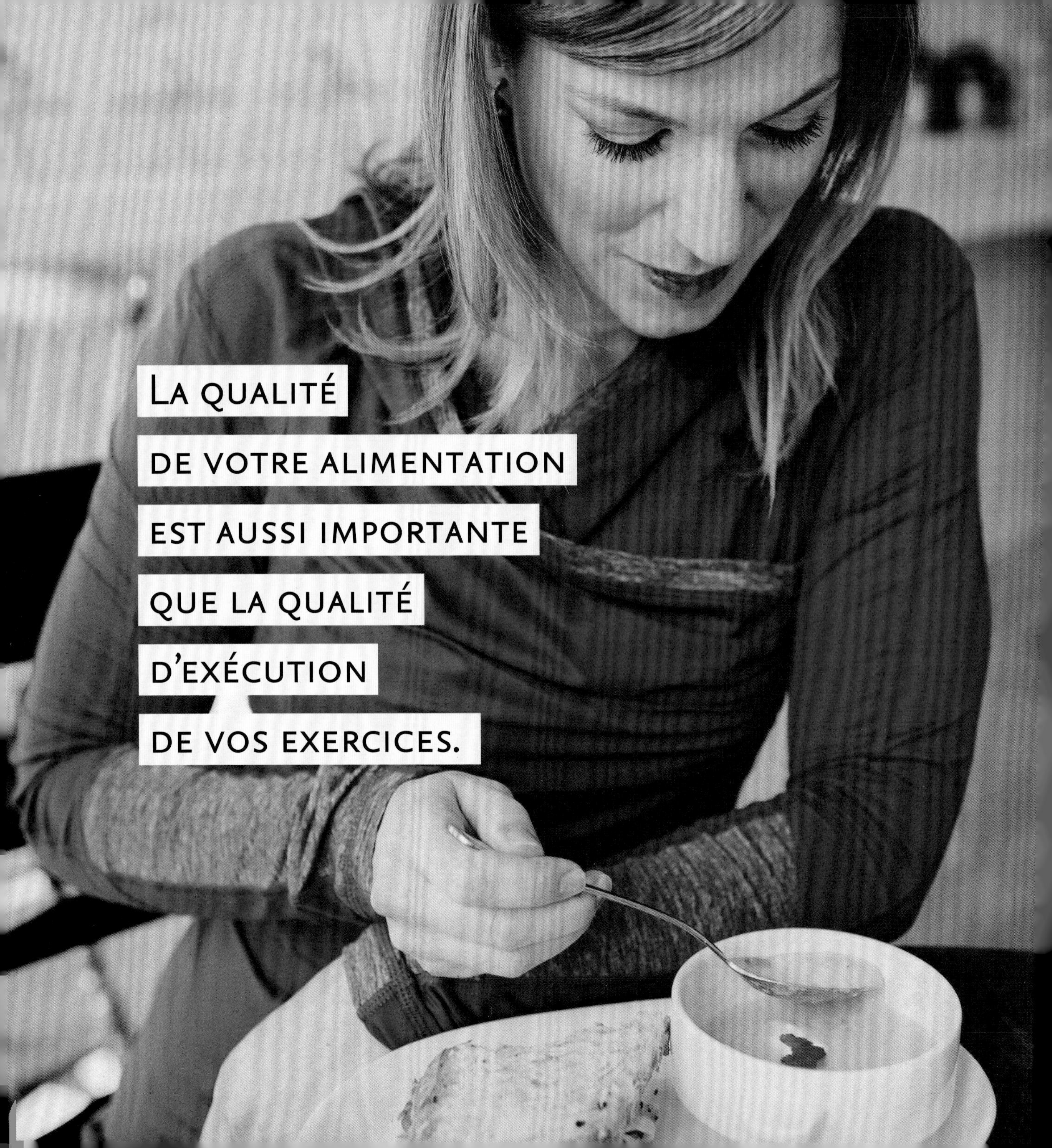
La qualité
de votre alimentation
est aussi importante
que la qualité
d'exécution
de vos exercices.

4

BIEN NOURRIR UN CORPS ACTIF

BIEN NOURRIR UN CORPS ACTIF

Quand vous mangez, l'objectif ne doit pas simplement être d'éprouver une sensation de satiété, mais plutôt de véritablement nourrir votre corps. Le mot le dit : « NOURRITure ». Il faut donner à votre corps ce dont il a besoin pour fonctionner de façon optimale. Un corps nourri adéquatement maximise ses performances et devient plus fort pour combattre le développement de diverses maladies. Les aliments qui caractérisent la malbouffe renferment en général peu ou pas d'éléments nutritifs. En quelque sorte, la consommation de tels aliments « pollue » votre corps et vous empêche d'avoir la santé et la silhouette dont vous rêvez. Ainsi, afin d'améliorer votre santé, tant la qualité que la quantité de nourriture que vous consommez jouent un rôle déterminant. Petit dicton : *Ce n'est pas l'abondance de nourriture qui fait la bonne santé, mais son excellence.*

L'exercice physique régulier, combiné à une bonne alimentation et à un rythme de vie sain, génère sans aucun doute les meilleurs résultats. En fait, si vous intégrez le conditionnement physique à votre quotidien, la qualité des aliments est d'autant plus essentielle, car mal nourrir un corps actif peut être néfaste, puisque cela engendre des carences nutritionnelles encore plus importantes. Cette déficience affecte votre santé, mais également votre performance lors d'efforts physiques.

Tout comme je l'ai fait dans le chapitre 2 pour le conditionnement physique, je vous décrirai les composantes d'une saine alimentation et vous indiquerai la quantité nécessaire à consommer pour optimiser vos résultats. Ensuite, vous pourrez évaluer vos habitudes alimentaires afin de mieux cerner les modifications à y apporter. Je vous proposerai en outre différents trucs afin de faciliter le développement de meilleures habitudes alimentaires. Toutefois, si vous modifiez votre régime, cela ne doit pas être que temporairement. Je souhaite que ce chapitre vous encourage à adopter de saines habitudes alimentaires... à vie !

La qualité de votre alimentation est aussi importante que la qualité d'exécution de vos exercices. Les investissements en temps et en efforts que vous consacrez pour vous mettre en forme ne sont rentabilisés que lorsque votre corps actif est bien alimenté. Votre corps ne peut créer de l'énergie à lui seul, son unique façon de s'en procurer pour pouvoir vivre et bouger est l'alimentation. Afin d'obtenir des résultats physiques optimaux (vie), il faut une combinaison d'exercices adéquats et d'un régime alimentaire sain. Un corps actif qui ne reçoit pas les bons nutriments ne peut optimiser son fonctionnement.

Les nutriments

Pour vivre, croître, bouger, réparer ses tissus et assurer son bon fonctionnement, votre corps a besoin de nutriments, dont les glucides, les protéines, les lipides (appelés macronutriments) et les vitamines, les minéraux et l'eau (appelés micronutriments). Bien que certains régimes populaires déconseillent la consommation de certains d'entre eux (glucides et gras principalement), tous sont indispensables à votre santé. Cependant, il reste à définir la qualité et la quantité recommandées pour chacun d'eux !

Les gens actifs (dont vous faites maintenant partie !) doivent offrir à leur corps une variété d'aliments sains. Vous n'avez pas besoin de nutriments supplémentaires autres que ceux fournis par un régime alimentaire équilibré. Contrairement aux gens sédentaires, les gens actifs doivent manger une plus grande quantité de ces nutriments pour compenser la dépense énergétique créée par leurs séances d'entraînement. La quantité exacte peut varier en fonction de vos objectifs santé (contrôle ou perte de poids, maximisation des performances physiques, etc.), de votre niveau d'activité physique, de votre poids et de votre sexe. Débutons par la description des macronutriments.

LES GLUCIDES

Les glucides, dont l'unité fondamentale est le glucose, sont la principale source d'énergie du corps. En effet, il s'agit du carburant énergétique le plus facilement et rapidement utilisable par l'organisme. On en trouve dans les produits céréaliers, les fruits, les légumineuses, les légumes et certains produits laitiers et friandises. De ces aliments, votre corps extrait les glucides et les transforme en glucose, lequel est transporté par le sang aux parties de votre corps qui nécessitent de l'énergie, notamment vos muscles et aussi… votre cerveau. Une chute significative de la quantité de glucose en circulation dans le sang se nomme hypoglycémie. Cet état se manifeste par une diminution de l'état d'éveil, des étourdissements, possiblement des nausées et éventuellement une perte de connaissance. Par ailleurs, une réduction progressive des apports en glucides entraîne une diminution des réserves de glucose contenues dans le muscle et le foie (ce glucose se nomme alors glycogène). Comme le glucose est essentiel pour que vos muscles demeurent actifs, la diminution de ces réserves limite cette capacité. Donc si vous souhaitez bouger, vous devez consommer suffisamment de glucides.

Les glucides nutritifs et moins nutritifs – Il existe plusieurs façons de classer les glucides. Je vous en propose une très intéressante, approuvée par l'Organisation mondiale de la santé. Cette classification est faite à partir du constat que les glucides ne sont pas tous également nutritifs. Elle se fonde ainsi non pas sur les glucides en soi, mais sur l'ensemble de l'aliment qui les contient. Les glucides se trouvent naturellement dans l'alimentation, mais aussi sous des formes manufacturées ; il existe donc des glucides plus et moins

EXEMPLES DE GLUCIDES NUTRITIFS (À FAVORISER)
▸ Céréales à grains entiers réduites en sucres
▸ Pâtes et pain à grains entiers
▸ Riz brun ou sauvage
▸ Fruits et légumes
▸ Fèves et légumineuses
▸ Farine de blé ou autres grains entiers
▸ Jus de légumes/fruits sans sucre ajouté

EXEMPLES DE GLUCIDES MOINS NUTRITIFS (À CONSOMMER AVEC MODÉRATION)
▸ Céréales sucrées
▸ Pâtes et pain de farine blanche
▸ Riz blanc
▸ Friandises et confiseries
▸ Tartes, gâteaux et autres pâtisseries
▸ Farine blanche
▸ Boissons gazeuses

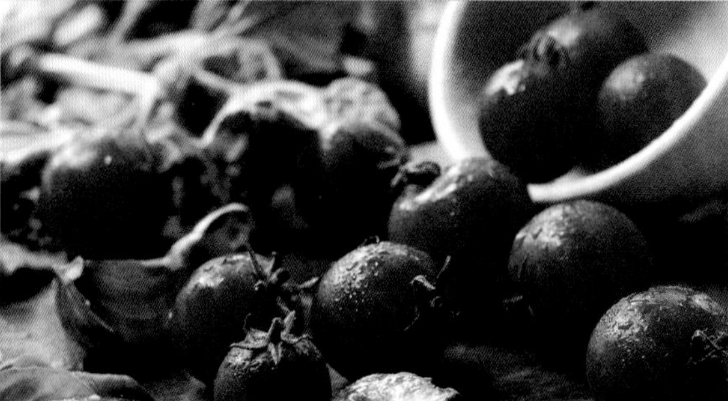

nutritifs. Les aliments qui comprennent les glucides nutritifs sont les produits céréaliers à grains entiers, les fruits, les légumineuses, certains produits laitiers et les légumes. Ce type de glucides est riche en fibres, en minéraux, en vitamines et même en antioxydants (ces molécules qui vous protègent contre certaines maladies graves comme le cancer).

Les glucides moins nutritifs se retrouvent dans tous les sucres raffinés, présents surtout dans les produits céréaliers transformés : pain blanc, riz blanc, farine blanche, pâtes alimentaires à farine blanche, et aussi dans les boissons gazeuses. De façon générale, plus un aliment est loin de sa forme originale, plus il est transformé, moins il renferme d'éléments nutritifs. Le type de grains céréaliers que vous mangez aujourd'hui, comme la farine blanche, est un bon exemple de transformation. En effet, pour modifier le blé entier en farine blanche, on a dû lui retirer ses propriétés nutritives, dont le son et le germe de blé, la partie vitale du grain de blé. Cette farine non blanchie est ensuite blanchie et sert à fabriquer la majorité des pains, biscuits, pâtisseries, céréales, pâtes et craquelins disponibles sur le marché. On devrait donc les éviter et opter pour les produits à base de farine de blé entier ou d'autres grains entiers offrant une gamme de nutriments, dont des fibres, des vitamines du complexe B, etc. Une alimentation saine et équilibrée doit comprendre davantage de glucides nutritifs que le contraire. Même si la nature des glucides dans ces différents types d'aliments est identique (du fructose, c'est du fructose, qu'il provienne d'une pomme ou du miel), l'ensemble de l'aliment possède des propriétés différentes (la pomme comporte plus de fibres et de vitamines que le miel). Il ne faut donc pas seulement considérer la teneur en glucides, mais plutôt l'aliment dans son ensemble. Un régime alimentaire basé sur une grande proportion d'aliments contenant des fibres, comme les fruits, légumes et légumineuses ainsi que les grains entiers, diminue l'incidence d'obésité, de diabète, de troubles intestinaux et de maladies cardiaques[31].

MYTHE OU RÉALITÉ ?

Les glucides font engraisser

Comme pour les autres macronutriments (lipides et protéines), si les glucides sont consommés en quantité adéquate pour répondre aux besoins énergétiques, ils ne feront pas engraisser ! Toutefois, lorsqu'ils sont consommés en excès par rapport aux besoins de votre corps, les glucides, tout comme les protéines et les lipides, seront entreposés en grande partie sous forme de graisse. Ce ne sont donc pas les glucides en soi qui font engraisser, mais plutôt l'excès de calories provenant des divers macronutriments.

Que ce soit pour hausser votre énergie, améliorer vos performances physiques ou simplement mieux cheminer dans votre quotidien, l'ingestion de glucides nutritifs est indispensable. Votre santé en vaut certainement la peine !

Quantité de glucides à consommer – Puisque les glucides constituent la principale source d'énergie, en manger est essentiel, surtout pour une personne active. Les glucides constituent la base de l'alimentation et devraient représenter de 50 à 60 % des apports énergétiques totaux. Les sources à privilégier sont les glucides nutritifs.

Les glucides et l'entraînement – La consommation adéquate de glucides avant, pendant et après vos séances d'entraînement est essentielle. Puisque les glucides constituent votre carburant de choix pour fournir de l'énergie à votre corps, vous devrez vous assurer que celui-ci en dispose suffisamment pour être en mesure de soutenir l'effort d'entraînement complet, puis refaire ses réserves par la suite.

Pendant vos séances d'entraînement, votre corps puise dans ses réserves de glycogène (vous vous rappelez,

LE TABLEAU DE LA VALEUR NUTRITIVE SUR LES ÉTIQUETTES ALIMENTAIRES

Prenez soin de lire le tableau de la valeur nutritive sur l'étiquette des produits préemballés. Ce tableau spécifie, entre autres, la quantité de glucides, et plus précisément de sucres et de fibres, que le produit renferme. Sachez aussi que les mots dans la liste des ingrédients qui se terminent en *-ose* (sucrose, saccharose, dextrose, etc.) et en *-ol* (sorbitol, etc.) peuvent être des glucides. Lorsque vous en consommez, essayez de choisir des aliments qui comportent un répertoire nutritif intéressant, tels que des aliments riches en fibres et en vitamines.

Le tableau de la valeur nutritive présentée sur l'étiquette correspond à une quantité déterminée pour l'aliment. Comparez cette quantité à la portion que vous consommez. Utilisez le pourcentage de la valeur quotidienne pour vérifier si un aliment contient beaucoup ou peu d'un nutriment particulier.

Source : Santé Canada, *Aliments et nutrition*, 2006

BARRE DE CÉRÉALES

Nutrition Facts
Valeur nutritive
Per 1 pouch (30 g) / pour 1 sachet (30 g)

Amount Teneur	% Daily Value % valeur quotidienne
Calories / Calories 130	
Fat / Lipides 6 g	9 %
Saturated / saturés 1,5 g + Trans / trans 0 g	7 %
Cholesterol / Cholestérol 5 mg	2 %
Sodium / Sodium 85 mg	4 %
Potassium / Potassium 100 mg	3 %
Carbohydrate / Glucides 20 g	7 %
Fibre / Fibres 4 g	16 %
Sugars / Sucres 8 g	
Starch / Amidon 8 g	
Protein / Protéines 2 g	
Vitamin A / Vitamine A	0 %
Vitamin C / Vitamine C	0 %
Calcium / Calcium	2 %
Iron / Fer	10 %
Thiamin / Thiamine	15 %
Niacin / Niacine	8 %
Vitamin B_6 / Vitamine B_6	2 %
Folate / Folate	6 %
Pantothenate / Pantothénate	2 %
Phosphorus / Phosphore	8 %
Magnesium / Magnésium	8 %
Zinc / Zinc	10 %

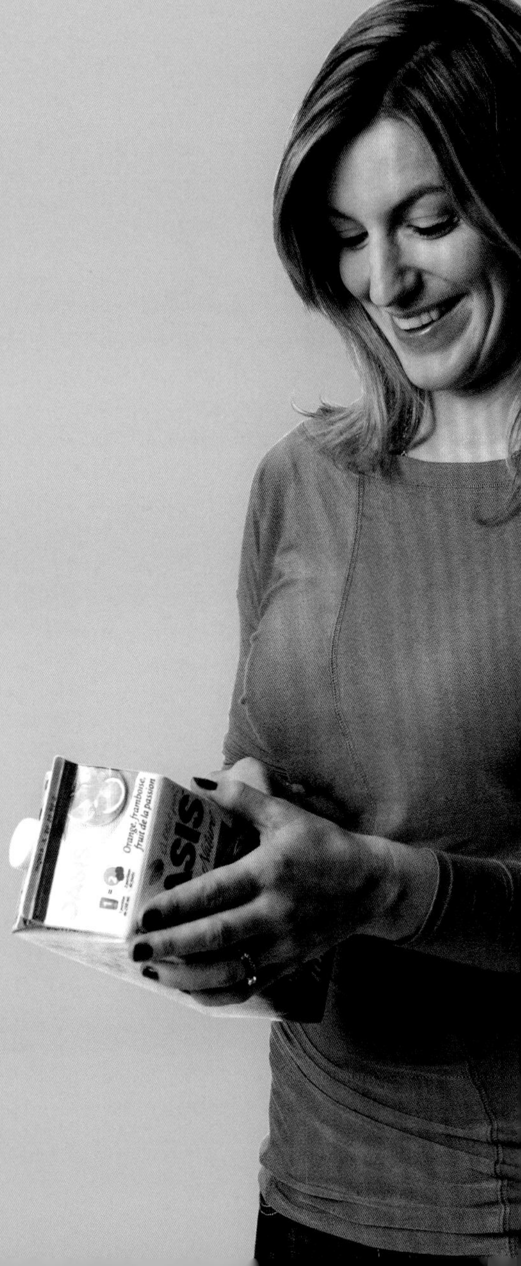

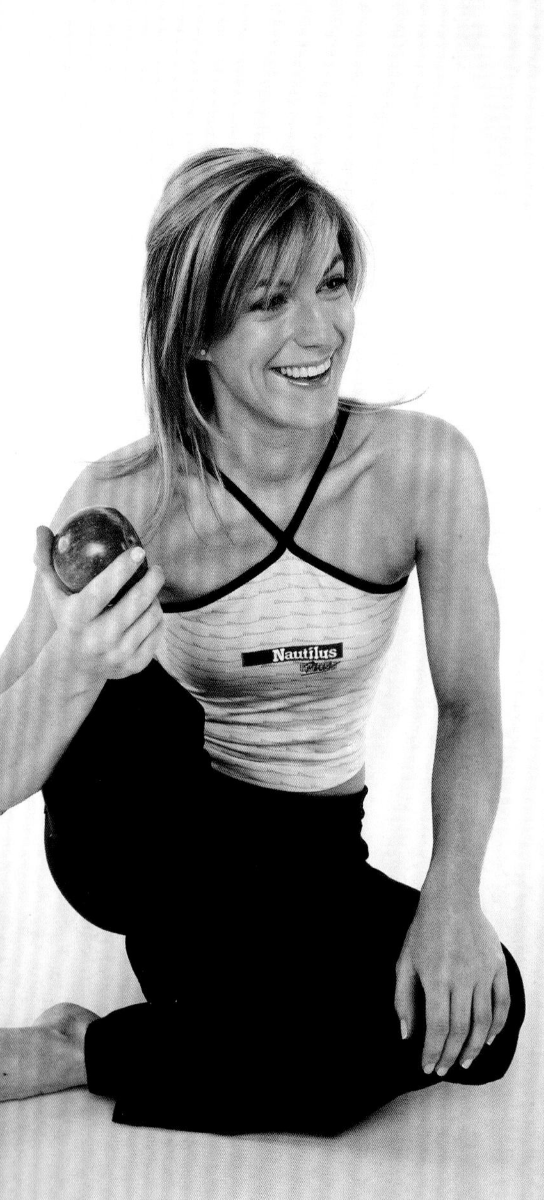

QUELQUES TRUCS POUR AUGMENTER VOTRE CONSOMMATION DE GLUCIDES NUTRITIFS

- Choisissez des pâtes alimentaires à blé entier, du pain à grains entiers et du riz brun ou sauvage plutôt que leurs homologues raffinés.
- Biscuits, gâteaux et confiseries, même s'ils sont faibles en gras, sont en général riches en sucres raffinés. Consommez-en avec modération ou optez pour des desserts plus santé, comme des fruits ou du sorbet sans sucre ajouté.
- Évitez les boissons gazeuses à tout prix ! Elles contiennent beaucoup de sucre et ne présentent que très peu ou pas d'éléments nutritifs. Si vous avez soif, buvez de l'eau ou des jus de fruit sans sucre ajouté (100 % pur).
- Lisez avec attention les étiquettes nutritionnelles des produits que vous consommez. Plusieurs d'entre eux contiennent davantage de sucres que vous ne le croyiez, par exemple, vos céréales et barres tendres préférées. La plupart comportent beaucoup de sucre raffiné. Par exemple, deux céréales populaires, les Froot Loops de Kellogg's^MC^ et les Bran Flakes de Post^MC^, contiennent chacune 24 grammes de glucides par portion de ¾ de tasse (180 ml). Cependant, les Bran Flakes comportent plus de glucides sous forme de fibres et moins sous forme de sucres ; elles représentent donc un meilleur choix.
- En faisant le ménage et en limitant les glucides moins nutritifs dans votre garde-manger, vous éviterez la tentation. Si vous n'en avez pas, vous n'en mangerez pas, et toute votre famille en bénéficiera !
- Allez-y petit à petit. Fixez-vous une date pour limiter ou éliminer certains aliments raffinés. Prenez garde à ne pas éliminer d'un seul coup un trop grand nombre de produits qui font partie de votre quotidien, car vous vous sentiriez alors privé et il vous deviendrait ainsi plus difficile de consolider vos modifications alimentaires à long terme.

une forme de glucides stockée dans vos muscles et votre foie), ce qui occasionne une fatigue musculaire. Ainsi, si vos réserves de glycogène ne sont pas renouvelées adéquatement, votre performance à l'entraînement et votre capacité à récupérer seront réduites, ce qui aura pour conséquence de diminuer fortement l'efficacité de vos séances d'entraînement tout en rendant votre quotidien plus ardu. En effet, sans l'apport approprié de glucides, le corps se tourne vers l'utilisation d'acides aminés (composantes des protéines entreposées dans les muscles) pour produire du nouveau glucose. Par contre, cette source d'énergie ne peut subvenir à elle seule aux besoins énergétiques d'une personne. De plus, ce processus limite les capacités de récupération et de croissance des muscles, ce qui peut grandement limiter la progression de votre entraînement, quel que soit votre objectif. Alors, afin d'éviter la perte de tissus musculaires et de maximiser l'utilisation de glycogène et de graisses comme sources d'énergie, assurez-vous de refaire le plein de glucides nutritifs en les consommant en quantité suffisante.

Quoi manger avant l'entraînement– La forme et la quantité d'aliments consommés varieront selon l'heure prévue pour votre séance d'entraînement. Puisque les liquides se métabolisent plus vite dans l'organisme, il

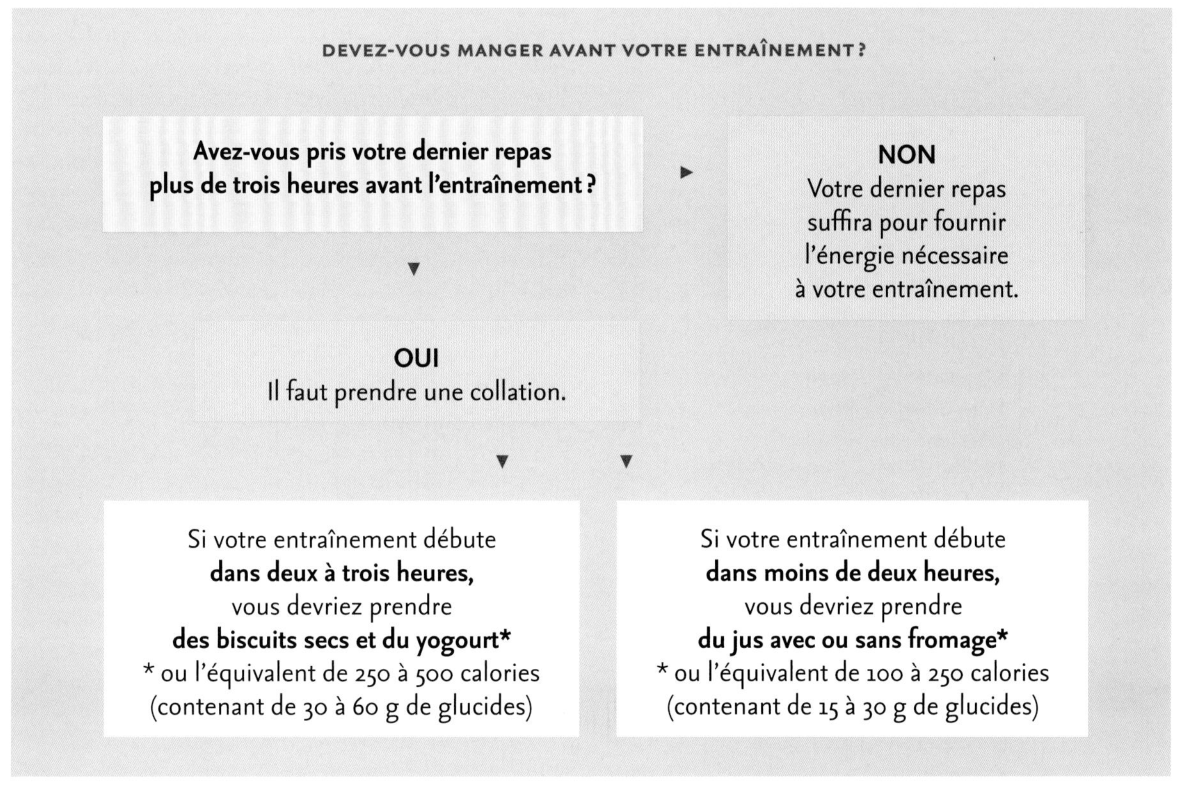

COLLATIONS POSTENTRAÎNEMENT

Dans l'heure qui suit l'entraînement, prenez :

1 ½ à 2 tasses (325 à 500 ml) de lait au chocolat 1 % m.g.

ou

1 à 1 ½ tasse (250 à 325 ml) de jus de fruit avec ½ à ¾ de tasse (125 à 180 ml) de fromage cottage 2 % m.g.

ou

l'équivalent de 250 à 500 calories (30 à 60 g de glucides et 10 à 20 g de protéines)

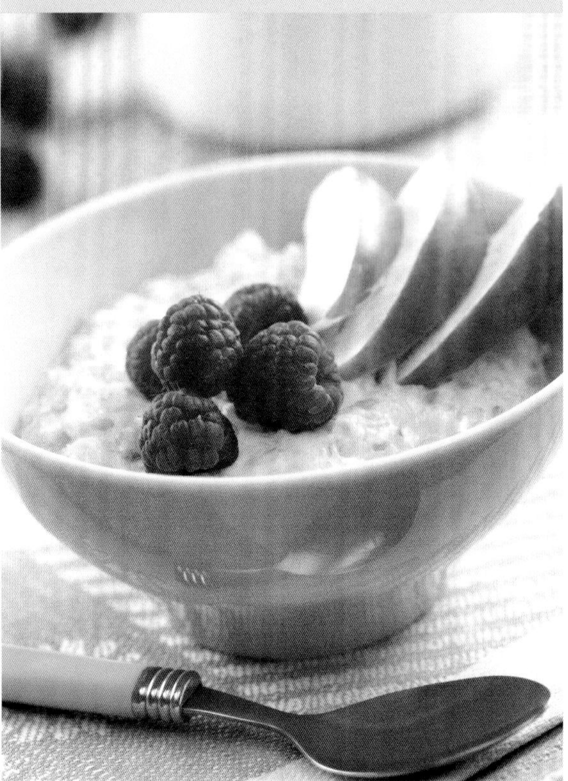

est recommandé de boire un jus de fruit moins d'une heure avant le début de votre séance. De cette façon, vous assurez la digestion et l'utilisation rapide des glucides ingérés. De plus, comparativement aux aliments solides, la consommation de liquides diminue grandement les risques d'inconfort (ballonnements) dus à la digestion durant l'entraînement. Pour connaître la quantité et le type de glucides à ingérer avant votre séance d'entraînement, fiez-vous au schéma intitulé « Devez-vous manger avant votre entraînement ? ».

Quoi manger pendant l'entraînement – Pour effectuer un entraînement ou toute activité physique de plus de 90 minutes, l'ingestion de liquides, du genre boisson énergétique (contenant des glucides sous forme de sucre), procure les meilleurs résultats. Une concentration d'environ 6 à 8 % de glucides par breuvage est suggérée. Par exemple, vous pouvez prendre une boisson énergétique de type Gatorade[MC] (37 g de glucides pour 541 ml) ou une tasse de jus de fruit (environ 20 g de glucides pour 250 ml), ou encore une tasse d'eau additionnée de 30 ml (2 c. à soupe) de sucre. S'il s'agit d'un entraînement d'une durée moindre, boire de l'eau suffit, à moins qu'aucun glucide n'ait été ingéré de deux à quatre heures avant l'exercice. Dans ce cas, la boisson sucrée sera également conseillée.

Quoi manger après l'entraînement – Les apports en glucides *immédiatement* après une séance d'entraînement sont très importants. Les réserves de glycogène doivent absolument être renouvelées. Je vous offre quelques exemples de collations postentraînement. Respectez la quantité indiquée et assurez-vous de les consommer rapidement après la fin de votre séance d'exercice, puisque c'est à ce moment-là que votre corps est le plus réceptif et le plus efficace pour refaire ses réserves. La consommation de glucides, jumelée à un apport de protéines (ratio de trois pour un), à la suite d'un entraînement, améliore le rythme de renouvellement du glycogène. Les glucides postentraînement sous forme liquide sont aussi recommandés pour une absorption et un regain d'énergie rapides. Le type de sucre consommé tout de suite après votre séance d'entraînement influence la vitesse et l'efficacité de votre corps à refaire ses réserves de glycogène. Malgré leur moindre qualité nutritionnelle, les experts préconisent les sucres raffinés (contenant du glucose, par exemple), puisqu'ils sont vite dirigés et entreposés sous forme de glycogène dans le muscle. Vous devez cependant être très vigilant le reste de la journée afin d'offrir à votre corps des apports adéquats de glucides, riches en vitamines, minéraux et fibres.

LES PROTÉINES

Les protéines sont essentielles au maintien et à la croissance de votre organisme. Elles tiennent des rôles très diversifiés et ne sont pas exclusivement utilisées par et pour le muscle. Elles agissent comme constituants tissulaires et sont donc nécessaires à la construction et à la réparation des tissus corporels, aux systèmes hormonal et immunitaire, en plus d'entrer dans la composition du système sanguin.

Les acides aminés – Les unités de base des protéines sont les acides aminés qui, combinés de différentes façons, créent différentes protéines. Pour vivre, l'organisme requiert vingt acides aminés distincts, dont neuf ne peuvent être produits par le corps, ce qui oblige leur absorption par les aliments. Ce sont ceux qu'on appelle les acides aminés essentiels. Les autres, qui peuvent être synthétisés par le corps, à partir d'autres acides aminés présents dans l'organisme, sont les acides aminés non essentiels et sont tout aussi importants.

Les protéines complètes et incomplètes – Tout comme pour les glucides, il existe plusieurs façons de classer les protéines. Je vous en propose une relativement simple. Certaines protéines peuvent maintenir les différents tissus en état de marche et même, promouvoir leur croissance. Ces protéines, qui contiennent tous les acides aminés essentiels pour l'organisme, constituent les protéines dites complètes. La seconde catégorie de protéines ne sert qu'à maintenir les tissus en état fonctionnel et ne contient pas tous les acides aminés essentiels, ce sont donc les protéines dites incomplètes.

Les sources de protéines complètes sont principalement d'origine animale (les œufs, les produits laitiers, la viande, le poisson et la volaille). La seule protéine complète d'origine végétale est le soja, à partir duquel on fabrique le tofu. Les protéines incomplètes, quant à elles, se trouvent dans le riz, les graines, les légumineuses, les noix, les céréales et certains fruits et légumes.

Des combinaisons spécifiques de différentes protéines incomplètes, et qui ne possèdent pas les mêmes acides aminés, peuvent être concoctées afin que celles-ci comblent leur déficit mutuel et ainsi former des protéines complètes. Peu importe leur origine (végétale ou animale), c'est la variété des aliments consommés qui assure l'apport de tous les acides aminés essentiels. Un des principaux avantages de la consommation de protéines est qu'elle procure un sentiment de satiété, qu'on appelle aussi « fin d'appétit ». En effet, les protéines vous rassasieront beaucoup plus longtemps que les glucides ou les lipides. N'hésitez pas à les intégrer à chacun de vos repas et dans vos collations, en quantités appropriées. Par exemple, pour combler ses besoins quotidiens en protéines, un individu sédentaire devrait consommer 0,8 gramme de protéines par kilo de poids.

Les protéines et l'entraînement – Il est essentiel que les gens actifs ingèrent une quantité suffisante de protéines, car celles-ci permettent à l'organisme de mettre en place différentes adaptations associées à l'activité physique, que ce soit pour une augmentation de la force, de la masse musculaire ou de la capacité aérobie. Dans

CONCOCTEZ VOS PROTÉINES COMPLÈTES

Il existe plusieurs façons de combiner les protéines incomplètes afin de fournir tous les acides aminés au corps ; en voici quelques exemples pour vos repas et collations.

Céréales et pouding de soja	Chili de haricots rouges et pâtes
Pain pita et houmous	Soupe aux lentilles et riz
Boisson de soja et noix rôties	Couscous et pois chiches

Calculez vos besoins quotidiens en protéines

1. Inscrivez votre poids en lb : ________.
2. Divisez votre poids (en lb) par 2,2, afin de le convertir en kg : ________.
3. Multipliez votre poids, en kg, par 1 puis par 1,4, pour obtenir les quantités minimales et maximales de protéines que vous devez consommer chaque jour.
4. La quantité de protéines que vous devez consommer chaque jour est de ______ à ______ g.

Il peut vous sembler difficile d'évaluer la grosseur des portions à consommer pour respecter les résultats obtenus. Afin de vous y aider, fiez-vous aux exemples suivants.

Exemples de portions d'aliments riches en protéines

90 g (3 oz, ou la grosseur de la paume de main) de poitrine de poulet = 24 g de protéines
50 g (2 oz, ou la grosseur de deux pouces collés) de fromage allégé = 8 g de protéines
250 ml (1 tasse, ou la grosseur d'un poing fermé) de lait écrémé = 7 g de protéines
30 ml (2 c. à table, ou la grosseur de deux cubes de glace) de noix rôties = 5 g de protéines

ALIMENTS RICHES EN PROTÉINES

Exemples de protéines complètes	Exemples de protéines incomplètes
Viande, volaille ou poisson	Légumineuses
Tofu et produits dérivés du soja	Graines, noix et beurre de noix
Œufs	Produits céréaliers
Produits laitiers et protéines en poudre	Fruits et légumes

le but d'optimiser les effets de l'entraînement, tant en force qu'en endurance, la consommation de protéines devrait représenter environ de 1 à 1,4 gramme de protéines par kilogramme de poids. Seuls les adeptes d'entraînement axé sur la force musculaire (haltérophilie ou culturisme) auront des besoins supérieurs à ceci, soit de 1,4 à 1,7 gramme par kilo de poids (centre de référence sur la nutrition humaine Extenso). Contrairement à ce qu'on pourrait croire, une personne active n'a aucun avantage à ingérer une quantité énorme de protéines, car cela n'améliore pas les résultats escomptés et représente, en fait, un apport énergétique superflu.

LES LIPIDES

Les lipides, du mot grec *lipos*, qui signifie « graisse », incluent les huiles (liquides), les graisses (solides) et les cires. On en trouve dans les corps gras, mais aussi dans plusieurs aliments, dont les viandes, les œufs et plusieurs produits laitiers. Les lipides sont essentiels au fonctionnement de votre corps, au même titre que les glucides et les protéines. Ils jouent différents rôles, dont celui d'entreposage et de libération de l'énergie. Plusieurs acides gras possèdent d'autres attributs, comme ceux de faciliter la digestion et le transport du cholestérol, de participer à vos fonctions hormonales, d'améliorer votre immunité contre la maladie, d'aider à l'absorption de certaines vitamines et de contribuer à signaler que vous êtes rassasié après un repas. Cependant, leur consommation en trop grande quantité et en mauvaise qualité peut engendrer des problèmes de santé importants.

Les types d'acides gras – Il existe quatre principales familles d'acides gras : mono-insaturés, polyinsaturés, saturés et trans. Tentez d'évaluer si les énoncés aux pages suivantes sont des mythes ou des réalités. Puis lisez leurs explications. Je suis certaine que vous en savez plus que vous ne le croyez !

Quantités d'acides gras à consommer – L'Organisation mondiale de la santé recommande un apport quotidien allant de 0,8 à 1,1 g par jour d'oméga-3 d'origine végétale (ALA) et de 0,3 à 0,5 g d'oméga-3 d'origine animale (EPA+DHA). Pour assurer un apport suffisant d'oméga-3 à votre menu, privilégiez les sources dans leur forme originale et naturelle. Le Dr Richard Béliveau affirme que les meilleures sources d'oméga-3 se trouvent dans le poisson. Vous pouvez aussi compléter vos besoins avec certains aliments enrichis d'oméga-3 (les choix contenant au moins 0,5 g ou 500 mg d'oméga-3 constituent de bonnes sources).

La consommation de lipides, tels les gras insaturés que l'on trouve dans le saumon, engendre également l'absorption de nombreuses vitamines (A, D, E et K). Il ne faut donc pas chercher à les éliminer complètement de votre alimentation. Souvenez-vous plutôt de l'importance de privilégier les gras de type insaturés, comme les huiles végétales non hydrogénées (huile d'olive, de canola, de tournesol, etc.), l'avocat, les poissons gras (saumon, truite, etc.), les noix et les graines (lin, tournesol, etc.). En revanche, il faut limiter ou éviter les gras saturés et huiles hydrogénées (de coco, de palme, shortening, etc.), les produits laitiers (beurre, fromage, etc.), les viandes/volailles grasses et les jaunes d'œufs, certains beurres de noix et certains produits préparés avec des gras hydrogénés (biscuits, croustilles, etc.).

À retenir à propos des lipides – La surconsommation de gras augmente les risques d'obésité et le développement de diverses maladies comme le cholestérol sanguin, l'athérosclérose, l'hypertension artérielle, le diabète de type 2 et certains cancers. Les acides gras trans et saturés doivent donc être consommés en quantité limitée. Vous devriez plutôt favoriser les acides gras mono-insaturés et polyinsaturés, entre autres les oméga-3, dans votre régime alimentaire quotidien. Cependant, n'oubliez pas que du gras demeure du gras et

SOURCES D'OMÉGA-3 SELON LEUR ORIGINE

Sources d'oméga-3 d'origine végétale (ALA)
Huile de canola ou de soja
Huile de graines de lin
Graines de lin ou de chanvre
Noix de Grenoble
Sources d'oméga-3 d'origine animale (EPA+DHA)
Huile de poisson (foie de morue, etc.)
Poissons, tels le maquereau, le saumon, le thon en boîte (parce que son contenu en gras est plus faible, ce qui lui procure un ratio d'oméga-3 plus élevé), les sardines, etc.

Source : adapté de *USDA National Nutrient Database for Standard Reference*

EXEMPLE DE REPAS QUI CONTIENT ENVIRON 30 GRAMMES DE LIPIDES

Filet de morue (9 g de lipides/90 g ou 3 oz cuit)

Margarine non hydrogénée (3 g de lipides/c. à thé ou 5 ml)

Pomme de terre au four (0 g de lipides/pomme de terre moyenne)

Salade verte avec vinaigrette à base d'huile (14 g de lipides/c. à soupe ou 15 ml)

Noix rôties (4 g de lipides/5 noix)

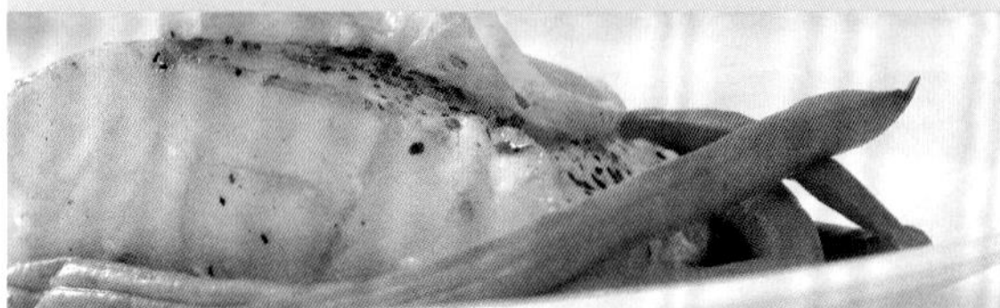

qu'en consommer trop peut être néfaste, peu importe sa source. Lorsqu'il s'agit de gras, la modération a bien meilleur goût !

LES VITAMINES

Tout comme les acides gras oméga-3, les vitamines ne peuvent être synthétisées en quantité suffisante par le corps, elles doivent donc être puisées dans les aliments. Les vitamines ne fournissent pas de calories et ne constituent donc pas une source d'énergie en soi. Cependant, elles facilitent la libération d'énergie provenant des macronutriments que sont les glucides, les protéines et les lipides. Leur apport est donc plus qu'essentiel pour une personne active.

Les fonctions des vitamines varient selon leur nature, mais somme toute, en plus de faciliter la libération d'énergie, elles régulent le métabolisme et jouent un rôle sur le plan de la vision, de la croissance, de la coagulation du sang, etc. Les vitamines se divisent en deux classes : les vitamines liposolubles (absorbées à l'aide de lipides), comme les vitamines A, D, E et K, et les vitamines hydrosolubles (absorbées dans l'eau), comme celles du complexe B et la vitamine C (voir tableau à la page 97).

À l'exception de la vitamine D, le recours aux suppléments de vitamines et minéraux est superflu pour une personne en bonne santé ayant une alimentation saine.

LES MINÉRAUX

Tout comme les vitamines, les minéraux ne fournissent pas d'énergie, mais ils sont indispensables au fonctionnement du corps, plus précisément à celui du métabolisme énergétique. Les minéraux sont absorbés tels quels et métabolisés par l'organisme. On en retrouve dans les muscles, les tissus et tous les liquides du corps. Pas moins de 22 minéraux seraient essentiels à la formation

(suite p. 96)

MYTHE OU RÉALITÉ ?

Je dois éviter l'achat de produits qui contiennent des gras trans

RÉALITÉ

Depuis novembre 2004, Santé Canada élabore des recommandations et des stratégies afin de réduire les gras trans au plus bas niveau possible dans les aliments.

Selon un chercheur de Santé Canada, M. Ratnayake[32], les Canadiens seraient parmi les plus grands consommateurs de gras trans au monde. Depuis janvier 2006, les compagnies alimentaires doivent mentionner la présence de gras trans sur l'étiquette de valeur nutritive si celle-ci dépasse le seuil de 0,5 g/portion. Les gras trans ont une structure chimique qui s'apparente à celle des acides gras saturés, puisqu'on a transformé (par processus d'hydrogénation) une huile insaturée liquide pour en faire un gras quasi saturé, qui est plus solide. Ces gras prolongent la durée de conservation des aliments, ce qui explique leur popularité !

Tout comme les gras saturés, les gras trans ont des effets néfastes sur le cœur, parmi lesquels on compte l'élévation du « mauvais » cholestérol dans le sang (le LDL[33]).

On trouve les gras trans naturellement, en petite quantité, dans certains aliments d'origine animale (produits laitiers, bœuf et agneau). Mais les sources principales demeurent les margarines partiellement hydrogénées et plusieurs aliments prêts-à-manger, dont certains craquelins, biscuits, produits de boulangerie, etc. Les aliments cuits dans les huiles chauffées, ou frits à haute température ou pendant des périodes prolongées peuvent contenir jusqu'à 45 % du gras total en gras trans. Les mentions telles que « partiellement hydrogéné » ou « shortening d'huile végétale » sur un emballage indiquent la présence de gras trans. Alors autant que possible, évitez ces produits.

Je dois réduire au minimum la quantité de gras que je mange

MYTHE

Une quantité minimale de gras est nécessaire chaque jour, mais la plupart des gens auraient tendance à en consommer trop. Même si les Canadiens adultes ont diminué leur consommation de lipides, celle-ci représente tout de même 35 % de leur apport calorique quotidien (Statistique Canada, 2004). Pour vous assurer une bonne santé et une performance optimale lors de vos efforts physiques, les lipides devraient se situer entre 20 et 30 % de vos apports énergétiques totaux. Bien que ces besoins puissent sembler élevés, ils ne correspondent qu'à 45 à 80 g (pour un régime journalier de 2000 calories) ou 60 à 100 g (pour un régime journalier de 2600 calories) de lipides.

MYTHE OU RÉALITÉ ?

Certains acides gras essentiels (comme les oméga-3) devraient être consommés régulièrement

RÉALITÉ

Les acides gras polyinsaturés, principalement les oméga-3 et oméga-6, doivent être consommés par l'alimentation puisque le corps n'en produit pas. C'est d'ailleurs pourquoi on leur donne le nom d'acides gras essentiels. Les oméga-3 et oméga-6 jouent un rôle fondamental dans la prévention des maladies cardiovasculaires, en diminuant de façon significative le taux de « mauvais » cholestérol (le LDL) et en abaissant le taux de cholestérol « sucré » (les triglycérides).

Les recherches du Dr Richard Béliveau (auteur du livre *Les Aliments contre le cancer*[34]) démontrent que les Occidentaux consomment beaucoup plus, et parfois trop facilement, des acides gras oméga-6, alors que ce sont les acides gras oméga-3 qui constitueraient leur principale carence alimentaire. Les oméga-3 seraient essentiels à la fabrication de molécules anti-inflammatoires, qui améliorent l'efficacité du système immunitaire et diminuent les risques de développement de tumeurs cancéreuses. Ces acides gras auraient donc des effets bénéfiques pouvant contrer l'apparition de différents cancers, dont celui du sein, du côlon et de la prostate. De plus, de nombreux chercheurs ont récemment dévoilé un effet positif de la consommation d'oméga-3 sur l'humeur, principalement sur l'état dépressif[35], et certains troubles de la démence, comme l'Alzheimer[36].

Que les gras consommés soient saturés ou insaturés, cela n'a pas d'importance pour la santé

MYTHE

Les gras saturés ont longuement fait l'objet d'études et sont en partie responsables de l'incidence accrue de maladies cardiaques, d'obésité et de plusieurs formes de cancers. Vous devez donc en réduire la consommation. Les acides gras à privilégier sont les acides gras insaturés, soit de type mono-insaturé ou polyinsaturé, car ils sont utiles au bon fonctionnement de l'organisme et constituent une excellente réserve d'énergie. En consommer davantage pourrait même vous protéger contre les maladies du cœur, puisque ces « bons » gras réduisent le taux de cholestérol dans le sang.

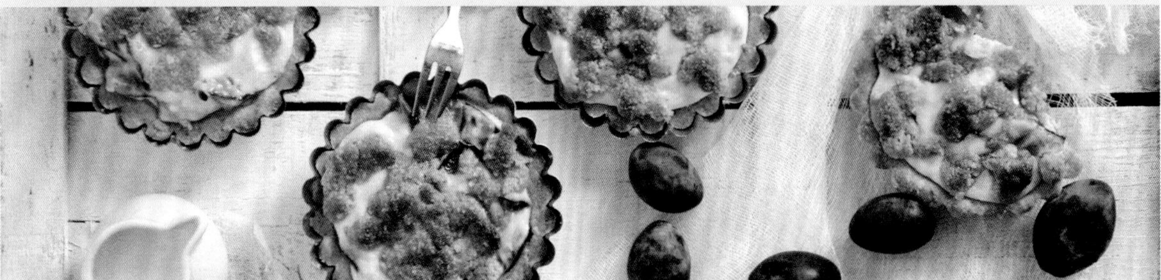

QUELQUES TRUCS POUR RÉDUIRE VOTRE CONSOMMATION DE GRAS SATURÉS ET TRANS

- Une grande partie des gras que vous consommez est liée à votre façon de préparer les repas. Vous pourriez être surpris de la quantité de gras que vous élimineriez simplement en modifiant les modes de cuisson. Sachant que la friture doit absolument être évitée, privilégiez d'autres méthodes, telles que à la vapeur, au four, grillé, sauté, poché ou rôti.
- Choisissez des laits, yogourts et fromages écrémés.
- Apprêtez vous-même vos repas, au lieu de les acheter déjà préparés. Vous en réduirez ainsi la teneur en gras et même en sucre.
- Ajoutez à vos muffins des graines de lin moulues pour une dose d'oméga-3.
- Méfiez-vous des desserts qui, en plus du sucre, contiennent souvent une grande quantité de gras. Allez-y avec modération et optez pour des aliments plus nutritifs, comme des laits glacés ou des sorbets de fruit sans sucre ajouté.
- Mangez du poisson plus souvent. Découvrez le saumon, la truite, le pangasius, le tilapia, le mahi-mahi et le filet de sole. Enlevez le gras qui entoure la viande et la peau du poulet avant la cuisson.
- Remplacez le beurre par de l'huile d'olive, de canola ou de tournesol pour préparer vos repas.
- Trempez votre pain (de blé entier, n'est-ce pas ?) dans un peu d'huile d'olive et de vinaigre balsamique, au lieu de le tartiner de beurre... Mmmmm !

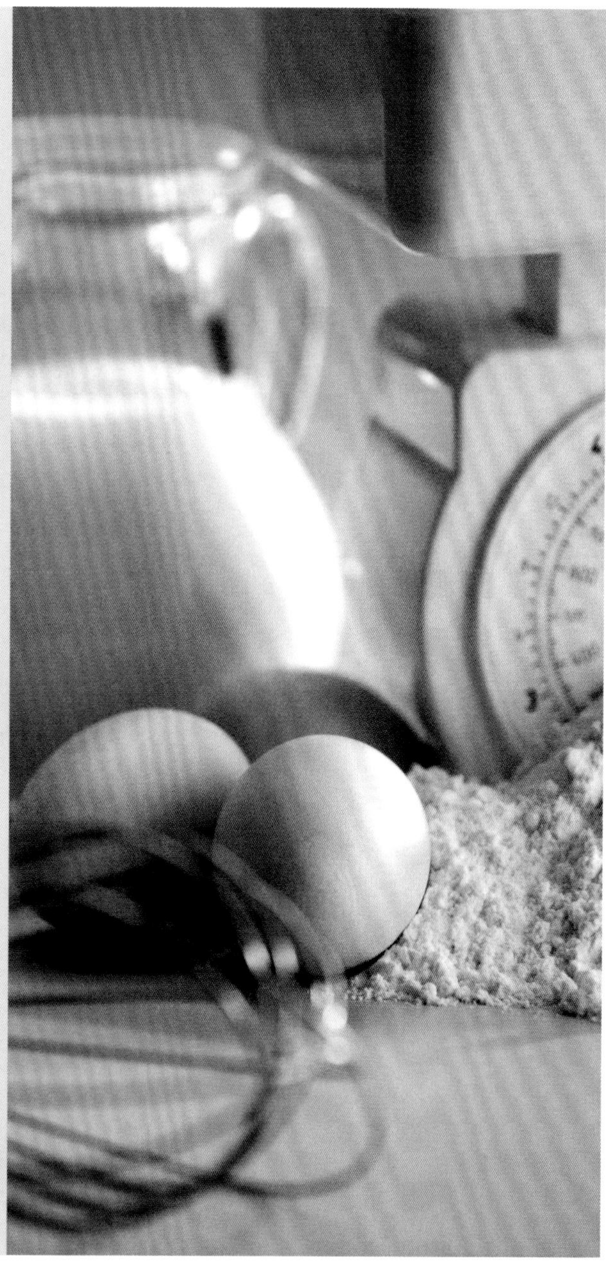

du squelette et au bon fonctionnement du système nerveux et des muscles. La quantité à consommer requise varie selon le minéral.

Quantité de vitamines et de minéraux à consommer – Les vitamines et minéraux sont indispensables aux personnes tant actives que sédentaires, si elles maintiennent un régime alimentaire équilibré. Cependant, les séances d'entraînement engendrent une oxydation et une transpiration qui requièrent un remplacement des vitamines et des minéraux. À l'exception de la vitamine D, qui est beaucoup plus restreinte dans la nature, si vous optez pour une alimentation variée, adéquate et équilibrée (riche en fruits, légumes, grains entiers, viandes, poissons et produits laitiers) et que vous renouvelez vos réserves après vos séances d'exercice, votre dose quotidienne de vitamines et minéraux devrait être suffisante.

La prise de suppléments de vitamine D est toutefois fortement recommandée, particulièrement pendant l'hiver, où l'exposition au soleil est réduite. Selon les recherches de Richard Béliveau, la vitamine D aurait des effets protecteurs spectaculaires contre plusieurs cancers, dont celui du sein et du côlon.

L'EAU

Vous savez déjà que l'eau est indispensable à votre survie. Sans l'apport nécessaire en eau, la presque totalité des fonctions du corps sont compromises, puisque de 70 à 75 % de vos tissus musculaires en sont composés et 50 % de vos tissus adipeux en contiennent. Alors selon votre composition corporelle, le contenu total de votre corps en eau peut atteindre près de 80 %. De plus, l'eau contribue à plusieurs autres rôles essentiels, notamment celui de la thermorégulation du corps, de la lubrification des articulations, de la reconstitution des tissus et du transport de nombreux matériaux, dont les nutriments, les gaz et les déchets.

Vous perdez une grande quantité d'eau quotidiennement à travers les processus normaux de votre organisme. La perte en eau se fait de différentes façons, par la peau, la transpiration, la respiration (humidité contenue dans l'air expiré), l'urine et les selles. Ainsi, selon votre niveau d'activité physique, la quantité d'eau perdue peut augmenter considérablement. Ce déséquilibre doit être vite compensé par une réhydratation, qui peut provenir des breuvages, des aliments et même du métabolisme.

Breuvages – La meilleure façon de combler ses besoins en eau est bien sûr d'en boire à l'état pur. Cependant, les jus de fruits ou de légumes en contiennent également beaucoup. Les boissons sucrées, comme les limonades, les boissons chocolatées et les boissons gazeuses, contiennent de l'eau, mais aussi une grande quantité de sucre. Privilégiez les boissons sans sucre ajouté, ou celles dont seul le sucre contenu dans le fruit a été conservé. De plus, les boissons obtenues directement à partir de fruits et de légumes sont riches en vitamines.

Aliments – Quant à l'apport en eau contenue dans les aliments, les fruits et les légumes en constituent les meilleures sources.

Métabolisme – Votre métabolisme produit de l'eau par la dégradation des molécules des aliments consommés et contribue à produire de l'énergie. Lorsque vous soufflez sur une vitre froide, vous observez la formation de buée. Cette eau provient directement de votre métabolisme, et non de la vitre...

Quantité d'eau à consommer – Une personne sédentaire a besoin d'environ 2,5 litres d'eau par jour pour bien fonctionner. Afin d'éviter la déshydratation et optimiser le fonctionnement du corps, la quantité d'aliments et de boissons à forte teneur en eau doit être

(suite p. 100)

QUELQUES VITAMINES ET MINÉRAUX

Vitamines et minéraux	Quelques fonctions	Dose (par jour) recommandée*	Sources principales
Vitamine **A**	Santé des yeux Croissance des os et tissus Défense immunitaire	3 000 UI (hommes) 2 333 UI (femmes) maximum 10 000 UI	Carottes, tomates, légumes verts feuillus, huiles de foie de poisson, œufs et produits laitiers
Vitamine **B9** (acide folique)	Matériel génétique Production de globules rouges Entretien des cellules	400 mcg maximum 1000 mcg	Légumes verts feuillus, carottes, avocats, œufs, lentilles et oranges
Vitamine **B12** (cobalamine)	Matériel génétique Entretien des cellules nerveuses	2,4 mcg	Œufs, viandes, poissons et produits laitiers
Vitamine **C** (acide ascorbique)	Santé de la peau Cicatrisation des plaies Fonctions immunitaires	90 mg (hommes) 75 mg (femmes) maximum 1000 mg	Agrumes, fruits rouges, légumes verts feuillus, tomates et poivrons
Vitamine **D** (calciférol)	Santé des os et des dents Production d'hormones	800 UI maximum 6000 UI[37]	Poissons, produits laitiers, huiles de foie de poisson
Vitamine **E** (alphatocophérol)	Protection des cellules Santé de la peau	15 mg maximum 1 000 mg	Produits du soja, huiles, céréales complètes, noix et légumes verts feuillus
Vitamine **K**	Coagulation du sang	90 mcg	Légumes verts feuillus et huiles végétales
Calcium	Construction et maintien des os Battement du cœur Contraction des muscles	1000 mg maximum 2500 mg	Produits laitiers, épinards, choux de Bruxelles, saumon, noix, légumes verts et soja
Fer	Oxygénation des cellules Réactions du corps	9 mg (hommes) 18 mg (femmes) maximum 45 mg	Viandes rouges, huîtres, céréales complètes, lentilles et épinards
Zinc	Travail d'enzymes du corps Défense immunitaire Sens du goût et de l'odorat	11 mg (hommes) 8 mg (femmes) maximum 40 mg	Viandes, jaunes d'œufs, fruits de mer, noix et légumineuses

Tableau adapté des « Apports nutritionnels de référence (ANREF) » de Santé Canada (2005)
* Les valeurs sont données pour les adultes (14-50 ans) en santé et ne s'appliquent pas aux femmes enceintes ou qui allaitent.

POURQUOI FAUT-IL ÊTRE BIEN HYDRATÉ ?

- Vos séances d'exercice seront plus efficaces si vous êtes bien hydraté. Pour fonctionner correctement, votre métabolisme a besoin d'une réserve d'eau disponible en tout temps. Les réactions chimiques nécessaires pour brûler les calories au repos et lors d'efforts physiques (comme l'exercice) se font beaucoup plus facilement avec une bonne hydratation. D'ailleurs, une balance hydrique négative diminue notamment la capacité aérobie.
- Le processus de refroidissement du corps (thermorégulation) s'opère beaucoup plus facilement avec un corps hydraté de façon adéquate.
- Les électrolytes présents dans l'eau (sodium et potassium) sont essentiels à la contraction musculaire.

Avez-vous bu vos huit à dix verres (de 250 ml) d'eau aujourd'hui ?

OUI
Bravo, vous êtes bien hydraté !

NON
Il faut boire deux verres (de 250 ml) d'eau ou de jus dans les deux heures précédant l'activité.

Pour chaque quart d'heure d'effort physique, il faut boire un verre (de 250 ml) d'eau ou davantage en cas de température chaude et humide

Dans l'heure qui suit l'exercice physique, il faut boire deux verres (de 250 ml) d'eau ou davantage en cas de température chaude et humide

QUELQUES TRUCS POUR AUGMENTER VOTRE CONSOMMATION D'EAU

Il est possible qu'en ce moment, en lisant ces lignes, vous soyez déshydraté. La déshydratation légère est plus courante que les gens ne le croient. La soif est un signe d'une déshydratation déjà trop importante. Il ne faut donc pas attendre le signal de la soif avant de boire.

- Buvez de petites quantités d'eau, de façon ponctuelle, tout au long de la journée. Prenez au moins un verre d'eau avant chacun de vos repas, en plus d'un autre verre dès votre réveil et au coucher. Vous aurez ainsi comblé les deux tiers de vos besoins quotidiens en eau.
- Laissez traîner une bouteille d'eau dans votre voiture et assurez-vous d'en boire plusieurs gorgées durant vos divers déplacements.
- Gardez un verre et un pichet au travail, et prenez l'habitude de le remplir d'eau tous les matins en arrivant au bureau.
- Diminuez votre consommation d'alcool, celui-ci déshydrate ; tentez de réduire de moitié le nombre de verres d'alcool que vous avez l'habitude de boire et remplacez-les par de l'eau.
- Dès que vous optez pour une boisson autre que l'eau, demandez-vous si l'eau ne vous désaltérerait pas davantage. Bien souvent, la soif est étanchée beaucoup plus adéquatement avec de l'eau pure.
- Si vous n'aimez pas la saveur de l'eau, achetez-vous un filtre. En plus de lui donner un meilleur goût, il élimine une bonne partie des impuretés retrouvées dans l'eau municipale. Et cela vous reviendra moins cher que d'acheter des bouteilles d'eau !

EN BREF — LES NUTRIMENTS

- Un régime alimentaire équilibré pour une personne active correspond idéalement aux proportions de nutriments suivantes : 50 à 60 % de l'énergie (calories) provenant des glucides nutritifs, 10 à 20 % de protéines maigres ou écrémées et 20 à 30 % de lipides insaturés.
- La qualité des aliments à consommer : limitez les apports en gras saturés et favorisez l'apport de gras insaturés ; consommez davantage de fruits, de légumes, de céréales à grains entiers et de noix ; limitez la consommation de sucres raffinés.
- Une personne active n'a pas besoin d'une quantité plus importante de vitamines et de minéraux qu'une personne sédentaire, pourvu que son régime alimentaire soit équilibré et puisse répondre à ses besoins énergétiques. Seul un supplément de vitamine D est conseillé.
- Les activités d'endurance engendrent une perte importante en eau, par la sudation. Une personne active doit ensuite combler cette perte pour éviter la déshydratation, qui mène à une fatigue excessive. Une consommation de huit à dix verres (de 250 ml chacun) d'eau par jour est recommandée. De plus, il est conseillé de boire un verre d'eau par tranche de 15 minutes pendant l'entraînement physique, puis encore deux autres après l'entraînement.

ajustée en fonction du niveau d'activité physique d'une personne, et de l'environnement dans lequel elle se trouve. Le métabolisme d'une personne active nécessitera une plus grande quantité d'eau pour réaliser ses fonctions. Des muscles actifs renferment plus de glycogène et, conséquemment, plus d'eau aussi. Pour chaque gramme de glycogène stocké, votre organisme nécessite environ trois grammes d'eau. Ainsi, avec l'ajout de l'exercice à votre quotidien, votre consommation d'eau devra être augmentée, sans compter l'eau supplémentaire que vous devrez boire durant vos séances d'entraînement pour compenser les pertes par la transpiration. Voyez à la page 98 les quantités d'eau à viser selon vos activités, même si vous ne ressentez pas la soif.

Si la consommation d'eau ne fait pas encore partie de vos habitudes, intégrez-la graduellement. En buvant beaucoup d'eau avant, durant et après vos entraînements, vous développerez le goût d'en boire plus régulièrement.

Mises en garde

L'ALCOOL

La quantité d'alcool que vous consommez influence grandement vos capacités à atteindre une condition physique supérieure et une meilleure santé. Selon certaines études, la consommation modérée de vin serait recommandée, toutefois, la surconsommation d'alcool peut rapidement devenir un risque pour la santé, sans parler de son impact calorique. Restez donc vigilant…

Que disent exactement les études qui démontrent les effets bénéfiques de l'alcool sur la santé ? D'abord, ces effets positifs ont été associés à la consommation de quantités modestes d'alcool – principalement le vin rouge. Il semblerait que l'alcool accroisse la production du « bon » cholestérol (HDL) et inhibe la coagulation excessive du sang. Comparativement aux autres boissons alcoolisées, les composés phytochimiques contenus dans le vin rouge (spécialement le resvératrol, membre de la famille des polyphénols) procureraient des effets bénéfiques pour la santé (Dr Béliveau, *op. cit.*). En consommation modérée, le vin rouge préviendrait le développement du cancer et de maladies cardiovasculaires.

Ces effets protecteurs contre les maladies cardiaques seraient plus importants chez les femmes postménopausées et les hommes âgés de plus de 40 ans. Par contre, le Dr Richard Béliveau soutient que les risques de cancer et de décès s'élèvent rapidement lorsqu'on excède quatre consommations quotidiennes de vin rouge chez les hommes, et deux consommations seulement chez les femmes. Soyez donc prudent et évitez de dépasser la quantité dite raisonnable.

Quantité d'alcool à respecter – Pour profiter des bienfaits sur le plan cardiovasculaire, les recommandations varient entre un et trois verres de vin par jour, selon le sexe. Sachez qu'une consommation équivaut à 125 ml (4 oz) de vin. Le problème est que bien peu de gens se contentent des quantités recommandées et, souvent, l'excès l'emporte sur la modération. Chose certaine, une saine alimentation, le rejet du tabac et la pratique régulière d'activités physiques sont sans contredit les meilleurs moyens d'obtenir de nombreux bénéfices pour la santé.

Les mauvais côtés de l'alcool – Une fois avalé, l'alcool traverse le tube digestif, puis les parois intestinales pour aller attaquer sa première « victime » : le foie (qui joue un rôle majeur de désintoxication de l'alcool). Ensuite, transporté par le sang, l'alcool touche tous les organes irrigués par le sang et menace plus particulièrement le cœur, les muscles, le système nerveux et le cerveau. Lorsqu'il y a excès d'alcool, les

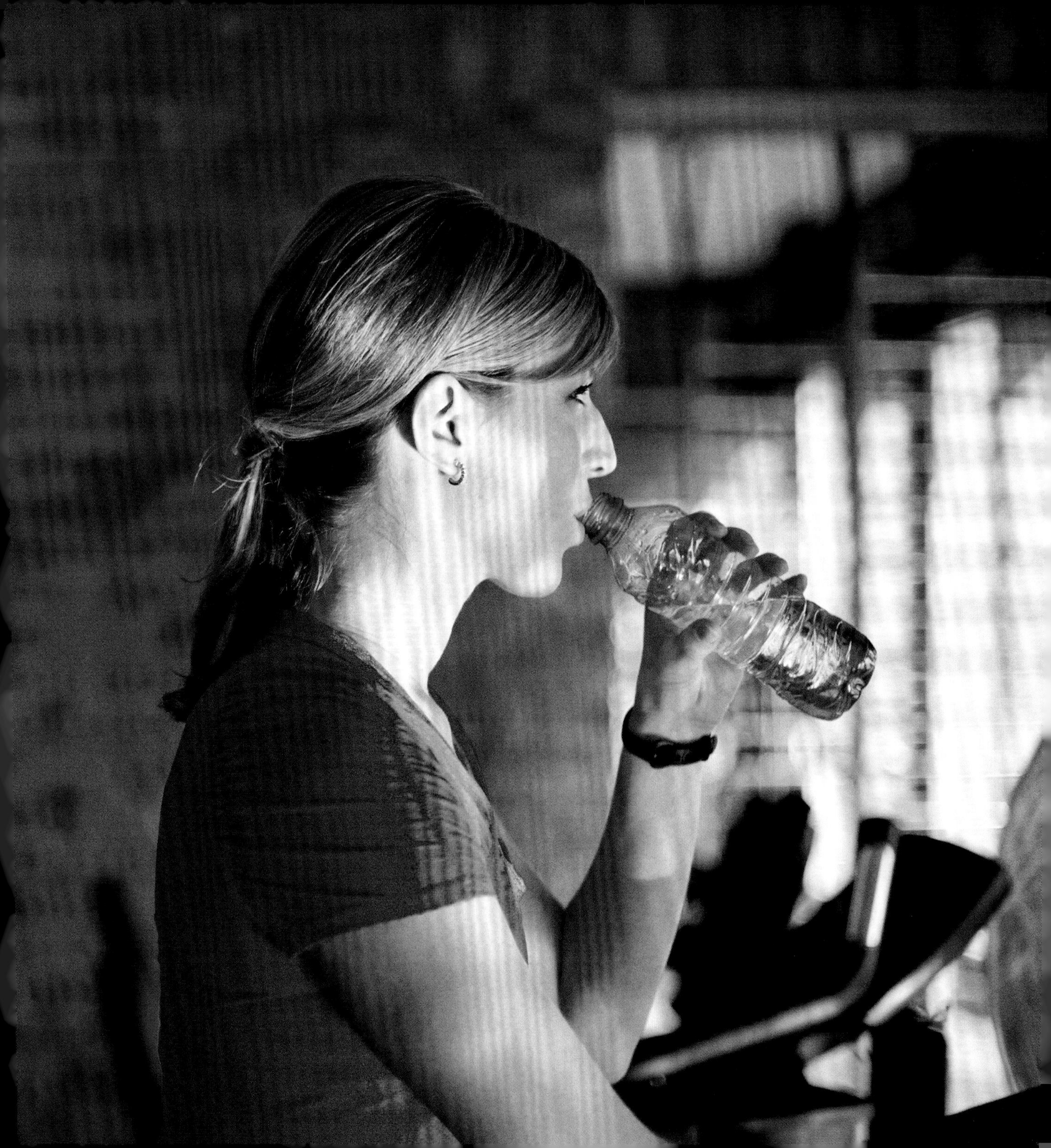

EN BREF — **À PROPOS DE L'ALCOOL**

- Selon la Stratégie canadienne antidrogue, une consommation modérée d'alcool équivaut à un maximum de un verre par jour (pas plus de sept par semaine), et consommer plus de quatre verres en une même occasion ou plus de quatorze consommations par semaine entraîne des risques pour votre santé. L'abus d'alcool à long terme peut causer de nombreux problèmes, dont les maladies du foie, du cœur, et possiblement aggraver le diabète, augmenter les risques d'accident vasculaire cérébral, de cancer du côlon et de cancer du sein, influencer la tension artérielle, etc. La modération a clairement meilleur goût!

- J'aimerais que vous réévaluiez la quantité d'alcool que vous consommez par jour et par semaine. Référez-vous au test sur les habitudes de vie dans la section des tests, au chapitre 7 (p. 258) et révisez votre taux de consommation. Est-il exact ? Votre consommation correspond-elle aux quantités recommandées pour bénéficier de ses effets positifs ? Pourriez-vous diminuer votre consommation ? Si oui, de combien ? Souhaitez-vous que cette réduction d'alcool fasse partie de vos objectifs à court terme ? Allez, ajoutez-le à votre liste!

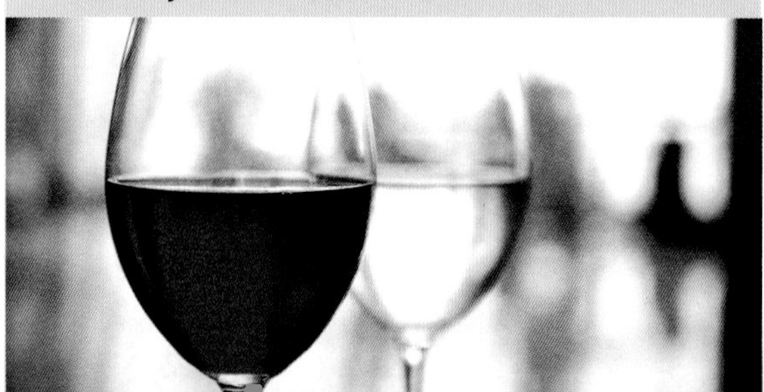

doses dépassent la capacité du foie à l'utiliser. Vos facultés s'affaiblissent, votre vision, votre équilibre et votre coordination sont atteints, et vous connaissez la suite...

L'alcool et la déshydratation – En petite ou en grande quantité, l'alcool déshydrate. Pour réussir à éliminer un agent toxique comme l'alcool, les reins doivent aussi éliminer de l'eau. Le corps se trouve alors rapidement déshydraté après l'ingestion d'alcool. Rappelons que les besoins en eau sont plus importants pour une personne active que pour une personne sédentaire. Ainsi, une personne active qui prend de l'alcool risque d'accroître son déséquilibre hydrique, ce qui augmentera ses besoins en eau.

L'alcool et le gain de poids – Quant à leur influence sur le gain de poids, les boissons alcoolisées peuvent constituer une quantité significative de calories.

La densité calorique de l'alcool équivaut presque à celle du gras! La valeur énergétique de l'alcool est de 7 calories par gramme et celle des lipides est de 9 calories par gramme. Pour les glucides et les protéines, la valeur énergétique est de 4 calories par gramme. Toutefois, les calories de l'alcool sont « vides », c'est-à-dire qu'elles ne contiennent aucune valeur nutritive. La consommation d'alcool, d'un point de vue biologique, est donc inutile. Alors si vous vous trouvez en période de perte ou de maintien de poids, attention!

L'alcool et l'humeur – En plus, la consommation d'alcool peut diminuer la volonté, l'enthousiasme et la motivation; elle affaiblit également le contrôle de soi. Après en avoir bu, vous êtes plus facilement enclin à déroger à votre « engagement santé »! Et ce n'est certainement pas sous l'influence de l'alcool que vous irez faire une grosse séance d'entraînement!

LA CAFÉINE

La consommation de caféine est courante dans notre société. Elle est la drogue la plus consommée dans le monde. Bien qu'elle puisse être stimulante, la caféine n'est pas une source d'énergie puisqu'elle ne contient aucune calorie et aucune valeur nutritive (à moins d'y ajouter du sucre ou du lait). Sous son influence, votre performance physique peut vous sembler améliorée (surtout en endurance), puisque la caféine retarde la sensation de fatigue. Par contre, lorsque son effet s'estompe, le contraire se produit… et votre niveau d'énergie chute rapidement. Bien que la tolérance à la caféine varie d'une personne à l'autre, il faut se méfier de la dépendance physique qu'elle engendre et des effets potentiellement nuisibles pour la santé. Ceux-ci se manifestent en général lorsque la consommation de caféine dépasse trois à quatre tasses (de 250 ml chacune) de café et/ou de thé, ou six à douze canettes de boissons gazeuses par jour. Parmi ces effets négatifs, on compte l'insomnie, l'anxiété, l'agitation et même le risque de dépression ou de reflux gastrique. Tout comme l'alcool, la caféine a un effet diurétique et sa consommation doit se faire avec modération.

BUVEZ UN VERRE D'EAU POUR CHAQUE VERRE D'ALCOOL.
VOUS ÉVITEREZ LA DÉSHYDRATATION ET PEUT-ÊTRE LE MAL DE TÊTE DU LENDEMAIN…

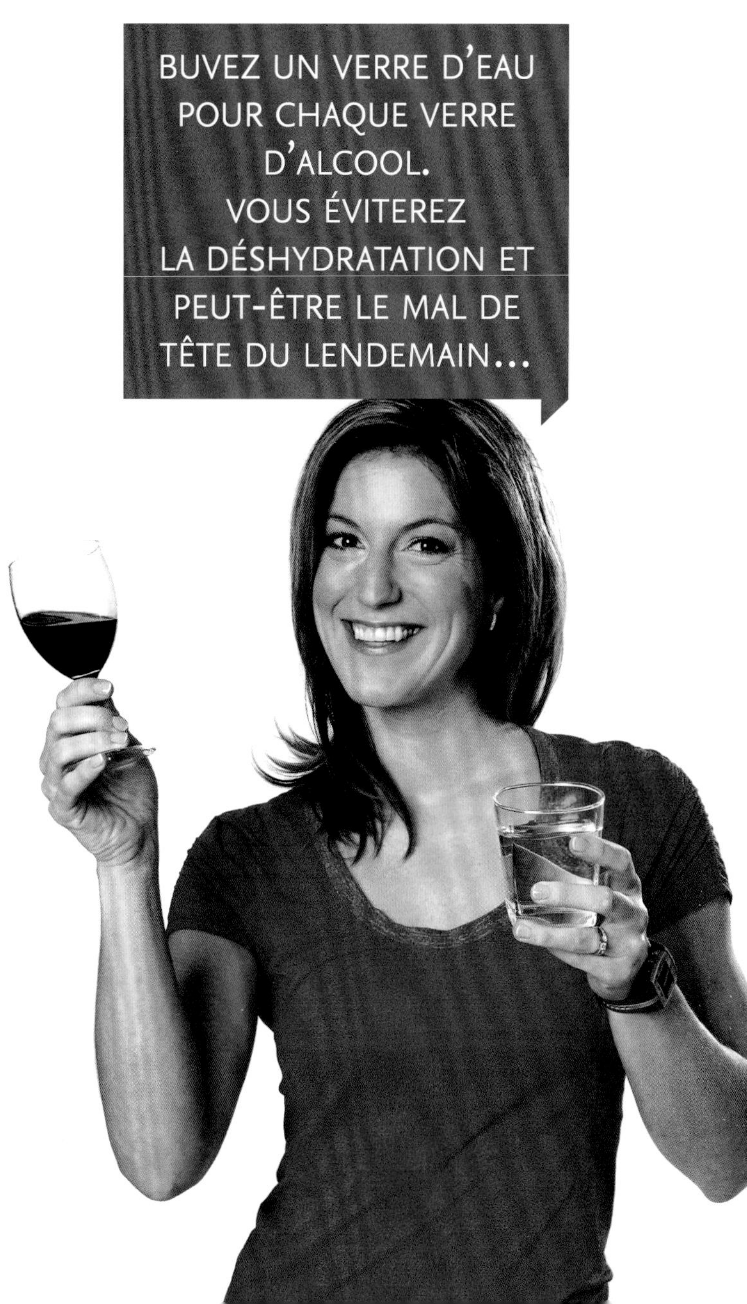

LES BOISSONS STIMULANTES

Plusieurs boissons dites énergisantes renferment des stimulants tels que la théine, la caféine ou de la guarana. Comme le café, ces boissons ne constituent pas une source d'énergie nutritive (calories), elles ne font que stimuler le système nerveux. Souvenez-vous qu'avant une séance d'entraînement, votre objectif est de « remplir » vos réserves de glycogène musculaire pour l'utilisation rapide d'énergie. Privilégiez alors les boissons avec les bonnes concentrations (de 6 à 8 %) de sucres ajoutés, de type Gatorade[MC]. Évitez que votre tasse de café ou votre boisson stimulante ne devienne « nécessaire » à l'accomplissement de votre entraînement physique.

L'action anticancer de certains aliments

Le cancer est le tueur numéro un au Canada actuellement, et selon le Dr Richard Béliveau, 30 % des cancers sont causés par une mauvaise alimentation. Je vous présente, à la page 107, un résumé des aliments qualifiés « contre le cancer » et les quantités respectives à consommer afin de profiter de leurs bienfaits. Ces aliments possèdent diverses molécules, dont les polyphénols, qui participent activement au combat contre la multiplication cellulaire responsable du cancer. Si vous les consommez régulièrement, vous réduisez vos risques de développer un cancer. Les autres causes de ce type de maladie sont le tabagisme (30 %), l'hérédité (15 %), la sédentarité et l'obésité (5 %), l'alcool, les drogues, la pollution, l'environnement et autres causes (entre 1 et 3 % chacun). Si vous ne fumez pas, vous nourrissez bien et faites de l'exercice, vous réduisez vos risques de développer un cancer de 65 %… ce qui n'est certainement pas négligeable !

Évaluer ses habitudes alimentaires

À présent, vous connaissez les aliments et les proportions à privilégier afin d'offrir à votre corps le bon carburant pour être actif et jouir d'une bonne santé. Évaluons maintenant vos habitudes actuelles. En rédigeant un journal alimentaire, vous prendrez conscience de la quantité et de la qualité des aliments que vous consommez chaque jour.

Remplissez le journal fourni au chapitre 7, p. 270 (un jour par page), en y incluant deux journées types de la semaine, avec et sans entraînement, et une journée de repos ou de congé. Notez ensuite, avec suffisamment de détails et pour chacune de ces journées, les aliments consommés, et l'endroit et l'heure à laquelle vous les avez mangés. Tentez de documenter le plus fidèlement possible votre consommation (quantité et qualité) d'aliments, même les collations, et n'oubliez pas les vinaigrettes, condiments, sauces, huiles ou beurre utilisés dans la cuisson de vos aliments, les suppléments de vitamines ou les produits naturels. Autant que faire se peut, notez aussi le pourcentage de matières grasses et l'état des produits (frais, surgelés, en conserve, etc.), ainsi que la méthode de cuisson et toute autre information pertinente. Fiez-vous à l'étiquette alimentaire pour détailler vos choix.

Je vous invite aussi à ajouter d'autres informations liées à votre consommation d'aliments, par exemple, le contexte alimentaire – comme votre niveau d'appétit et de satiété, vos émotions, etc. (Avez-vous surconsommé ? en raison du stress, parce que vous êtes triste, etc. ?) En prêtant une attention particulière à vos habitudes alimentaires, il devient plus facile d'identifier celles qui devraient être améliorées et les circonstances qui affectent votre équilibre alimentaire. Je vous proposerai d'ailleurs quelques solutions de rechange pour vous détourner de la tentation lors de moments où les moins bonnes habitudes pourraient prendre le dessus, et où la faim devient plus émotive que physique.

Une fois votre journal alimentaire rédigé, vous pourrez par la suite évaluer vos tendances et vos écarts. Aussi, certaines modifications à vos habitudes actuelles vous apparaîtront sûrement nécessaires ; d'autres seront plus subtiles, mais elles vous permettront également d'atteindre vos objectifs.

Pour avoir une idée plus précise de vos besoins particuliers tant sur le plan de vos apports nutritionnels que sur celui de votre dépense énergétique, vous pouvez consulter un diététiste-nutritionniste qui possède de l'expérience en nutrition sportive. À l'aide d'outils spécifiques (tests) et d'analyses particulières, ce spécialiste vous conseillera des stratégies à adopter pour concilier vos apports nutritionnels et votre dépense énergétique. Tout cela pour que vous puissiez atteindre plus vite et plus efficacement vos objectifs, sans compromettre votre santé ou votre performance.

Adopter une saine alimentation

Voici quelques trucs pour faciliter l'adoption de saines habitudes alimentaires, et ce, pour la vie.

Consultez un(e) nutritionniste – En plus de vous guider dans vos choix en nutrition, les diététistes-nutritionnistes vous aident à mettre en pratique un nouveau programme alimentaire, qui devra bien sûr tenir compte de votre niveau d'activité physique. Plusieurs diététistes-nutritionnistes détiennent même une expertise en nutrition sportive.

Faites le ménage du garde-manger – Évitez de garder des aliments moins nutritifs dans votre garde-manger ou votre réfrigérateur. S'ils ne sont pas là, la tentation n'y sera pas non plus! Toutefois, si vous ne pouvez vous en départir complètement, n'en conservez que de petites quantités. Exemples d'aliments à posséder en faible quantité à la maison: croustilles, friandises, chocolat, crème glacée, boissons gazeuses, alcool, etc.

Enrôlez la famille – Faites bénéficier votre famille et vos proches des modifications alimentaires positives que vous instaurerez. En intégrant peu à peu vos nouvelles habitudes, votre entourage s'adaptera et découvrira que la santé peut avoir très bon goût!

Changez votre façon de faire l'épicerie – Vous savez sans doute que le fait de faire l'épicerie le ventre plein limite les achats compulsifs et l'attrait pour les aliments moins nutritifs.

Longez les allées en bordure de l'épicerie et favorisez les aliments qui sont le moins transformés possible, et donc souvent plus nutritifs.

Lisez avec attention les étiquettes de valeur nutritive sur les produits emballés.

À QUOI ÉQUIVAUT UNE CALORIE ?

Une calorie est une unité de mesure d'énergie, tout comme le mètre est une unité de mesure de distance. La quantité d'énergie fournie par les aliments à votre corps se traduit en calories. Une calorie représente la chaleur (ou l'énergie) nécessaire afin d'élever d'un degré Celsius (1 °C) un gramme d'eau.

COMBIEN DE CALORIES DANS UNE LIVRE DE GRAS ?

Saviez-vous qu'une livre de gras équivaut à 3500 calories ? Oui, oui ! Ce qui signifie que pour perdre une livre, en une semaine, vous devez réduire vos apports énergétiques et/ou augmenter votre dépense énergétique de 3500 calories (500 calories par jour). Ne vous découragez pas, et sachez qu'à ce rythme il est possible de perdre jusqu'à 52 livres par année…

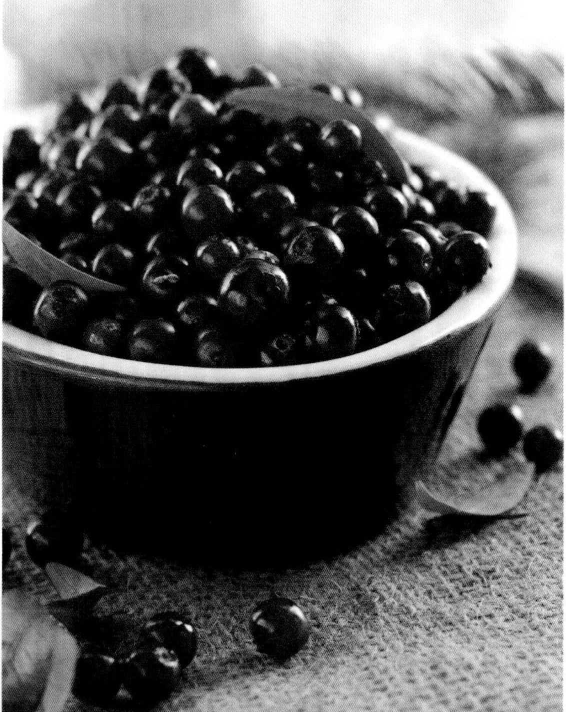

Posez-vous toujours la question suivante : existe-t-il un choix plus nutritif ?

Cuisinez – Avec les nombreux livres (et sites internet) de recettes en vogue actuellement, la préparation de mets santé devient de plus en plus accessible et rapide. En cuisinant vous-même vos repas, vous profiterez des produits à leur état naturel et découvrirez de nouveaux ingrédients tout en contrôlant facilement la quantité de sucre, de gras, etc., qui s'y trouve. Je vous invite d'ailleurs à consulter mon livre intitulé *10-4 – Perdre sainement 10 livres en 4 semaines* pour des idées de recettes santé.

Prenez des collations santé – Il est important que vous ayez des idées de collations santé à votre portée, car vous serez ainsi moins tenté de grignoter des aliments peu nutritifs. La collation, qui vous aide à patienter jusqu'au prochain repas, doit contenir une combinaison de protéines et de glucides afin de mieux vous rassasier. Voici quelques idées de collations :

- poignée de noix avec un fruit frais ;
- yogourt à boire et galettes de riz ;
- yogourt-mousse à 2 % m.g. ou moins et barre tendre à 150 calories ou moins ;
- fromage en ficelle et fruits en boîte.

Faites attention à votre entourage – Contrairement aux régimes alimentaires draconiens, les changements d'habitudes alimentaires proposés dans ce livre se font pour la vie. Les gens autour de vous les remarqueront et certains envieront peut-être même votre discipline et votre engagement envers votre santé. Si tel est le cas, ne vous laissez pas influencer par leurs commentaires. Ne vous aventurez pas non plus dans de mauvaises habitudes en prétextant qu'une fois n'est pas coutume. Vous seul connaissez le degré de contrôle que vous possédez. Soyez prudent et méfiez-vous des exceptions !

Apprendre à contrôler sa faim

La surconsommation alimentaire est à la portée de tous, car de nombreux restaurateurs et épiceries sont ouverts en tout temps. Vous avez pourtant entièrement le contrôle sur la nourriture que vous mangez… Selon les épreuves qu'elles traversent et les émotions qu'elles vivent, de nombreuses personnes utilisent la nourriture pour réduire leur stress, leur ennui, leur angoisse, leur solitude ou combler un vide émotif. Cette habitude de manger pour combler un besoin émotif plutôt que physiologique peut être difficile à briser. Les quelques trucs suivants peuvent vous donner un coup de pouce pour éviter ce genre de comportement et réduire la quantité de nourriture « psychologique » que vous pourriez ingérer.

Prenez le temps de manger – Ne mangez pas debout. Asseyez-vous pour manger. Dégustez chaque bouchée et patientez avant de prendre la prochaine. En ralentissant le rythme auquel vous ingérez votre nourriture, vous donnerez la chance à votre corps de vous signaler qu'il a atteint la satiété. Plusieurs trucs existent pour manger plus lentement, par exemple déposer sa fourchette entre chaque bouchée ou encore mastiquer chaque bouchée plusieurs fois avant de l'avaler.

Choisissez une petite assiette – Au lieu de grignoter en pigeant directement dans un sac, un pot ou un contenant, servez-vous une portion dans un petit bol et rangez le reste avant de commencer à manger. Et puisqu'on nous a souvent appris à vider notre assiette, utilisez-en une plus petite ; de cette façon, votre portion sera réduite !

Évitez les buffets – Autant que possible, évitez les buffets, propices à la surconsommation. Sinon, ne vous servez qu'une fois. Commencez par faire le tour pour

ALIMENTS CONTRE LE CANCER

Aliments	**Certaines sources**	**Quantité/jour**
Ail et oignons	Ail, oignons, poireaux, échalotes, ciboulette	½ tasse
Soja	Fèves natures ou séchées, miso, tofu	50 g
Curcuma	Ajoutez cette épice à vos plats (soupes, sauces, vinaigrettes, etc.)	5 ml (1 c. à thé)
Thé vert	Les thés verts japonais sont plus riches en polyphénols (molécules anticancéreuses)	3 tasses, idéalement espacées dans la journée (temps d'infusion recommandé : 8 à 10 min)
Chocolat noir	Chocolat noir à 70 % de cacao	80 g
Oméga-3	Graines de lin moulues, noix de Grenoble fraîches, huiles de noix et de canola, sardines, hareng, maquereau, saumon, truite arc-en-ciel	15 ml (1 c. à soupe)
Agrumes	Oranges, pamplemousses, citrons, mandarines	1 fruit
Petits fruits	Framboises, fraises, bleuets et canneberges	½ tasse
Tomate	Pâte de tomate, sauce à spaghetti, sauce tomate	15 ml (1 c. à soupe)
Vin	Vin rouge	1 verre (125 ml)
Légumes verts	Cresson, épinards, mâche	½ tasse

Source : adapté du livre du Dr Béliveau, *Les Aliments contre le cancer* (2005).

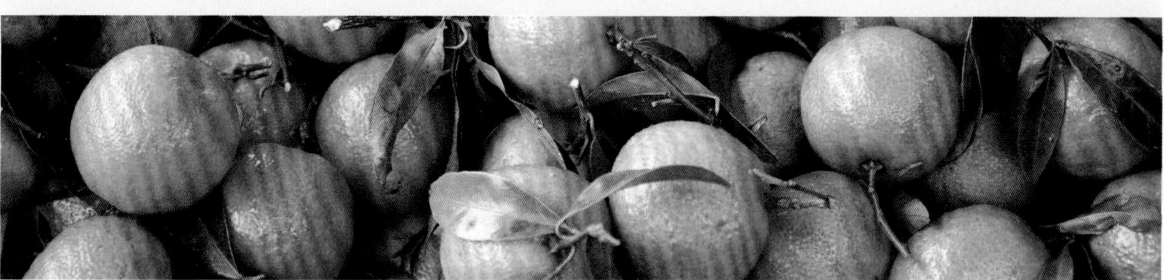

choisir exactement ce qui vous plaît. Si vous désirez une seconde assiette, prenez alors une petite portion.

Optez pour un breuvage chaud – Un café, un thé, une tisane sont autant de boissons faibles en calories et souvent synonymes de fin de repas. En les consommant tout de suite après vos repas, vous réduirez vos risques de grignoter par la suite. De plus, ces liquides prennent de la place dans le système digestif, ce qui comblera votre sensation de faim.

Ne mangez qu'à table – En mangeant devant la télé, dans votre voiture, à votre bureau ou devant l'ordinateur, vous prêtez moins attention à la quantité d'aliments que vous consommez. Les repas devraient vous faire décrocher de vos activités quotidiennes. Alors, prenez le temps de vous asseoir et de savourer pleinement ces moments. Une fois le repas terminé, levez-vous de table et occupez-vous à autre chose.

Perdre du poids intelligemment

Une perte de poids ne peut se produire que s'il y a déficit énergétique, c'est-à-dire si vous dépensez plus d'énergie que vous en consommez. C'est le principe de base à retenir, même pour ceux qui désirent prendre du poids; il faut, dans ce cas, créer un bilan énergétique positif.

La consommation de calories au Canada augmente un peu chaque année; en fait, elle aurait augmenté de 14 % au cours de la décennie 1991-2001 (Statistique Canada, 2004). Nombreuses peuvent être les sources de surconsommation de calories, mais les principales demeurent la grosseur des portions et l'alcool, d'où l'importance de surveiller ses portions alimentaires, sa consommation d'alcool et de pratiquer une activité physique régulière.

Lors d'un processus de perte de poids, vous devez réussir à être actif physiquement et de façon soutenue. Pour ce faire, il faut vous assurer que vos apports caloriques diminuent de manière équilibrée. Une insuffisance de calories provenant des glucides, par exemple, peut réduire votre capacité à soutenir le niveau d'intensité à l'entraînement et affecter votre récupération, mais aussi entraîner l'utilisation de votre masse maigre (vos muscles!) pour fournir de l'énergie. Ce qui, rappelons-le, est peu souhaitable... De plus, vous risquez de développer un état de fatigue et de faim excessives. Dans ce cas précis, la fatigue déclenchera un besoin de récupération prolongée, qui se traduira par une diminution de la capacité à dépenser des calories (une adaptation du corps pour répondre aux périodes de « stress »), alors que parallèlement, la faim vous conduira fort probablement à vous suralimenter, ce qui créera un déséquilibre énergétique positif et une prise éventuelle de poids. Ce n'est certainement pas ce que vous souhaitez!

Pour éviter de tomber dans ce piège, vous devez réduire graduellement vos apports caloriques quotidiens, toujours en respectant l'équilibre alimentaire. Un bon moyen consiste à réduire la grosseur de vos portions. Il est démontré qu'en consommant une portion plus grosse, un individu peut manger jusqu'à 30 % plus de calories[38]. Cela dit, ne remplissez votre assiette qu'aux trois quarts dès le prochain repas, et préparez-vous des collations consistantes, mais légères. Ainsi, vous maintiendrez les proportions de nutriments recommandées, tout en créant un déséquilibre énergétique, nécessaire à une perte de poids santé.

Nous avons mentionné, plus haut, qu'il fallait « priver » le corps de 500 calories par jour pour perdre 1 livre par semaine. Faisons ensemble les calculs pour une personne en surpoids qui est en équilibre énergétique (c'est-à-dire que bien qu'elle soit en situation de surpoids, cette personne ne prend ni ne perd du poids). Afin d'enclencher une perte de poids, cette personne peut diminuer son apport calorique journalier d'environ 250 calories et augmenter sa dépense énergétique quotidienne dans la même proportion (250 calories). Notez bien que la perte de une à deux livres par semaine constitue un objectif raisonnable et sain (au-delà, on risque de provoquer une perte de masse maigre et certaines carences nutritionnelles).

La perte de poids ne se réalise que par un déséquilibre calorique négatif, mais la qualité des calories consommées est importante pour vous garder en bonne santé et maximiser l'efficacité de vos séances d'entraînement. Parmi les différents macronutriments (glucides, protéines et lipides), certains sont nutritifs, d'autres moins. Misez donc sur les macronutriments nutritifs pour assurer à votre corps un apport adéquat en vitamines, en minéraux et en fibres. De plus, en donnant priorité aux aliments sains, vous offrez à votre corps les munitions nécessaires pour combattre le développement de diverses maladies, comme le diabète, les maladies cardiovasculaires, les troubles musculo-squelettiques (dont l'arthrose) et même, comme on l'a vu précédemment, plusieurs cancers.

Les gens ont parfois tendance à se plier à un régime alimentaire strict tout en s'offrant des journées de « triche ». Ce principe est malsain.

Tricher sous-entend enfreindre les règles afin de profiter d'avantages, tout en permettant de parvenir à son objectif. Hélas, si ces journées de « triche » sont trop nombreuses, vous vous éloignez de vos objectifs.

Il est inapproprié d'appliquer cette notion de « triche » à l'alimentation, car il ne s'agit pas d'un jeu ou d'une compétition, mais d'une habitude de vie. Vous ne devez pas percevoir l'alimentation comme bonne ou mauvaise, mais plutôt comme une habitude au quotidien. Manger des gâteries ne tue pas, personne n'explose après l'ingestion d'un hamburger ! Par contre, l'habitude de manger régulièrement de la malbouffe tue des milliers d'individus chaque année ! Elle cause de nombreux problèmes

(suite p. 115)

EN PRIVILÉGIANT LES ALIMENTS SAINS, VOUS OFFREZ À VOTRE CORPS LES MUNITIONS NÉCESSAIRES POUR COMBATTRE LE DÉVELOPPEMENT DE DIVERSES MALADIES.

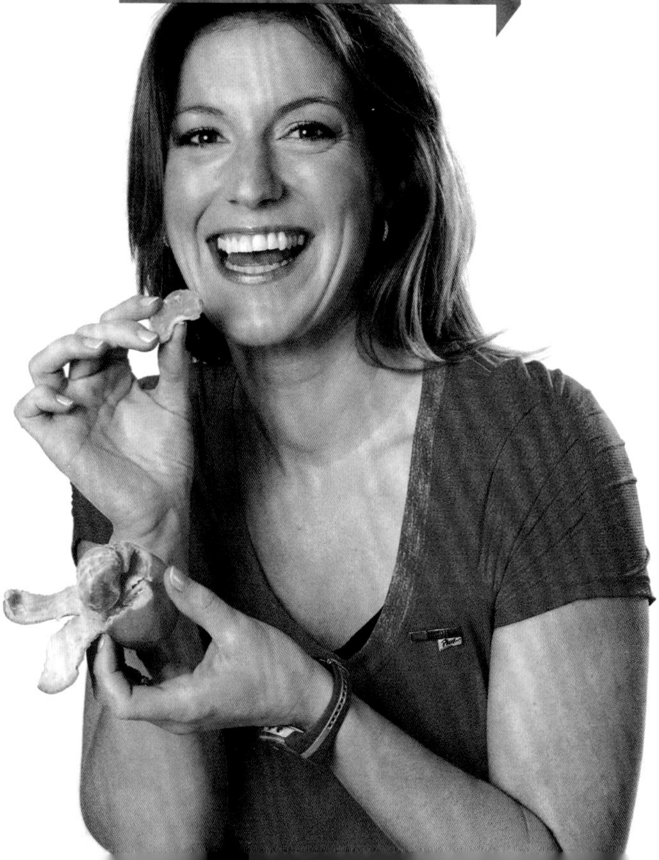

SUGGESTIONS DE SUBSTITUTIONS POUR ASSURER LA QUALITÉ NUTRITIONNELLE DES CHOIX À L'ÉPICERIE

EXEMPLES DE CHOIX MOINS NUTRITIFS	EXEMPLES DE CHOIX PLUS NUTRITIFS
Produits céréaliers	
Céréales sucrées à base de farine blanche	Céréales de blé ou grains entiers
Croustilles de pommes de terre ou maïs	Craquelins croustillants cuits au four*
Desserts préparés (biscuits, muffins, etc.)	Mélanges pour préparation de desserts*
Pâtes et pains de farine blanche	Pâtes et pains de blé ou grains entiers
Riz blanc ou converti	Riz brun ou sauvage
Légumes et fruits	
Crèmes de légumes à base de crème	Potages de légumes à base de lait
Croustilles de légumes	Crudités de légumes
Fruits séchés et sucrés	Fruits frais ou surgelés
Cocktails ou boissons de fruits	Jus de fruits non sucrés (100 % purs)
Produits laitiers	
Yogourts sucrés à plus de 6 % m.g.	Yogourts aux fruits à moins de 6 % m.g.
Fromages transformés ou non écrémés	Fromages à pâte ferme et écrémés
Crème glacée	Lait ou yogourt glacé
Viandes et substituts	
Viandes avec gras ou volailles avec peau	Viandes maigres et volailles sans peau
Produits surgelés panés ou frits	Produits surgelés sans panure ni friture*
Poissons en conserve dans l'huile	Poissons en conserve dans l'eau
Beurre d'arachide transformé, gras et salé	Beurre de noix naturel à 100 %
Autres aliments	
Confiseries et friandises	Miel et bonbons sans sucre
Boissons gazeuses	Eau de source, minérale ou aromatisée
Beurre et margarines hydrogénées	Huiles et margarines non hydrogénées

* Ayez soin de choisir des aliments sans gras trans (hydrogénés) ni gras saturés.

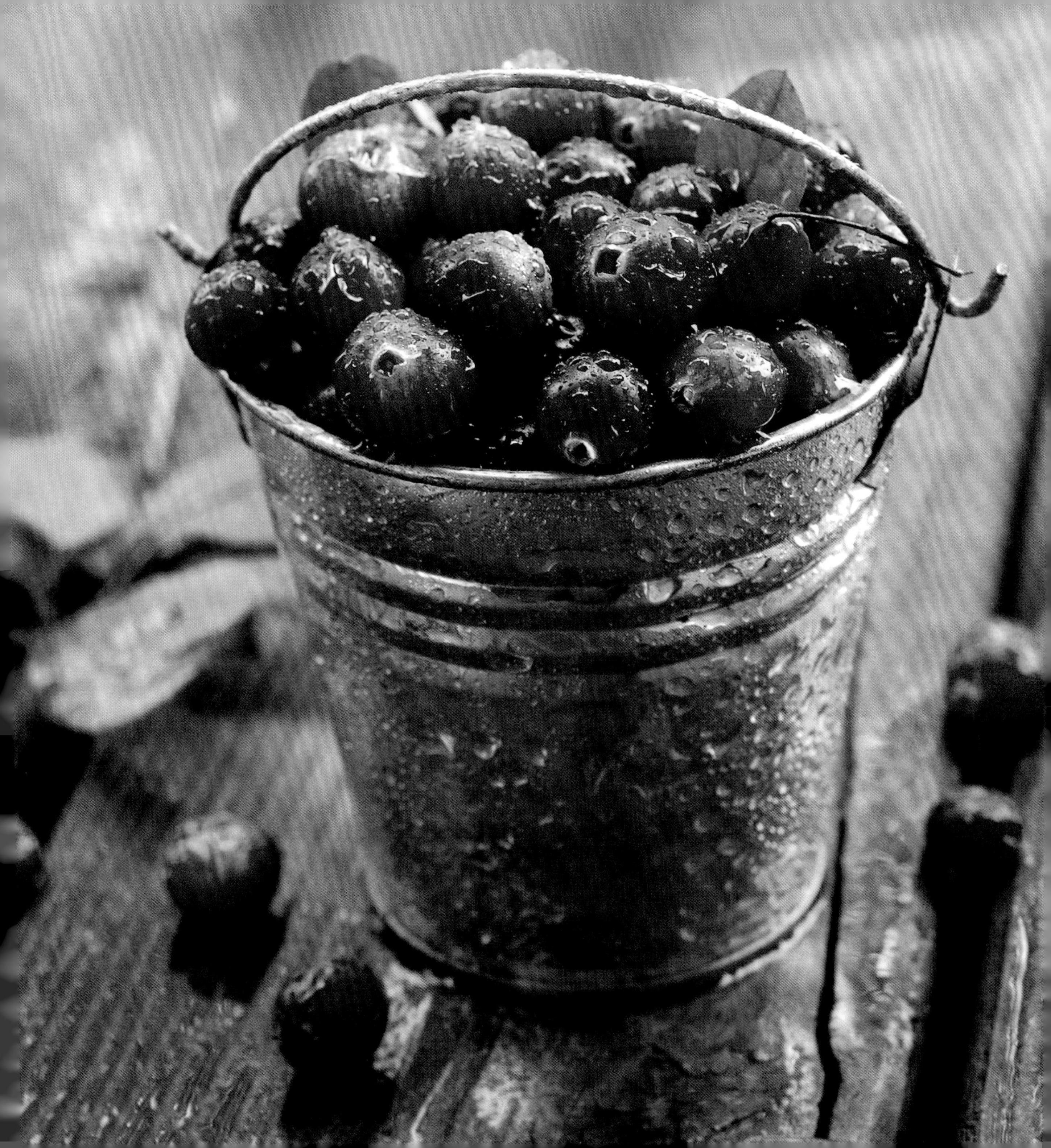

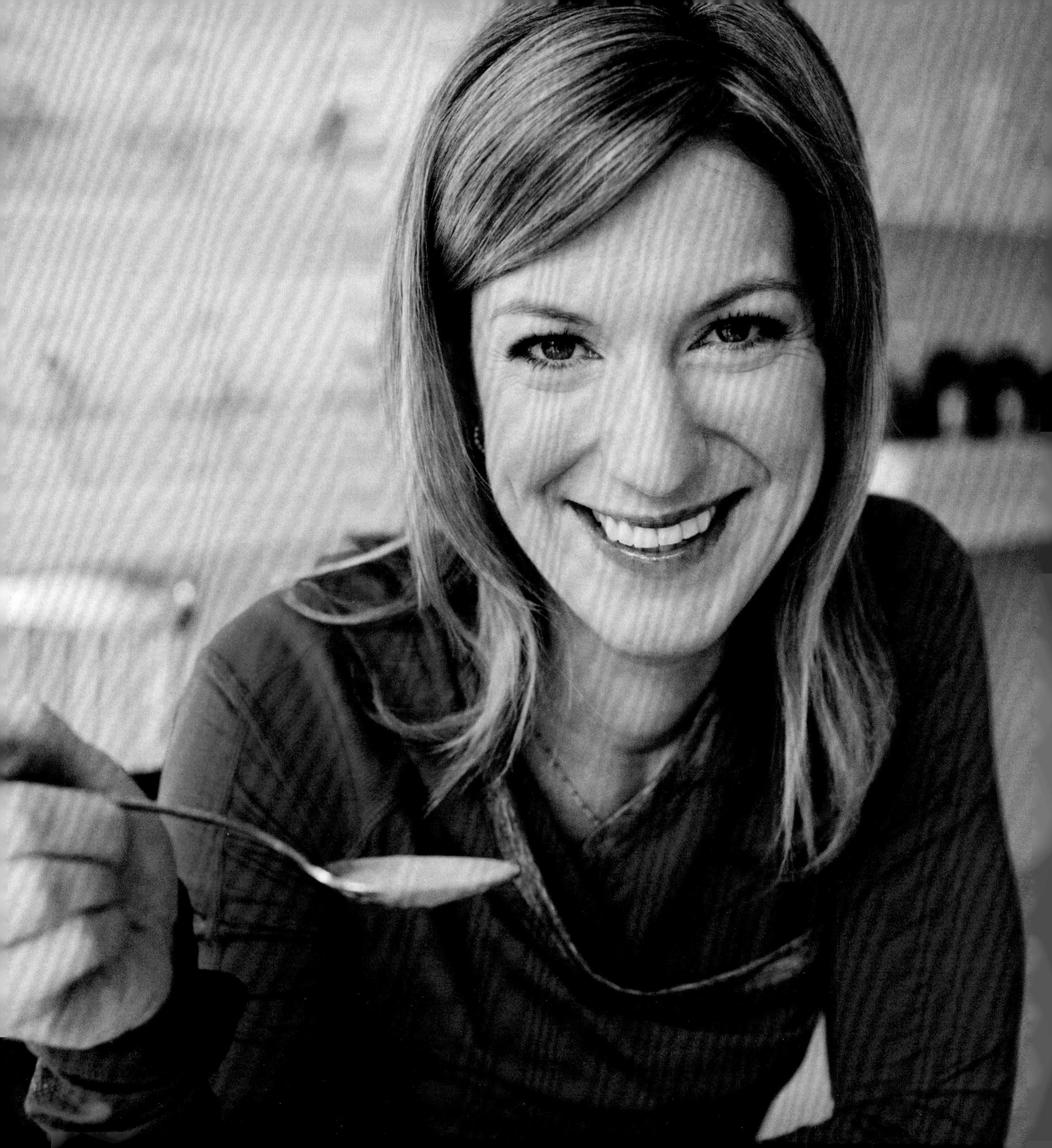

QUELQUES TRUCS SANTÉ LORS DES SORTIES AU RESTO

- Avant même d'arriver au restaurant, tentez de décider ce que vous mangerez : poisson, viande, salade… Vous réduirez les risques de vous laisser tenter par des repas moins santé.
- Les portions y sont souvent très généreuses, alors ne vous forcez pas à vider votre assiette.
- Évitez de tomber dans la corbeille de pain, souvent blanc, qui vous est servie en attendant le repas.
- Osez faire des demandes spéciales : vinaigrette à part, plats grillés et non frits, salade au lieu de frites, desserts sans crème fouettée, etc.
- Tenez-vous-en à votre repas principal… Les entrées sont souvent de trop, les desserts aussi, d'ailleurs.
- Même si vous êtes en bonne compagnie, limitez-vous à un verre de vin.

POURQUOI JE MANGE ?

Posez-vous les questions suivantes : ai-je vraiment faim ? Est-ce que je mange pour me réconforter d'une situation stressante ? Est-ce que je mange par ennui, par solitude, pour combler un vide ou en raison d'un problème dans ma vie ? Afin de vous changer les idées durant ces périodes plus difficiles émotivement, un bon moyen consiste à trouver des activités alternatives. Dressez donc une liste d'activités qui vous plaisent et qui vous aideront à accorder votre attention à autre chose que la nourriture.

- Levez-vous de table et sortez de la cuisine après votre repas.
- Brossez vos dents.
- Allez faire une promenade.
- Prenez un bain et lisez un bon livre ou une de vos revues préférées.
- Téléphonez à un ami…

Quelles sont vos activités alternatives ?

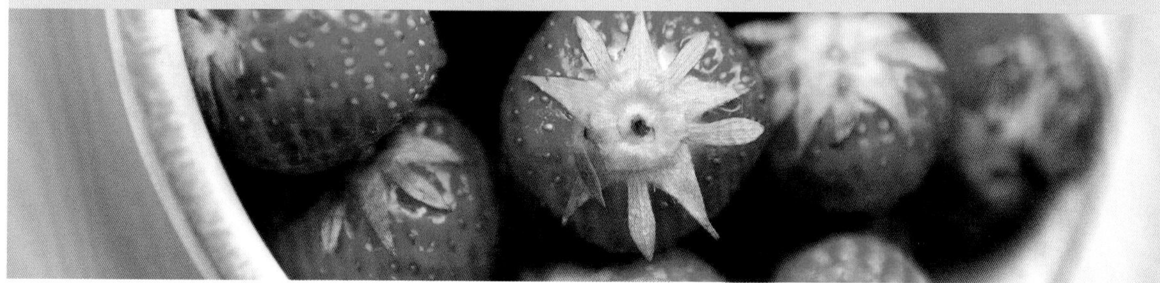

EN BREF

À PROPOS DE L'ALIMENTATION, SOUVENEZ-VOUS DE...

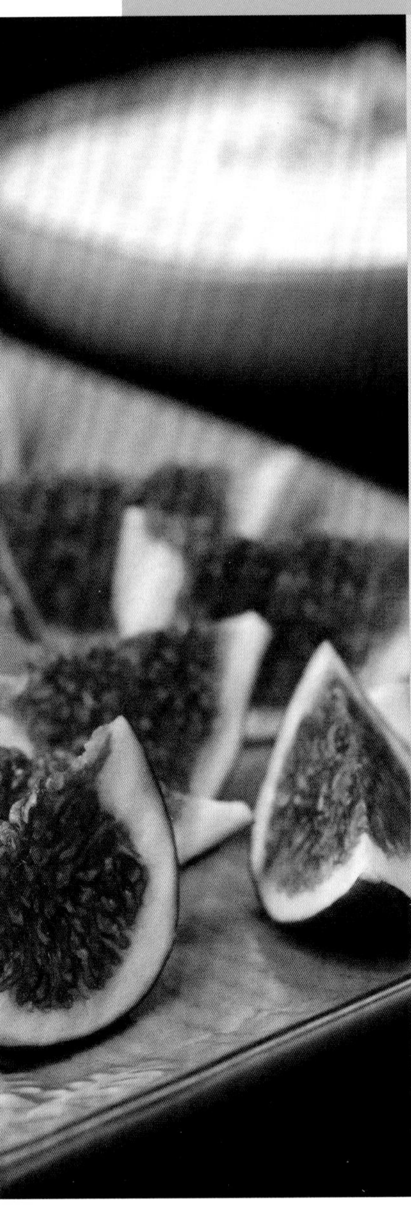

- viser des choix alimentaires nutritifs. Il est vrai qu'« une calorie demeure une calorie », mais entre ingérer 100 calories de laitue et 100 calories de frites, côté bienfaits pour la santé, ces choix ne s'équivalent pas ! Soyez vigilant dans vos choix : fruits, légumes, grains entiers et poissons... des choix rassurants (selon leur mode de cuisson et les sauces que vous ajouterez !) ;
- contrôler vos portions. Pour perdre du poids, vous devez augmenter votre dépense énergétique et/ou réduire votre apport énergétique. Méfiez-vous des portions servies au resto : règle générale, elles sont trop grosses ;
- diminuer votre consommation d'alcool. Privilégiez le vin rouge et limitez votre consommation à un ou deux verres par jour* ;
- éviter les carences nutritionnelles. Visez la variété des aliments. Un corps actif a besoin de pas moins de 44 nutriments tous les jours pour être en santé ;
- boire de l'eau, c'est un incontournable ! Maintenant actif, votre corps en réclame plus que jamais. Buvez de huit à dix verres (de 250 ml chacun) d'eau par jour, en plus de celle que vous consommez pendant (et après) vos séances d'entraînement ;
- diminuer la prise d'insuline chez les diabétiques de type 2.
- Enfin, souvenez-vous de garder votre plaisir de manger !

* Santé Canada et le ministère de la Santé et des Services sociaux suggèrent plutôt une portion standard de 150 ml (5 oz) de vin, tandis que Diabète Québec et d'autres instances en limitent la portion à 125 ml (4 oz).

de santé, dont l'obésité, les maladies cardiovasculaires, le diabète, pour n'en nommer que quelques-uns. Concevez votre alimentation comme une partie d'un tout, d'un ensemble qui est représenté par votre rythme de vie.

Allez-y graduellement – Faites de petits changements graduels, sans bouleverser votre quotidien. Sélectionnez des aspects de votre alimentation qui pourraient être améliorés (visites aux restos-minute, repas à des heures irrégulières, surconsommation de gras trans, etc.), puis effectuez un changement à la fois.

Apprenez à reconnaître et à évaluer ce que vous mangez, car vous ne pourrez apporter des changements concrets si vous ne comprenez pas d'abord ce que vous faites de bien ou de moins bien.

Cependant, évitez que votre alimentation ne devienne une obsession, au risque de développer des troubles de comportements qui sont très dangereux pour votre santé globale. Soyez à l'aise et en harmonie avec votre nourriture.

Augmentez votre consommation d'aliments nutritifs et réduisez votre apport d'aliments moins nutritifs. Tentez d'intégrer la définition suivante de l'alimentation : prévenir la maladie, améliorer votre performance dans vos activités quotidiennes et préserver votre santé.

Tous les jours, vous aurez des choix à faire et des décisions à prendre. Souvenez-vous que chaque nouvelle habitude alimentaire que vous adoptez, si minime soit-elle, fait une différence sur votre santé. Puis une fois que vous aurez adopté vos nouvelles habitudes (physiques ou alimentaires), votre défi consistera à les maintenir et à les améliorer, pour le reste de votre vie.

Le chapitre suivant se veut incitatif et encourageant. Une recherche récente m'a amenée à rassembler les facteurs qui influencent l'adoption et le maintien du comportement physiquement actif. Je vous y proposerai donc des moyens pratiques et concrets pour maintenir vos nouvelles habitudes afin qu'elles deviennent votre nouveau mode de vie.

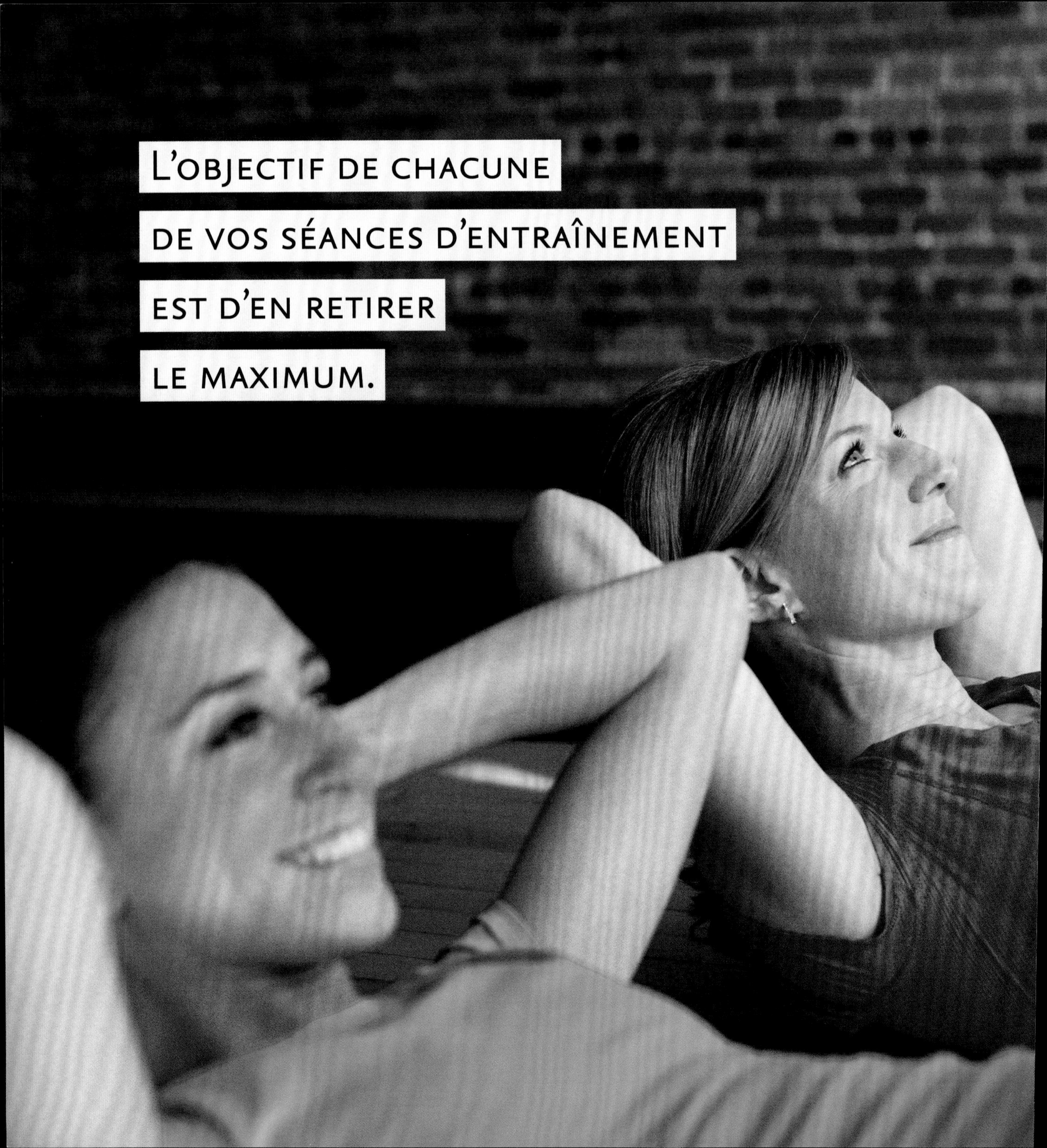
L'objectif de chacune
de vos séances d'entraînement
est d'en retirer
le maximum.

5

DEMEURER MOTIVÉ

DEMEURER MOTIVÉ

Ce qui influence la motivation à l'entraînement

Maintenant que vos objectifs sont établis, que l'évaluation de votre condition physique est terminée et que les principes d'entraînement vous sont plus clairs, il ne vous reste plus qu'à découvrir les facteurs qui vous aideront à transformer la pratique du conditionnement physique en un nouveau mode de vie… pour la vie!

Les statistiques démontrent qu'après les trois à six premiers mois d'adoption du comportement physiquement actif, seulement 50 % des gens persistent[39]. Je souhaite qu'avec le présent chapitre vous puissiez identifier les raisons qui pourraient vous mener à l'abandon et développer des outils qui vous donneront le pouvoir de persévérer.

Au cours de mes études de maîtrise en kinanthropologie, je me suis intéressée aux différents facteurs qui peuvent influencer une personne à adopter et à maintenir un comportement physiquement actif. Je me suis alors posé les questions suivantes: « Malgré tous les bienfaits clairement reliés à la pratique régulière de l'activité physique, pourquoi autant de gens abandonnent-ils après si peu de temps ? » et « Comment faire pour nourrir la motivation des personnes qui s'engagent dans un programme de conditionnement physique ? » Pour trouver réponse à ces questions, j'ai dû lire abondamment sur le sujet de la motivation à l'entraînement. J'ai également effectué une recherche afin de valider l'influence de l'entraînement personnalisé sur le maintien d'un comportement physiquement actif.

En plus des résultats révélateurs de cette recherche, j'aimerais partager avec vous le fruit de mes lectures, qui, selon moi, représentent une mine d'or pour tous ceux qui souhaitent demeurer assidus à leur entraînement et surtout, atteindre leurs rêvalisables!

On peut regrouper en trois grandes catégories les différents facteurs qui influencent le taux d'assiduité à la pratique régulière de l'activité physique: les facteurs personnels, les facteurs environnementaux et les facteurs liés au programme d'entraînement[40]. Selon votre personnalité, votre situation actuelle et vos expériences antérieures, certains d'entre eux vous paraîtront essentiels à la réussite de votre prise en charge. Vous pourrez ajuster leur application de façon à ce qu'ils contribuent à améliorer vos chances de demeurer assidu. Débutons par les facteurs personnels.

Les facteurs personnels

Parmi les différents facteurs personnels qui influencent l'assiduité à l'activité physique, certains sont modifiables, d'autres pas, comme l'âge et le sexe. Examinons donc les facteurs psychologiques, sur lesquels vous avez entièrement de l'emprise. Ceux-ci influenceront votre niveau d'intérêt, de motivation, ainsi que votre sentiment profond de pouvoir réussir à long terme ce nouveau défi que vous vous lancez.

PASSEZ À L'ACTION, POUR L'AMOUR !

Malgré toutes les bonnes raisons qui vous poussent à amorcer l'entraînement, seule l'action mènera aux résultats. Vous devez investir temps, efforts et énergie pour réussir à maintenir votre nouveau comportement. D'ailleurs, une des grandes barrières que vous rencontrerez dans votre processus d'adoption de nouvelles habitudes est l'amorce, c'est-à-dire effectuer le comportement pour la première fois[41]. La première séance d'entraînement terminée, les perceptions du comportement se réajustent et la période d'adoption est officiellement enclenchée. Par la suite, afin de poursuivre dans ce processus, il faut développer d'autres habiletés, par exemple, celle de savoir gérer les rechutes possibles.

IDENTIFIEZ VOS BARRIÈRES

La perception de vos capacités à surmonter les difficultés associée à l'adoption et au maintien d'un comportement physiquement actif influencera votre taux de participation[42]. Entre autres, le fait d'avoir réussi ou non à maintenir l'activité physique dans le passé vous donnerait plus ou moins confiance en vos moyens d'y arriver à nouveau. Pour être en mesure de gérer les rechutes possibles, identifiez d'abord vos barrières et leurs solutions. Ainsi, vous augmenterez considérablement vos chances de demeurer engagé. En prévoyant des solutions pratiques, vous vous sentirez en meilleur contrôle de la situation et donc moins vulnérable à la tentation d'abandonner. Voici quatre exemples de barrières et leurs solutions possibles.

Je vous propose maintenant d'identifier clairement les raisons de vos échecs antérieurs, ainsi que les barrières qui ont pu freiner, dans le passé, votre élan de motivation et de prise en charge. Tentez ensuite de développer des solutions qui, lorsqu'elles seront appliquées, vous mobiliseront totalement. D'ailleurs, à la lecture des prochains points, d'autres solutions pratiques s'ajouteront, ce qui vous aidera à trouver votre propre formule gagnante.

Je vous invite donc à effectuer un retour sur le passé, histoire de vous assurer de ne pas répéter les mêmes

Les barrières qui, dans le passé, ont nui à l'atteinte de mes objectifs	Solutions concrètes et pratiques
« JE NE TROUVE JAMAIS LE TEMPS DE M'ENTRAÎNER ! »	► Je ferai mon entraînement durant mon heure de dîner ou le soir, à 19 heures. ► Je me coucherai un peu plus tôt la veille pour m'entraîner le matin avant de me rendre au travail.
« FAIRE DE L'EXERCICE EST ENNUYEUX ! »	► Je demanderai à un ami de s'entraîner avec moi. ► Je participerai aux cours d'exercices en groupe. ► Je m'abonnerai à un centre d'entraînement où il y a de la variété.
« JE NE SUIS PAS CERTAIN(E) DE FAIRE LES BONS EXERCICES. »	► Je vais demander l'aide d'un entraîneur personnel.
« JE ME LÈVE AVEC DE BONNES INTENTIONS, MAIS LE SOIR VENU JE REMETS L'ENTRAÎNEMENT EN QUESTION. »	► Au lieu de retourner chez moi après le bureau, j'irai directement au centre d'entraînement.

erreurs, mais aussi et surtout, pour mieux planifier votre plan d'attaque. Chaque petite bataille que vous remporterez vous conduira sur le chemin de la victoire ! Référez-vous à la section des tests, au chapitre 7, pour identifier vos barrières (p. 271).

RÉVISEZ VOS MOTIVATIONS

Les motifs qui sous-tendent n'importe quel changement de comportement doivent être identifiés clairement, puis remémorés régulièrement, puisque la mémoire est une faculté qui oublie, hélas ! Dans les moments où vous manquez de motivation, révisez vos objectifs initiaux – rêvalisables – et les sentiments qui, à ce moment-là, vous ont conduit à modifier vos habitudes. Étiez-vous las de manquer d'énergie ? Se peut-il que votre apparence ne vous plaisait plus ? Aviez-vous perdu votre fierté ? Ne vouliez-vous pas améliorer votre qualité de vie, votre estime de soi et votre santé ?

À la suite de vos premiers mois d'entraînement, révisez vos motivations initiales et prenez soin d'apprécier vos accomplissements. De plus, redonnez-vous un élan de motivation en relisant les bienfaits supplémentaires qu'amène la pratique régulière du conditionnement physique (je vous invite à retourner jeter un coup d'œil au chapitre 2 pour vous rafraîchir la mémoire…). Ne sous-estimez pas chacun des efforts que vous avez déployés jusqu'à présent, car ils contribuent tous à améliorer votre condition physique et à faire de l'entraînement votre nouveau mode de vie.

PRENEZ LE TEMPS DE VOUS ENTRAÎNER

Parmi les études qui se sont intéressées aux raisons invoquées pour abandonner ou même ne pas amorcer un programme d'exercice, plusieurs identifient le manque de temps comme étant la principale contrainte[43]. À mon avis, cet argument refuge par excellence doit être vivement contesté : s'agit-il d'un manque réel de temps ou plutôt d'un problème de priorité ? Si votre condition physique est importante pour vous, vous réussirez toujours à dénicher du temps pour vous entraîner. En plaçant l'entraînement parmi vos priorités, vous serez davantage enclin à y accorder le temps nécessaire. Inévitablement, pour que cela se réalise, l'entraînement devra avoir priorité sur d'autres activités.

Alors de quelle façon intégrerez-vous le conditionnement physique à votre horaire actuel ? Le choix du moment d'entraînement ne doit pas être un fardeau quotidien, car cela risquerait de vous mener à l'abandon. En déterminant les moments précis qui y seront consacrés, vous évitez que l'activité physique soit sans cesse remise en question et améliorez les chances qu'elle s'effectue spontanément.

Si vous croyez manquer de temps, observez la façon dont vous utilisez vos moments libres. En vous attardant sur chacun d'eux, vous prendrez davantage conscience des différentes occasions dont vous disposez pour être actif. Par contre, si vous croyez n'avoir aucun moment libre, dressez la liste de vos activités (prioritaires) et leur durée respective à l'aide d'un agenda. Sur une semaine, vous trouverez sans aucun doute quelques moments à réserver à l'entraînement.

ALLOUEZ UNE PLAGE HORAIRE FIXE D'ENTRAÎNEMENT À VOTRE AGENDA

Tout comme vous le faites pour vos nombreuses activités professionnelles et personnelles, allouez un espace horaire spécifique à vos entraînements. Déterminez une période précise, même heure chaque jour, pour que l'entraînement fasse intégralement partie de votre routine. Trouvez le moment idéal, un moment où vous ressentez la meilleure énergie, auquel vous ne risquez pas de vous soustraire. Par exemple : les matins avant de partir pour le bureau, en fin d'après-midi avant le souper, le soir après avoir couché les enfants, etc. Percevez ce moment comme un rendez-vous avec vous-même et engagez-vous à le respecter. L'objectif est de faire de ce rendez-vous avec l'activité physique un automatisme. Alors peu importe le temps choisi, la répétition de cette même activité effectuée à horaire fixe contribuera à consolider l'acquisition de cette nouvelle habitude.

Ne comptez surtout pas sur le hasard pour vous dégager des moments libres pour vous entraîner. Tout comme pour le travail, présentez-vous à vos séances d'entraînement sans vous questionner. Une fois votre moment d'entraînement établi, engagez-vous simplement à le respecter. Et avisez vos proches de cet engagement. Référez-vous à la section des tests, au chapitre 7, pour déterminer le meilleur moment pour vous entraîner.

EXERCICE — **ÉVALUATION DES TEMPS LIBRES**

Établissez la liste de vos activités hebdomadaires et leur durée respective, pour une semaine type. Déduisez ensuite ce nombre total d'heures de 168 (nombre total d'heures contenues dans une semaine). Il ne vous reste alors qu'à répartir les temps libres entre l'entraînement et les autres choix d'activités.

Référez-vous à la section des tests, au chapitre 7, pour dresser la liste de vos temps libres (p. 272).

► **Exemple d'une liste d'activités hebdomadaires**

ACTIVITÉS	DURÉE
Sommeil (7 nuits X 8 h)	56 h
Travail (5 jours X 8 h)	40 h
Transport (5 jours X 2 h)	10 h
Repas (7 jours X 3 h)	21 h
Emplettes	4 h
Travaux domestiques	6 h
Hygiène personnelle	7 h
Total des durées :	144 h

168 h - 144 h = 24 heures libres

Il me reste 24 heures de temps libre dans ma semaine.

TOUT COMME POUR LE TRAVAIL, PRÉSENTEZ-VOUS À VOS SÉANCES D'ENTRAÎNEMENT SANS VOUS QUESTIONNER.

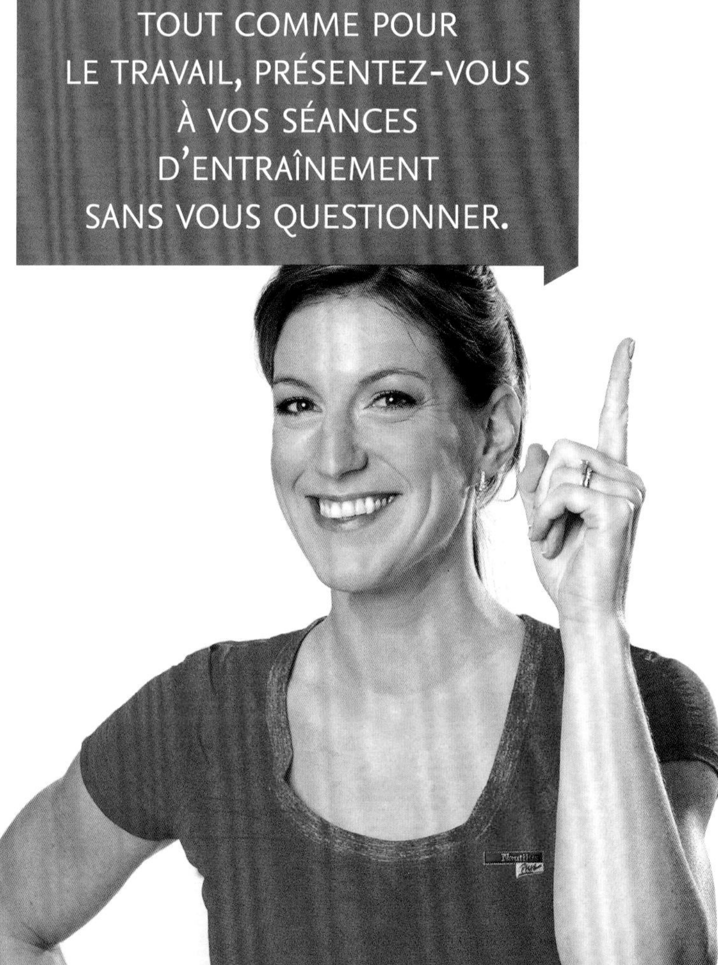

ADOPTEZ UNE ATTITUDE POSITIVE

L'attitude que vous adoptez envers la pratique de l'activité physique aurait également une influence sur votre intention de l'exécuter et sur votre assiduité[44]. Pour plusieurs, l'activité physique est synonyme de sensation « désagréable » ou « pénible ». Vos expériences passées forgent certainement l'opinion que vous avez aujourd'hui de l'activité physique (par exemple : vous n'avez jamais été le premier choisi dans les équipes sportives ou vous avez toujours cru ne pas être très habile dans les sports). Le point de vue soit positif, soit négatif que vous avez sur l'activité physique déterminera votre tendance à demeurer sédentaire ou à devenir physiquement actif. Cependant, maintenant que vous connaissez les nombreux bénéfices d'être actif, vous pouvez modifier votre perception du conditionnement physique en l'associant à une activité à la fois agréable, diversifiée, non compétitive et ne nécessitant pas de talent athlétique à priori.

Pour vous encourager à devenir plus réceptif et enjoué à l'idée de commencer votre programme d'entraînement, voici quelques idées. Elles vous aideront à percevoir l'entraînement de façon positive tout en vous stimulant vers l'action et la prise en charge.

ENFIN, UN MOMENT POUR… VOUS !

À travers le rythme effréné de votre quotidien, l'entraînement devient un moment privilégié de détente, où vous faites momentanément abstraction de vos responsabilités et de vos soucis pour prendre soin de *vous*. Le stress que vous subissez au quotidien s'accumule et engendre inévitablement des tensions dans votre corps. Et comme l'activité physique a l'avantage de pouvoir autant relâcher les tensions musculaires que les anxiétés et les inquiétudes, les périodes d'entraînement deviennent une excellente occasion de vous changer les idées, de prendre du recul sur vos préoccupations ou encore simplement de faire le vide.

Il s'agit d'un moment précieux où votre attention n'est portée que sur *vous*. De façon générale, on a tendance à consacrer plus de temps aux autres qu'à soi-même. En vous accordant du temps pour l'entraînement, vous vous placez au premier rang des priorités pour améliorer votre santé, votre bien-être et votre estime de soi. De plus, ces séances ajouteront à votre fierté de vous prendre en main. Aussi, grâce à une amélioration de vos capacités cardiovasculaires et musculaires, vous accomplirez même vos tâches quotidiennes avec plus d'aisance. Il y a tant d'avantages, prenez donc le temps de vous accorder du temps !

Ne vous sentez surtout pas coupable ! Malgré l'ampleur de vos responsabilités et l'impression de négliger temporairement certaines d'entre elles, percevez ce moment comme une occasion pour celles et ceux qui vous entourent de prendre à leur tour des initiatives et de collaborer. Non seulement vous méritez de prendre soin de vous, mais vous en avez la responsabilité ! Vous avez la responsabilité d'optimiser votre santé pour ensuite profiter pleinement de la vie avec ceux qui vous entourent.

JOIGNEZ L'UTILE À L'AGRÉABLE

Nous vivons dans une société de consommation qui nous donne accès à des biens et services immédiats, sans nécessairement que nous ayons à fournir d'efforts importants pour les obtenir. C'est le cas, par exemple, des produits que l'on peut se procurer sur-le-champ et ne payer que plus tard. L'entraînement physique, dont les résultats sont tributaires d'efforts constants et de patience, vient donc chambarder ces habitudes de consommation et de récompenses instantanées auxquelles on est accoutumés.

L'être humain a naturellement tendance à reproduire les comportements qui lui procurent du plaisir et à éviter ceux qui lui causent de la douleur. L'activité physique, généralement associée à une sensation d'inconfort, est donc souvent négligée. Si vous vous reconnaissez, ne vous attendez alors pas à vous précipiter avec enthousiasme

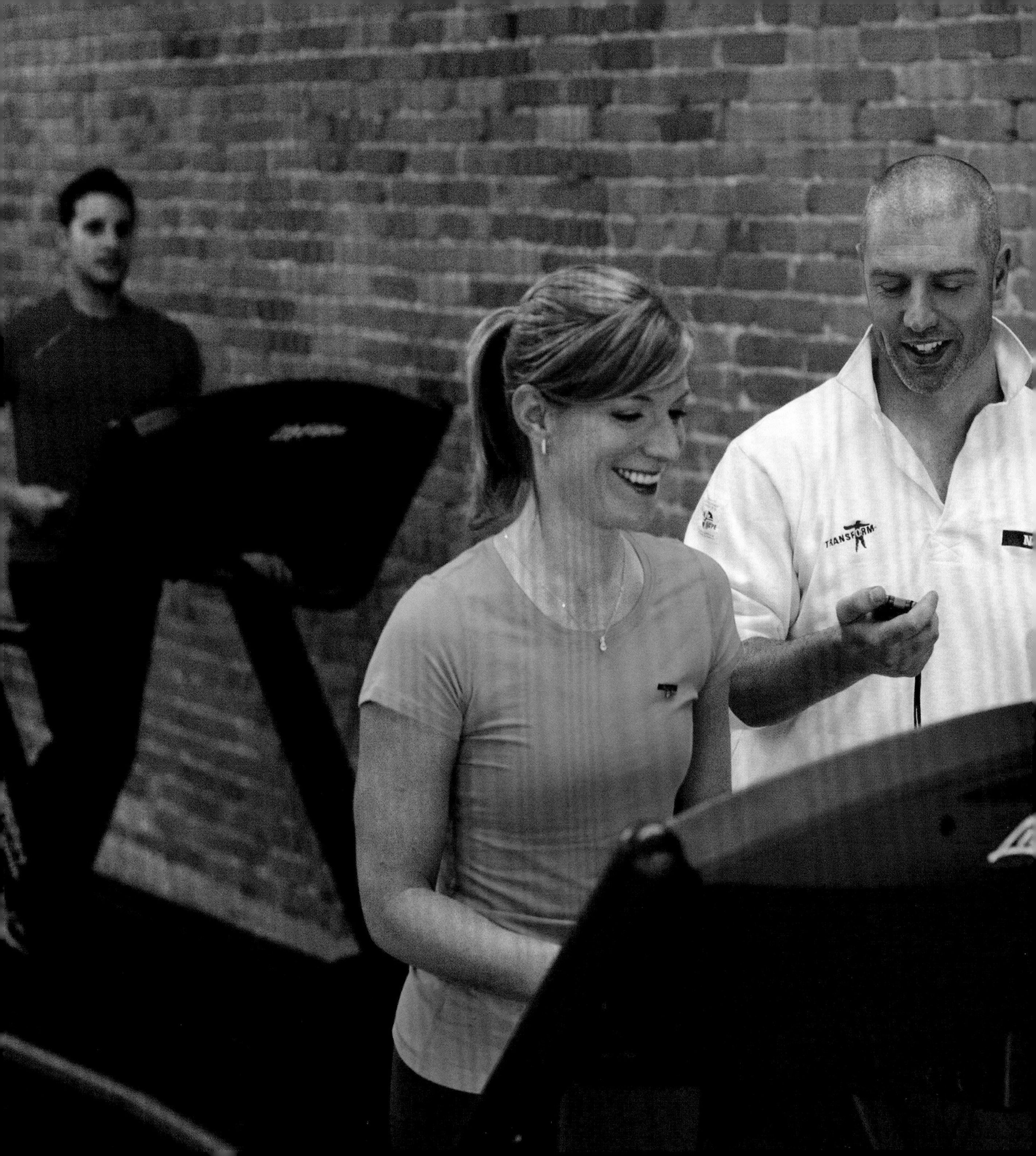
TRANSFORM

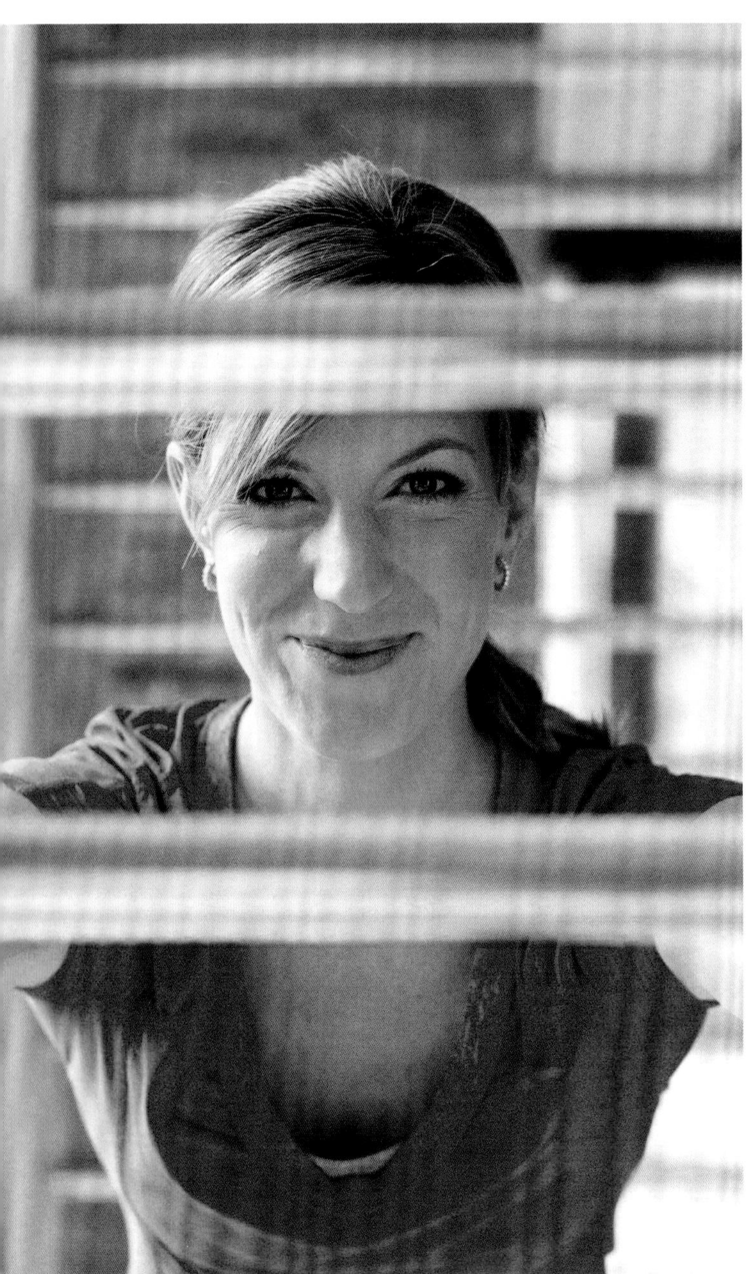

à chacune de vos séances d'entraînement. Mais en vous accordant une petite « récompense », vous rendrez vos séances plus agréables, tout en maximisant vos chances de poursuivre à long terme.

En d'autres termes, profitez de vos séances d'entraînement pour :

- écouter votre musique préférée ;
- regarder vos émissions favorites ;
- vous retrouver seul avec vous-même ;
- passer du temps avec un(e) ami(e) ;
- être supervisé par un entraîneur personnel ;
- essayer un nouveau cours d'exercices en groupe ;
- varier l'utilisation des appareils d'entraînement.

« OUI, JE LE PEUX ! »

Soyez conscient qu'aucune habileté particulière n'est requise afin d'améliorer votre condition physique. Peu importe votre niveau de condition physique au point de départ, si vous appliquez les recommandations présentées dans ce livre, vous ressentirez bientôt un réel mieux-être, obtiendrez des résultats et gagnerez de la confiance. Vous serez ainsi davantage enclin à poursuivre et à fournir les efforts nécessaires pour parvenir à *vivre plus* ! Avec l'évolution graduelle proposée au cours des mois, tout le monde peut réussir les exercices des programmes *Vivre Plus*. En effet, ceux-ci sont conçus pour permettre à chacun de respecter son propre rythme, tout en progressant. C'est donc votre fidélité aux programmes qui déterminera l'ampleur de vos résultats.

« JE SUIS TROP FATIGUÉ ! »

La fatigue constitue un des facteurs le plus souvent cités comme freins à la pratique de l'exercice physique[45], car on tend généralement à croire qu'il accroît cette sensation. Pourtant, selon une métaanalyse (recherche combinant les résultats d'une série d'études indépendantes sur un problème donné), il a été démontré que la pratique régulière de l'exercice, dans un groupe donné, augmentait la sensation d'énergie et diminuait la perception de fatigue, comparativement à un groupe témoin où les sujets ne pratiquaient pas d'exercice[46]. L'exercice peut donc être utilisé comme stratégie afin de réduire la sensation de fatigue.

En outre, la fatigue normale qui suit une séance d'exercice peut même être perçue positivement. Une étude effectuée auprès de patients atteints de cancer à des stades avancés a d'ailleurs démontré qu'après un programme d'exercice physique de six mois, ils ont effectivement ressenti une fatigue, mais associée à une sensation de bien-être, de force et de vigueur supérieure à leur point de départ[47].

UNE QUESTION D'ÉQUILIBRE

La santé est le résultat d'un équilibre dans votre quotidien. Si vous vous abandonnez à l'excès au travail ou dans l'exercice, une fatigue s'ensuivra nécessairement et votre santé s'en verra affectée. Le temps que vous allouez à chacune de vos activités devrait être mesuré et révisé régulièrement. Trop souvent, l'exercice est la première activité à être éliminée pour faire place à d'autres engagements. Pourtant, un programme d'entraînement améliore votre santé physique, mentale et psychologique, ainsi que votre performance à plusieurs niveaux (mémoire, concentration, créativité, etc.). Évaluez donc l'importance relative de chacune des activités de votre vie et prenez soin d'accorder à l'exercice toute la valeur qui lui revient. Référez-vous à la section des tests, au chapitre 7, pour retrouver l'équilibre recherché dans votre vie (p. 274).

L'EXERCICE, POUR MIEUX DORMIR!

L'exercice physique semble également améliorer la qualité du sommeil[48]. Dans une étude effectuée auprès de personnes âgées de 60 ans et plus souffrant d'insomnie, Montgomery (2002) a démontré que l'exercice pouvait améliorer le sommeil et la qualité de vie. En effet, l'exercice physique favoriserait la relaxation et augmenterait la température corporelle, deux facteurs qui facilitent l'initiation et le maintien du sommeil. Un programme d'exercice physique régulier serait donc bénéfique dans le traitement des patients souffrant de troubles du sommeil[49].

Il suffit d'expérimenter l'effet boule de neige qu'engendre l'exercice sur l'énergie pour comprendre qu'après quelques séances d'entraînement, une énergie que l'on croyait disparue refait surface! Avec cette énergie retrouvée, vous accomplirez vos activités quotidiennes avec plus d'aisance. En conséquence, vous aborderez vos séances d'entraînement avec plus de vigueur, afin d'en retirer le maximum de bienfaits. En étant en meilleure forme, vous aurez plus d'énergie pour faire face au quotidien, ce qui vous aidera à augmenter votre intensité d'entraînement, et ainsi de suite. Référez-vous à la section des tests, au chapitre 7, pour évaluer la qualité de votre sommeil et de votre niveau d'énergie (p. 261).

«J'AI MANQUÉ UNE SÉANCE D'ENTRAÎNEMENT»

Comme c'est le cas pour l'adoption de saines habitudes alimentaires, votre attitude à l'égard d'un faux pas ou d'une session d'entraînement manquée pourrait facilement influencer le maintien à long terme de votre engagement. Ce n'est pas parce que vous avez raté une ou deux séances d'entraînement que votre programme est « foutu » pour autant. Toutefois, les moments d'arrêt, parfois nécessaires (blessures, maladies, imprévus), ne doivent en aucun cas justifier l'abandon. Il faut toujours se reprendre en main, et mieux vaut tard que jamais, puisque chaque moment investi pour vous mettre en forme vous sera bénéfique. Ne sabotez pas ce qui a été accompli. Tenez bon! Rappelez-vous que pour qu'un comportement devienne réellement acquis, seule la répétition compte.

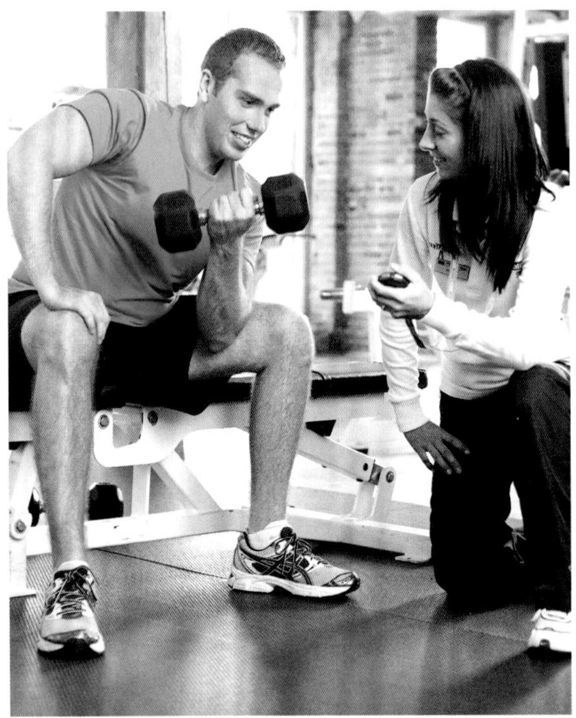

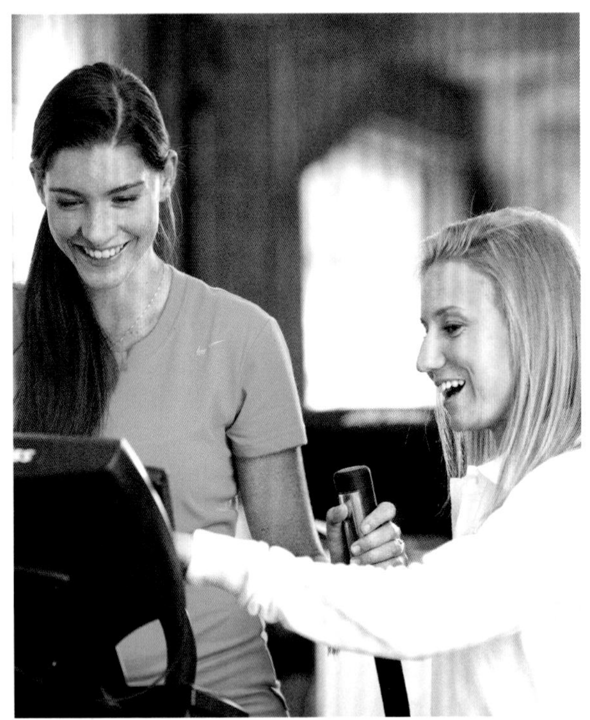

Les facteurs environnementaux

Votre environnement, tant physique que social, joue un rôle considérable sur l'adoption et le maintien de votre comportement physiquement actif. Que ce soit un ami qui vous appelle pour vous inviter à faire une activité physique, ou simplement une météo favorable pour aller marcher ou courir à l'extérieur, le milieu dans lequel vous vivez influence grandement votre assiduité. L'objectif de cette section est de vous aider à prendre connaissance de votre milieu et de créer les meilleures conditions possibles afin de vous faciliter l'adoption et le maintien de l'exercice physique dans votre vie.

L'ENVIRONNEMENT CLIMATIQUE

Pour les personnes qui s'adonnent à leur programme d'entraînement à la maison, les conditions atmosphériques semblent être à la fois un facteur incitatif et une barrière[50]. De fait, une étude consacrée aux effets de l'environnement sur la participation de femmes américaines à l'exercice démontre un arrêt de la participation lorsque la température extérieure se situe au-dessus de 34 °C et en dessous de 7,5 °C, et lorsqu'il y a un ciel nuageux ou de la neige[51]. Ces conditions font évidemment partie du climat québécois auquel vous êtes confronté à travers les saisons. D'ailleurs, selon l'Enquête québécoise sur l'activité physique et la santé[52], l'environnement climatique constitue un déterminant non modifiable auquel on doit trouver des options. L'objectif est d'éviter que les conditions climatiques gênent la pratique de l'activité physique tout au long de l'année. Maintenant, l'accès à des installations intérieures confortables et bien aérées maximise les chances de succès.

L'ENVIRONNEMENT SOCIAL

Au-delà de votre perception personnelle du conditionnement physique, les personnes de votre entourage influenceront également votre participation. Il est prouvé que les influences sociales jouent un rôle sur les cognitions, les attitudes et les comportements d'un individu. Qu'il soit formel ou informel, le soutien de votre conjoint, de vos amis et de votre famille stimule votre confiance à maintenir un comportement. Le soutien social fait d'ailleurs partie des facteurs qui peuvent potentiellement stimuler l'assiduité à l'exercice[53]. Il semblerait qu'à long terme (après douze mois) le soutien social soit le déterminant le plus influent sur le maintien du comportement physiquement actif[54].

Partagez votre prise en charge – La perception de soutien, de votre famille et de vos amis particulièrement, influencerait votre niveau de participation à l'exercice[55]. Afin d'augmenter vos chances d'atteindre vos objectifs, il vous faut obtenir leur appui. Pour ce faire, vous devrez d'abord leur faire part de votre décision d'améliorer votre condition physique. Que ce soit votre conjoint(e), votre famille ou vos amis, leurs encouragements vous stimuleront à respecter votre engagement. De plus, vous pourrez partager avec eux vos résultats et vos progrès. Leurs réactions de surprise et leur admiration devraient vous inciter à maintenir le rythme.

Bien que le soutien social soit en général positif, certaines influences peuvent aussi nuire à la motivation[56]. Des personnes de votre entourage pourraient envier votre détermination, votre discipline et vos accomplissements, car votre prise en charge les confronte au fait qu'elles ne sont pas elles-mêmes engagées dans l'amélioration de leur bien-être. Certains commentaires peuvent aller jusqu'à vous intimider, vous culpabiliser et même vous blesser. Méfiez-vous, et surtout ne laissez pas ces remarques remettre en question votre nouveau projet. Voici d'ailleurs quelques exemples de phrases typiques qui pourraient ébranler votre motivation :

- « Laisse tomber l'entraînement aujourd'hui… tu t'es déjà entraîné deux fois cette semaine ! »
- « Tu veux perdre du poids ? Mais tu n'es pas gros(se) ! »
- « Prends juste un petit morceau de gâteau, c'est ma fête ! C'est Noël ! C'est… »

CONSULTEZ DES PERSONNES QUI ONT ADOPTÉ UN MODE DE VIE SIMILAIRE À CELUI QUE VOUS AIMERIEZ ACQUÉRIR. OBSERVEZ LEURS ACTIONS. DEMANDEZ-LEUR CONSEIL POUR DEMEURER ASSIDU. EXPÉRIMENTEZ LEURS MÉTHODES ET VOUS TROUVEREZ PEUT-ÊTRE LE DÉTERMINANT QUI CONTRIBUERA À MAINTENIR VOTRE MOTIVATION.

- « Tu préfères t'entraîner plutôt que de passer du temps avec moi ? »
- « J'ai acheté tes croustilles favorites et tu en manges à peine ! »
- « Il me semble que tu es toujours rendu au gym ! »

Gérez les remarques de votre entourage – Votre réaction à ce genre de commentaires peut vous conduire à un sentiment de culpabilité. Sans pour autant aller jusqu'à mettre un terme à une relation, exprimez clairement votre décision d'améliorer votre santé, votre détermination à l'égard de votre mise en forme. Votre famille et vos amis auront peut-être un point de vue négatif, mais rappelez-vous que c'est probablement cette même logique que vous avez utilisée dans le passé pour justifier votre inactivité.

La simple prise en charge d'un changement de comportement demande beaucoup de volonté et d'efforts au quotidien. Facilitez-vous la tâche en privilégiant les relations qui vous offrent soutien et encouragement. Vous avez assez de vos propres tentations et barrières sans qu'on vous en suggère d'autres. Avec le temps, les remarques négatives se feront moins nombreuses, car l'image qu'on aura de vous sera différente. Allez-y un jour à la fois. Référez-vous à la section des tests, au chapitre 7, pour mieux gérer les remarques négatives de votre entourage (p. 275).

Une source d'inspiration malgré vous – Malgré les diverses réactions auxquelles vous aurez droit de la part de votre entourage, votre persévérance et le bien-être que vous dégagerez risquent d'inciter d'autres personnes à se prendre elles aussi en main. Ainsi, vous deviendrez peut-être la source d'inspiration nécessaire à certains êtres qui vous sont chers. Plus votre environnement social comptera d'adeptes du conditionnement physique, plus votre assiduité a de chances de s'en trouver améliorée ! Référez-vous à la section des tests, au chapitre 7, pour vous aider à créer votre environnement idéal (p. 276).

Les facteurs liés au programme d'entraînement

Plusieurs études révèlent la pertinence de se pencher sur les caractéristiques du programme d'entraînement pour expliquer le nombre d'adeptes au conditionnement physique et leur persévérance. Ces recherches indiquent que le déroulement même des séances, c'est-à-dire le type de programme effectué, le type d'activité pratiquée, les objectifs fixés, la supervision et les rétroactions reçues, l'entraînement effectué seul ou en groupe, etc., a un impact sur l'assiduité à l'exercice.

L'ENCADREMENT PERSONNALISÉ

Un entraîneur personnel compétent constitue un des piliers sur lesquels reposent la poursuite de vos objectifs à long terme, mais également l'atteinte des résultats dans un programme de conditionnement physique[57]. Je vous assure que nombreux sont les avantages de les côtoyer sur une base régulière, mais le meilleur moyen de vous en convaincre est de vivre l'expérience. Voici quelques raisons qui justifient l'importance de leur contribution.

Un programme d'entraînement de qualité – L'un des rôles de l'entraîneur personnel consiste tout d'abord à bien établir votre point de départ (niveau de condition physique initial et expérience d'entraînement), afin de valider la faisabilité, puis d'ajuster, s'il y a lieu, vos objectifs. Partant du principe que de se fixer un objectif atteignable contribue à diminuer les risques d'abandon[58], il peut être rassurant de faire valider vos rêvalisables à court et à moyen terme par votre entraîneur personnel. Ensuite, celui-ci a le mandat de vous prescrire un programme d'entraînement complet à la hauteur de vos capacités afin que vous réussissiez à atteindre vos objectifs avec efficacité.

L'entraîneur personnel adapte la nature et la méthode d'exécution de vos exercices, selon vos forces et vos

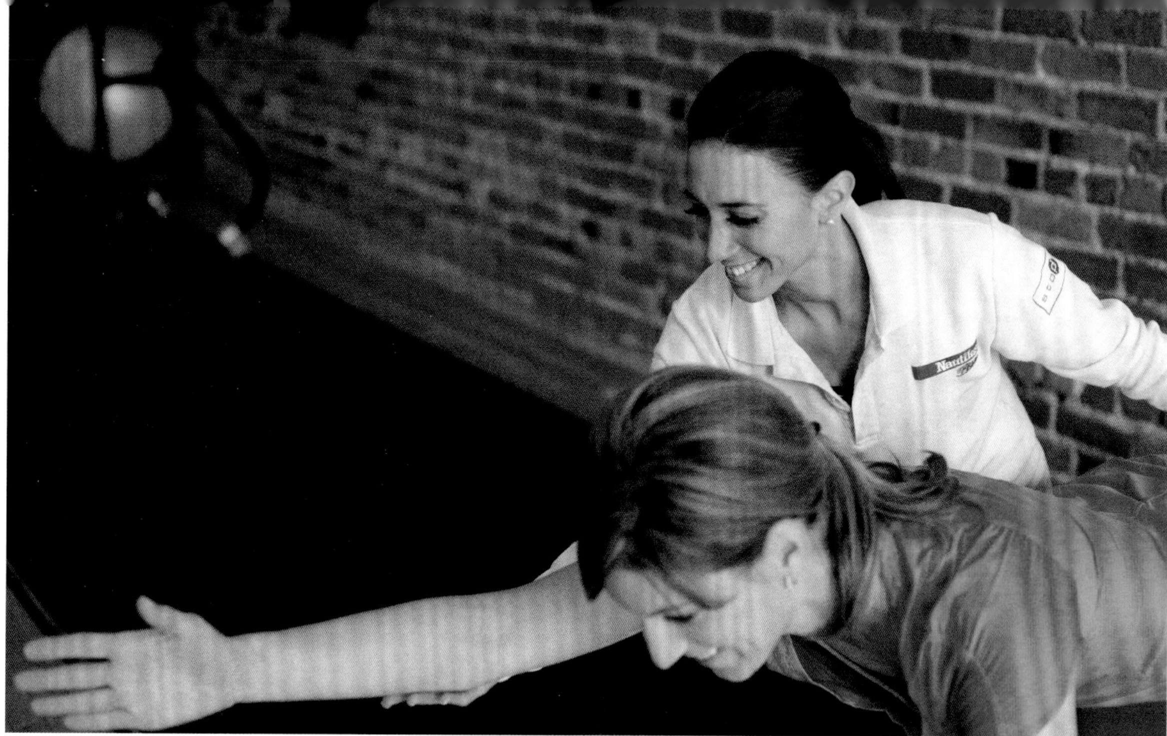

faiblesses. Il vous explique aussi la bonne technique à adopter et s'assure que vous respectez les paramètres établis. En suivant ses conseils, vous diminuez considérablement les risques de blessures et augmentez l'efficacité de votre entraînement, tant en sa présence que lorsque vous vous entraînerez seul. Vous développez également votre confiance en votre capacité d'exécuter des séances d'entraînement de qualité et votre fierté de les accomplir efficacement.

Une présence rassurante – La présence d'un entraîneur personnel compétent rend la séance à la fois plus agréable et plus stimulante. Il n'est pas un spectateur de votre entraînement, il agit comme un guide en vous offrant des rétroactions spécifiques et continues, et il réajuste votre programme afin de vous maintenir sur le bon chemin pour assurer l'atteinte de vos objectifs.

Il peut aussi vous aider à établir votre premier contact avec le monde de l'entraînement. Lors de votre première séance, sa présence à vos côtés peut certainement vous rassurer quant aux méthodes d'utilisation des appareils et la justesse de votre technique d'exécution. Toute activité devient plus stimulante lorsqu'on reçoit des rétroactions précises.

L'entraîneur personnel sait aussi vous donner l'heure juste sur votre cheminement et votre progrès. Son œil aiguisé peut plus facilement observer l'ensemble des paramètres de votre entraînement et vous faire part de vos améliorations, ce qui constitue toujours une source importante de motivation. Il veillera d'ailleurs à intégrer régulièrement des exercices adaptés à votre « nouvelle » condition physique. Le changement d'exercices contribue à relancer votre programme d'entraînement afin de soutenir la progression nécessaire à l'accomplissement de vos objectifs.

Une meilleure assiduité – Le compte rendu informel de ce que vous aurez accompli depuis votre dernière rencontre avec votre entraîneur personnel vous incitera à vous entraîner plus sérieusement entre les rencontres. L'obligation de se rapporter à quelqu'un améliore les efforts déployés, car on veut s'assurer de répondre aux attentes. L'intervention d'un entraîneur personnel peut donc s'avérer un excellent moyen de demeurer assidu. C'est d'ailleurs ce que j'ai voulu valider en faisant ma recherche de maîtrise, dont je vous dévoile les résultats à l'instant.

Mon étude portait sur 800 personnes nouvellement inscrites dans des centres de conditionnement physique. Mon objectif était d'évaluer l'influence de la présence de séances d'encadrement personnalisé sur le taux d'assiduité. Les données cumulées pendant sept mois ont permis d'observer qu'il y avait en effet une différence significative de fréquentation entre les personnes qui avaient profité d'une ou de plusieurs séances d'encadrement personnalisé (par exemple : séance d'évaluation de la condition physique et/ou séance d'entraînement personnalisé) et celles qui n'en avaient pas bénéficié. Le taux d'assiduité chez les personnes qui avaient profité de séances supervisées était supérieur, c'est-à-dire qu'elles cumulaient des participations plus nombreuses et un taux d'abandon plus faible.

Pour toutes ces raisons et bien d'autres, la présence d'un entraîneur personnel compétent s'avère un outil précieux pour faciliter l'atteinte de vos rêvalisables. Un entraîneur personnel compétent devrait avoir complété ou être en processus de compléter une formation universitaire dans le domaine de l'activité physique ou un domaine connexe. Les entraîneurs personnels qualifiés se tiennent à jour sur les découvertes les plus récentes dans le domaine du conditionnement physique, qu'ils se feront un plaisir de partager avec vous. Vous avez donc tout avantage à profiter de leur expertise.

LES PARAMÈTRES DU PROGRAMME D'ENTRAÎNEMENT

Il a été démontré que l'établissement adéquat des paramètres du programme d'entraînement influencerait à la fois l'atteinte d'une meilleure condition physique et une assiduité à long terme. En effet, un juste dosage des paramètres de fréquence, d'intensité, de durée et de la nature de l'activité physique pratiquée favoriserait une meilleure assiduité. Selon Pollock[59], la fréquence d'entraînement ne devrait pas dépasser cinq séances par semaine, car au-delà de ce nombre, des blessures pourraient survenir, ce qui réduirait ensuite inévitablement l'assiduité. De plus, l'intensité des séances d'exercice devrait être assez élevée pour générer des améliorations physiologiques, sans pour autant être trop intense pour devenir décourageante. Une séance d'entraînement complétée dans une durée totale de 60 minutes (ou moins) serait optimale. Finalement, le type d'activité choisi aurait également un effet sur l'assiduité.

Les programmes d'entraînement *Vivre Plus* ont bien sûr été conçus de façon à respecter ces « normes » d'assiduité. Les changements mensuels suggérés quant à la nature de l'activité à effectuer prennent en considération l'importance de la diversité dans l'entraînement pour hausser la participation[60]. En tenant compte des équipements dont vous disposez et de ce que vous aurez fait lors de votre dernière séance, vous pourrez pratiquer, selon vos préférences, le type d'exercice qui vous plaît le plus. S'il s'avère difficile pour vous de consacrer 60 minutes continues à l'entraînement, vous avez la liberté de diviser vos séances en deux tranches de 30 minutes. Vous pourriez, par exemple, compléter vos exercices de musculation le matin et effectuer votre entraînement cardiovasculaire le soir.

SEUL C'EST BIEN, MAIS À DEUX C'EST MIEUX !

Il semblerait que la majorité des gens préfèrent s'entraîner avec d'autres plutôt que de s'entraîner seuls. En effet, la recherche de Carron *et al.*[61] démontre que, comparativement à l'entraînement en solitaire, faire de l'exercice en groupe engendre une augmentation de l'assiduité et la présence d'attitudes davantage positives à l'égard de l'exercice. Ce serait le soutien social obtenu par l'entraînement en groupe qui améliorerait le plus l'assiduité à l'exercice[62]. La présence d'autres personnes pendant vos séances peut vous stimuler et ainsi diminuer vos risques d'abandonner[63].

N'hésitez donc pas à participer à des séances d'exercice en groupe ou à toute autre activité physique qui favorise les contacts sociaux. L'abonnement à un centre de conditionnement physique vous donne la possibilité de faire connaissance avec d'autres personnes et de partager vos expériences d'entraînement. Ces échanges peuvent vous rassurer sur l'évolution de votre cheminement. Dans le cadre d'une étude réalisée auprès de membres d'un centre de conditionnement physique, la moitié d'entre eux se regroupaient dans une salle à part, avant et après leur séance d'entraînement, pour une période de cinq à sept minutes, afin de s'échauffer et de faire un retour au calme en suivant les interventions d'un animateur de groupe; alors que l'autre moitié était laissée à elle-même, sans intervention particulière. Les personnes qui ont profité des séances d'exercice en groupe montraient une meilleure participation et un plus faible taux d'abandon que le groupe témoin. Le développement d'une cohésion au sein du groupe semblait donc favoriser l'assiduité[64].

Cours d'exercices en groupe – Avoir accès à une variété de cours en groupe peut être très intéressant. D'ailleurs, vos programmes *Vivre Plus* au gym vous donnent la possibilité de remplacer une ou deux de vos séances d'entraînement hebdomadaires par une participation à des cours d'exercices en groupe, où l'animateur dirige les participants au rythme de la musique et les guide dans l'exécution des différents exercices ou mouvements. Ces cours sont généralement très motivants et dynamiques. Vous pouvez toujours ajuster l'intensité selon votre condition physique. Lors de votre première séance, prenez soin de vous identifier à l'animateur (s'il ne le fait pas lui-même). Il vous décrira brièvement le contenu du cours et les adaptations liées à votre condition physique générale, s'il y a lieu. Informez-vous des

FACTEURS QUI INFLUENCENT L'ADOPTION ET LE MAINTIEN DU CONDITIONNEMENT PHYSIQUE

- Effectuer la première séance
- Allouer une plage horaire fixe à l'agenda
- Réviser les raisons de sa prise en charge
- Identifier les échecs antérieurs et des solutions pour l'avenir
- Adopter une perception positive du conditionnement physique
- Établir et réviser ses objectifs
- Établir le juste dosage de la fréquence, de l'intensité et de la durée d'entraînement

POUR DEMEURER MOTIVÉ !

- Obtenir le soutien social et l'appui de ses pairs
- Mesurer et reconnaître son progrès
- Choisir des activités plaisantes et opter pour la variété
- Profiter d'installations adéquates
- S'entraîner à deux ou profiter des activités de groupe
- Bénéficier des services d'un entraîneur personnel

LA CONSTATATION ULTIME DE VOTRE PROGRÈS !

Après trois mois d'entraînement, je vous invite à effectuer une séance en utilisant les mêmes paramètres (pesanteur des poids, niveau cardiovasculaire) qu'à vos débuts. Vous constaterez alors l'aisance avec laquelle vous faites vos exercices, ainsi que l'ampleur de votre progrès !

horaires et des types de cours offerts. Expérimenter de nouveaux cours s'avère un bon moyen de diversifier vos séances d'entraînement.

Vous pouvez également inciter votre conjoint(e) ou un(e) ami(e) à s'entraîner avec vous. Sa présence rendra vos séances plus agréables et vous stimulera davantage à respecter votre engagement. Une étude faite en 1995 évaluait la participation à un programme d'entraînement de personnes mariées venant avec leur conjoint par rapport à d'autres qui y venaient sans leur conjoint. Les résultats dévoilent que les personnes mariées qui s'entraînaient sans leur conjoint avaient un niveau d'assiduité significativement inférieur à celles qui s'entraînaient en couple[65].

Toutes ces études démontrent les avantages de s'entraîner en compagnie d'autres personnes. Il est toutefois évident qu'à certains moments vous aurez à vous entraîner seul. La présence d'amis ou de connaissances aura un effet favorable sur vos séances d'entraînement mais ne devrait pas pour autant être indispensable. D'où l'importance d'avoir en main d'autres méthodes de motivation, ici présentées, afin d'améliorer au maximum la probabilité de poursuite à long terme.

UN MOYEN SIMPLE D'OBSERVER VOS RÉSULTATS : LE CONFORT RESSENTI DANS VOS VÊTEMENTS !

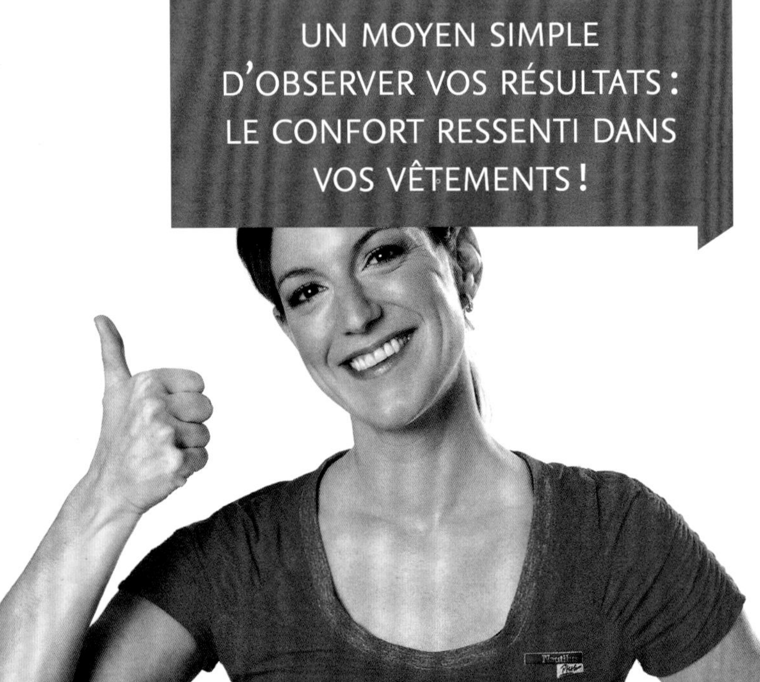

RECONNAISSEZ VOTRE PROGRÈS

Les résultats visibles qu'on recherche dans le cadre d'un entraînement physique régulier prennent un certain temps avant de se manifester. Toutefois, différentes mesures existent pour vous aider à quantifier et à qualifier les adaptations continuelles qui s'effectuent dans votre corps tout au long du processus. Voici une liste de critères qui évalueront les résultats obtenus :

- la mesure des circonférences (taille, hanches, cuisses) ;
- votre poids ;
- le calcul de votre IMC ;
- l'évaluation de votre condition physique par les tests écrits et physiques (endurance cardiovasculaire, musculaire et de flexibilité) ;
- le confort ressenti dans le port de certains vêtements ;
- la qualité de votre sommeil ;
- votre niveau d'énergie ;
- le respect de votre assiduité à l'entraînement chaque semaine ;
- une amélioration de votre estime de vous ;
- votre sentiment de bien-être ;
- la diminution du stress, de l'anxiété ou des symptômes de dépression ;
- votre aisance à pratiquer vos activités quotidiennes.

Cette liste démontre que quelle que soit l'importance que vous accordez aux critères énumérés, la mesure de vos améliorations constitue un moyen intéressant pour vous motiver. Bien que cette observation ne doive pas être votre seule source de motivation, il n'en demeure pas moins qu'elle constitue une excellente représentation du degré d'investissement et de persévérance dont vous faites preuve. Soyez fier de votre progrès et célébrez votre cheminement !

Les modifications apportées pour ajuster certains des paramètres d'entraînement témoignent également de votre succès. Ces petites réussites quotidiennes (comme courir une minute sur le tapis roulant pour la première fois, votre première séance avec un entraîneur personnel, votre première participation au cours de vélo stationnaire en groupe qui vous paraissait si difficile auparavant, etc.) engendreront un sentiment de fierté et d'accomplissement, qui aura une influence certaine sur votre motivation et votre réussite à long terme. Vous pourrez observer :

- une progression des niveaux d'intensité atteints sur les appareils d'exercices cardiovasculaires ;
- une augmentation de la quantité de poids soulevés pour différents exercices de musculation ;
- une meilleure exécution technique de vos mouvements ;
- la dépense calorique totale de chacune de vos séances d'entraînement ;
- une amélioration de votre fréquence cardiaque moyenne à l'entraînement cardiovasculaire.

Tenir une fiche d'entraînement – Je vous invite à garder une fiche d'entraînement sur laquelle vous retranscrirez vos exercices ainsi que les détails de chacune de vos séances, comme la date, la quantité de poids soulevés pour chacun des exercices de musculation, l'intensité atteinte et la durée de votre entraînement cardiovasculaire, etc. L'inscription de toutes les données vous permettra de mieux observer votre progression et votre assiduité. Je vous encourage fortement à les utiliser.

EN BREF — **PERSONNE NE PEUT SE PRÉSENTER À VOTRE PLACE**

- ► Ce chapitre vous a offert une série de facteurs qui influencent grandement votre niveau de participation à un programme de conditionnement physique. Lorsque vous sentirez un relâchement, utilisez les différents déterminants de l'assiduité qui vous ont été présentés pour raviver votre motivation et vous remettre sur le bon chemin.
- ► Le succès en conditionnement physique est tributaire de la rigueur et de la constance ; effectuer les bons exercices est nécessaire, mais l'assiduité en est la véritable clé ! Plus l'écart entre deux séances d'entraînement est grand, plus le « retour » à la séance suivante paraît difficile, et plus le risque d'abandon s'accroît.
- ► En vous adonnant régulièrement à la pratique du conditionnement physique, vous parviendrez à en faire un nouveau mode de vie, pour la vie, et ainsi, vivre plus.

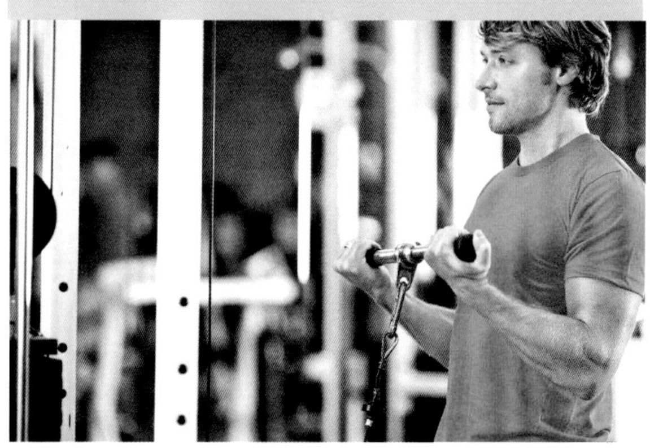

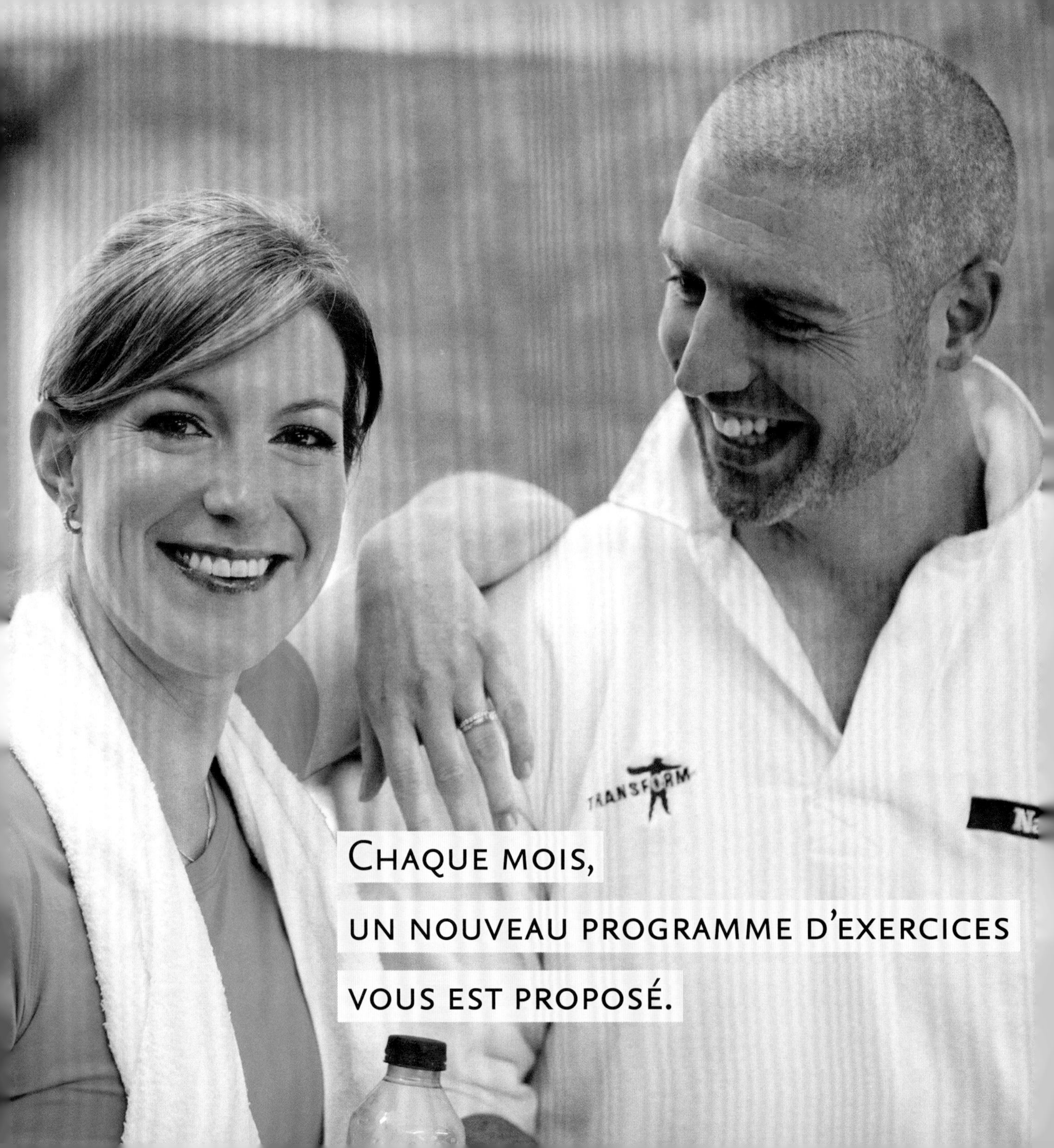
TRANSFORM
Chaque mois,
un nouveau programme d'exercices
vous est proposé.

6

LES PROGRAMMES D'ENTRAÎNEMENT VIVRE PLUS

EXPLICATION DES PROGRAMMES D'ENTRAÎNEMENT VIVRE PLUS

Les programmes d'entraînement *Vivre Plus* ont été conçus sur une période totale de six mois.

Chaque programme d'entraînement est d'une durée de un mois (un programme par quatre semaines). Pour chaque programme, vous avez la possibilité de l'exécuter au gym ou à la maison. Ces deux options vous offrent une alternative intéressante pour varier vos entraînements. Que vous choisissiez de vous entraîner à la maison ou en centre de conditionnement physique, je vous propose, après un mois, un nouveau programme d'entraînement comprenant des méthodes et exercices différents, afin de vous assurer une progression. Après les trois premiers mois, vous ferez le point en faisant une évaluation complète de votre condition physique. Vous pourrez alors comparer ces nouveaux résultats à vos premiers. Cette mise au point vous apportera la confiance et la motivation nécessaires pour poursuivre.

Les programmes d'entraînement suggèrent entre trois et quatre séances d'exercices par semaine. Assurez-vous de respecter un intervalle d'au moins 48 heures entre chacune d'elles. Ces séances comprennent toutes une période d'échauffement, une période d'entraînement musculaire suivie d'une période d'entraînement cardiovasculaire, un léger retour au calme, et sont complétées par des exercices d'étirement. Une séance d'entraînement devrait prendre entre 45 et 90 minutes, tout dépendant de l'activité cardiovasculaire choisie (les cours d'exercices en groupe varient en durée, ce qui, par conséquent, peut faire hausser la durée totale de la séance).

Ordre d'exécution des exercices

Pour être optimale, une séance d'entraînement devrait respecter la séquence d'exécution des exercices suivante :

1. échauffement ;
2. exercices de musculation ;
3. entraînement cardiovasculaire avec retour au calme ;
4. étirements.

Pourquoi effectuer les exercices musculaires avant l'entraînement cardiovasculaire ? Parce que les exercices de musculation sont, de façon générale, très exigeants sur le plan métabolique. En commençant votre séance par votre entraînement cardiovasculaire, vous réduisez la capacité potentielle de vos muscles. En effet, pendant que les muscles de vos jambes sont encore « frais et dispos », vous avez beaucoup plus d'énergie pour les solliciter qu'après une séance d'entraînement cardiovasculaire, qui exige également un travail important de cette partie du corps. Par contre, si vous remarquez que l'intensité de votre entraînement cardiovasculaire est hypothéquée parce que vous effectuez vos exercices de musculation avant, inversez l'ordre. L'important est de faire l'ensemble des exercices proposés, en prenant soin de bien vous échauffer avant.

ÉTAPE 1. L'ÉCHAUFFEMENT

Peu importe le type d'entraînement que vous vous préparez à faire (cardiovasculaire ou musculaire), une période d'échauffement doit le précéder. L'objectif d'un échauffement est de hausser la température corporelle et de préparer les muscles à l'effort physique qui s'en vient. Je ne parle pas d'étirements, mais bien de mouvements dynamiques, qui sollicitent de gros groupes musculaires, comme les jambes. Des exercices tels que la marche rapide, un jogging léger ou pédaler doucement en sont de bons exemples. Ces mouvements contribuent à accélérer

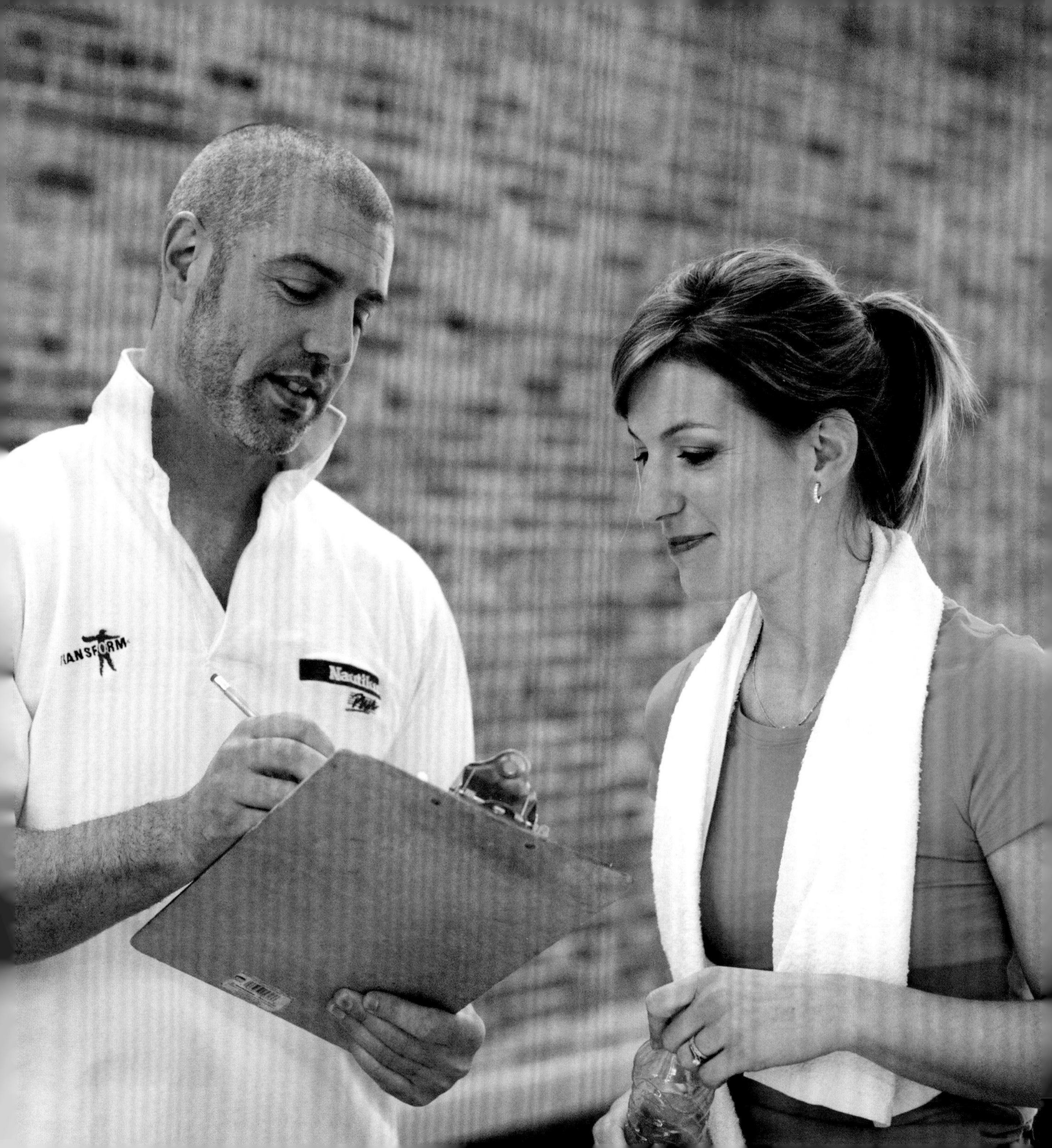

graduellement votre rythme cardiaque, à acheminer l'oxygène aux muscles et à leur signaler un effort plus important à venir. Pendant la période d'échauffement, qui devrait durer en moyenne de cinq à sept minutes, vous préparez non seulement votre corps, mais également votre tête ! Il s'agit d'un préliminaire incontournable pour vous mettre dans l'ambiance.

ÉTAPE 2. LES EXERCICES DE MUSCULATION

Selon que vous préférez vous entraîner chez vous ou dans un centre de conditionnement physique, des exercices musculaires particuliers avec des accessoires différents vous sont proposés. Aussi, l'utilisation des poids libres, des bandes élastiques et du ballon d'exercice vous permet d'effectuer vos séances à la maison. L'accès à un centre de conditionnement physique vous offre toutefois une plus grande variété d'exercices possibles avec des appareils de musculation conçus pour travailler spécifiquement des muscles et des groupes de muscles, ainsi qu'une grande variété de poids libres. Lors de la mise en application de votre programme de musculation, si vous fréquentez un centre de conditionnement physique et ne reconnaissez pas les appareils illustrés dans ce livre, demandez l'aide d'un entraîneur personnel compétent afin qu'il vous oriente vers des appareils qui solliciteront les mêmes groupes musculaires que ceux proposés dans votre programme.

Je vous recommande de respecter l'ordre d'exécution des exercices suggérés. L'ordre a été conçu en tenant compte de la somme d'énergie requise pour mobiliser chacune des masses musculaires. De façon générale, on débute par les exercices qui sollicitent les grosses masses musculaires et on termine avec ceux qui sollicitent les petites masses musculaires. Puisqu'ils requièrent beaucoup plus d'énergie, les exercices pour les grosses masses musculaires, par exemple ceux des jambes, sont effectués en premier. Vous en déduirez que travailler de grosses masses musculaires est plus « payant » sur le plan métabolique (la quantité de calories brûlées) que travailler les petites masses musculaires, comme les bras. La quantité de calories brûlées varie selon la quantité de fibres musculaires sollicitées par unité de temps.

Au gym – Si vous vous entraînez dans un centre de conditionnement physique, les appareils de musculation à résistance pneumatique fabriqués par le manufacturier Keiser sont prescrits presque exclusivement. Leur repérage est facilité grâce à leur numérotation spécifique dans les succursales Nautilus Plus. Ces appareils sont souvent conseillés en début de programme puisqu'ils sont simples d'utilisation et ne nécessitent aucune manipulation de poids.

Par la suite, le programme d'entraînement suggère également l'utilisation des poids libres. Cependant, l'exécution des exercices réalisés avec poids libres requiert une attention particulière. Si vous êtes incertain de la façon d'exécuter un exercice, n'hésitez pas à demander l'aide d'un spécialiste en entraînement. Un mouvement bien accompli devrait être accompagné d'une sensation de chaleur et de travail à la région musculaire sollicitée. Ceci peut vous paraître évident… toutefois, lors de l'exécution de certains exercices, vous pouvez solliciter d'autres régions musculaires. L'adoption d'une bonne posture et d'une vitesse d'exécution convenable maximisera les effets de l'entraînement tout en prévenant les blessures possibles.

À la maison – Les exercices de musculation prescrits dans les programmes à la maison requièrent l'utilisation d'un minimum de matériel d'entraînement, notamment un ballon d'exercice, une bande élastique, une ou plusieurs paires d'haltères. Ces trois accessoires sont disponibles chez Nautilus Plus et peuvent être achetés en succursale. Voici leurs caractéristiques respectives.

BALLON D'EXERCICE – Ce merveilleux outil d'entraînement permet la réalisation d'un nombre incroyable d'exercices, tout en sollicitant les muscles stabilisateurs du tronc (abdominaux et dos), responsables du maintien de notre équilibre.

Afin de tirer le maximum d'un entraînement sur ballon d'exercice, il est important de choisir le bon format de ballon, c'est-à-dire en fonction de vos capacités et de votre taille. Règle générale, lorsque vous êtes assis sur le ballon, les pieds au sol, vos genoux doivent former un angle de 90° et vos cuisses, être parallèles au sol. Référez-vous au tableau ci-dessous pour vous aider à choisir la bonne grosseur de ballon.

HALTÈRES – Les haltères se vendent généralement à la livre ou au kilo. Vous devez choisir leur poids selon votre vigueur musculaire initiale. Votre progression dans le programme et l'amélioration de votre force musculaire risquent donc de vous obliger à acheter ensuite de nouveaux haltères plus lourds. Sachez qu'ils seront davantage utilisés pour l'exécution d'exercices pour le haut du corps (muscles des épaules, des triceps et des biceps). Leur poids ne doit pas forcément être trop élevé. Peu importe le sexe, le choix du poids des haltères doit s'effectuer en fonction de la capacité d'exécution des exercices proposés dans le programme.

Avant d'acheter vos haltères, je vous recommande de prendre le temps d'essayer un exercice pour les épaules en utilisant un poids de trois ou cinq livres si vous êtes une femme, et de huit ou dix livres si vous êtes un homme. Si l'exécution des répétitions se fait relativement bien et que vous atteignez le fameux seuil d'incapacité momentanée (voir la définition p. 77) entre la dixième et la douzième répétition, vous avez le bon poids. Réajustez le poids de l'haltère à la hausse ou à la baisse. Assurez-vous toujours de ne pas prendre un poids plus lourd que votre capacité, si vous désirez éventuellement pouvoir le soulever ! Cette erreur peut vous amener à mal effectuer les mouvements, ce qui diminuera les bénéfices et entraînera un risque de blessures, sans compter que l'inconfort ressenti à réaliser le mouvement pourrait vous décourager au point de cesser vos séances de musculation ! Donnez-vous toutes les chances de progresser doucement et de façon sécuritaire.

CHOISIR LA BONNE GROSSEUR DE BALLON

Taille de la personne (en pieds et en pouces)	**Taille du ballon**
5' à 5'7"	55 cm
5'8" à 6'2"	65 cm
6'3" à 6'9"	75 cm

BANDE ÉLASTIQUE – Les bandes élastiques offrent une grande variété d'exercices et permettent de travailler l'ensemble des muscles du corps. La tension varie d'une bande à une autre. Prenez note que lors de l'exécution d'un exercice, la tension d'un même élastique peut être ajustée selon la distance laissée entre la poignée et le point d'ancrage. Je vous invite à varier la tension selon les muscles sollicités. Certains exercices des programmes vous demandent d'ancrer l'élastique à vos pieds. Référez-vous au tableau à la page suivante pour comprendre comment faire.

ÉTAPE 3. LES EXERCICES CARDIOVASCULAIRES

Pour votre entraînement cardiovasculaire, l'important sera d'atteindre le niveau d'intensité et la durée prescrits.

Au gym – Pour les entraînements cardiovasculaires au gym, des appareils ou des cours de groupe vous sont prescrits. Pour les appareils d'entraînement cardiovasculaire, un mode d'entraînement vous sera proposé. Au lieu de choisir manuellement votre niveau d'intensité (programme intitulé *Manuel*), vous aurez parfois à utiliser des programmes d'entraînement variés : *Aléatoire*, *Perte*

COMMENT ANCRER LA BANDE ÉLASTIQUE AUX PIEDS

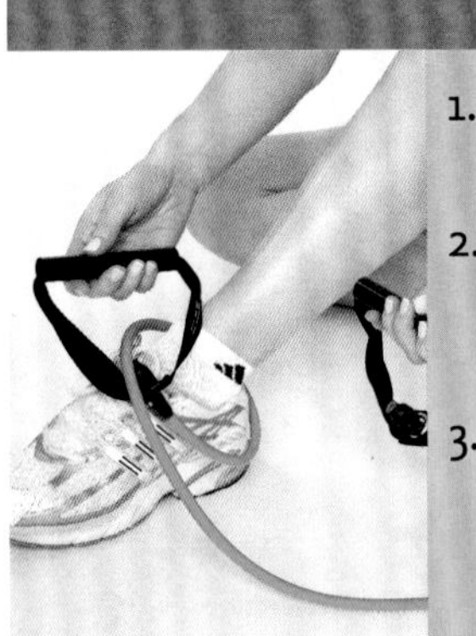

1. Insérez l'une des poignées dans l'autre.
2. Tirez jusqu'à ce que l'élastique entoure votre cheville.
3. Pour modifier la tension, variez la distance entre la cheville et le second point d'ancrage.

1. Une poignée dans chaque main, placez l'élastique sur le dessus de vos pieds.
2. Enroulez l'élastique autour de vos pieds de l'extérieur vers l'intérieur.
3. Pour plus de tension, faites un tour.

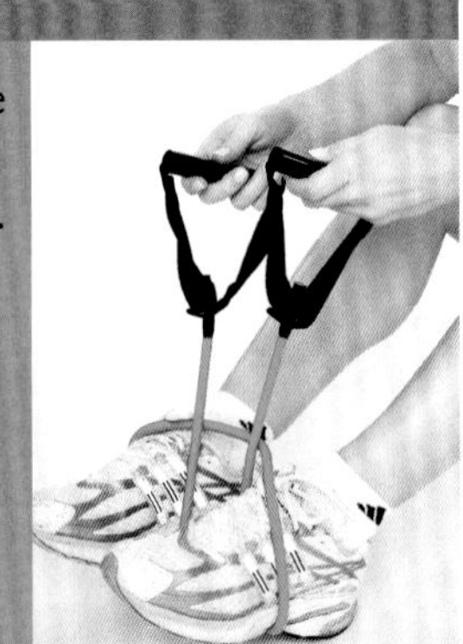

de graisse, *Intervalles*, etc. L'appareil se chargera alors de faire varier automatiquement l'intensité tout au long de l'exercice selon le programme sélectionné et les paramètres d'entraînement indiqués au départ.

Prenons l'exemple du tapis roulant. Indépendamment du programme sélectionné, vous pouvez choisir de marcher ou de courir. L'ajustement des paramètres de base (dans ce cas-ci, la vitesse) se fera selon votre capacité à soutenir l'effort demandé et à atteindre l'intensité prescrite. L'appareil modifiera ensuite l'intensité en augmentant l'inclinaison de la pente sans modifier la vitesse de foulée. Sur un vélo, la facilité ou la difficulté avec laquelle vous pédalez sera contrôlée selon le programme choisi. N'ayez crainte de demander de l'aide afin de comprendre la manière de programmer votre appareil cardiovasculaire (il y a toujours une première fois!).

Des cours d'exercices en groupe vous sont également proposés. Dans la majorité des cas, ils vous sont présentés afin de varier vos séances d'entraînement cardiovasculaire. Choisissez des cours qui sollicitent votre capacité cardiorespiratoire, comme les cours d'aérobie, de cardio-kickboxe, de step ou même de vélo stationnaire en groupe. À la limite, des cours de tonus pourront éventuellement s'intégrer à votre programme à titre de séance complémentaire de musculation. Vous pouvez même choisir d'assister à des cours de power yoga ou de pilates, qui tonifieront l'ensemble de votre corps et amélioreront votre flexibilité. Les nombreux bienfaits que ceux-ci procurent reposent grandement sur l'ambiance calme et détendue qui caractérise généralement ces cours. N'hésitez pas à faire l'essai de nouvelles disciplines, mais participez aux cours qui vous permettront d'atteindre le niveau d'effort recherché et prenez soin de noter l'intensité atteinte dans chacun d'eux.

Souvenez-vous que la variété dans l'entraînement déclenche plus facilement les mécanismes d'adaptation physiologiques qu'un entraînement routinier. C'est d'ailleurs la raison pour laquelle votre prescription d'entraînement est modifiée tous les mois.

À la maison – Si vous ne possédez pas d'appareils d'entraînement cardiovasculaire à la maison, les choix d'entraînement sont un peu plus restreints. La marche ou le jogging demeurent les options les moins coûteuses. Toutefois, un vélo ou des patins à roues alignées peuvent être utilisés à l'extérieur, l'été. L'hiver, des skis de fond ou des raquettes peuvent très bien faire l'affaire. Dans ces cas, prenez soin d'établir un parcours particulier selon la durée et l'intensité recherchées. Soyez toujours à l'affût des différents moyens d'augmenter l'intensité d'une séance d'entraînement cardiovasculaire: la vitesse (de marche, de foulée en ski de fond, le coup de pédale en vélo, etc.), l'inclinaison du terrain (recherchez des rues ou des sentiers inclinés), la forme d'exécution (effectuez un sprint « debout » sur votre vélo au lieu de demeurer continuellement assis, soulevez considérablement vos genoux lors de votre marche ou de votre jogging, etc.), et variez la durée.

ÉTAPE 4. LES ÉTIREMENTS

Finalement, chacune des séances d'entraînement doit se terminer par des exercices d'étirement. Contrairement à la période d'échauffement constituée de mouvements dynamiques, les étirements consistent plutôt à maintenir de façon statique certaines positions. Les exercices d'assouplissement proposés dans ce livre vous invitent à adopter et à maintenir une position dans laquelle vous ressentirez un léger étirement d'un ou de plusieurs muscles sous le seuil de la douleur. La meilleure façon de s'étirer est d'amener doucement une articulation à la limite de son amplitude, et de ce point, étirer un peu plus, sans donner de coup. Évitez également de faire des mouvements de balancements durant vos étirements. Vous devez maintenir chaque position pendant environ vingt à trente secondes, ou l'équivalent de six respirations profondes. Pendant ce temps, tentez de relâcher les tensions musculaires. Vous sentirez la tension s'atténuer lorsque les terminaisons nerveuses intramusculaires s'adapteront à la position d'étirement adoptée. Cette portion de votre séance d'entraînement ne devrait pas vous prendre plus de dix minutes. Votre période d'étirement constitue une excellente façon d'effectuer un retour au calme, en abaissant votre fréquence cardiaque et votre température corporelle. Il s'agit d'une période de détente pleinement méritée, qui boucle agréablement la fin de votre séance d'entraînement. Profitez-en pour vous détendre en fermant les yeux, afin de ressentir et visualiser les bienfaits que vous venez d'offrir à votre corps. Félicitez-vous intérieurement d'une séance bien complétée!

LE MEILLEUR MOMENT POUR S'ÉTIRER

Les études sont controversées quant à la période propice pour réaliser les étirements. Il est toutefois important de noter que la température du muscle influence sa capacité extensible. Un muscle « chaud » oppose beaucoup moins de résistance à l'étirement qu'un muscle « froid ». Pour cette raison, il est fortement recommandé d'effectuer ses étirements après une séance d'activité physique plutôt qu'avant.

De plus, les étirements effectués avant une séance d'exercice limiteraient les effets de l'entraînement, car lorsqu'on étire un muscle, il subit des déchirures microscopiques. Le muscle ainsi endommagé se trouve alors en état de stress et son aptitude à fournir la force nécessaire à un travail important est réduite. Je vous conseille donc d'effectuer vos étirements en fin de séance plutôt qu'avant.

UTILISATION DES PROGRAMMES D'ENTRAÎNEMENT VIVRE PLUS

MAISON
Programmes d'exercices pouvant être exécutés à la maison avec des équipements de base : ballon d'exercice, haltères et bande élastique

PREMIER PROGRAMME

FRÉQUENCE
Nombre de fois par semaine que le programme doit être effectué

MÉTHODE
Type d'entraînement qui doit être effectué. En musculation, vos méthodes sont les suivantes
► Effort-repos : un temps de repos est pris entre chaque série
► Entraînement en circuit : exercices effectués un à la suite de l'autre, sans temps de repos

FEMME MAISON MOIS 1 MOIS 2 MOIS 3 MOIS 4 MOIS 5 MOIS 6

DURÉE : 1 MOIS ► FRÉQUENCE : 3 FOIS PAR SEMAINE, À 48-72 HEURES D'INTERVALLE

ÉTAPE 1 – ÉCHAUFFEMENT
EXERCICE CARDIOVASCULAIRE D'ENVIRON 5 MINUTES

ÉTAPE 2 – EXERCICES MUSCULAIRES
MÉTHODE : EFFORT-REPOS (UN TEMPS DE REPOS EST PRIS ENTRE CHAQUE SÉRIE).

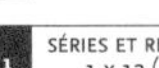

1	SÉRIES ET RÉPÉTITIONS	TEMPO	REPOS
	1 X 12 (15 RM)	2-0-4	60 S

JAMBES ► **EXTENSION DES MEMBRES INFÉRIEURS AU MUR** (ballon d'exercice)
Placez-vous le bas du dos contre le ballon au mur, les pieds à la largeur du bassin, légèrement avancés • Fléchissez les genoux jusqu'à un angle de 90° et effectuez une extension complète, sans bloquer les genoux.

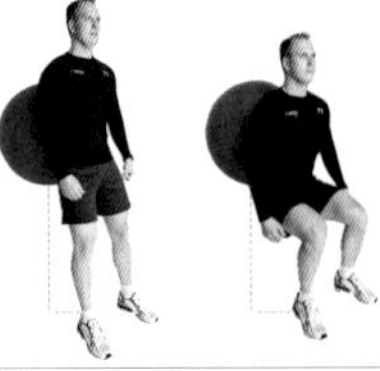

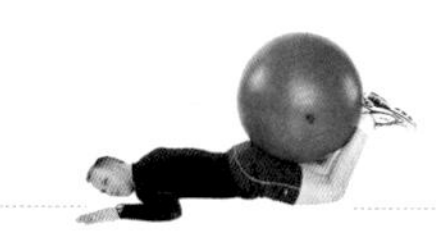

2	SÉRIES ET RÉPÉTITIONS	TEMPO	REPOS
	1 X 20 S	—	60 S

JAMBES ► **FLEXION DES JAMBES** (ballon d'exercice)
Coincez le ballon entre vos talons et l'arrière de vos cuisses et appliquez une force pour compresser le ballon par une flexion au genou • Maintenez la contraction pendant la durée prescrite.

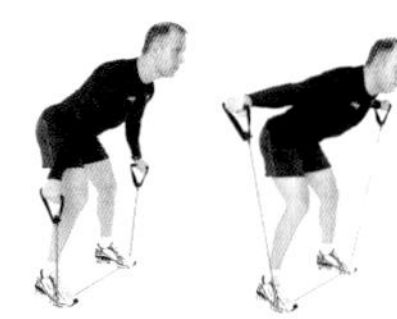

3	SÉRIES ET RÉPÉTITIONS	TEMPO	REPOS
	1 X 12 (15 RM)	2-1-4	60 S

DORSAUX ► **EXTENSION HORIZONTALE DES BRAS** (bande élastique)
Élastique sous les pieds, tronc incliné, poitrine bombée et tête relevée • Les bras allongés, faites une extension horizontale des bras en rapprochant les omoplates en fin de contraction (bras parallèles au sol).

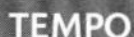

TEMPO
Vitesse d'exécution de l'exercice.
Dans ce cas-ci, 2 secondes pour la phase « aller »,
0 seconde de maintien et 4 secondes
pour la phase « retour »

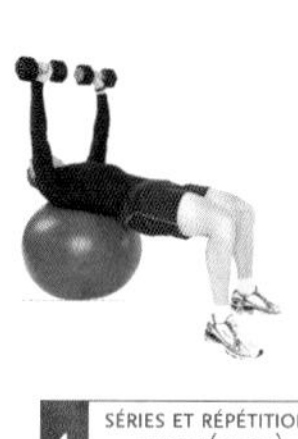

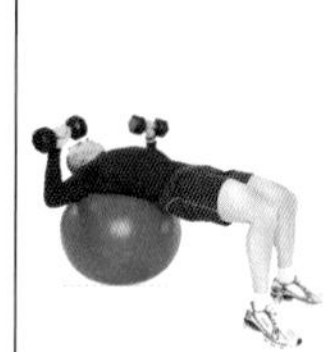

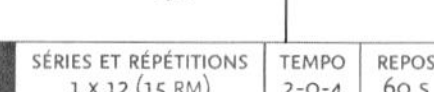

4	SÉRIES ET RÉPÉTITIONS	TEMPO	REPOS
	1 x 12 (15 RM)	2-0-4	60 s

PECTORAUX ▸ DÉVELOPPÉ COUCHÉ
(ballon d'exercice, haltères)
Les omoplates en appui sur le ballon, les mains en pronation au-dessus de la poitrine • En maintenant les coudes écartés, fléchissez les coudes afin d'apporter les haltères à 1 cm de la poitrine • Effectuez une extension complète, sans bloquer les coudes.

5	SÉRIES ET RÉPÉTITIONS	TEMPO	REPOS
	1 x 12 (15 RM)	2-1-4	60 s

BICEPS ▸ FLEXION DES AVANT-BRAS (bande élastique)
La bande élastique sous les pieds, les mains à la largeur des épaules en supination, effectuez une flexion des avant-bras en maintenant les coudes le long du tronc • Redescendez lentement en position initiale • Évitez de basculer vers l'arrière.

SÉRIES ET RÉPÉTITIONS
Une série de 12 répétitions, dont la 15e serait extrêmement difficile à compléter (RM : répétition maximale)

REPOS
Durée du repos entre les séries, exprimée en secondes

ÉQUIPEMENT OU ACCESSOIRES
nécessaires pour l'exécution de l'exercice

RÉGION MUSCULAIRE
sollicitée par l'exercice

NOM DU MOUVEMENT
à exécuter

ÉTAPE 3 – EXERCICE CARDIOVASCULAIRE
MÉTHODE : EFFECTUEZ CET EXERCICE CARDIOVASCULAIRE POUR UN TOTAL DE 15 À 20 MINUTES.

1	FC CIBLE OU IPF	DURÉE
	60% Fc max. ou 9-12	15-20 min

MARCHE RAPIDE ▸ Continue

FC CIBLE OU INDICE DE PERCEPTION DE FATIGUE
Fréquence cardiaque moyenne de 60 % à atteindre durant votre entraînement, ou 9-12 d'indice de perception de fatigue à ressentir durant votre entraînement

MÉTHODE
Manière dont l'exercice cardiovasculaire doit être effectué, ou le programme à sélectionner sur l'appareil

PRINCIPALES RÉGIONS MUSCULAIRES

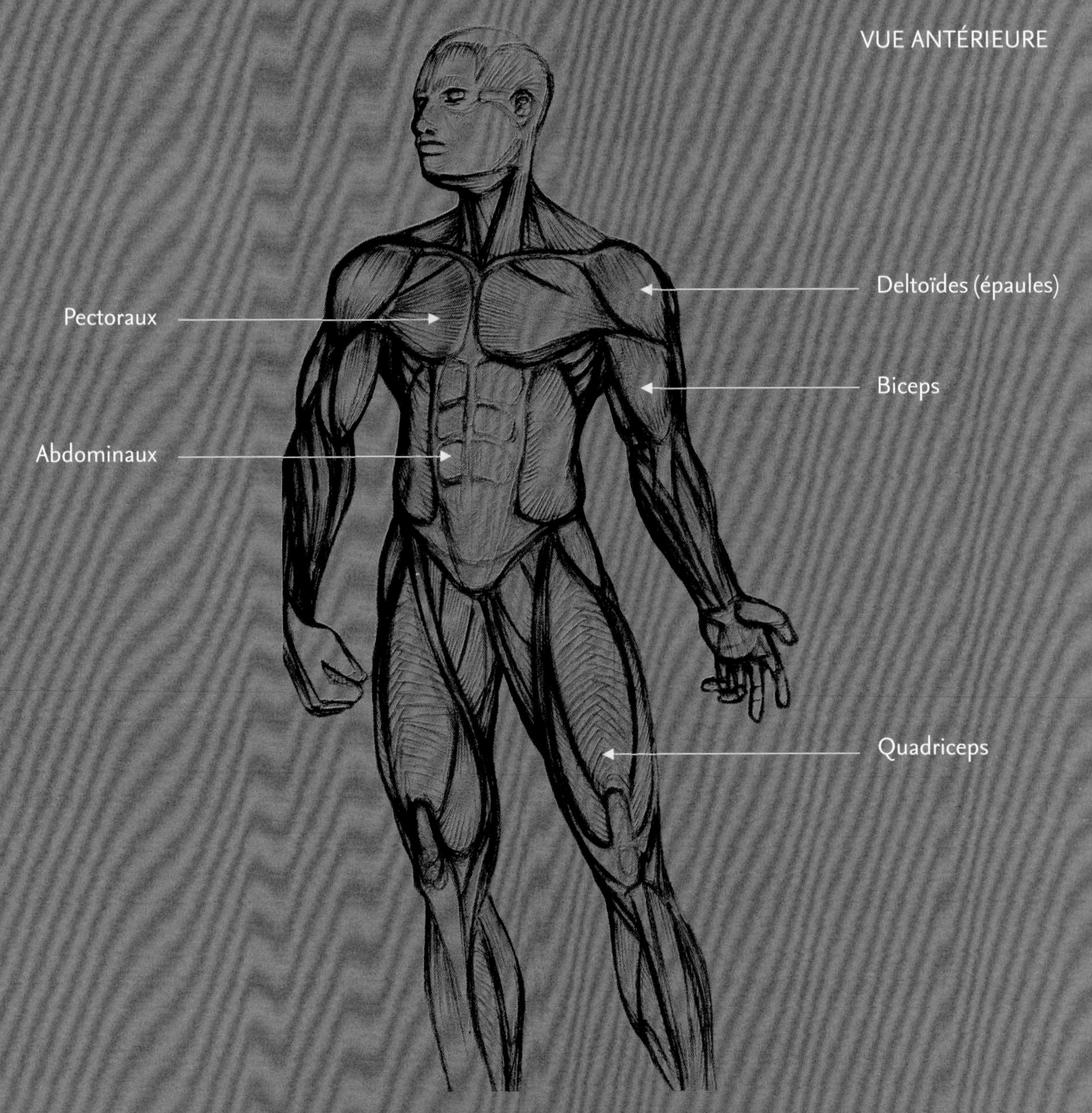

VUE POSTÉRIEURE

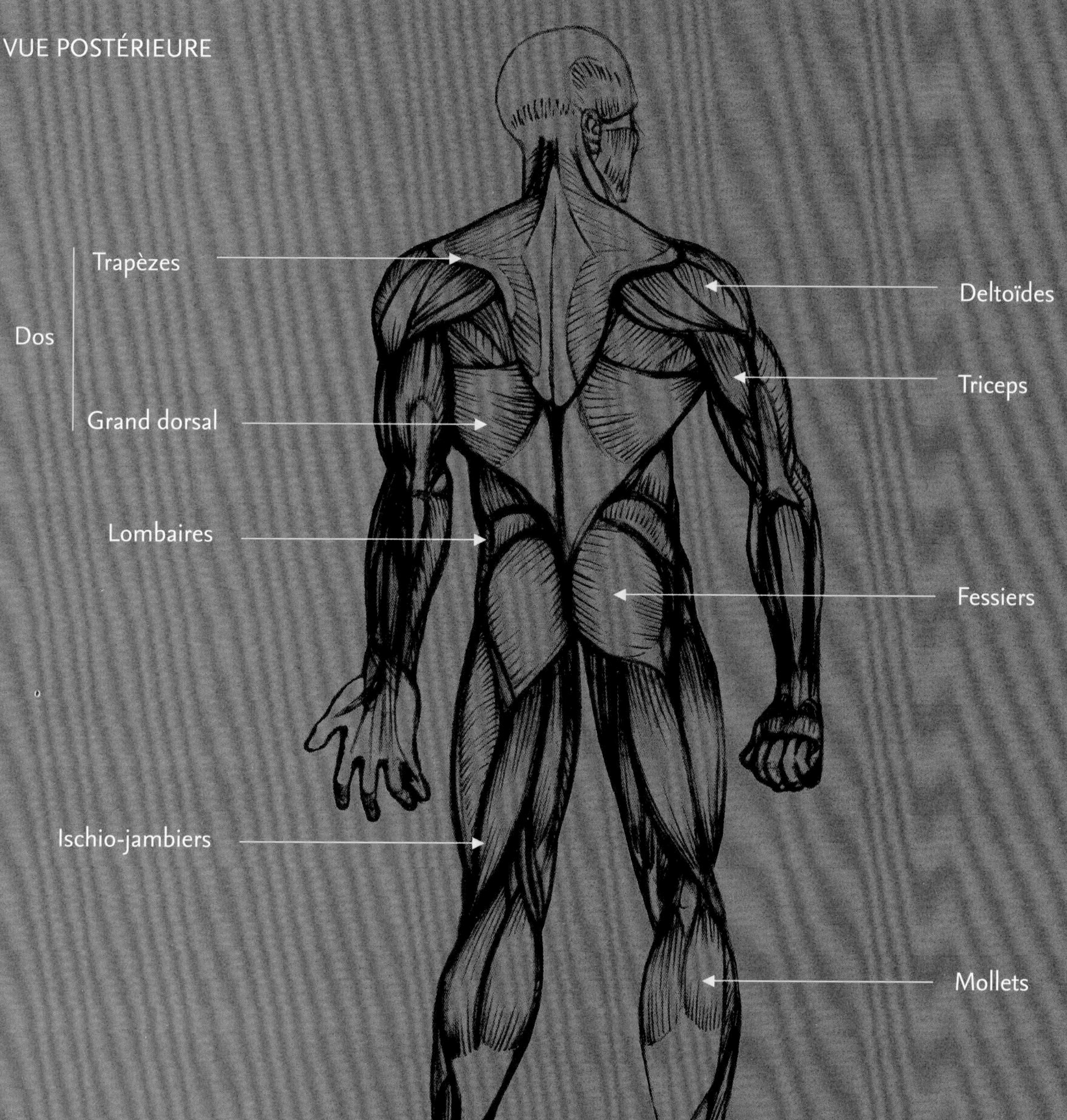

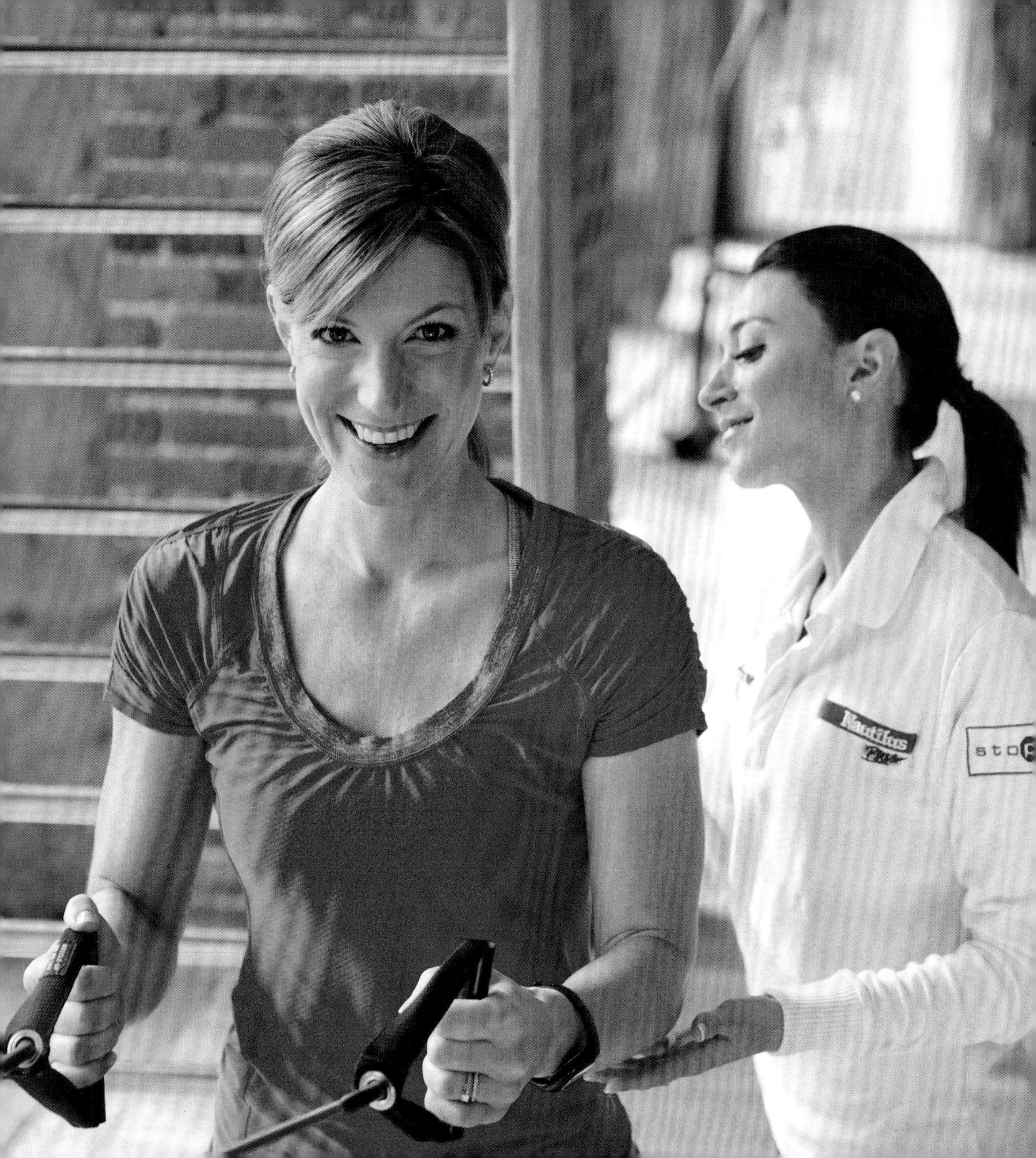
Nautilus

PROGRAMMES D'ENTRAÎNEMENT POUR FEMME AU GYM ET À LA MAISON

PROGRAMMES

DURÉE : 1 MOIS ▸ FRÉQUENCE : 3 FOIS PAR SEMAINE, À 48-72 HEURES D'INTERVALLE

Mesdames, pour le premier programme, vous effectuerez une seule série de chaque exercice de musculation. Cette méthode d'entraînement appelée « effort-repos » vous alloue 60 secondes de repos entre chacun de vos exercices de musculation.

Après avoir terminé tous vos exercices musculaires, vous enchaînerez immédiatement avec vos exercices cardiovasculaires. À la maison, vous effectuerez une marche rapide pendant 15 à 20 minutes. Au gym, vous effectuerez votre exercice cardiovasculaire sur deux appareils distincts. Vous sélectionnerez le mode « Perte de graisses » sur le tableau de bord de votre vélo stationnaire et pédalerez pour une durée de 10 minutes. Ensuite, vous sélectionnerez le mode « Manuel » sur le tapis roulant et marcherez rapidement pendant environ 10 minutes. Peu importe la nature de votre exercice, assurez-vous simplement de respecter l'intensité recommandée, en vérifiant votre fréquence cardiaque régulièrement et si vous vous situez dans l'indice de perception de fatigue recommandée. Terminez toujours avec les étirements prescrits.

ÉTAPE 1 – ÉCHAUFFEMENT

EXERCICE CARDIOVASCULAIRE D'ENVIRON 5 MINUTES

ÉTAPE 2 – EXERCICES MUSCULAIRES

MÉTHODE : EFFORT-REPOS (UN TEMPS DE REPOS EST PRIS ENTRE CHAQUE SÉRIE).

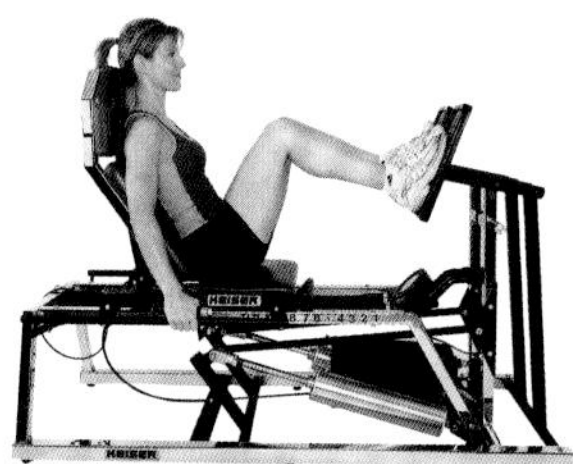

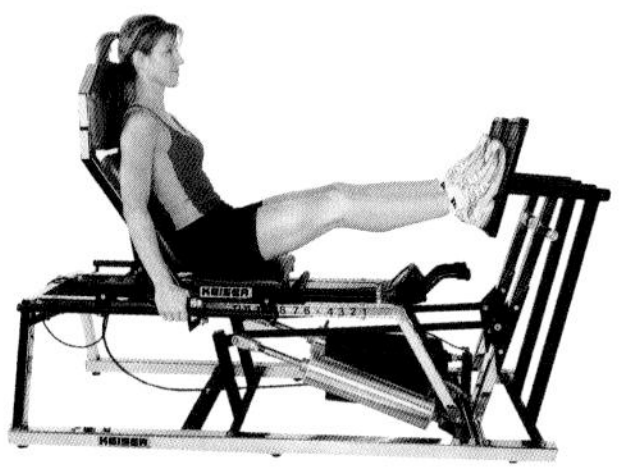

	SÉRIES ET RÉPÉTITIONS	TEMPO	REPOS
1	1 x 15 (18 RM)	2-0-3	60 s

JAMBES ▸ EXTENSION DES MEMBRES INFÉRIEURS (keiser)

Ajustez le siège de façon à obtenir un angle légèrement supérieur à 90° au niveau des genoux • Effectuez une extension complète, sans bloquer les genoux, et revenez jusqu'à un angle de 90° au niveau des genoux.

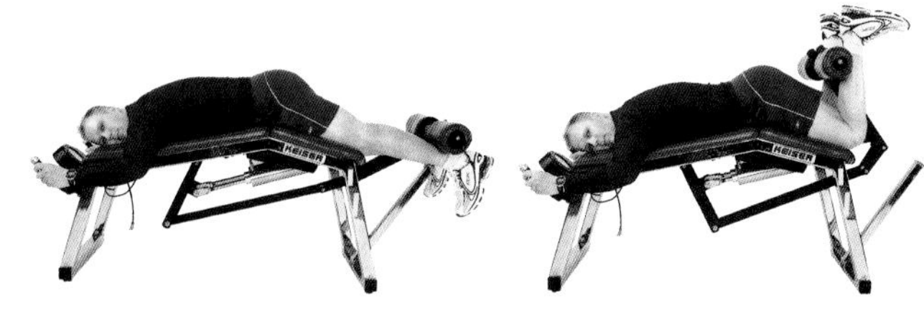

	SÉRIES ET RÉPÉTITIONS	TEMPO	REPOS
2	1 x 15 (18 RM)	2-0-3	60 s

JAMBES ▸ FLEXION DES JAMBES (keiser)

Couchée, assurez-vous que les genoux dépassent légèrement le coussin • Effectuez une flexion des jambes jusqu'à ce qu'elles soient perpendiculaires au sol •
Ne pointez pas les orteils.

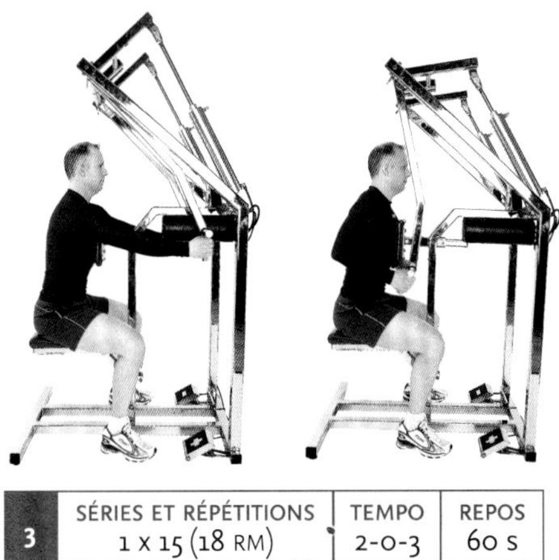

3	SÉRIES ET RÉPÉTITIONS	TEMPO	REPOS
	1 x 15 (18 RM)	2-0-3	60 s

DORSAUX ▶ **TRACTION HORIZONTALE DES BRAS** (keiser)

Ajustez le siège afin que vos bras soient parallèles au sol lorsque vous saisissez les poignées • Ajustez l'appuie-poitrine afin que les poignées soient légèrement hors de portée (au bout des doigts) • Saisissez les poignées en ½ pronation et effectuez une traction horizontale des bras en rapprochant les omoplates en fin de contraction • Revenez en position initiale.

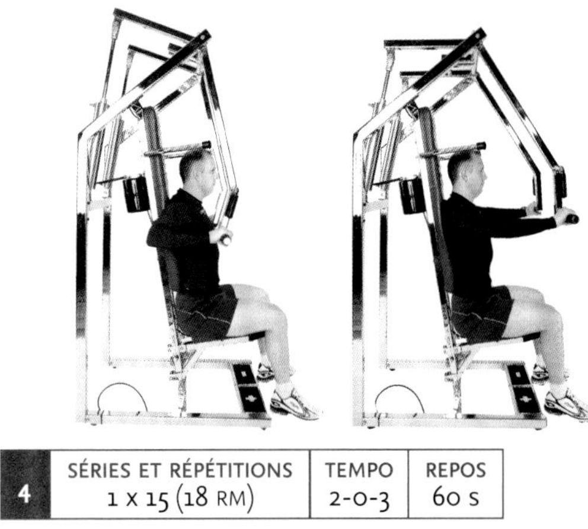

4	SÉRIES ET RÉPÉTITIONS	TEMPO	REPOS
	1 x 15 (18 RM)	2-0-3	60 s

PECTORAUX ▶ **EXTENSION HORIZONTALE DES BRAS** (keiser)

Ajustez le siège de façon à avoir les poignées inférieures sous les aisselles • Saisissez les poignées afin d'avoir un angle de 90° aux coudes • Effectuez une extension complète, sans bloquer les coudes, et revenez en position initiale, sans déposer l'appareil • Maintenez les coudes soulevés pendant toute la durée de l'exécution.

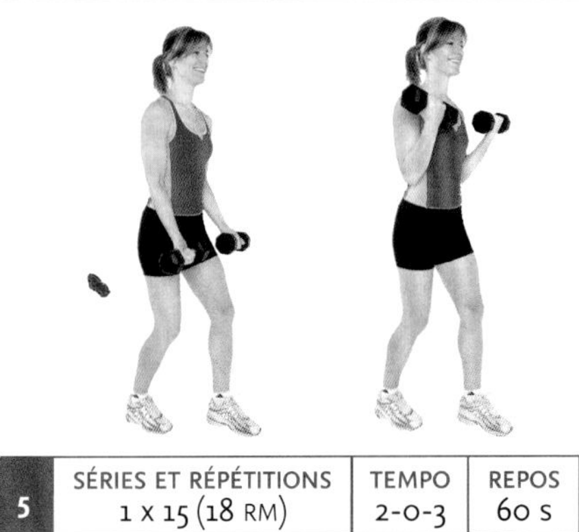

5	SÉRIES ET RÉPÉTITIONS	TEMPO	REPOS
	1 x 15 (18 RM)	2-0-3	60 s

BICEPS ▶ **FLEXION DES AVANT-BRAS** (haltères)

Les mains à la largeur des épaules, la paume des mains vers l'avant (supination), effectuez une flexion des avant-bras en maintenant les coudes le long du tronc • Redescendez lentement en position initiale • Évitez de basculer vers l'arrière.

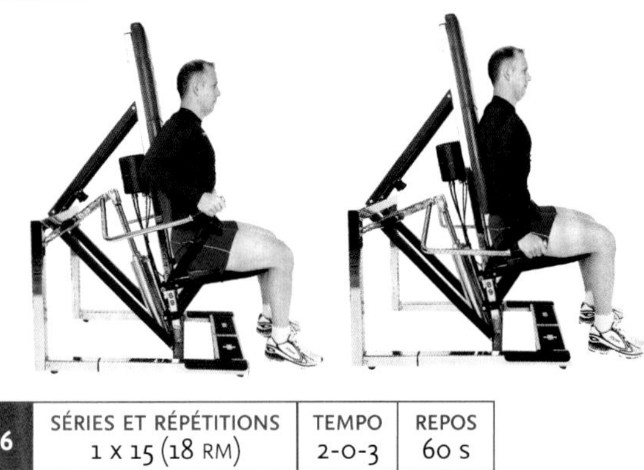

6	SÉRIES ET RÉPÉTITIONS	TEMPO	REPOS
	1 x 15 (18 RM)	2-0-3	60 s

TRICEPS ▶ **EXTENSION DES AVANT-BRAS** (keiser)

Ajustez le siège de façon à ce que les poignées soient sous les aisselles • Saisissez les poignées et effectuez une extension complète, sans bloquer les coudes, puis revenez en position initiale, sans déposer l'appareil • Maintenez les coudes le long du tronc pendant toute la durée de l'exécution.

7	SÉRIES ET RÉPÉTITIONS	TEMPO	REPOS
	1-2 x 15	2-0-3	60 s

ABDOMINAUX ▸ REDRESSEMENT ASSIS PARTIEL
Contractez les abdominaux et effectuez une flexion avant du tronc sur une amplitude d'environ 30°.

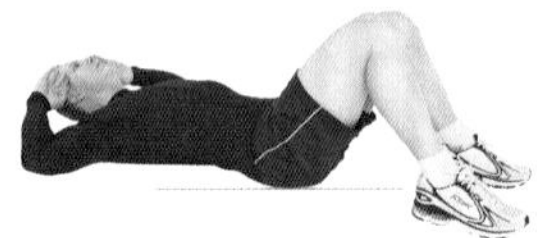

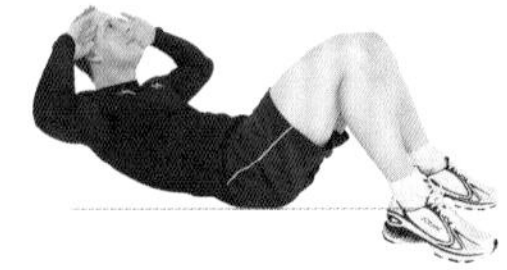

ÉTAPE 3 – EXERCICES CARDIOVASCULAIRES

MÉTHODE : Effectuez ces deux exercices cardiovasculaires un à la suite de l'autre, pour un total de 20 minutes.

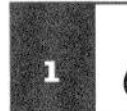

1	FC CIBLE OU IPF	DURÉE
	60 % Fc max. ou 9-12	10 min

VÉLO STATIONNAIRE ▸ Mode « Perte des graisses »

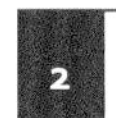

2	FC CIBLE OU IPF	DURÉE
	60 % Fc max. ou 9-12	10 min

TAPIS ROULANT (MARCHE RAPIDE) ▸ Mode « Manuel »

ÉTAPE 4 – EXERCICES D'ÉTIREMENTS

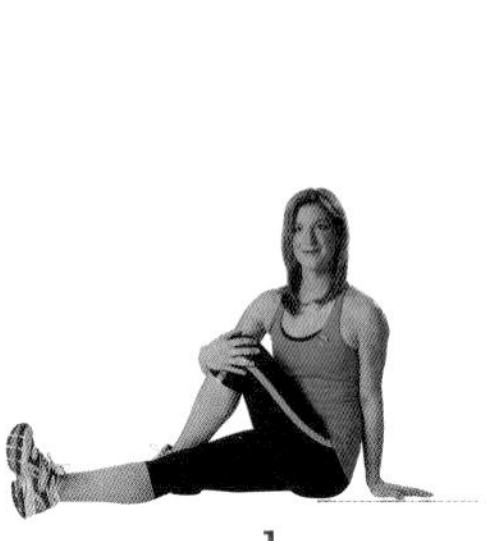

1

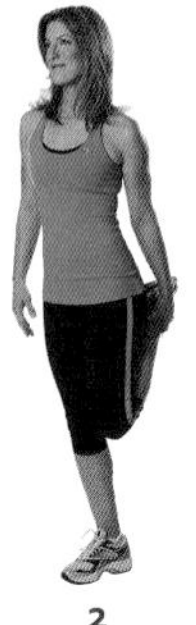

2

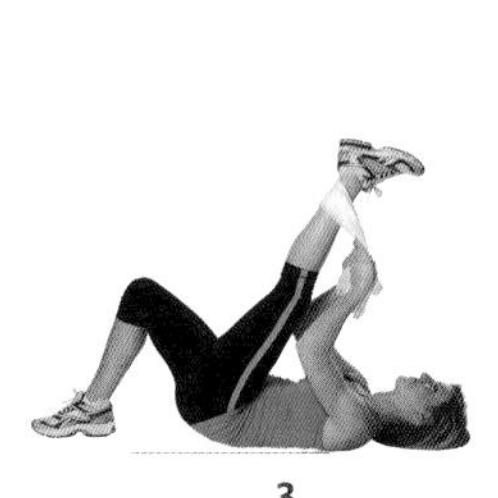

3

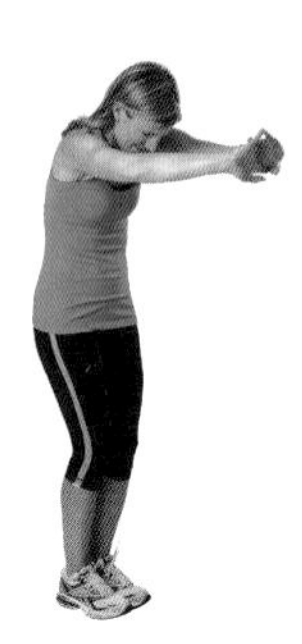

4

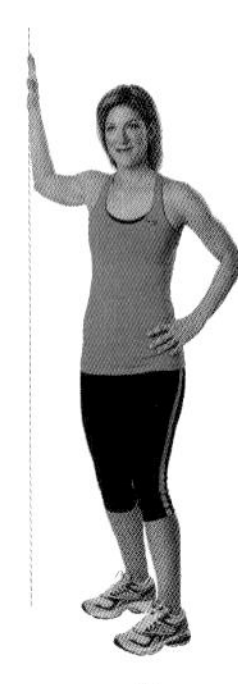

5

1-5	SÉRIES ET RÉPÉTITIONS	DURÉE
	1	20 s

FESSIERS
Rapprochez le genou vers le tronc avec la main opposée, afin d'accentuer l'étirement du fessier de la jambe fléchie • Répétez avec l'autre jambe.

QUADRICEPS
Saisissez la cheville et tirez le talon vers la fesse en maintenant les cuisses collées et parallèles • Répétez avec l'autre jambe.

ISCHIO-JAMBIERS
À l'aide d'une serviette ou de vos mains, tirez la jambe vers vous, sans fléchir le genou • Répétez avec l'autre jambe.

DORSAUX
Les bras tendus devant la poitrine, mains liées, poussez avec vos mains afin de décoller les omoplates et d'arrondir le haut du dos.

PECTORAUX
L'avant-bras en appui sur le mur, coude à 90° à la hauteur de l'épaule, effectuez une rotation du tronc du côté opposé • Répétez avec l'autre bras.

DURÉE : 1 MOIS ▸ FRÉQUENCE : 3 FOIS PAR SEMAINE, À 48-72 HEURES D'INTERVALLE

ÉTAPE 1 — ÉCHAUFFEMENT
EXERCICE CARDIOVASCULAIRE D'ENVIRON 5 MINUTES

ÉTAPE 2 — EXERCICES MUSCULAIRES
MÉTHODE : EFFORT-REPOS (UN TEMPS DE REPOS EST PRIS ENTRE CHAQUE SÉRIE).

	SÉRIES ET RÉPÉTITIONS	TEMPO	REPOS
1	1 X 12 (15 RM)	2-0-4	60 S

JAMBES ▸ **EXTENSION DES MEMBRES INFÉRIEURS AU MUR** (ballon d'exercice)
Placez-vous le bas du dos contre le ballon au mur, les pieds à la largeur du bassin, légèrement avancés • Fléchissez les genoux jusqu'à un angle de 90° et effectuez une extension complète, sans bloquer les genoux.

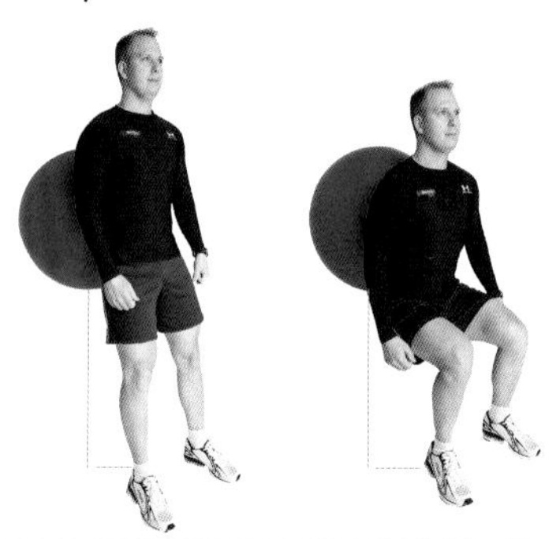

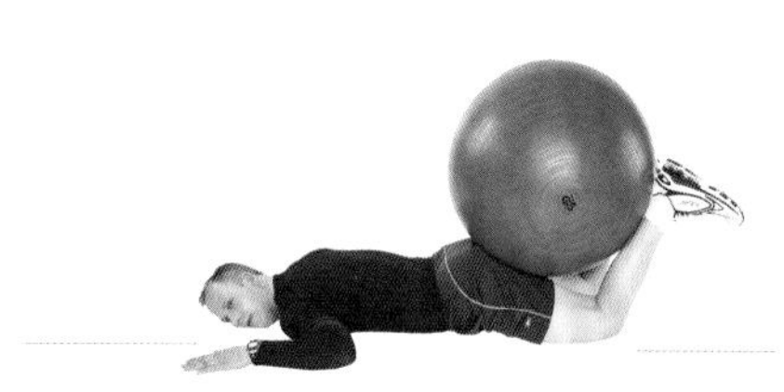

	SÉRIES ET RÉPÉTITIONS	TEMPO	REPOS
2	1 X 20 S	—	60 S

JAMBES ▸ **FLEXION DES JAMBES** (ballon d'exercice)
Coincez le ballon entre vos talons et l'arrière de vos cuisses et appliquez une force pour compresser le ballon par une flexion au genou • Maintenez la contraction pendant la durée prescrite.

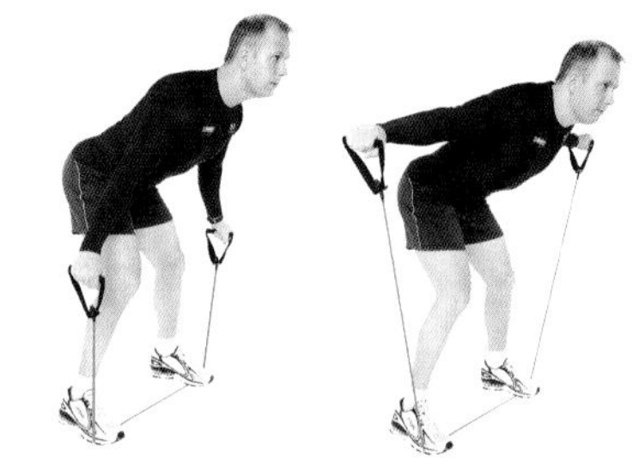

	SÉRIES ET RÉPÉTITIONS	TEMPO	REPOS
3	1 X 12 (15 RM)	2-1-4	60 S

DORSAUX ▸ **EXTENSION HORIZONTALE DES BRAS** (bande élastique)
Élastique sous les pieds, tronc incliné, poitrine bombée et tête relevée • Les bras allongés, faites une extension horizontale des bras en rapprochant les omoplates en fin de contraction (bras parallèles au sol).

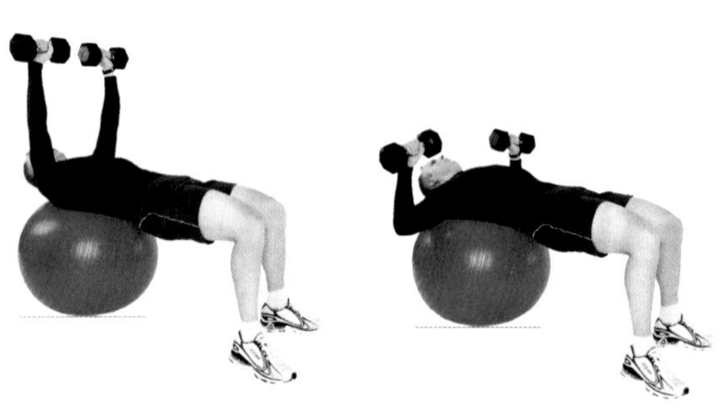

4	SÉRIES ET RÉPÉTITIONS	TEMPO	REPOS
	1 X 12 (15 RM)	2-0-4	60 S

PECTORAUX ▸ **DÉVELOPPÉ COUCHÉ** (ballon d'exercice, haltères)

Les omoplates en appui sur le ballon, les mains en pronation au-dessus de la poitrine • En maintenant les coudes écartés, fléchissez les coudes afin d'apporter les haltères à 1 cm de la poitrine • Effectuez une extension complète, sans bloquer les coudes.

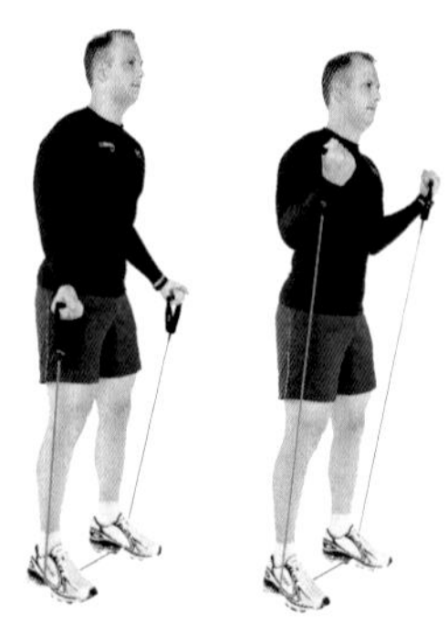

5	SÉRIES ET RÉPÉTITIONS	TEMPO	REPOS
	1 X 12 (15 RM)	2-1-4	60 S

BICEPS ▸ **FLEXION DES AVANT-BRAS** (bande élastique)

La bande élastique sous les pieds, les mains à la largeur des épaules en supination, effectuez une flexion des avant-bras en maintenant les coudes le long du tronc • Redescendez lentement en position initiale • Évitez de basculer vers l'arrière.

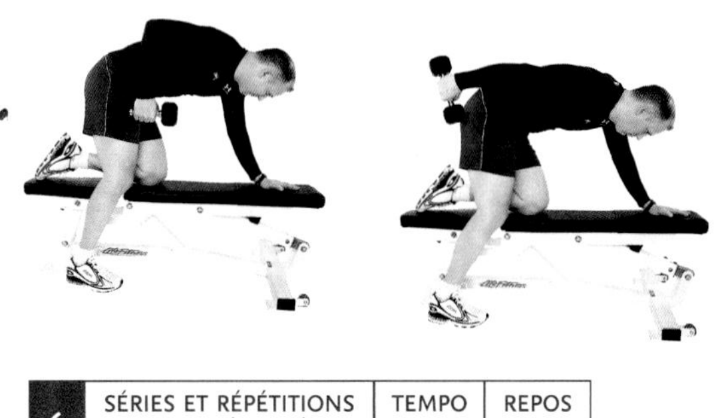

6	SÉRIES ET RÉPÉTITIONS	TEMPO	REPOS
	1 X 12 (15 RM)	2-1-4	60 S

TRICEPS ▸ **EXTENSION DES AVANT-BRAS)** (haltères)

Maintenez le coude bien élevé et faites une extension complète sans bloquer le coude • Revenez jusqu'à un angle légèrement supérieur à 90°.

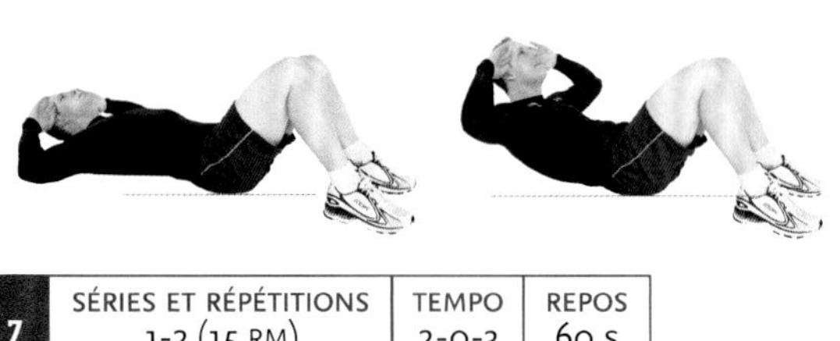

7	SÉRIES ET RÉPÉTITIONS	TEMPO	REPOS
	1-2 (15 RM)	2-0-3	60 S

ABDOMINAUX ▸ **REDRESSEMENT ASSIS PARTIEL**

Contractez les abdominaux et effectuez une flexion avant du tronc sur une amplitude d'environ 30° • Évitez de tirer derrière la nuque.

ÉTAPE 3 – EXERCICE CARDIOVASCULAIRE

MÉTHODE : EFFECTUEZ CET EXERCICE CARDIOVASCULAIRE POUR UN TOTAL DE 15 À 20 MINUTES.

	FC CIBLE OU IPF	DURÉE
1	60% Fc max. ou 9-12	15-20 min

MARCHE RAPIDE ▸ Continue

ÉTAPE 4 – EXERCICES D'ÉTIREMENTS

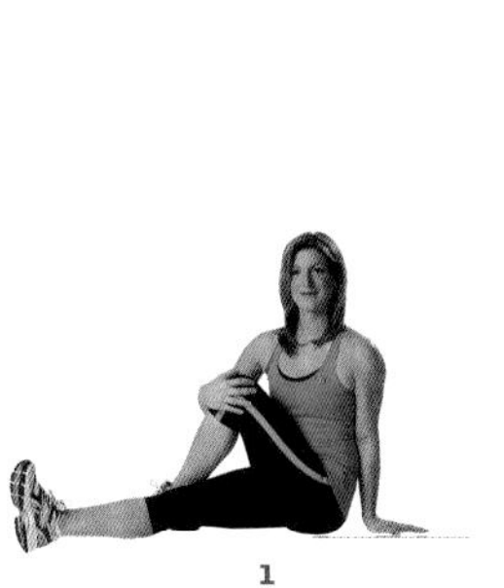

1

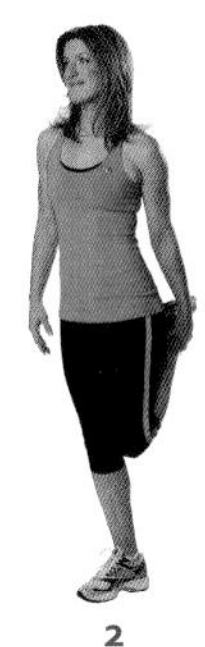

2

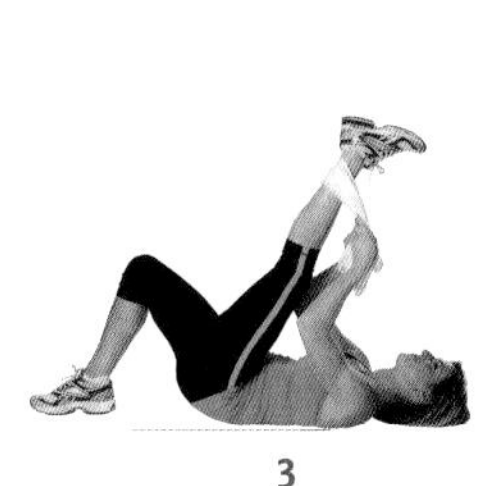

3

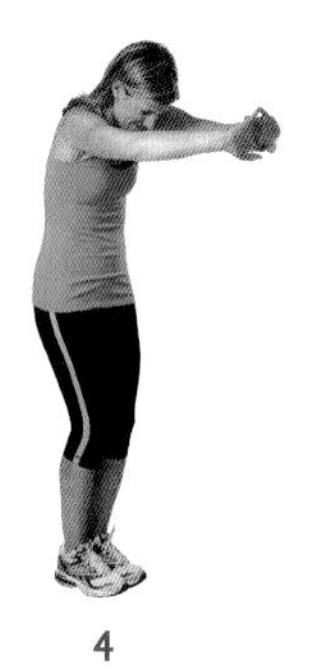

4

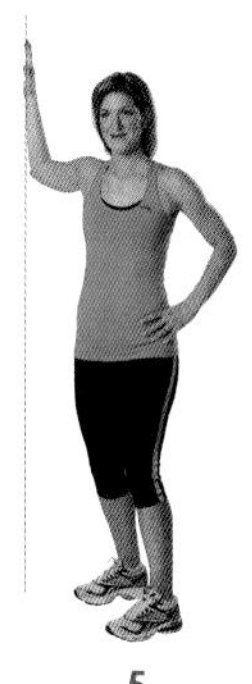

5

	SÉRIES ET RÉPÉTITIONS	DURÉE
1-5	1	20 S

FESSIERS
Rapprochez le genou vers le tronc avec la main opposée, afin d'accentuer l'étirement du fessier de la jambe fléchie • Répétez avec l'autre jambe.

QUADRICEPS
Saisissez la cheville et tirez le talon vers la fesse en maintenant les cuisses collées et parallèles • Répétez avec l'autre jambe.

ISCHIO-JAMBIERS
À l'aide d'une serviette ou de vos mains, tirez la jambe vers vous, sans fléchir le genou • Répétez avec l'autre jambe.

DORSAUX
Les bras tendus devant la poitrine, mains liées, poussez avec vos mains afin de décoller les omoplates et d'arrondir le haut du dos.

PECTORAUX
L'avant-bras en appui sur le mur, coude à 90° à la hauteur de l'épaule, effectuez une rotation du tronc du côté opposé • Répétez avec l'autre bras.

DURÉE : 1 MOIS ▸ FRÉQUENCE : 3 FOIS PAR SEMAINE, À 48-72 HEURES D'INTERVALLE

On passe maintenant au deuxième programme d'entraînement. Durant ce deuxième mois, l'intensité des exercices hausse légèrement, afin d'assurer une amélioration graduelle de votre condition physique.

Au gym, les appareils de musculation Keiser seront encore une fois presque exclusivement utilisés. La méthode « effort-repos » sera privilégiée et vous devrez donc prendre 60 secondes de repos entre chacun des exercices musculaires. Après avoir complété tous les exercices musculaires, vous commencerez votre entraînement cardiovasculaire en utilisant deux appareils différents (de votre choix). L'important sera de respecter la nouvelle intensité prescrite et la durée totale, soit 30 minutes.

À la maison, vous effectuerez les exercices de musculation les uns à la suite des autres sans prendre de temps de repos entre chacun des exercices. Après avoir complété deux fois le circuit, vous effectuerez votre entraînement cardiovasculaire, une marche rapide qui durera de 20 à 30 minutes. Notez que l'intensité de la marche devra aussi hausser.

Terminez toujours avec les exercices d'étirements proposés.

ÉTAPE 1 — ÉCHAUFFEMENT

EXERCICE CARDIOVASCULAIRE D'ENVIRON 5 MINUTES

ÉTAPE 2 — EXERCICES MUSCULAIRES

MÉTHODE : Effort-repos (un temps de repos est pris entre chaque série).

1	SÉRIES ET RÉPÉTITIONS	TEMPO	REPOS
	1 x 15 RM	2-0-3	60 s

JAMBES ▸ EXTENSION DES MEMBRES INFÉRIEURS (keiser)

Ajustez le siège de façon à obtenir un angle légèrement supérieur à 90° au niveau des genoux • Effectuez une extension complète, sans bloquer les genoux, et revenez jusqu'à un angle de 90° au niveau des genoux.

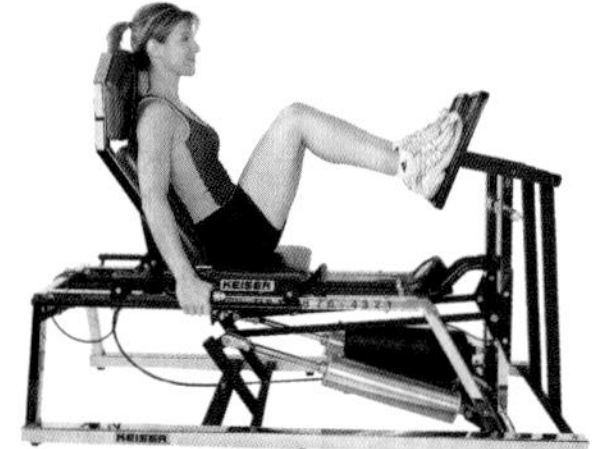

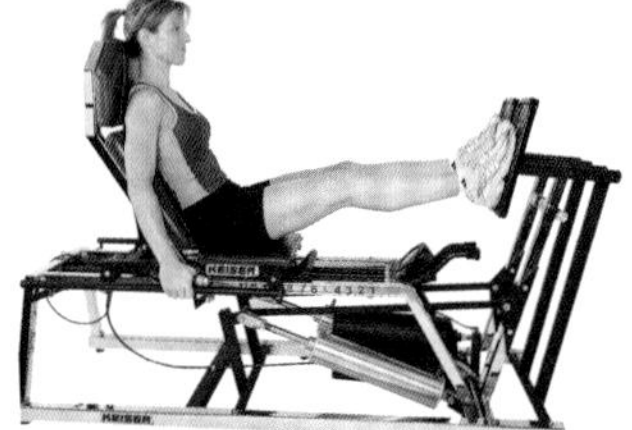

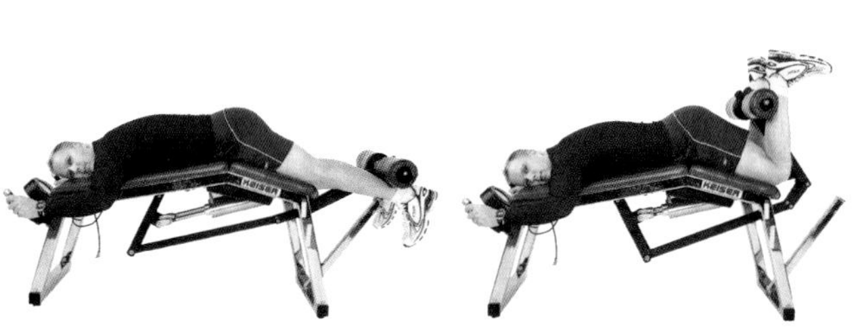

2	SÉRIES ET RÉPÉTITIONS	TEMPO	REPOS
	1 x 15 RM	2-0-3	60 s

JAMBES ▸ FLEXION DES JAMBES (keiser)

Couchée, assurez-vous que les genoux dépassent légèrement le coussin • Effectuez une flexion des jambes jusqu'à ce qu'elles soient perpendiculaires au sol •
Ne pointez pas les orteils.

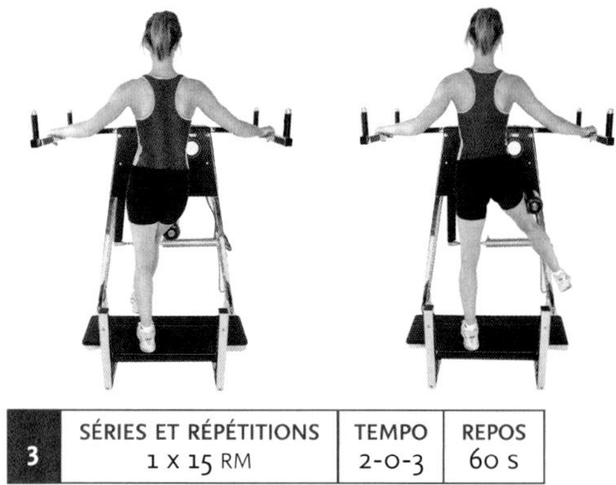

3	SÉRIES ET RÉPÉTITIONS	TEMPO	REPOS
	1 x 15 RM	2-0-3	60 s

JAMBES ▸ ABDUCTION DES JAMBES (keiser)

Placez la hanche de votre jambe d'action vis-à-vis de l'axe de rotation de l'appareil • Ajustez le coussin au niveau 3 ou 4 • Placez la partie externe de votre cuisse sur le coussin et effectuez une abduction de la jambe sans balancer le bassin • Après la série, répétez avec l'autre jambe.

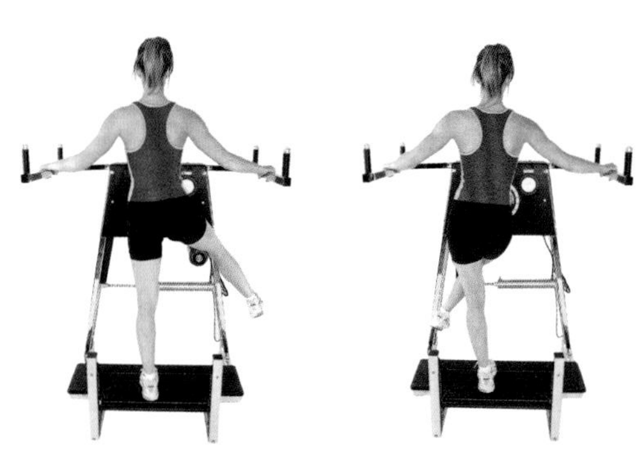

4	SÉRIES ET RÉPÉTITIONS	TEMPO	REPOS
	1 x 15 RM	2-0-3	60 s

JAMBES ▸ ADDUCTION DES JAMBES (keiser)

Placez la hanche de votre jambe d'action vis-à-vis de l'axe de rotation de l'appareil • Ajustez le coussin au niveau 3 ou 4 • Placez la partie interne de votre cuisse sur le coussin et effectuez une adduction de la jambe sans balancer le bassin • Après la série, répétez avec l'autre jambe.

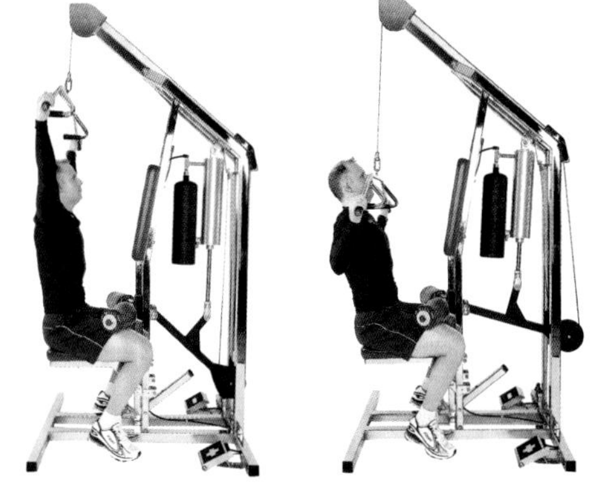

5	SÉRIES ET RÉPÉTITIONS	TEMPO	REPOS
	1 x 15 RM	2-0-3	60 s

DORSAUX ▸ TRACTION VERTICALE DES BRAS (keiser)

Ajustez le siège afin que la barre soit légèrement hors de portée (au bout des doigts) • Saisissez la barre en pronation (paumes vers l'avant) au double de la largeur des épaules • Le tronc légèrement incliné, effectuez une traction verticale des bras en approchant la barre à la hauteur de la bouche • Revenez à la position initiale.

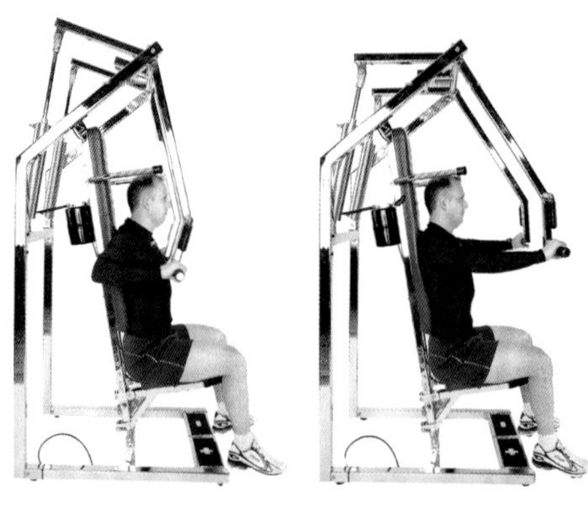

6	SÉRIES ET RÉPÉTITIONS	TEMPO	REPOS
	1 X 15 RM	2-0-3	60 s

PECTORAUX ▸ EXTENSION HORIZONTALE DES BRAS (keiser)

Ajustez le siège de façon à avoir les poignées inférieures sous les aisselles • Saisissez les poignées en pronation afin d'avoir un angle de 90° aux coudes • Effectuez une extension complète, sans bloquer les coudes, et revenez en position initiale, sans déposer l'appareil • Maintenez les coudes soulevés pendant toute la durée de l'exécution.

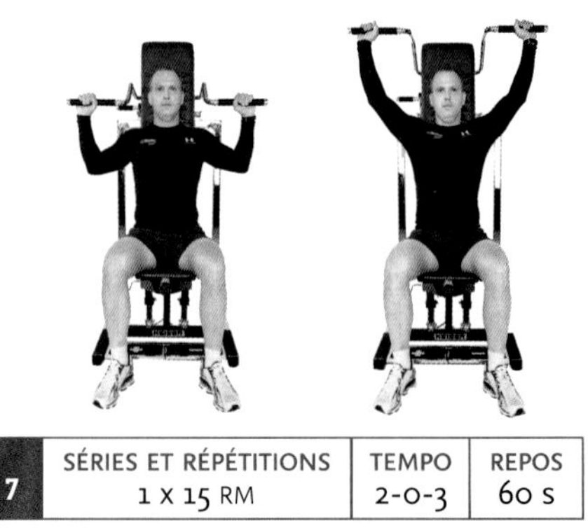

7	SÉRIES ET RÉPÉTITIONS	TEMPO	REPOS
	1 X 15 RM	2-0-3	60 s

ÉPAULES ▸ EXTENSION VERTICALE DES BRAS (keiser)

Ajustez le siège de façon à ce que les poignées soient légèrement au-dessus des épaules • Effectuez une extension verticale des bras, sans bloquer les coudes, et revenez jusqu'à ce que les poignées soient à la hauteur des oreilles.

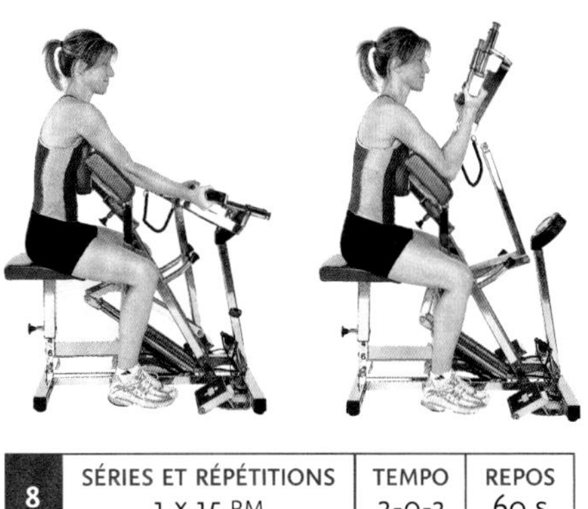

8	SÉRIES ET RÉPÉTITIONS	TEMPO	REPOS
	1 X 15 RM	2-0-3	60 s

BICEPS ▸ FLEXION DES AVANT-BRAS (keiser)

Ajustez le siège et l'appuie-poitrine afin que vos coudes soient vis-à-vis de l'axe de rotation de l'appareil • Effectuez une flexion des avant-bras jusqu'à ce qu'ils soient perpendiculaires au sol et revenez en extension complète, sans bloquer les coudes.

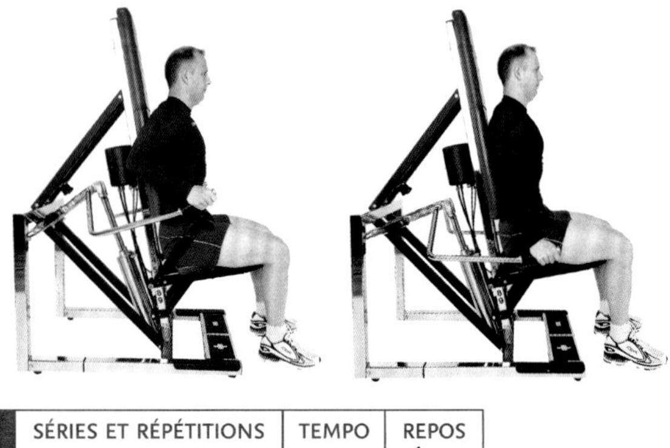

9	SÉRIES ET RÉPÉTITIONS	TEMPO	REPOS
	1 X 15 RM	2-0-3	60 s

TRICEPS ▸ EXTENSION DES AVANT-BRAS (keiser)

Ajustez le siège de façon à ce que les poignées soient sous les aisselles • Saisissez les poignées et effectuez une extension complète, sans bloquer les coudes, puis revenez en position initiale, sans déposer l'appareil • Maintenez les coudes le long du tronc pendant toute la durée de l'exécution.

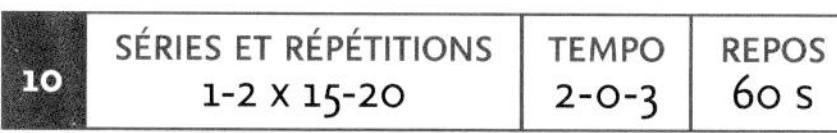

10	SÉRIES ET RÉPÉTITIONS	TEMPO	REPOS
	1-2 x 15-20	2-0-3	60 s

ABDOMINAUX ▸ **REDRESSEMENT ASSIS PARTIEL** (ballon d'exercice)

Placez le bas du dos sur le ballon d'exercice, le tronc parallèle au sol, et effectuez une flexion du tronc sur une amplitude d'environ 30°.

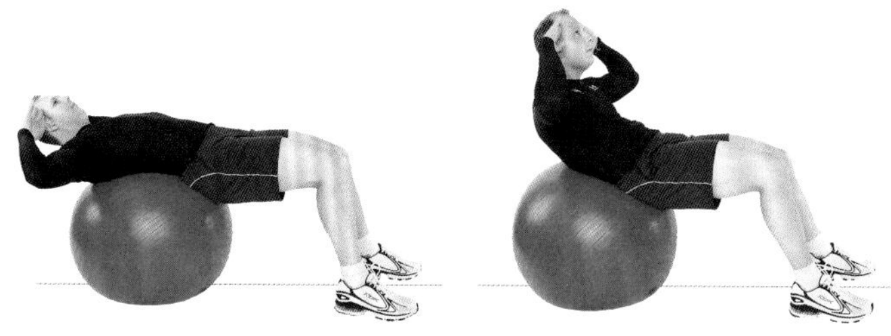

ÉTAPE 3 – EXERCICES CARDIOVASCULAIRES

MÉTHODE : **Effectuez ces deux exercices cardiovasculaires un à la suite de l'autre, pour un total de 30 minutes.**

1	FC CIBLE OU IPF	DURÉE
	60-70 % Fc max. ou 9-12	15 min

VÉLO STATIONNAIRE ▸ Mode « Perte des graisses »

2	FC CIBLE OU IPF	DURÉE
	70-75 % Fc max. ou 10-13	15-20 min

TAPIS ROULANT (MARCHE RAPIDE) OU APPAREIL ELLIPTIQUE ▸ Mode « Manuel »

ÉTAPE 4 – EXERCICES D'ÉTIREMENTS

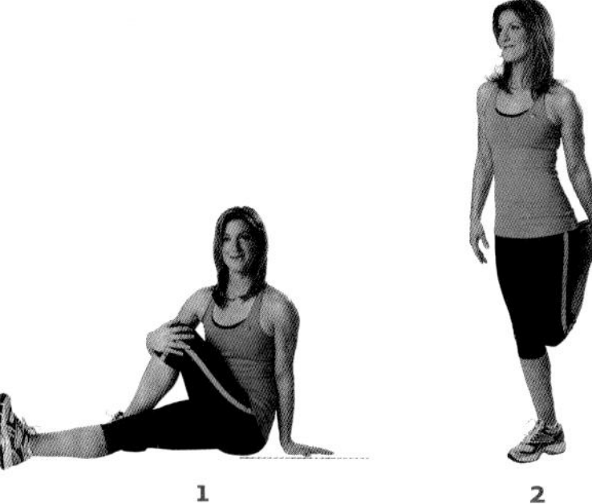

1 2

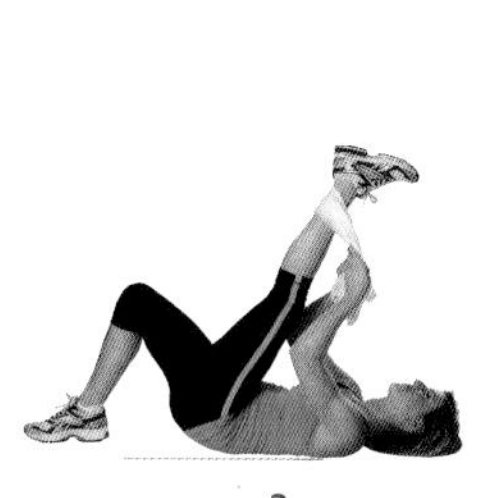

3

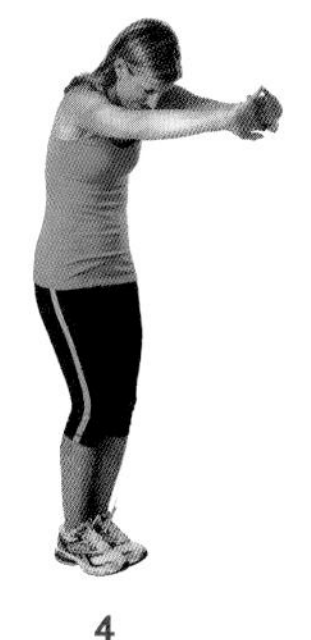

4

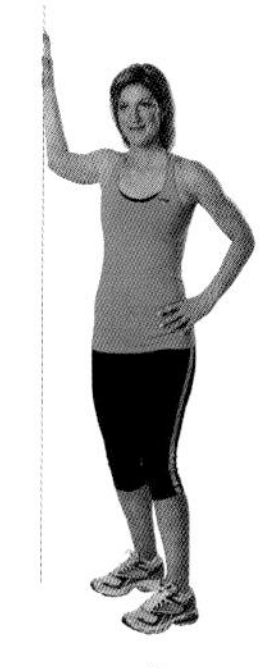

5

1-5	SÉRIES ET RÉPÉTITIONS	DURÉE
	1	20 s

FESSIERS

Rapprochez le genou vers le tronc avec la main opposée, afin d'accentuer l'étirement du fessier de la jambe fléchie • Répétez avec l'autre jambe.

QUADRICEPS

Saisissez la cheville et tirez le talon vers la fesse en maintenant les cuisses collées et parallèles • Répétez avec l'autre jambe.

ISCHIO-JAMBIERS

À l'aide d'une serviette ou de vos mains, tirez la jambe vers vous, sans fléchir le genou • Répétez avec l'autre jambe.

DORSAUX

Les bras tendus devant la poitrine, mains liées, poussez avec vos mains afin de décoller les omoplates et d'arrondir le haut du dos.

PECTORAUX

L'avant-bras en appui sur le mur, coude à 90° à la hauteur de l'épaule, effectuez une rotation du tronc du côté opposé • Répétez avec l'autre bras.

DURÉE : 1 MOIS ▸ FRÉQUENCE : 3 FOIS PAR SEMAINE, À 48-72 HEURES D'INTERVALLE

ÉTAPE 1 – ÉCHAUFFEMENT

EXERCICE CARDIOVASCULAIRE D'ENVIRON 5 MINUTES

ÉTAPE 2 – EXERCICES MUSCULAIRES

MÉTHODE : Entraînement en circuit (exercices effectués un à la suite de l'autre, sans temps de repos). Effectuez 1 fois le circuit.

1	SÉRIES ET RÉPÉTITIONS	TEMPO	REPOS
	1 X 15 RM	2-0-4	0 S

JAMBES ▸ **EXTENSION DES MEMBRES INFÉRIEURS AU MUR** (ballon d'exercice, haltères)

Placez-vous le bas du dos contre le ballon au mur, les bras allongés avec haltères dans les mains, et les pieds à la largeur du bassin, légèrement avancés • Fléchissez les genoux jusqu'à un angle de 90° et effectuez une extension complète, sans bloquer les genoux.

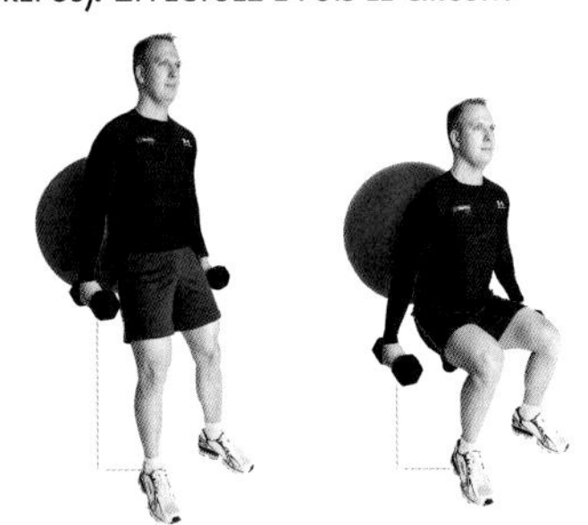

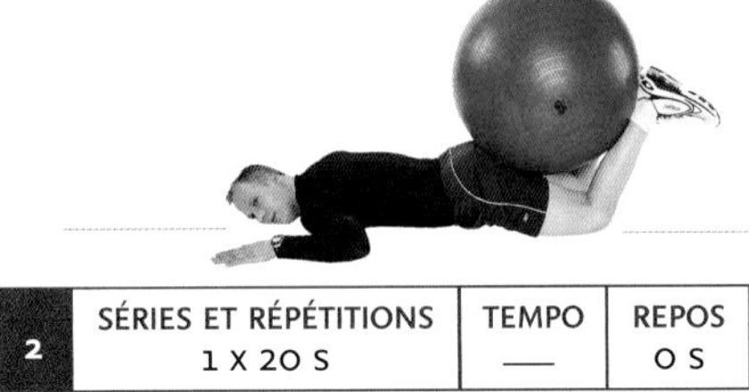

2	SÉRIES ET RÉPÉTITIONS	TEMPO	REPOS
	1 X 20 S	—	0 S

JAMBES ▸ **FLEXION DES JAMBES** (ballon d'exercice)

Coincez le ballon entre vos talons et l'arrière de vos cuisses et appliquez une force pour compresser le ballon par une flexion au genou • Maintenez la contraction pendant la durée prescrite.

3	SÉRIES ET RÉPÉTITIONS	TEMPO	REPOS
	1 X 20 S	—	0 S

JAMBES ▸ **EXTENSION DES JAMBES** (ballon d'exercice)

Placez le dessus du pied sur le ballon et appliquez une force pour compresser le ballon par une extension au genou • Maintenez la contraction pendant la durée prescrite.

4	SÉRIES ET RÉPÉTITIONS	TEMPO	REPOS
	1 X 15 RM	2-1-4	0 S

DORSAUX ▸ **TRACTION UNILATÉRALE** (ballon d'exercice, haltères)

Tronc parallèle au sol, effectuez une traction en soulevant le poids jusqu'à la hauteur de la poitrine • Évitez de faire une rotation du tronc en fin de traction.

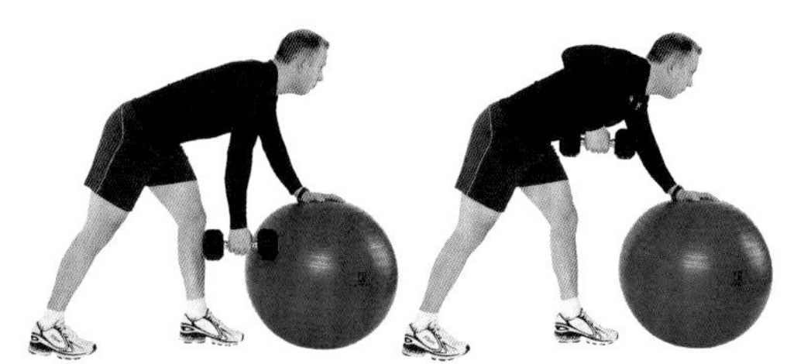

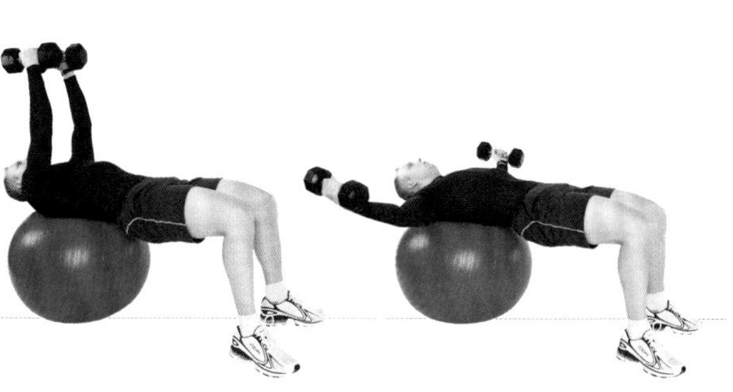

5	SÉRIES ET RÉPÉTITIONS	TEMPO	REPOS
	1 X 15 RM	2-0-4	0 S

PECTORAUX ▸ **ROTATION INTERNE DES BRAS** (ballon d'exercice, haltères)
Les omoplates en appui sur le ballon, les poids au-dessus de la poitrine en ½ pronation • Écartez les bras en maintenant une légère flexion au niveau des coudes jusqu'à ce que les poids soient à la hauteur des épaules • Revenez en position initiale.

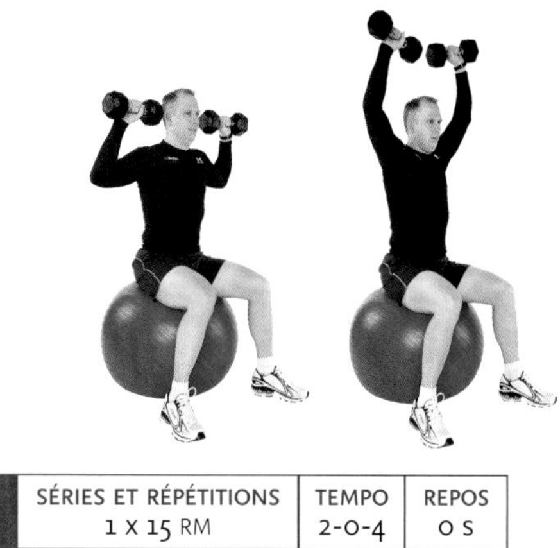

6	SÉRIES ET RÉPÉTITIONS	TEMPO	REPOS
	1 X 15 RM	2-0-4	0 S

ÉPAULES ▸ **DÉVELOPPÉ ASSIS** (ballon d'exercice, haltères)
Débutez les poids à la hauteur des oreilles et effectuez une extension verticale des bras, sans bloquer les coudes • Revenez à la position initiale.

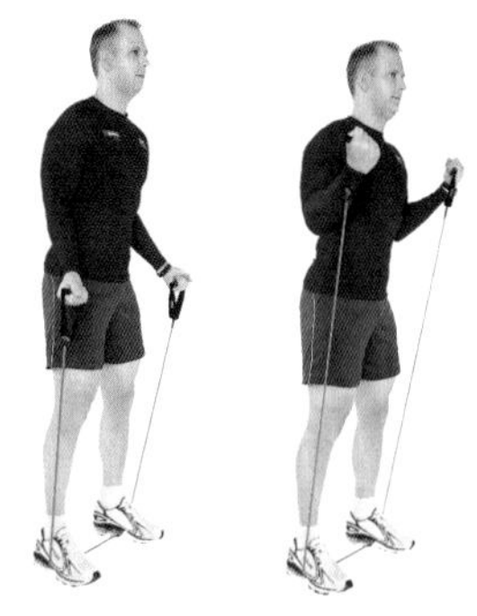

7	SÉRIES ET RÉPÉTITIONS	TEMPO	REPOS
	1 X 15 RM	2-1-4	0 S

BICEPS ▸ **FLEXION DES AVANT-BRAS** (bande élastique)
La bande élastique sous les pieds, les mains à la largeur des épaules en supination, effectuez une flexion des avant-bras en maintenant les coudes le long du tronc • Redescendez lentement en position initiale. Évitez de basculer vers l'arrière.

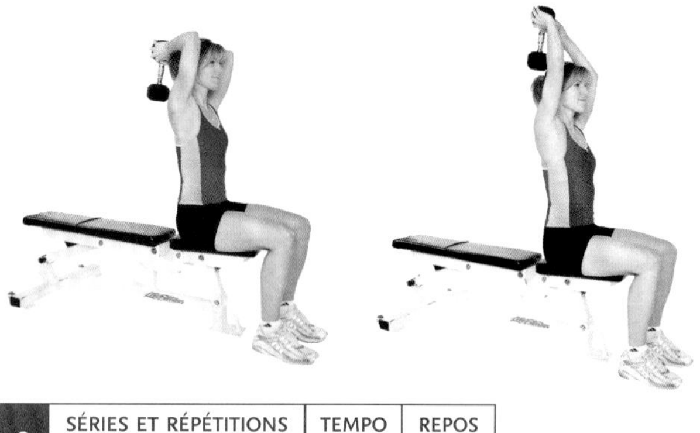

8	SÉRIES ET RÉPÉTITIONS	TEMPO	REPOS
	1 X 15 RM	2-0-4	0 S

TRICEPS ▸ **EXTENSION DES AVANT-BRAS** (haltères)
Assis, le dos bien droit • Saisissez le poids à deux mains derrière la tête et effectuez une extension complète, sans bloquer les coudes • Revenez jusqu'à un angle de 90° aux coudes • Maintenez les coudes près des oreilles pendant toute la durée de l'exécution.

9	SÉRIES ET RÉPÉTITIONS	TEMPO	REPOS
	1-2 x 15-20	2-0-3	45 s

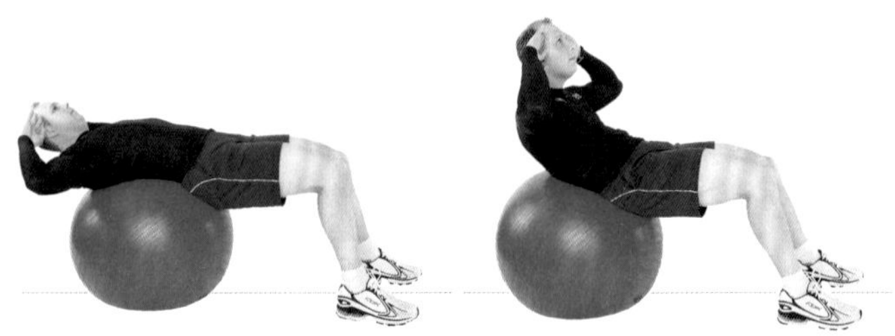

ABDOMINAUX ▸ **REDRESSEMENT ASSIS PARTIEL** (ballon d'exercice)

Placez le bas du dos sur le ballon d'exercice, le tronc parallèle au sol, et effectuez une flexion du tronc sur une amplitude d'environ 30°.

ÉTAPE 3 – EXERCICE CARDIOVASCULAIRE

MÉTHODE : Effectuez cet exercice cardiovasculaire pour un total de 20 à 30 minutes.

1	FC CIBLE OU IPF	DURÉE
	60-70 % Fc max. ou 10-13	20-30 min

MARCHE RAPIDE ▸ Continue

ÉTAPE 4 – EXERCICES D'ÉTIREMENTS

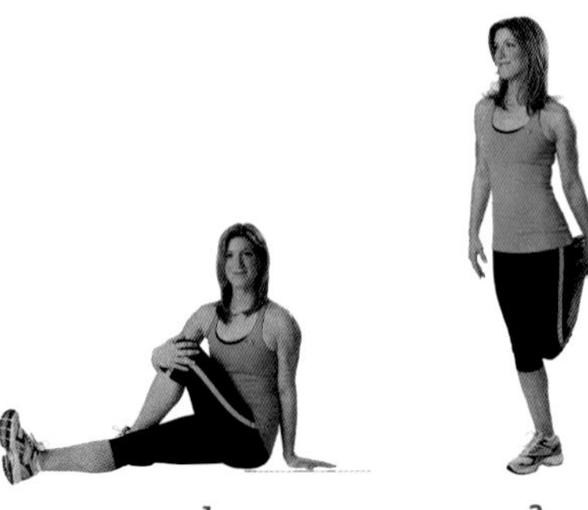

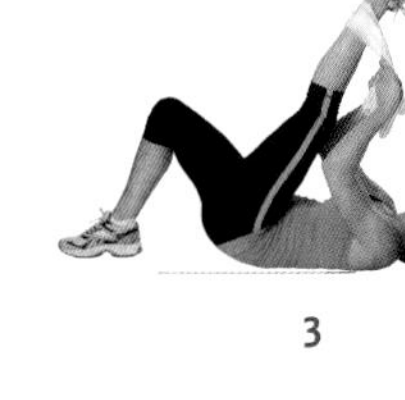

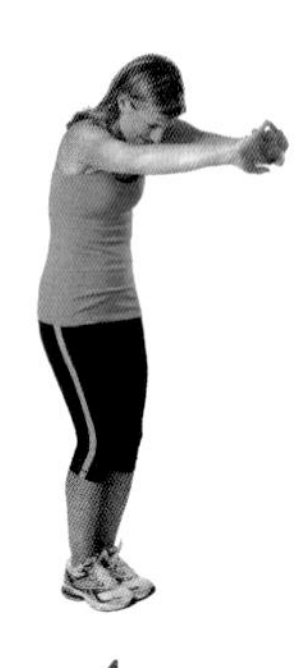

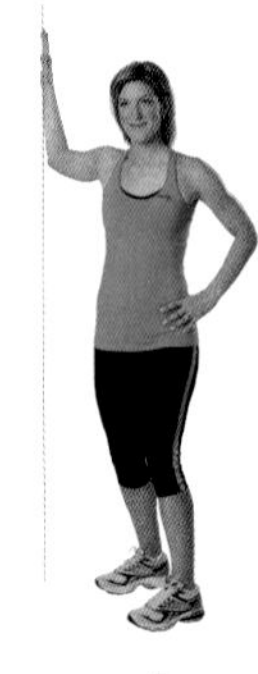

1 2 3 4 5

1-5	SÉRIES ET RÉPÉTITIONS	DURÉE
	1	20 s

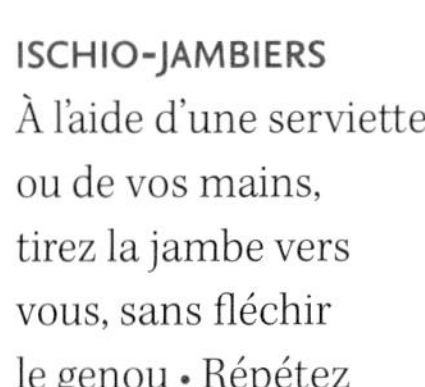

FESSIERS
Rapprochez le genou vers le tronc avec la main opposée, afin d'accentuer l'étirement du fessier de la jambe fléchie • Répétez avec l'autre jambe.

QUADRICEPS
Saisissez la cheville et tirez le talon vers la fesse en maintenant les cuisses collées et parallèles • Répétez avec l'autre jambe.

ISCHIO-JAMBIERS
À l'aide d'une serviette ou de vos mains, tirez la jambe vers vous, sans fléchir le genou • Répétez avec l'autre jambe.

DORSAUX
Les bras tendus devant la poitrine, mains liées, poussez avec vos mains afin de décoller les omoplates et d'arrondir le haut du dos.

PECTORAUX
L'avant-bras en appui sur le mur, coude à 90° à la hauteur de l'épaule, effectuez une rotation du tronc du côté opposé • Répétez avec l'autre bras.

DURÉE : 1 MOIS ▸ FRÉQUENCE : 3 FOIS PAR SEMAINE, À 48-72 HEURES D'INTERVALLE

Vous allez maintenant entamer votre troisième mois d'entraînement. Bravo pour votre assiduité! Prêtez une attention particulière à l'intensité de vos exercices musculaires afin de vous permettre de progresser. Si vous vous entraînez à la maison, n'hésitez pas à vous munir de poids plus lourds afin d'augmenter la résistance. Si vous vous entraînez au gym, augmentez les charges indiquées sur le cadran des appareils Keiser. Mesdames, n'ayez pas peur de voir « grossir » vos muscles. Vous allez plutôt continuer de vous raffermir et tonifier votre silhouette, sans quoi, vous atteindrez un « plateau ».

Que vous soyez au gym ou à la maison, vous effectuerez les exercices de musculation les uns à la suite des autres sans prendre de temps de repos entre chacune des séries. Vous répéterez le circuit deux fois en allouant une pause de 3 à 5 minutes entre le premier et le second circuit.

Quant à votre séance d'entraînement cardiovasculaire, si vous vous entraînez à la maison, vous devrez maintenant commencer à courir. Débutez par des intervalles d'une minute (c'est-à-dire une minute de course suivie d'une minute de marche) pendant 30 minutes. Si cela est trop difficile pour vous, allongez vos périodes de marche. Si vous vous entraînez au gym, vous effectuerez votre séance d'entraînement cardiovasculaire en participant à un cours de vélo stationnaire en groupe ou bien en combinant deux appareils cardiovasculaires. Je vous recommande de sélectionner les modes « Aléatoire » et « Manuel » sur chacun des appareils.

Continuez de vous étirer à la fin de vos séances.

ÉTAPE 1 — ÉCHAUFFEMENT

EXERCICE CARDIOVASCULAIRE D'ENVIRON 5 MINUTES

ÉTAPE 2 — EXERCICES MUSCULAIRES

MÉTHODE : **ENTRAÎNEMENT EN CIRCUIT (EXERCICES EFFECTUÉS UN À LA SUITE DE L'AUTRE, SANS TEMPS DE REPOS). EFFECTUEZ 2 FOIS LE CIRCUIT, AVEC 3 À 5 MINUTES DE REPOS ENTRE LES CIRCUITS.**

1	SÉRIES ET RÉPÉTITIONS	TEMPO	REPOS
	1 X 12 RM	2-0-3	0 S

JAMBES ▸ **EXTENSION DES MEMBRES INFÉRIEURS** (keiser)

Ajustez le siège de façon à obtenir un angle légèrement supérieur à 90° au niveau des genoux • Faites une extension complète sans bloquer les genoux et revenez jusqu'à un angle de 90° au niveau des genoux.

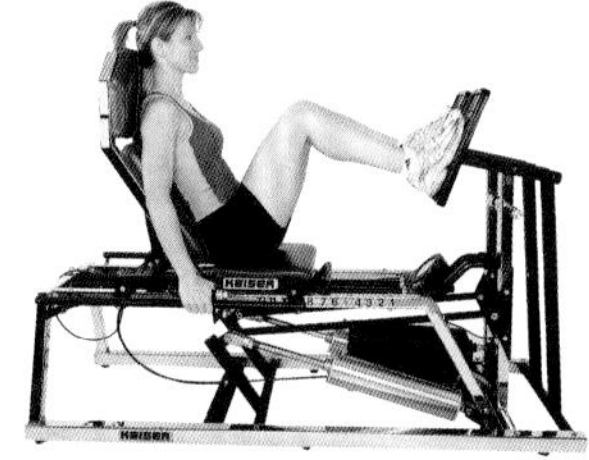

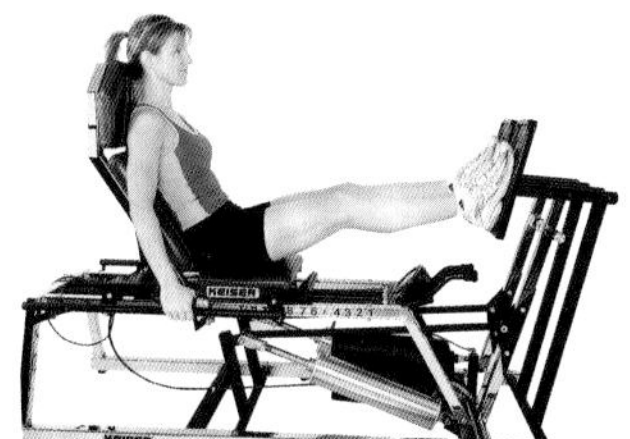

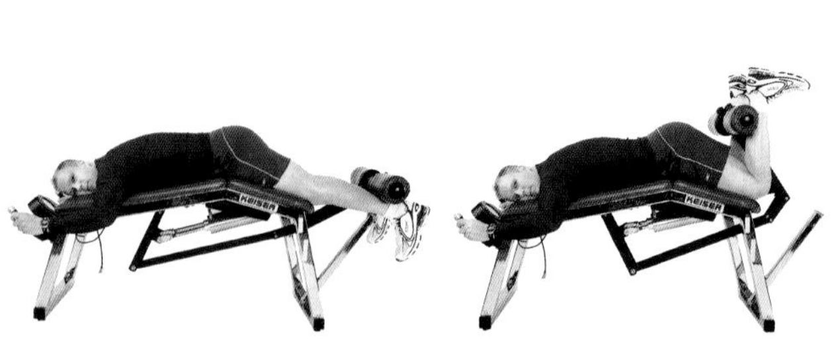

2	SÉRIES ET RÉPÉTITIONS	TEMPO	REPOS
	1 X 12 RM	2-0-3	0 S

JAMBES ▸ **FLEXION DES JAMBES** (keiser)
Couchée, assurez-vous que les genoux dépassent légèrement le coussin • Effectuez une flexion des jambes jusqu'à ce qu'elles soient perpendiculaires au sol • Ne pointez pas les orteils.

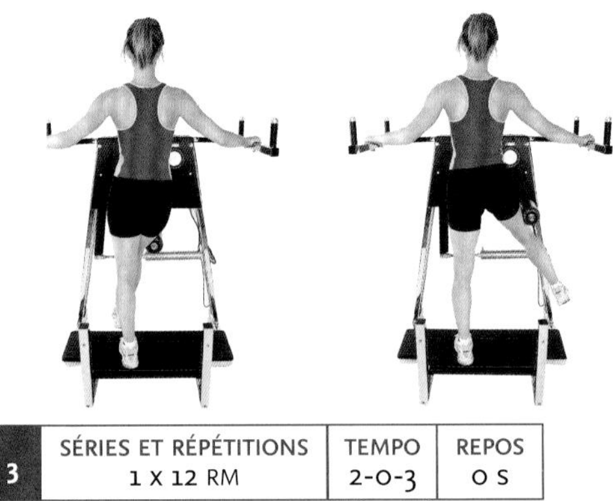

3	SÉRIES ET RÉPÉTITIONS	TEMPO	REPOS
	1 X 12 RM	2-0-3	0 S

JAMBES ▸ **ABDUCTION DES JAMBES** (keiser)
Placez la hanche de votre jambe d'action vis-à-vis de l'axe de rotation de l'appareil • Ajustez le coussin au niveau 3 ou 4 • Placez la partie externe de votre cuisse sur le coussin et effectuez une abduction de la jambe sans balancer le bassin • Après la série, répétez avec l'autre jambe.

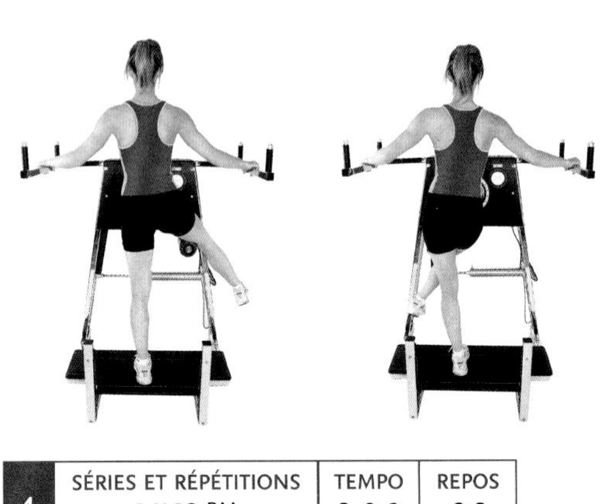

4	SÉRIES ET RÉPÉTITIONS	TEMPO	REPOS
	1 X 12 RM	2-0-3	0 S

JAMBES ▸ **ADDUCTION DES JAMBES** (keiser)
Placez la hanche de votre jambe d'action vis-à-vis de l'axe de rotation de l'appareil • Ajustez le coussin au niveau 3 ou 4 • Placez la partie interne de votre cuisse sur le coussin et effectuez une adduction de la jambe sans balancer le bassin • Après la série, répétez avec l'autre jambe.

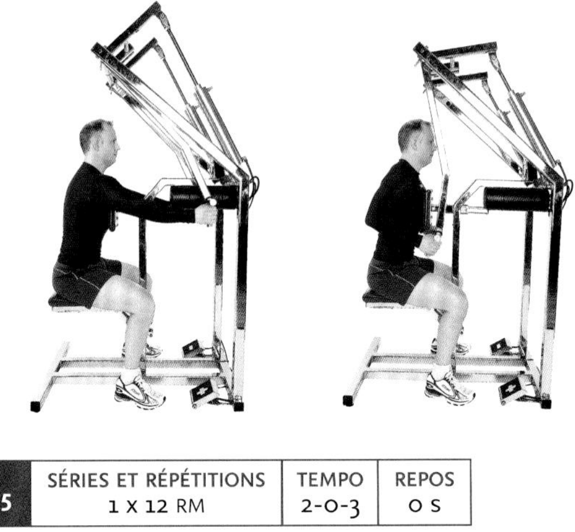

5	SÉRIES ET RÉPÉTITIONS	TEMPO	REPOS
	1 X 12 RM	2-0-3	0 S

DORSAUX ▸ **TRACTION HORIZONTALE DES BRAS** (keiser)
Ajustez le siège afin que vos bras soient parallèles au sol lorsque vous saisissez les poignées • Ajustez l'appuie-poitrine afin que les poignées soient légèrement hors de portée (au bout des doigts) • Saisissez les poignées en ½ pronation et effectuez une traction horizontale des bras en rapprochant les omoplates en fin de contraction • Revenez en position initiale.

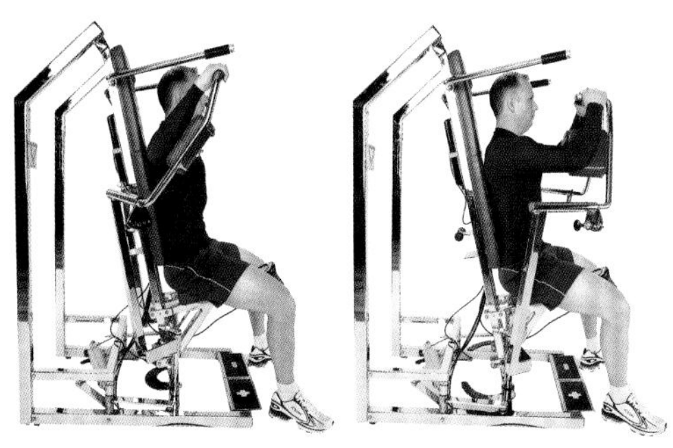

6	SÉRIES ET RÉPÉTITIONS	TEMPO	REPOS
	1 X 12 RM	2-0-3	0 S

PECTORAUX ▸ **ROTATION INTERNE DES BRAS** (keiser)
Ajustez la hauteur du siège de façon à avoir les bras parallèles au sol • En poussant avec les avant-bras sur les coussins, ramenez les poignées ensemble vers le centre • Revenez en position initiale, sans déposer la charge.

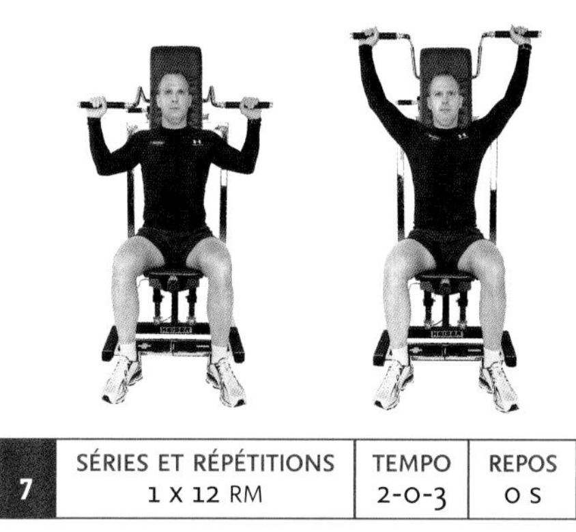

7	SÉRIES ET RÉPÉTITIONS	TEMPO	REPOS
	1 X 12 RM	2-0-3	0 S

ÉPAULES ▸ **EXTENSION VERTICALE DES BRAS** (keiser)
Ajustez le siège de façon à ce que les poignées soient légèrement au-dessus des épaules • Effectuez une extension verticale des bras, sans bloquer les coudes, et revenez jusqu'à ce que les poignées soient à la hauteur des oreilles.

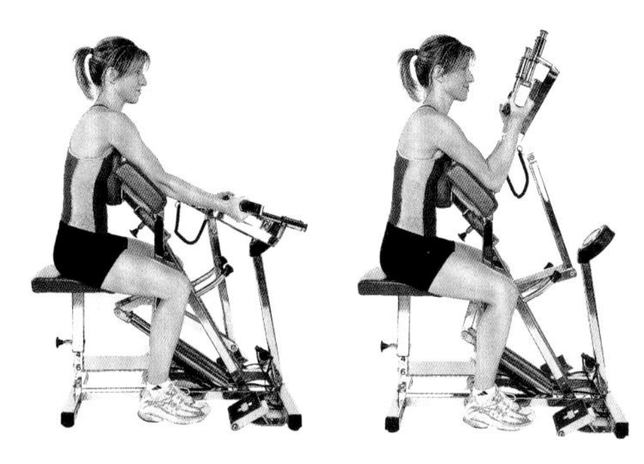

8	SÉRIES ET RÉPÉTITIONS	TEMPO	REPOS
	1 X 12 RM	2-0-3	0 S

BICEPS ▸ **FLEXION DES AVANT-BRAS** (keiser)
Ajustez le siège et l'appuie-poitrine afin que vos coudes soient vis-à-vis de l'axe de rotation de l'appareil • Effectuez une flexion des avant-bras jusqu'à ce qu'ils soient perpendiculaires au sol et revenez en extension complète, sans bloquer les coudes.

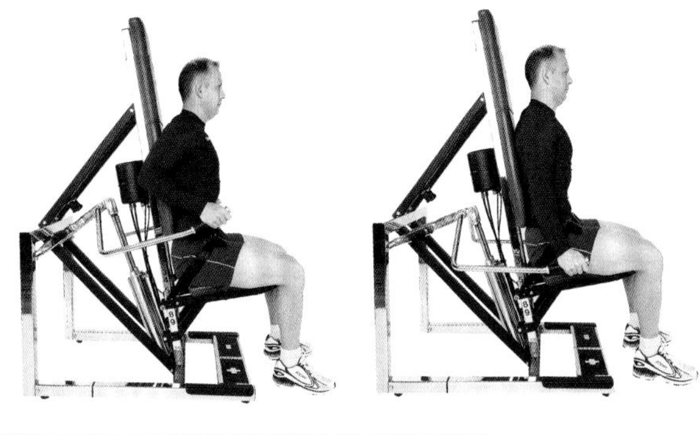

9	SÉRIES ET RÉPÉTITIONS	TEMPO	REPOS
	1 X 12 RM	2-0-3	0 S

TRICEPS ▸ **EXTENSION DES AVANT-BRAS** (keiser)
Ajustez le siège de façon à ce que les poignées soient sous les aisselles • Saisissez les poignées et effectuez une extension complète, sans bloquer les coudes, puis revenez en position initiale, sans déposer l'appareil • Maintenez les coudes le long du tronc pendant toute la durée de l'exécution.

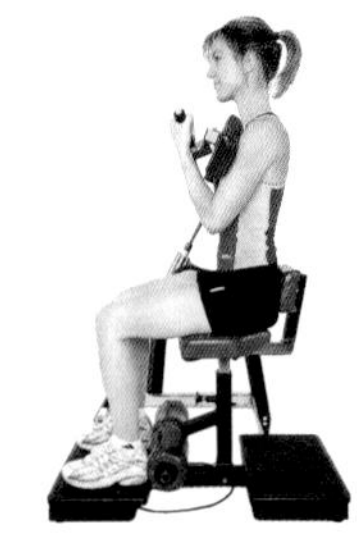
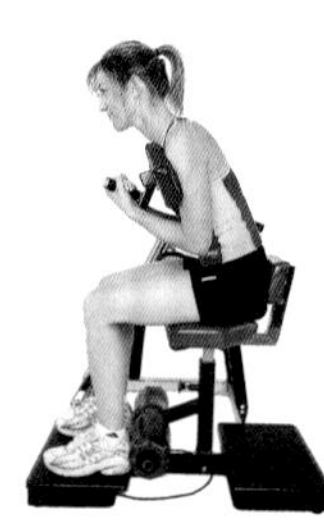

10	SÉRIES ET RÉPÉTITIONS	TEMPO	REPOS
	1 X 12 RM	2-0-3	0 S

ABDOMINAUX ▸ **FLEXION AVANT DU TRONC** (keiser)
Ajustez la hauteur du siège afin que les coussins se situent au niveau du creux des épaules • Effectuez une flexion avant du tronc sur une amplitude d'environ 30°.

ÉTAPE 3 – EXERCICES CARDIOVASCULAIRES

MÉTHODE : **Effectuez deux exercices cardiovasculaires un à la suite de l'autre pour un total de 30 minutes ou participez à un cours de groupe.**

1	FC CIBLE OU IPF	DURÉE
	70-75 % Fc max. ou 12-13	15 min

VÉLO STATIONNAIRE ▸ Mode « Aléatoire »

OU

1	FC CIBLE OU IPF	DURÉE
	75 % Fc max. ou 12-14	30-45 min

COURS DE GROUPE / VÉLO EN GROUPE

2	FC CIBLE OU IPF	DURÉE
	70-75 % Fc max. ou 9-12	15 min

APPAREIL ELLIPTIQUE ▸ Mode « Manuel »

ÉTAPE 4 – EXERCICES D'ÉTIREMENTS

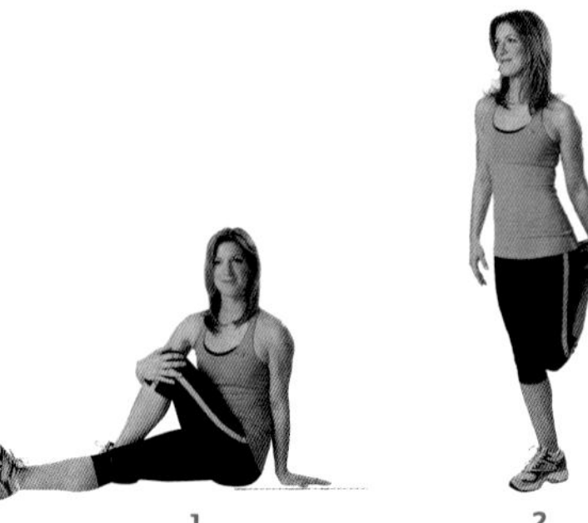
1 2

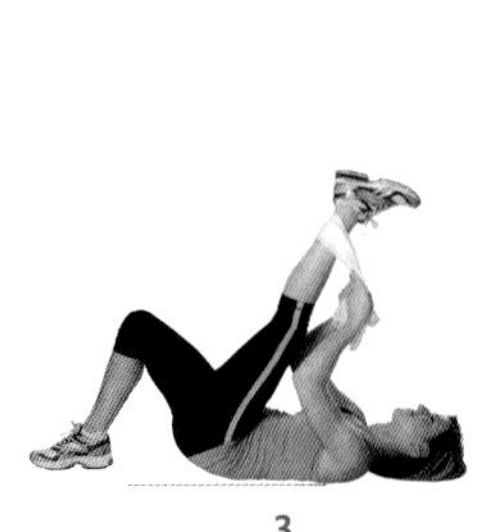
3

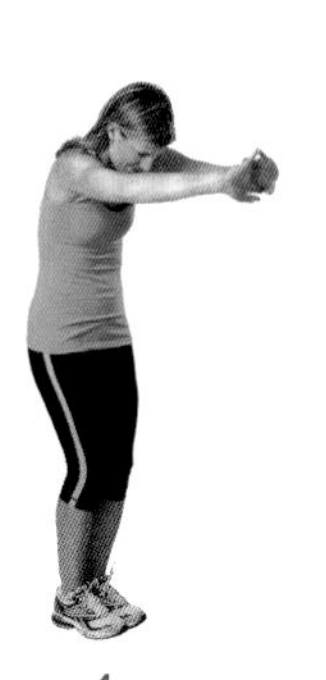
4

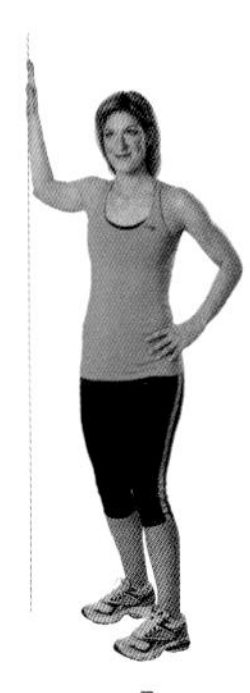
5

1-5	SÉRIES ET RÉPÉTITIONS	DURÉE
	1	20 S

FESSIERS
Rapprochez le genou vers le tronc avec la main opposée, afin d'accentuer l'étirement du fessier de la jambe fléchie • Répétez avec l'autre jambe.

QUADRICEPS
Saisissez la cheville et tirez le talon vers la fesse en maintenant les cuisses collées et parallèles • Répétez avec l'autre jambe.

ISCHIO-JAMBIERS
À l'aide d'une serviette ou de vos mains, tirez la jambe vers vous, sans fléchir le genou • Répétez avec l'autre jambe.

DORSAUX
Les bras tendus devant la poitrine, mains liées, poussez avec vos mains afin de décoller les omoplates et d'arrondir le haut du dos.

PECTORAUX
L'avant-bras en appui sur le mur, coude à 90° à la hauteur de l'épaule, effectuez une rotation du tronc du côté opposé • Répétez avec l'autre bras.

DURÉE : 1 MOIS ▸ FRÉQUENCE : 3 FOIS PAR SEMAINE, À 48-72 HEURES D'INTERVALLE

ÉTAPE 1 – ÉCHAUFFEMENT

EXERCICE CARDIOVASCULAIRE D'ENVIRON 5 MINUTES

ÉTAPE 2 – EXERCICES MUSCULAIRES

MÉTHODE : **Entraînement en circuit (exercices effectués un à la suite de l'autre, sans temps de repos). Effectuez 2 fois le circuit, avec 3 à 5 minutes de repos entre les circuits.**

	SÉRIES ET RÉPÉTITIONS	TEMPO	REPOS
1	1 X 15 RM	2-0-4	0 S

JAMBES ▸ **EXTENSION DES MEMBRES INFÉRIEURS AU MUR** (ballon d'exercice, haltères)

Placez-vous le bas du dos contre le ballon au mur, les bras allongés avec haltères dans les mains, et les pieds à la largeur du bassin, légèrement avancés • Fléchissez les genoux jusqu'à un angle de 90° et effectuez une extension complète, sans bloquer les genoux.

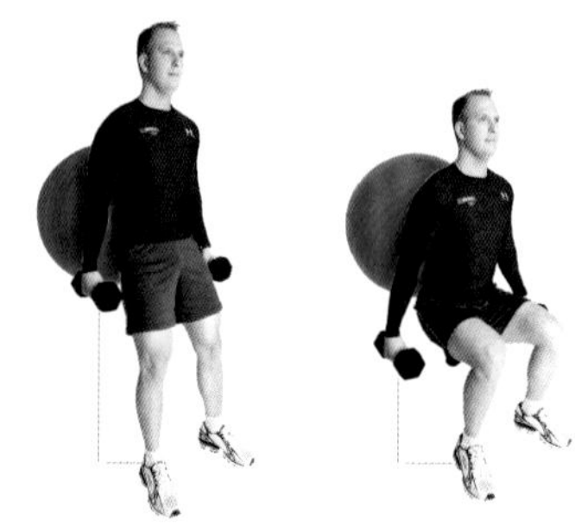

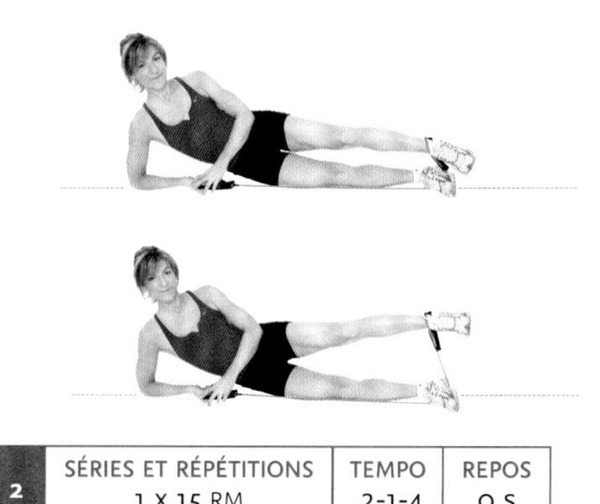

	SÉRIES ET RÉPÉTITIONS	TEMPO	REPOS
2	1 X 15 RM	2-1-4	0 S

JAMBES ▸ **ABDUCTION** (bande élastique)

L'ancrage autour du pied supérieur, maintenez le pied inférieur sur l'élastique • Effectuez une abduction de la jambe supérieure et revenez en position initiale • Terminez la série et répétez de l'autre côté.

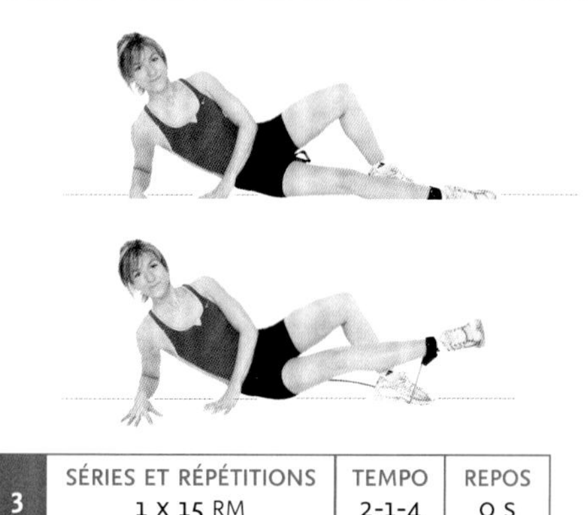

	SÉRIES ET RÉPÉTITIONS	TEMPO	REPOS
3	1 X 15 RM	2-1-4	0 S

JAMBES ▸ **ADDUCTION** (bande élastique)

L'ancrage autour du pied inférieur, maintenez le pied de la jambe fléchie sur l'élastique • Effectuez une adduction de la jambe inférieure et revenez en position initiale • Terminez la série et répétez de l'autre côté.

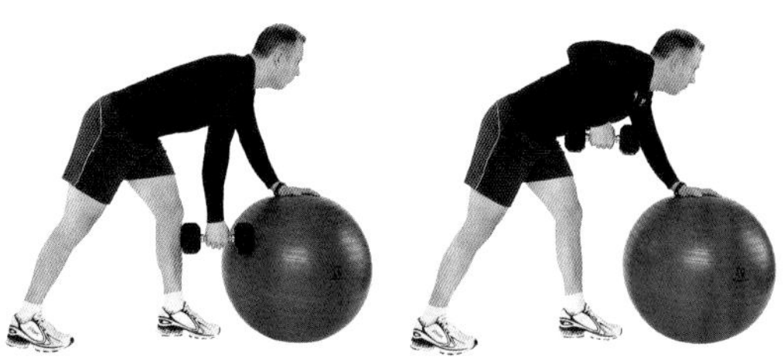

4	SÉRIES ET RÉPÉTITIONS	TEMPO	REPOS
	1 X 15 RM	2-1-4	0 S

DORSAUX ► **TRACTION UNILATÉRALE**

(ballon d'exercice, haltères)

Tronc parallèle au sol, effectuez une traction en soulevant le poids jusqu'à la hauteur de la poitrine • Évitez de faire une rotation du tronc en fin de traction.

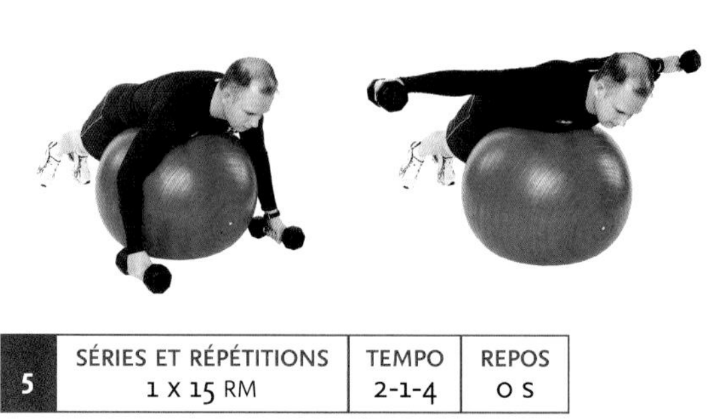

5	SÉRIES ET RÉPÉTITIONS	TEMPO	REPOS
	1 X 15 RM	2-1-4	0 S

DORSAUX ► **EXTENSION HORIZONTALE DES BRAS**

(ballon d'exercice, haltères)

En appui sur la poitrine, les bras tendus • Effectuez une extension horizontale des bras en rapprochant les omoplates en fin de contraction (bras parallèles au sol).

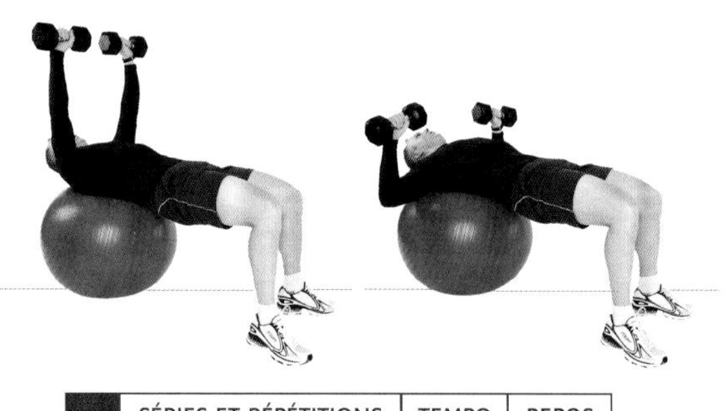

6	SÉRIES ET RÉPÉTITIONS	TEMPO	REPOS
	1 X 15 RM	2-0-4	0 S

PECTORAUX ► **DÉVELOPPÉ**

(ballon d'exercice, haltères)

Les omoplates en appui sur le ballon, les mains en pronation au-dessus de la poitrine • En maintenant les coudes écartés, fléchissez les coudes afin d'apporter les haltères à 1 cm de la poitrine • Effectuez une extension complète, sans bloquer les coudes.

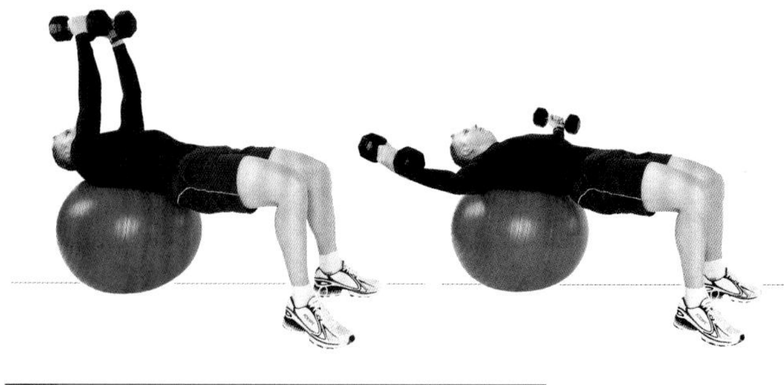

7	SÉRIES ET RÉPÉTITIONS	TEMPO	REPOS
	1 X 15 RM	2-0-4	0 S

PECTORAUX ► **ROTATION INTERNE DES BRAS**

(ballon d'exercice, haltères)

Les omoplates en appui sur le ballon, les poids au-dessus de la poitrine en ½ pronation • Écartez les bras en maintenant une légère flexion au niveau des coudes jusqu'à ce que les poids soient à la hauteur des épaules • Revenez en position initiale.

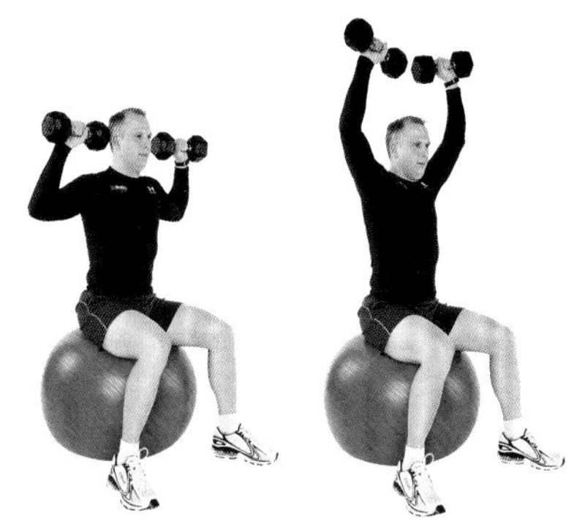

8	SÉRIES ET RÉPÉTITIONS	TEMPO	REPOS
	1 X 15 RM	2-0-4	0 S

ÉPAULES ▸ **DÉVELOPPÉ ASSIS** (ballon d'exercice, haltères)

Débutez les poids à la hauteur des oreilles et effectuez une extension verticale des bras, sans bloquer les coudes • Revenez à la position initiale.

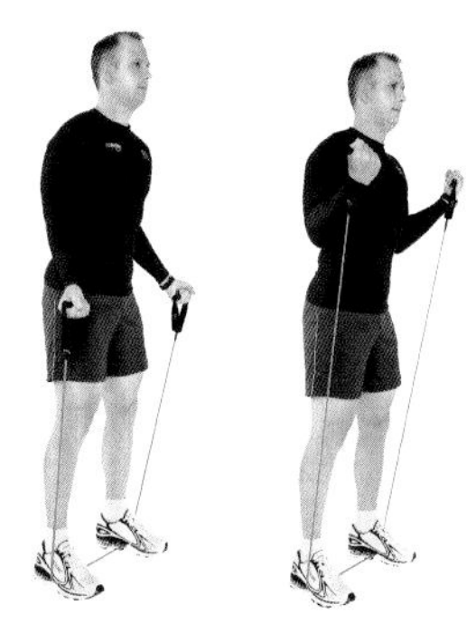

9	SÉRIES ET RÉPÉTITIONS	TEMPO	REPOS
	1 X 15 RM	2-1-4	0 S

BICEPS ▸ **FLEXION DES AVANT-BRAS** (bande élastique)

La bande élastique sous les pieds, les mains à la largeur des épaules en supination, effectuez une flexion des avant-bras en maintenant les coudes le long du tronc • Redescendez lentement en position initiale • Évitez de basculer vers l'arrière.

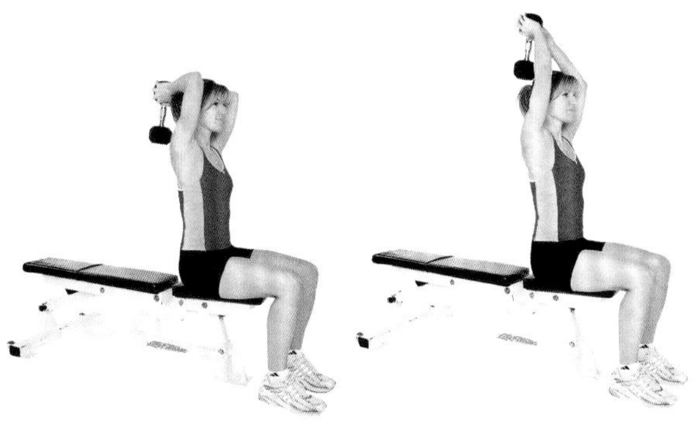

10	SÉRIES ET RÉPÉTITIONS	TEMPO	REPOS
	1 X 15 RM	2-0-4	0 S

TRICEPS ▸ **EXTENSION DES AVANT-BRAS** (haltères)

Assise, le dos bien droit • Saisissez le poids à deux mains derrière la tête et effectuez une extension complète, sans bloquer les coudes • Revenez jusqu'à un angle de 90° aux coudes • Maintenez les coudes près des oreilles pendant toute la durée de l'exécution.

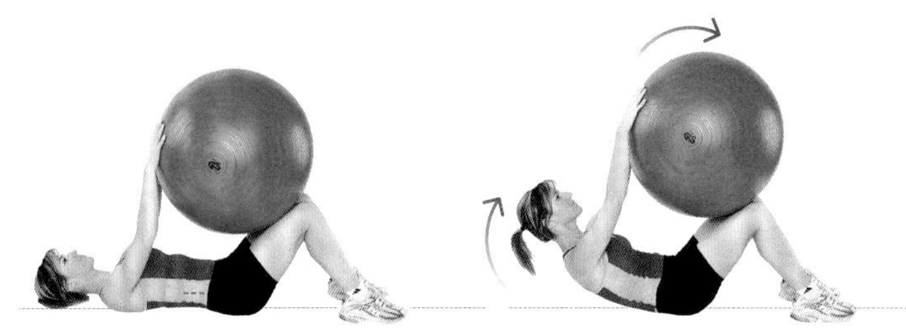

11	SÉRIES ET RÉPÉTITIONS	TEMPO	REPOS
	1 X 15 à 20	2-0-3	0 S

ABDOMINAUX ▸ **REDRESSEMENT ASSIS PARTIEL** (ballon d'exercice)

Placez le ballon sur les cuisses et les mains sur le ballon • Effectuez une flexion du tronc sur une amplitude d'environ 30° en faisant rouler le ballon vers les genoux.

ÉTAPE 3 – EXERCICE CARDIOVASCULAIRE

MÉTHODE : EFFECTUEZ CET EXERCICE CARDIOVASCULAIRE POUR UN TOTAL DE 30 MINUTES.

	FC CIBLE OU IPF	DURÉE
1	70-80 % Fc max. ou 12-15	30 min

MARCHE RAPIDE ET JOGGING ▸ Intervalles (alternez 1 min marche avec 1 min jogging).

ÉTAPE 4 – EXERCICES D'ÉTIREMENTS

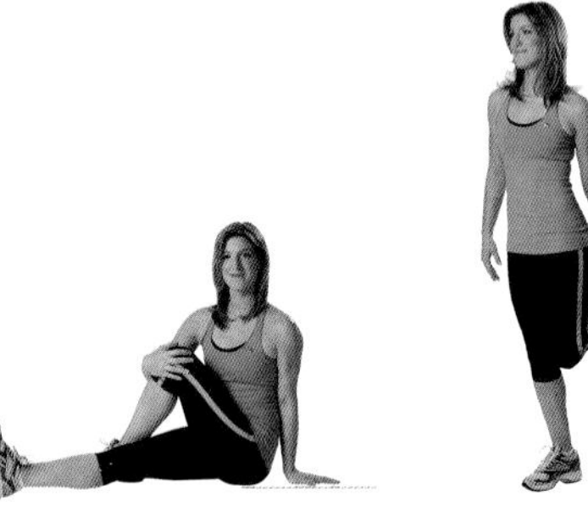

1

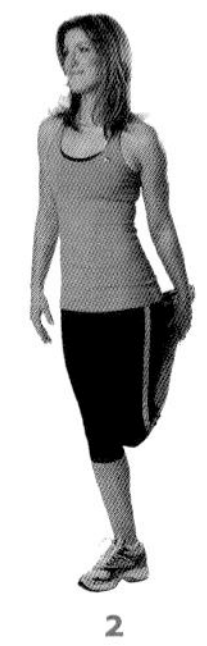

2

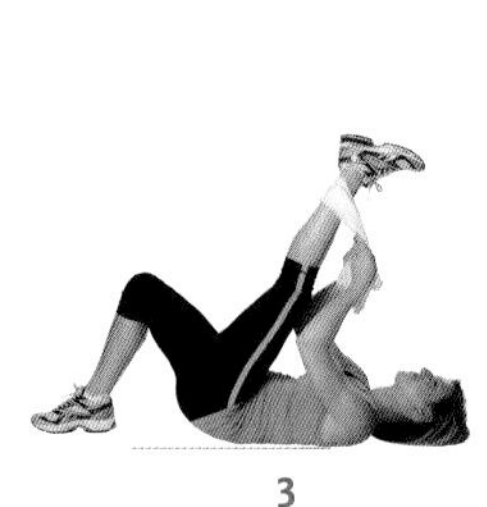

3

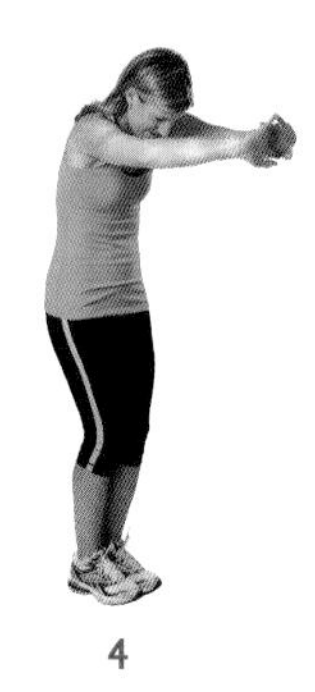

4

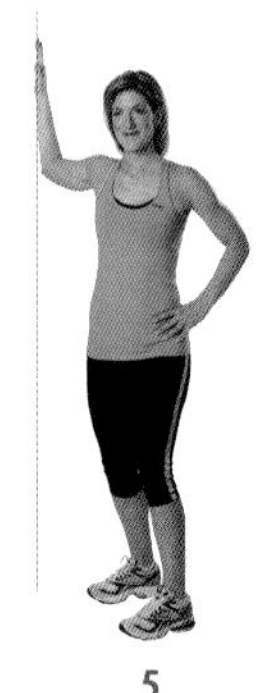

5

	SÉRIES ET RÉPÉTITIONS	DURÉE
1-5	1	20 S

FESSIERS
Rapprochez le genou vers le tronc avec la main opposée, afin d'accentuer l'étirement du fessier de la jambe fléchie • Répétez avec l'autre jambe.

QUADRICEPS
Saisissez la cheville et tirez le talon vers la fesse en maintenant les cuisses collées et parallèles • Répétez avec l'autre jambe.

ISCHIO-JAMBIERS
À l'aide d'une serviette ou de vos mains, tirez la jambe vers vous, sans fléchir le genou • Répétez avec l'autre jambe.

DORSAUX
Les bras tendus devant la poitrine, mains liées, poussez avec vos mains afin de décoller les omoplates et d'arrondir le haut du dos.

PECTORAUX
L'avant-bras en appui sur le mur, coude à 90° à la hauteur de l'épaule, effectuez une rotation du tronc du côté opposé • Répétez avec l'autre bras.

MESDAMES, ÉVALUEZ VOTRE PROGRÈS À MI-PARCOURS

Si vous lisez ces lignes, c'est que vous avez complété les trois premiers programmes. Félicitations ! Votre corps a déjà profité de plusieurs des bienfaits de la pratique régulière de l'exercice physique. Mais pas question d'arrêter ici ! Prenez le temps de relire les raisons qui vous ont motivée à vous mettre en forme (l'émotion qui vous habitait au moment de commencer, les inconforts éprouvés, etc.) et appréciez pleinement le chemin parcouru.

Pour vous aider à mesurer votre progrès, je vous invite à évaluer les critères suivants.

- Le confort ressenti lorsque vous portez certains vêtements.
- Le respect de votre assiduité à l'entraînement chaque semaine.
- L'amélioration de votre estime de vous-même.
- La diminution des risques associés au développement de diverses maladies chroniques, dont le diabète, les maladies cardiovasculaires, différents types de cancers, etc.
- Votre sentiment de bien-être.
- La diminution du stress, de l'anxiété ou des symptômes de dépression.
- L'aisance à pratiquer vos activités quotidiennes.
- Votre motivation à persister.
- La progression dans les niveaux d'intensité atteints sur les appareils cardiovasculaires.
- L'augmentation des charges soulevées dans différents exercices de musculation.
- L'amélioration de l'exécution technique de vos mouvements.
- Votre dépense calorique totale à chacune de vos séances d'entraînement.

Vous pouvez aussi compléter tous les tests d'évaluation de la condition physique (présentés au chapitre 7) afin de mesurer objectivement votre amélioration.

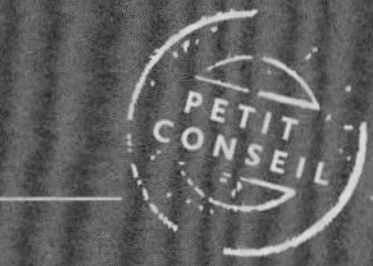

Une excellente façon d'évaluer le progrès accompli consiste à effectuer votre prochaine séance d'entraînement en respectant les paramètres (intensité, durée) et les poids utilisés lors de votre première séance. Vous serez épatée de l'aisance avec laquelle vous effectuerez les exercices. Célébrez vos progrès, et qu'ils deviennent votre source de motivation à poursuivre le programme !

DURÉE : 1 MOIS ▸ FRÉQUENCE : 3 À 4 FOIS PAR SEMAINE, À 48-72 HEURES D'INTERVALLE

Il est maintenant temps de découvrir votre quatrième programme d'entraînement. Vous serez appelée à l'effectuer au moins 3 fois par semaine et je vous encourage à insérer une quatrième séance d'entraînement hebdomadaire. Cette séance supplémentaire pourrait faire la différence pour réussir à atteindre vos objectifs de perte de poids, par exemple. En musculation, vous utiliserez la méthode « effort-repos » en allouant 60 à 90 secondes de repos entre chacune des séries. Si vous vous entraînez au gym, en plus des appareils Keiser, vous utiliserez de nouveaux accessoires et appareils d'entraînement, comme les haltères, les appareils Hammer Strength, la barre et la poulie. N'hésitez pas à demander de l'aide afin de bien exécuter chacun de ces nouveaux mouvements.

Pour ce qui est de votre entraînement cardiovasculaire, vous effectuerez des intervalles (de marche et de course) à la maison tandis qu'au gym, vous alternerez entre des séances de cours de groupe ou de vélo stationnaire en groupe et un appareil d'entraînement cardiovasculaire au choix en utilisant le mode « Intervalles ». La durée variera selon l'option choisie, mais vous devriez viser au moins 20 à 30 minutes d'activité cardiovasculaire. Vous terminerez, encore une fois, avec la série d'étirements prescrits.

ÉTAPE 1 – ÉCHAUFFEMENT

EXERCICE CARDIOVASCULAIRE D'ENVIRON 5 MINUTES

ÉTAPE 2 – EXERCICES MUSCULAIRES

MÉTHODE : **Effort-repos (un temps de repos est pris entre chaque série).**

1	SÉRIES ET RÉPÉTITIONS	TEMPO	REPOS
	2 X 12 RM	2-0-4	60 s

JAMBES ▸ **FENTE AVANT** (haltères)

Placez le pied avant de façon à obtenir un angle de 90°au niveau du genou • Placez le pied arrière de façon à ce que le genou soit sous la hanche, en position initiale • Effectuez une extension complète, sans bloquer le genou • Revenez en position initiale, sans déposer la charge.

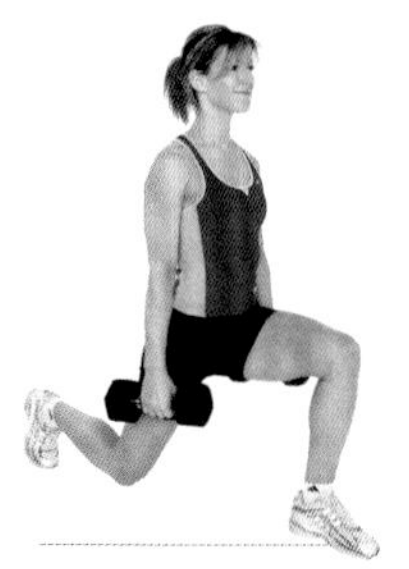

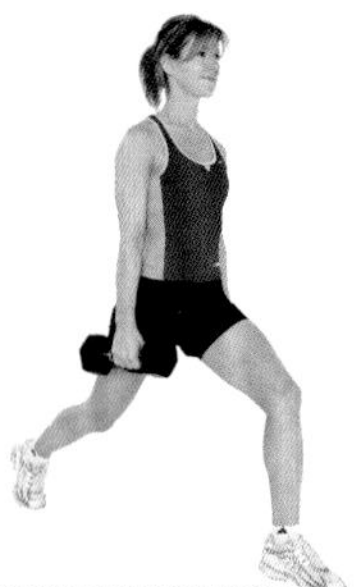

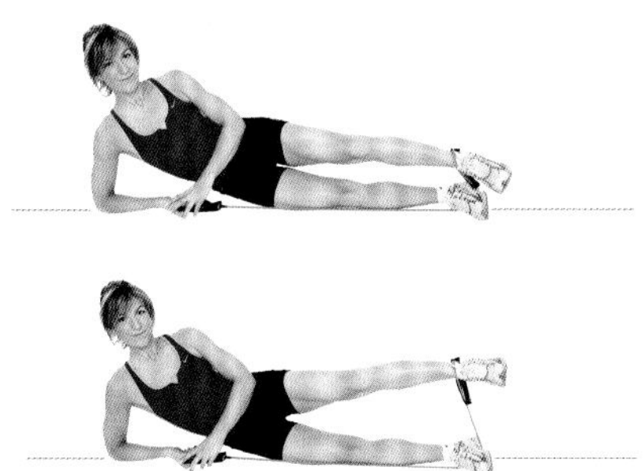

2	SÉRIES ET RÉPÉTITIONS	TEMPO	REPOS
	1-2 X 12 RM	2-1-4	60 S

JAMBES ▸ **ABDUCTION** (bande élastique)

L'ancrage autour du pied supérieur, maintenez le pied inférieur sur l'élastique • Effectuez une abduction de la jambe supérieure et revenez en position initiale • Terminez la série et répétez de l'autre côté.

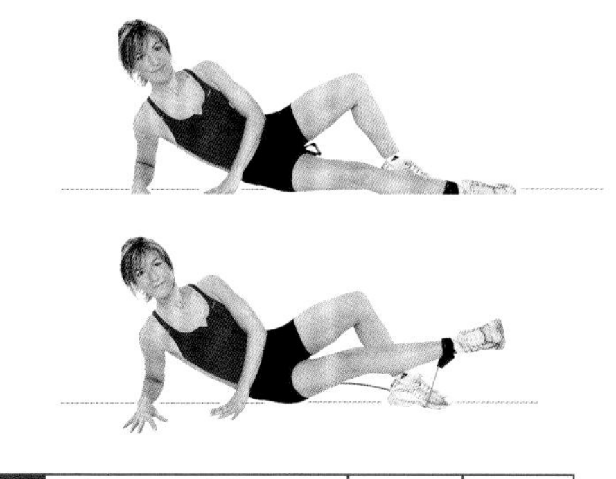

3	SÉRIES ET RÉPÉTITIONS	TEMPO	REPOS
	1-2 X 12 RM	2-1-4	60 S

JAMBES ▸ **ADDUCTION** (bande élastique)

L'ancrage autour du pied inférieur, maintenez le pied de la jambe fléchie sur l'élastique • Effectuez une adduction de la jambe inférieure et revenez en position initiale • Terminez la série et répétez de l'autre côté.

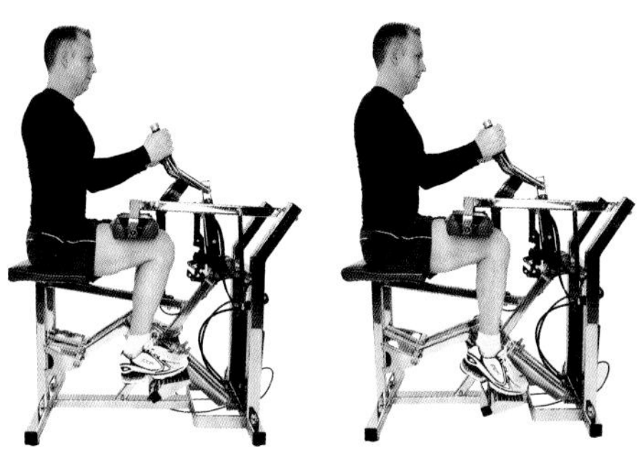

4	SÉRIES ET RÉPÉTITIONS	TEMPO	REPOS
	1 X 12 RM	2-1-4	60 S

JAMBES (MOLLETS) ▸ **FLEXION PLANTAIRE** (keiser)

Placez la plante de vos pieds (parallèles) sur les pédales • Descendez les coussins sur vos cuisses et ramenez les poignées, puis effectuez une flexion plantaire complète et revenez jusqu'à ce que vous ressentiez un léger étirement au niveau des mollets • Répétez.

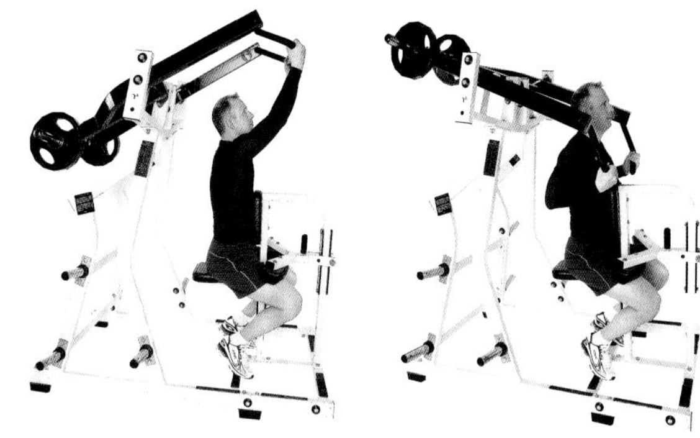

5	SÉRIES ET RÉPÉTITIONS	TEMPO	REPOS
	1-12 X 12 RM	2-1-4	60 S

DORSAUX ▸ **TRACTION VERTICALE DES BRAS EN SUPINATION** (hammer strength)

Ajustez le siège de façon à ce que vos bras soient parallèles au sol lorsque vous saisissez les poignées • Ajustez l'appuie-poitrine afin que les poignées soient légèrement hors de portée (au bout des doigts) • Effectuez une traction verticale des bras en rapprochant les omoplates en fin de contraction • Revenez en position initiale.

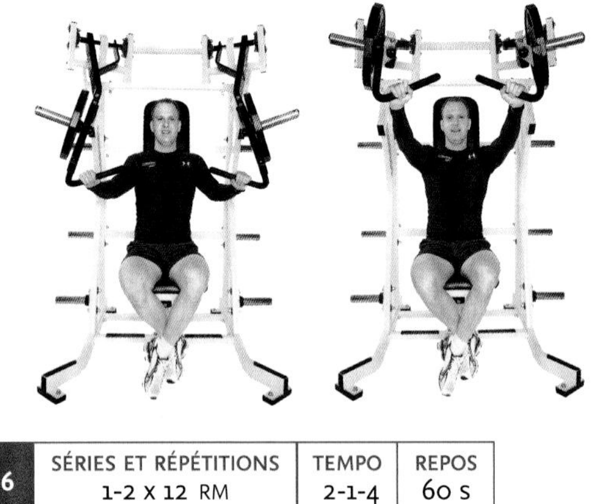

6	SÉRIES ET RÉPÉTITIONS	TEMPO	REPOS
	1-2 X 12 RM	2-1-4	60 s

PECTORAUX ▸ **EXTENSION HORIZONTALE DES BRAS** (hammer strength)

Ajustez le siège de façon à avoir les poignées alignées avec la partie supérieure des pectoraux • Effectuez une extension complète, sans bloquer les coudes, et revenez à un angle de 90° aux coudes • Maintenez les coudes soulevés pendant toute la durée de l'exécution.

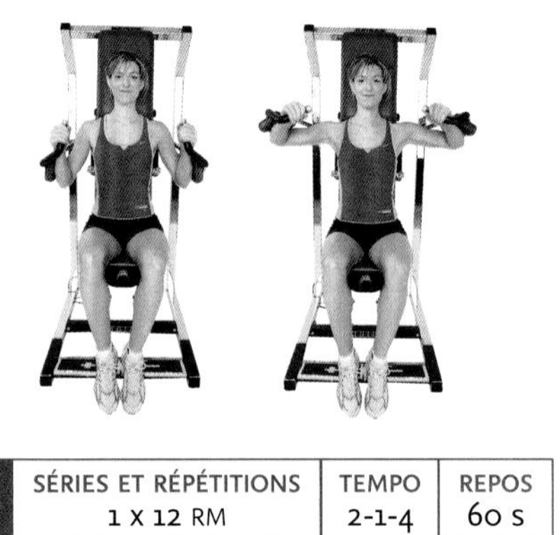

7	SÉRIES ET RÉPÉTITIONS	TEMPO	REPOS
	1 X 12 RM	2-1-4	60 s

ÉPAULES ▸ **ÉLÉVATION LATÉRALE DES BRAS** (keiser)

Ajustez le siège de façon à aligner l'axe de rotation de l'épaule avec l'axe de rotation de l'appareil • Soulevez les coudes jusqu'à ce qu'ils soient à la hauteur des épaules.

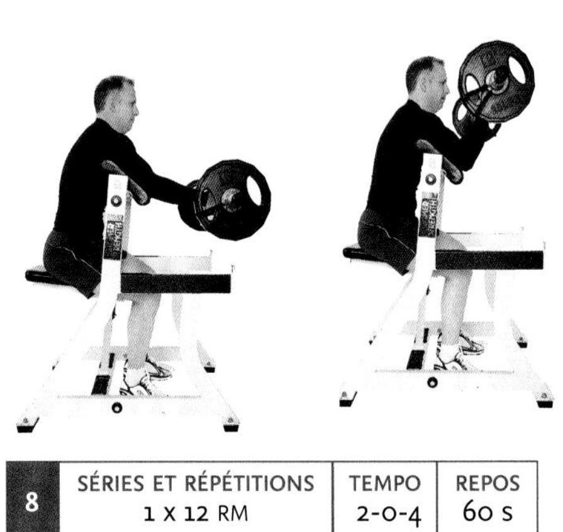

8	SÉRIES ET RÉPÉTITIONS	TEMPO	REPOS
	1 X 12 RM	2-0-4	60 s

BICEPS ▸ **FLEXION DES AVANT-BRAS** (barre)

Ajustez le siège afin que vos triceps soient en appui complet sur le coussin • Effectuez une flexion des avant-bras jusqu'à ce qu'ils soient perpendiculaires au sol et revenez en extension complète, sans bloquer les coudes.

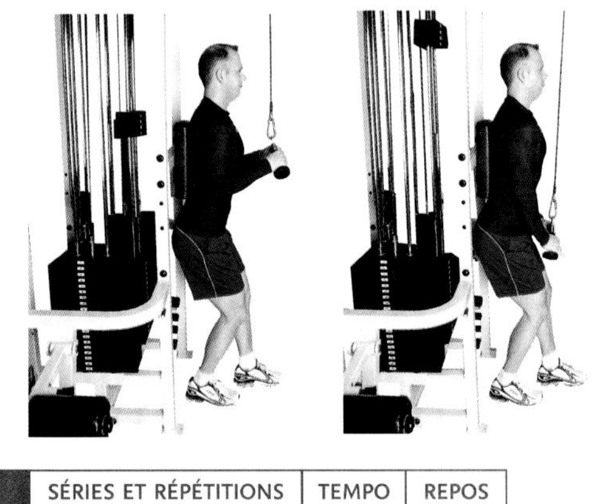

9	SÉRIES ET RÉPÉTITIONS	TEMPO	REPOS
	1 X 12 RM	2-0-4	60 s

TRICEPS ▸ **EXTENSION DES AVANT-BRAS** (poulie)

Saisissez la poignée à la hauteur de la poitrine et faites une extension complète sans bloquer les coudes • Maintenez les coudes le long du tronc pendant l'exécution.

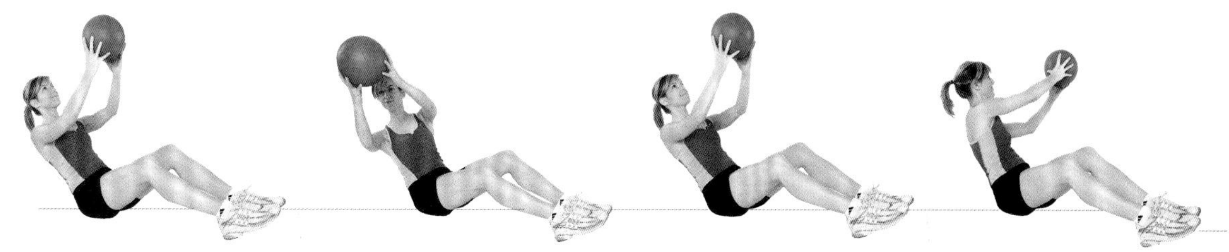

10	SÉRIES ET RÉPÉTITIONS	TEMPO	REPOS
	2 x 15	2-1-4	60 s

ABDOMINAUX ▸ ROTATION DU TRONC SEMI-ASSISE AVEC CHARGE
Contractez les abdominaux en position initiale et exécutez une rotation du tronc en maintenant les bras bien allongés • Alternez de chaque côté.

ÉTAPE 3 – EXERCICES CARDIOVASCULAIRES

MÉTHODE : **Participez à un cours de groupe les jours 1 et 3 de vos séances et utilisez un appareil cardiovasculaire au choix le 2e jour de vos séances.**

1	FC CIBLE OU IPF	DURÉE
	70-85 % Fc max. ou 12-15	30-60 min

COURS DE GROUPE / VÉLO EN GROUPE (JOURS 1 ET 3)

2	FC CIBLE OU IPF	DURÉE
	80-85 % Fc max. ou 14-15	20-30 min

APPAREIL AU CHOIX (JOUR 2) ▸ Mode « Intervalles » ou « Colline »

ÉTAPE 4 – EXERCICES D'ÉTIREMENTS

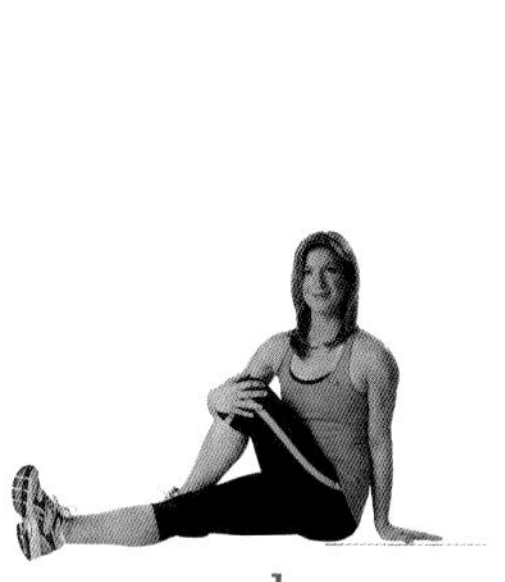

1

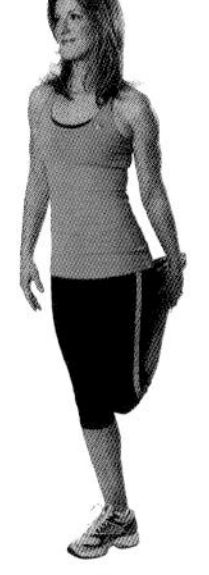

2

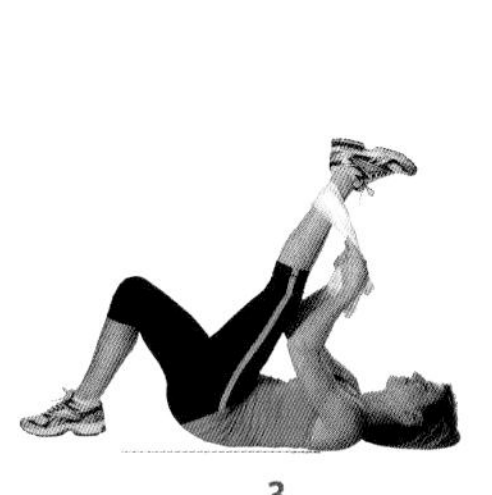

3

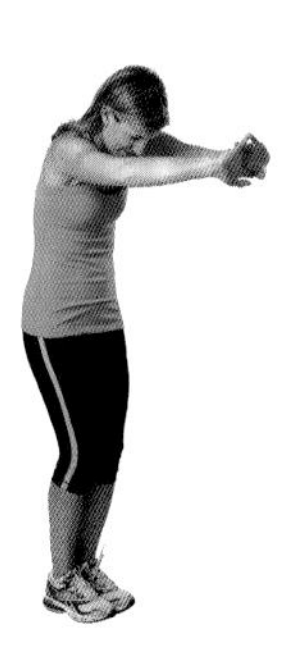

4

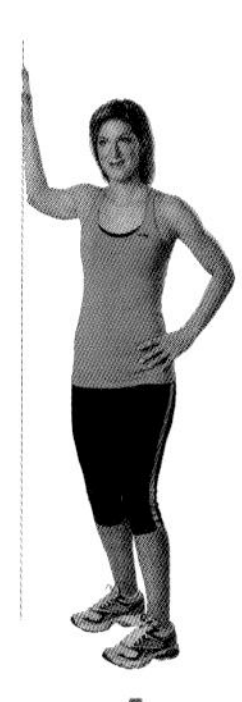

5

1-5	SÉRIES ET RÉPÉTITIONS	DURÉE
	1	20 s

FESSIERS
Rapprochez le genou vers le tronc avec la main opposée, afin d'accentuer l'étirement du fessier de la jambe fléchie • Répétez avec l'autre jambe.

QUADRICEPS
Saisissez la cheville et tirez le talon vers la fesse en maintenant les cuisses collées et parallèles • Répétez avec l'autre jambe.

ISCHIO-JAMBIERS
À l'aide d'une serviette ou de vos mains, tirez la jambe vers vous, sans fléchir le genou • Répétez avec l'autre jambe.

DORSAUX
Les bras tendus devant la poitrine, mains liées, poussez avec vos mains afin de décoller les omoplates et d'arrondir le haut du dos.

PECTORAUX
L'avant-bras en appui sur le mur, coude à 90° à la hauteur de l'épaule, effectuez une rotation du tronc du côté opposé • Répétez avec l'autre bras.

DURÉE : 1 MOIS ▸ FRÉQUENCE : 3 À 4 FOIS PAR SEMAINE, À 48-72 HEURES D'INTERVALLE

ÉTAPE 1 – ÉCHAUFFEMENT

EXERCICE CARDIOVASCULAIRE D'ENVIRON 5 MINUTES

ÉTAPE 2 – EXERCICES MUSCULAIRES

MÉTHODE : EFFORT-REPOS (UN TEMPS DE REPOS EST PRIS ENTRE CHAQUE SÉRIE).

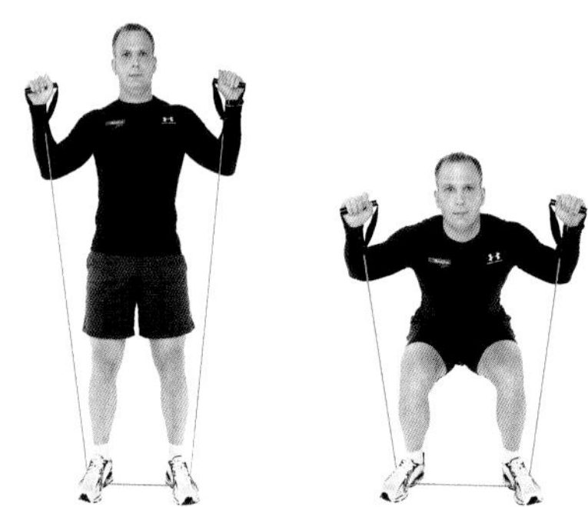

1	SÉRIES ET RÉPÉTITIONS	TEMPO	REPOS
	2 X 12 RM	2-0-4	60-90 S

JAMBES ▸ **EXTENSION DES MEMBRES INFÉRIEURS** (bande élastique)
L'élastique sous vos pieds, à la largeur du bassin, fixez droit devant vous, la poitrine bombée, et descendez jusqu'à un angle de 90° au niveau des genoux, puis effectuez une extension complète, sans bloquer les genoux • Évitez d'incliner le tronc vers l'avant.

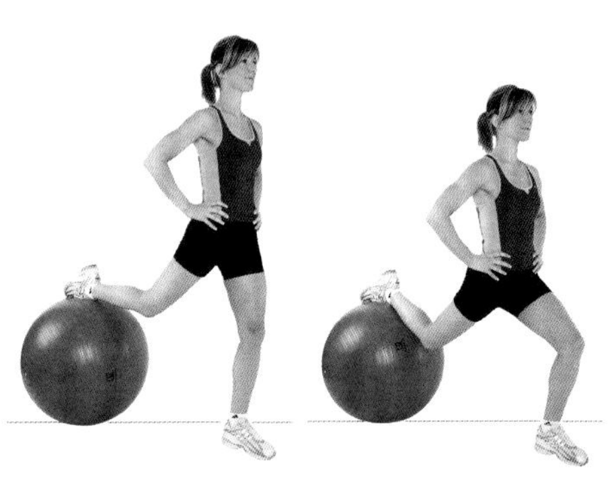

2	SÉRIES ET RÉPÉTITIONS	TEMPO	REPOS
	2 X 12 RM	2-0-4	60-90 S

JAMBES ▸ **FENTE AVANT** (ballon d'exercice)
Le dessus du pied arrière en appui sur le ballon, fléchissez le genou avant, sans pencher le tronc vers l'avant, et effectuez une extension complète, sans bloquer le genou • Le genou ne doit pas dépasser la pointe des orteils lors de la flexion.

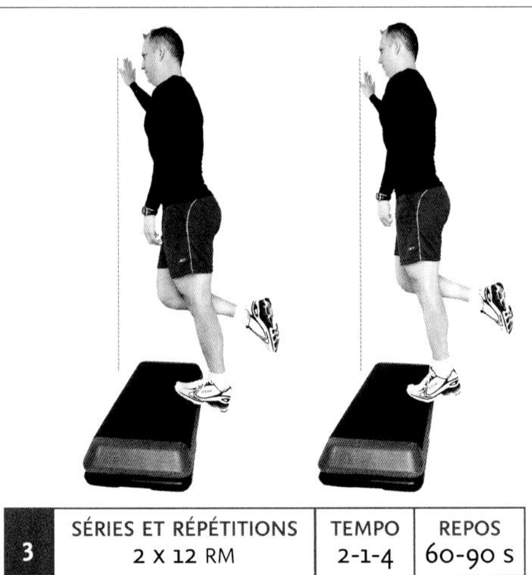

3	SÉRIES ET RÉPÉTITIONS	TEMPO	REPOS
	2 X 12 RM	2-1-4	60-90 S

JAMBES (MOLLETS) ▸ **FLEXION PLANTAIRE UNILATÉRALE** (marche d'escalier)
La plante du pied sur la marche d'escalier et le talon dans le vide, effectuez une flexion plantaire complète et revenez jusqu'à ce que vous ressentiez un léger étirement au niveau du mollet.

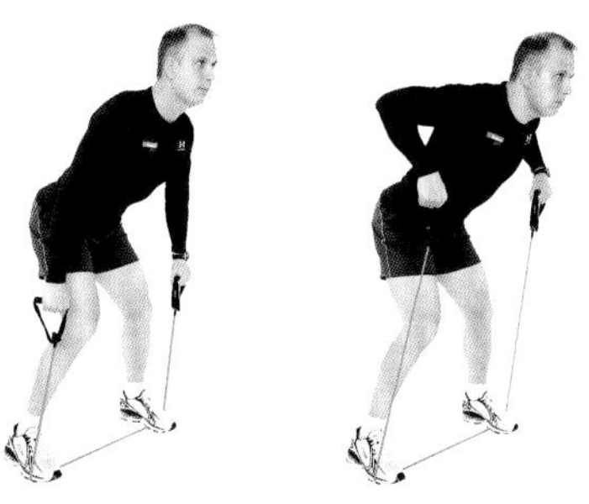

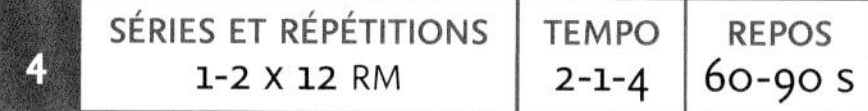

4	SÉRIES ET RÉPÉTITIONS	TEMPO	REPOS
	1-2 X 12 RM	2-1-4	60-90 s

DORSAUX ▸ **TRACTION VERTICALE DES BRAS, TRONC INCLINÉ** (bande élastique)

Élastique sous les pieds, tronc incliné, poitrine bombée et tête relevée, effectuez une traction des bras en rapprochant les omoplates en fin de contraction.

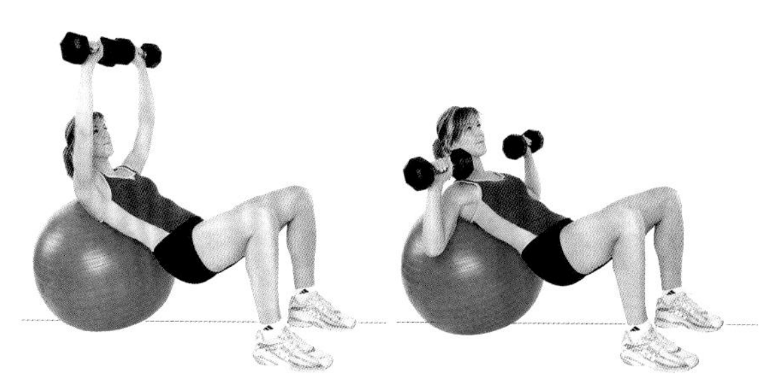

5	SÉRIES ET RÉPÉTITIONS	TEMPO	REPOS
	1-2 X 12 RM	2-1-4	60-90 s

PECTORAUX ▸ **DÉVELOPPÉ INCLINÉ** (ballon d'exercice, haltères)

En appui incliné sur le ballon, les mains en pronation au-dessus de la poitrine • En maintenant les coudes écartés, fléchissez les coudes afin d'apporter les haltères à 1 cm de la partie supérieure de la poitrine • Effectuez une extension complète, sans bloquer les coudes.

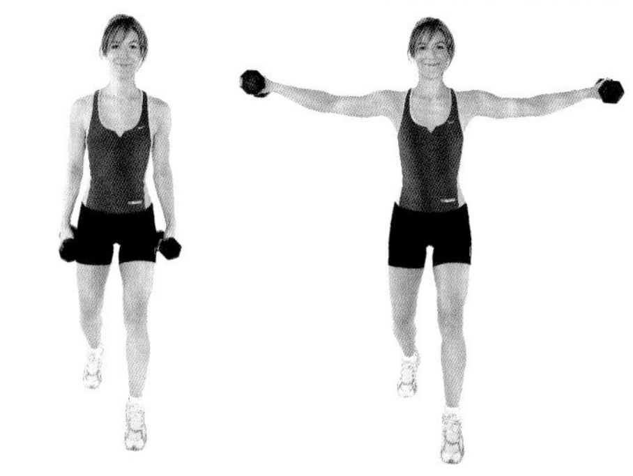

6	SÉRIES ET RÉPÉTITIONS	TEMPO	REPOS
	1 X 12 RM	2-0-4	60-90 s

ÉPAULES ▸ **ÉLÉVATION LATÉRALE DES BRAS** (haltères)

Les bras allongés avec une légère flexion aux coudes, effectuez une élévation latérale des bras jusqu'à ce que les poids soient à la hauteur des épaules • Évitez de basculer vers l'arrière.

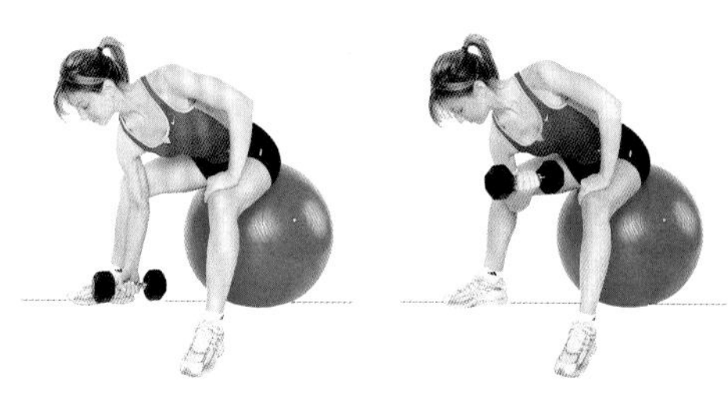

7	SÉRIES ET RÉPÉTITIONS	TEMPO	REPOS
	1 X 12 RM	2-1-4	60-90 s

BICEPS ▸ **BICEPS CONCENTRATION** (ballon d'exercice, haltères)

Placez votre coude à l'intérieur de votre genou • Effectuez une flexion de l'avant-bras jusqu'à ce que l'haltère soit à la hauteur de votre poitrine • Revenez à la position initiale.

8	SÉRIES ET RÉPÉTITIONS	TEMPO	REPOS
	1 X 12 RM	2-0-4	60-90 S

TRICEPS ▸ **EXTENSION DES AVANT-BRAS**

(bande élastique)

Maintenez les coudes bien élevés et effectuez une extension complète, sans bloquer les coudes • Revenez jusqu'à un angle légèrement supérieur à 90°.

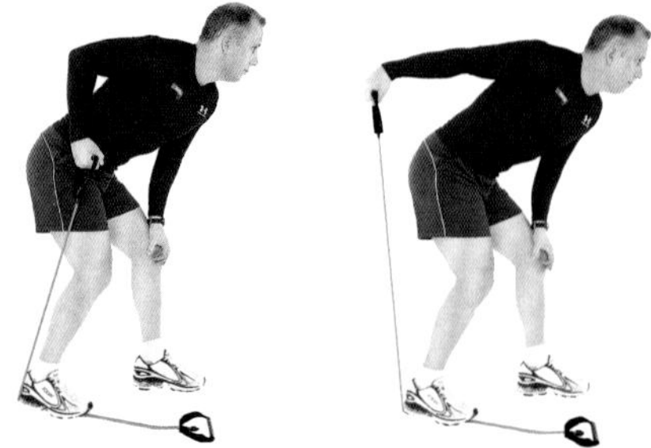

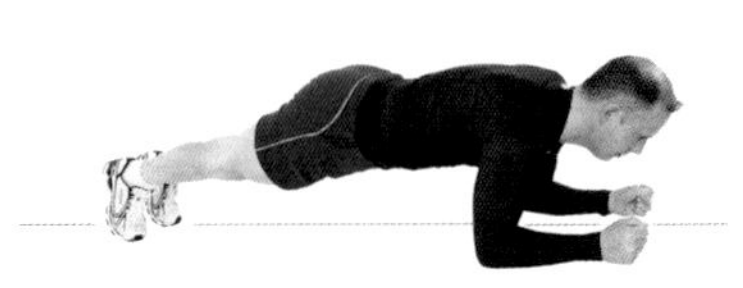

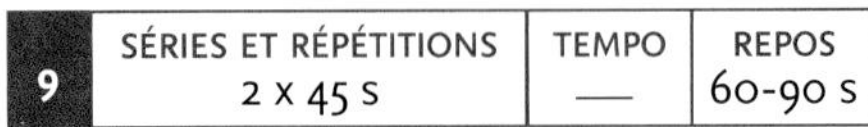

9	SÉRIES ET RÉPÉTITIONS	TEMPO	REPOS
	2 X 45 S	—	60-90 S

ABDOMINAUX ▸ **PLANCHE**

Contractez les abdominaux et maintenez les jambes, le tronc et la tête bien alignés • Évitez de creuser le bas du dos • Maintenez cette position pendant la durée prescrite.

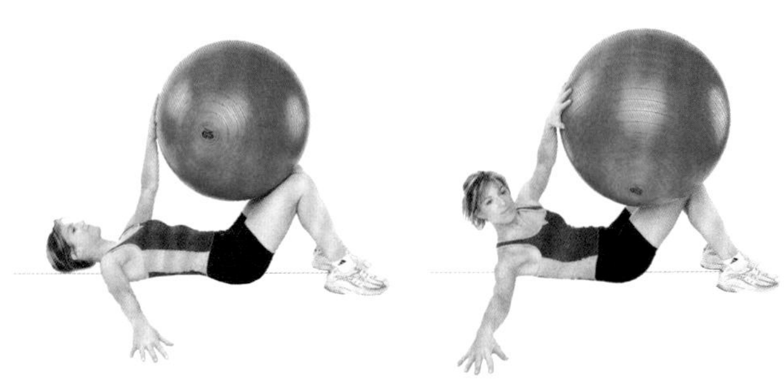

10	SÉRIES ET RÉPÉTITIONS	TEMPO	REPOS
	2 X 15	2-0-3	60-90 S

ABDOMINAUX ▸ **REDRESSEMENT ASSIS PARTIEL AVEC ROTATION**

(ballon d'exercice)

Placez le ballon sur les cuisses avec une main sur le ballon et effectuez une flexion du tronc avec une rotation en faisant rouler le ballon vers le genou opposé • Après avoir terminé la série, répétez en direction opposée.

ÉTAPE 3 – EXERCICE CARDIOVASCULAIRE

MÉTHODE : EFFECTUEZ CET EXERCICE CARDIOVASCULAIRE POUR UN TOTAL DE 30 MINUTES.

	FC CIBLE OU IPF	DURÉE
1	70-85 % Fc max. ou 12-16	30 min

MARCHE RAPIDE ET JOGGING ▸ Intervalles (alternez 1 min marche avec 1 min jogging)

ÉTAPE 4 – EXERCICES D'ÉTIREMENTS

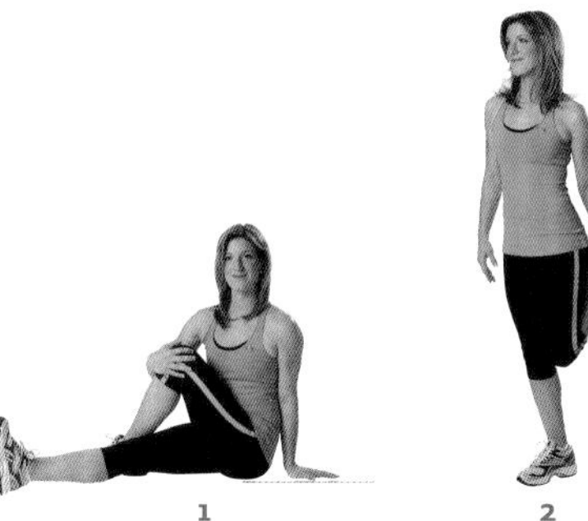
1

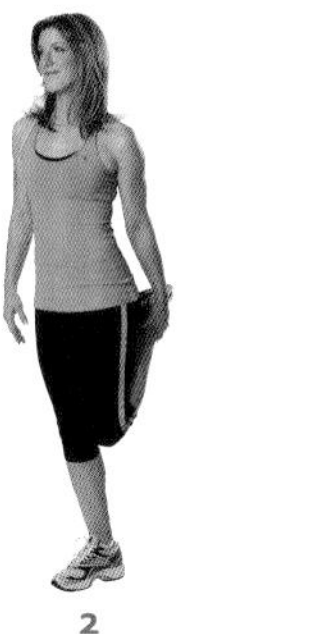
2

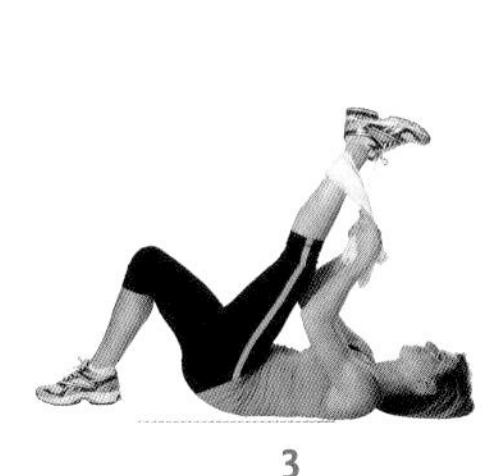
3

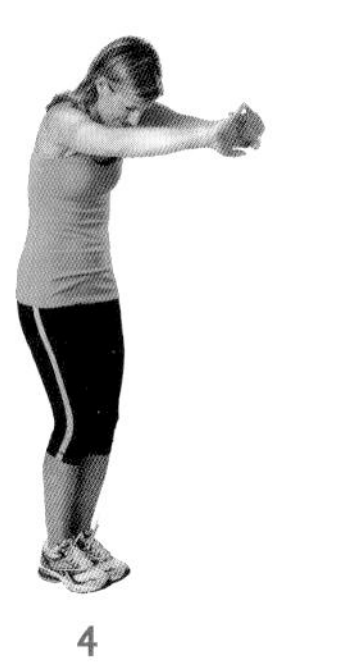
4

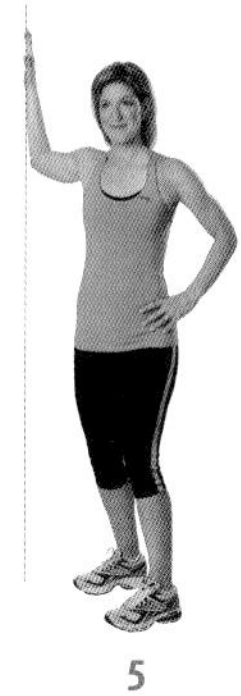
5

	SÉRIES ET RÉPÉTITIONS	DURÉE
1-5	1	20 s

FESSIERS
Rapprochez le genou vers le tronc avec la main opposée, afin d'accentuer l'étirement du fessier de la jambe fléchie • Répétez avec l'autre jambe.

QUADRICEPS
Saisissez la cheville et tirez le talon vers la fesse en maintenant les cuisses collées et parallèles • Répétez avec l'autre jambe.

ISCHIO-JAMBIERS
À l'aide d'une serviette ou de vos mains, tirez la jambe vers vous, sans fléchir le genou • Répétez avec l'autre jambe.

DORSAUX
Les bras tendus devant la poitrine, mains liées, poussez avec vos mains afin de décoller les omoplates et d'arrondir le haut du dos.

PECTORAUX
L'avant-bras en appui sur le mur, coude à 90° à la hauteur de l'épaule, effectuez une rotation du tronc du côté opposé • Répétez avec l'autre bras.

DURÉE : 1 MOIS ▸ FRÉQUENCE : 3 À 4 FOIS PAR SEMAINE, À 48-72 HEURES D'INTERVALLE

À part quelques différences, les exercices musculaires du programme 5 ressemblent à ceux du programme 4. Il sera donc important d'ajuster l'intensité en haussant la pesanteur des charges. Fiez-vous aux exercices proposés, au programme suggéré et surtout à l'intensité prescrite pour assurer une amélioration. Je vous invite aussi à évaluer la possibilité de séparer en deux séances distinctes votre entraînement musculaire et votre entraînement cardiovasculaire. Dans ce cas, puisque vous solliciterez votre corps de façon différente, vous pouvez ne laisser que 24 heures de repos entre deux séances. N'oubliez pas de toujours compléter vos séances d'entraînement avec les étirements.

ÉTAPE 1 – ÉCHAUFFEMENT

EXERCICE CARDIOVASCULAIRE D'ENVIRON 5 MINUTES

ÉTAPE 2 – EXERCICES MUSCULAIRES

MÉTHODE : EFFORT-REPOS (UN TEMPS DE REPOS EST PRIS ENTRE CHAQUE SÉRIE).

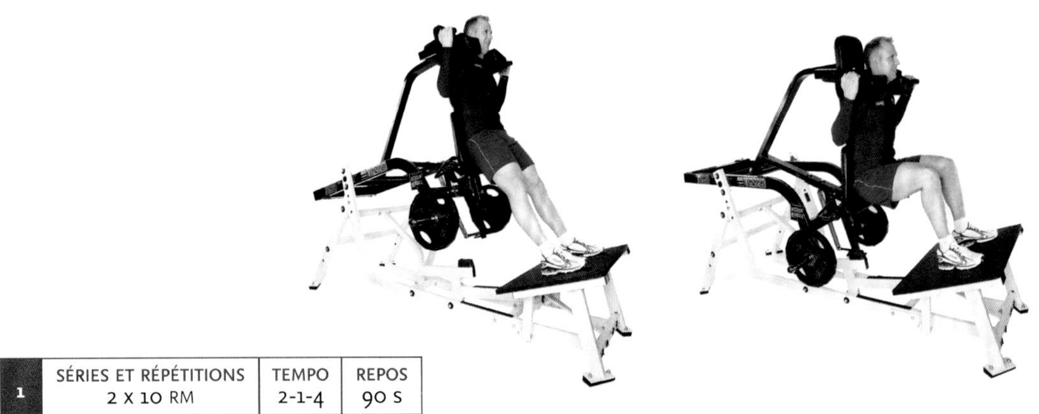

1	SÉRIES ET RÉPÉTITIONS	TEMPO	REPOS
	2 X 10 RM	2-1-4	90 S

JAMBES ▸ **EXTENSION DES MEMBRES INFÉRIEURS**
(hammer strength)

Placez vos épaules sous les coussins et vos pieds à la largeur du bassin • Décollez la charge et enlevez le loquet de sûreté • Descendez jusqu'à un angle de 90° au niveau des genoux et des hanches, puis effectuez une extension complète, sans bloquer les genoux •
Si vous éprouvez des problèmes de dos, évitez cet exercice.

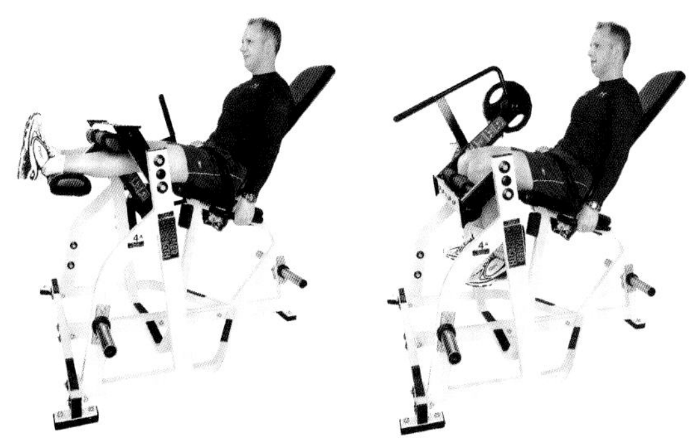

2	SÉRIES ET RÉPÉTITIONS	TEMPO	REPOS
	2 X 10 RM	2-1-4	90 S

JAMBES ▸ **FLEXION DES JAMBES** (hammer strength)

Ajustez le dossier de façon à ce que l'axe de rotation de vos genoux soit aligné avec l'axe de rotation de l'appareil • Attachez fermement la ceinture • Effectuez une flexion des jambes jusqu'à un angle de 90° au niveau des genoux et revenez lentement en position initiale, sans bloquer les genoux.

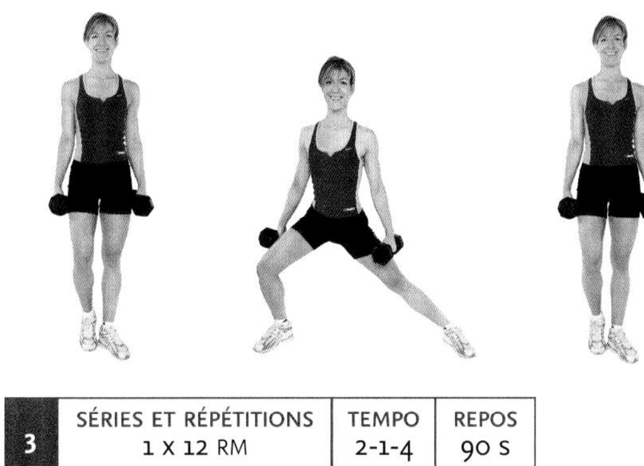

3	SÉRIES ET RÉPÉTITIONS	TEMPO	REPOS
	1 X 12 RM	2-1-4	90 S

JAMBES ▸ **FENTE LATÉRALE** (haltères)

Allez porter latéralement le pied en fléchissant le genou jusqu'à un angle de 90° et revenez en position initiale • Cet exercice peut s'exécuter unilatéralement ou de manière alternée.

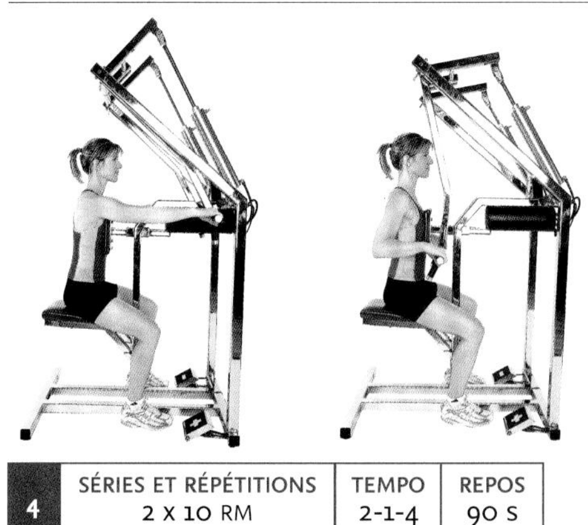

4	SÉRIES ET RÉPÉTITIONS	TEMPO	REPOS
	2 X 10 RM	2-1-4	90 S

DORSAUX ▸ **TRACTION HORIZONTALE DES BRAS EN PRONATION** (keiser)

Ajustez le siège de façon à ce que vos bras soient parallèles au sol lorsque vous saisissez les poignées • Ajustez l'appuie-poitrine afin que les poignées soient légèrement hors de portée • Effectuez une traction horizontale des bras en rapprochant les omoplates en fin de contraction • Revenez en position initiale.

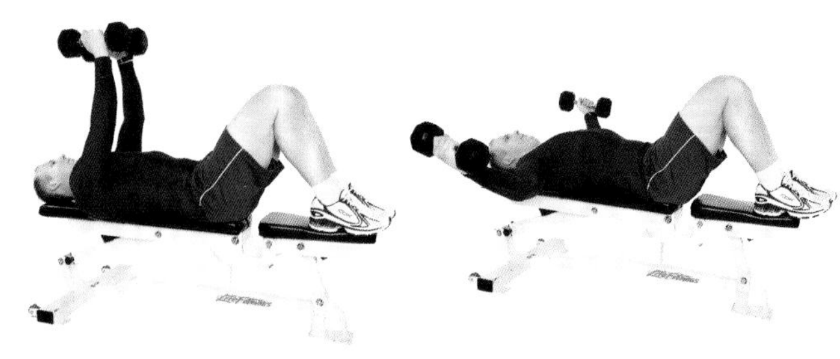

5	SÉRIES ET RÉPÉTITIONS	TEMPO	REPOS
	2 X 10 RM	2-1-4	90 S

PECTORAUX ▸ **ROTATION INTERNE DES BRAS** (haltères)

Couchée, les pieds sur le banc, les poids au-dessus de la poitrine en ½ pronation • Écartez les bras en maintenant une légère flexion au niveau des coudes jusqu'à ce que les poids soient à la hauteur des épaules • Revenez en position initiale.

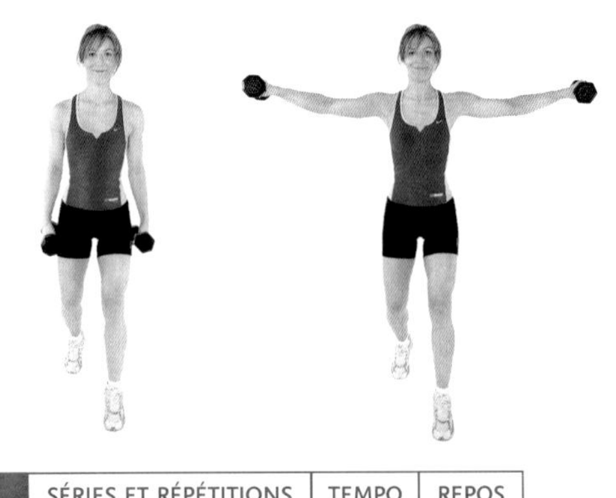

6	SÉRIES ET RÉPÉTITIONS	TEMPO	REPOS
	2 x 10 RM	2-1-4	90 s

ÉPAULES ▸ **ÉLÉVATION LATÉRALE DES BRAS** (haltères)

Les bras allongés avec une légère flexion aux coudes, effectuez une élévation latérale des bras jusqu'à ce que les poids soient à la hauteur des épaules • Évitez de basculer vers l'arrière.

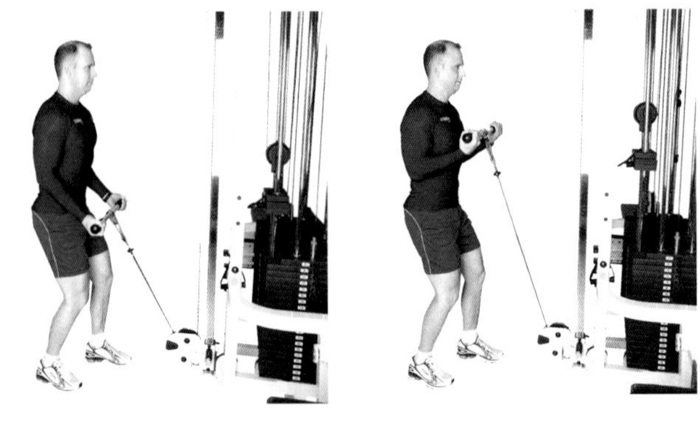

7	SÉRIES ET RÉPÉTITIONS	TEMPO	REPOS
	2 x 10 RM	2-1-4	90 s

BICEPS ▸ **FLEXION DES AVANT-BRAS** (poulie)

Les mains à la largeur des épaules en supination, effectuez une flexion des avant-bras en maintenant les coudes le long du tronc • Redescendez lentement en position initiale • Évitez de basculer vers l'arrière.

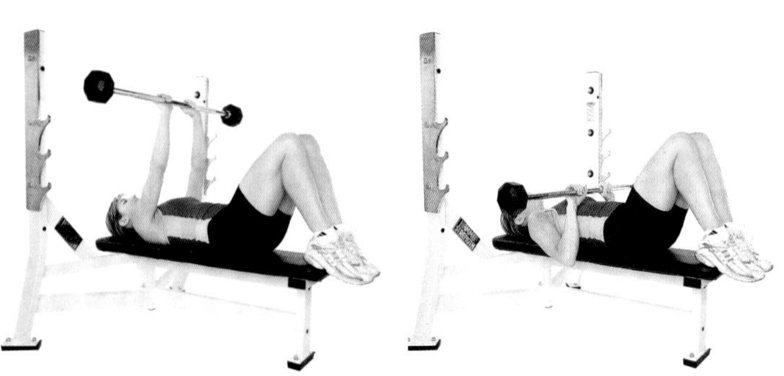

8	SÉRIES ET RÉPÉTITIONS	TEMPO	REPOS
	1 x 10 RM	2-1-4	90 s

TRICEPS ▸ **DÉVELOPPÉ COUCHÉ PRISE RAPPROCHÉE** (barre)

Saisissez la barre, les mains en pronation à environ 5 cm de distance • Fléchissez les coudes jusqu'à ce que la barre soit à 1 cm de la partie inférieure de la poitrine • Effectuez une extension complète, sans bloquer les coudes • Maintenez les coudes rapprochés pendant toute la durée de l'exécution.

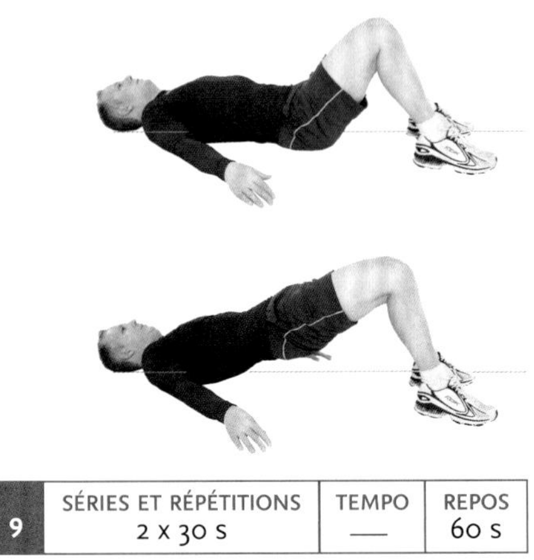

9	SÉRIES ET RÉPÉTITIONS	TEMPO	REPOS
	2 x 30 s	—	60 s

ABDOMINAUX ▸ **ÉLÉVATION DU BASSIN**

En maintenant la contraction des abdominaux, soulevez le bassin afin d'aligner parfaitement le tronc et les jambes. Maintenez cette position pendant la durée prescrite.

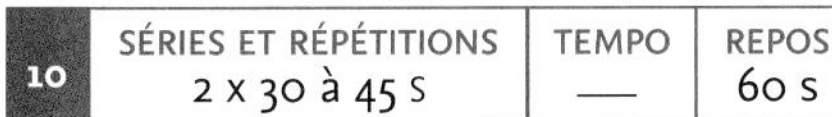

10	SÉRIES ET RÉPÉTITIONS	TEMPO	REPOS
	2 x 30 à 45 s	—	60 s

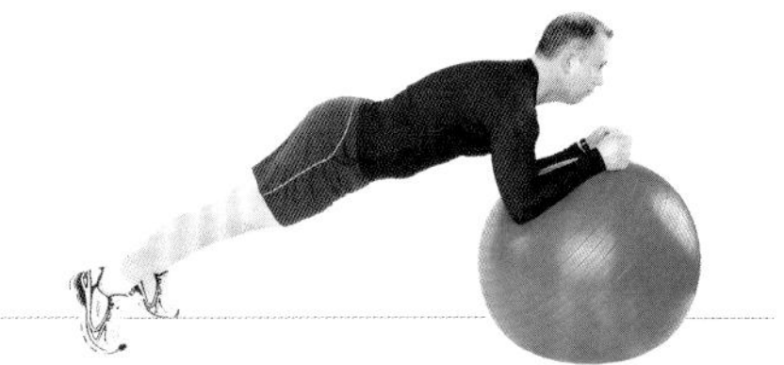

ABDOMINAUX ▸ PLANCHE SUR BALLON (ballon d'exercice)
Contractez les abdominaux et maintenez les jambes, le tronc et la tête bien alignés • Évitez de creuser le bas du dos • Maintenez cette position pendant la durée prescrite.

ÉTAPE 3 – EXERCICES CARDIOVASCULAIRES

MÉTHODE : **PARTICIPEZ À UN COURS DE GROUPE LES JOURS 1 ET 3 DE VOS SÉANCES ET UTILISEZ UN APPAREIL CARDIOVASCULAIRE AU CHOIX LE 2[E] JOUR DE VOS SÉANCES.**

1	FC CIBLE OU IPF	DURÉE
	70-85 % Fc max. ou 12-15	30-60 min

COURS DE GROUPE / VÉLO EN GROUPE (JOURS 1 ET 3)

2	FC CIBLE OU IPF	DURÉE
	80-85 % Fc max. ou 14-15	30 min

APPAREIL AU CHOIX (JOUR 2) ▸ Mode « Kilimanjaro » ou « Colline »

ÉTAPE 4 – EXERCICES D'ÉTIREMENTS

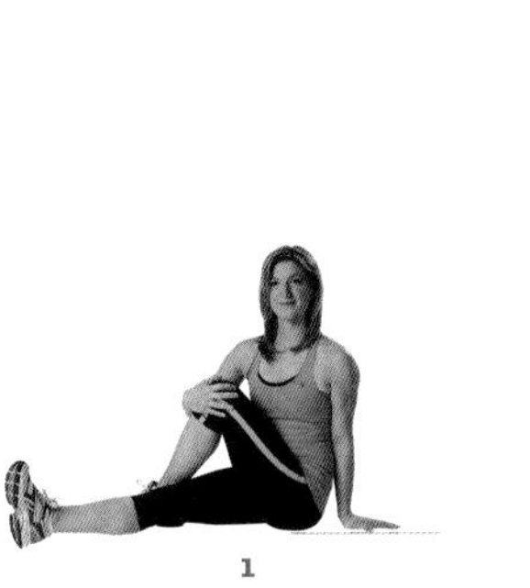

1

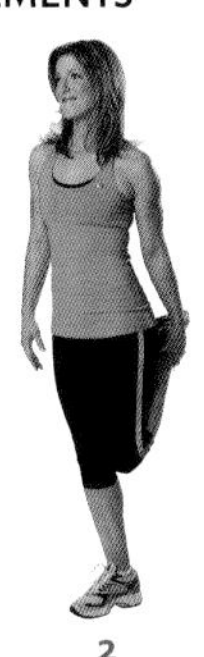

2

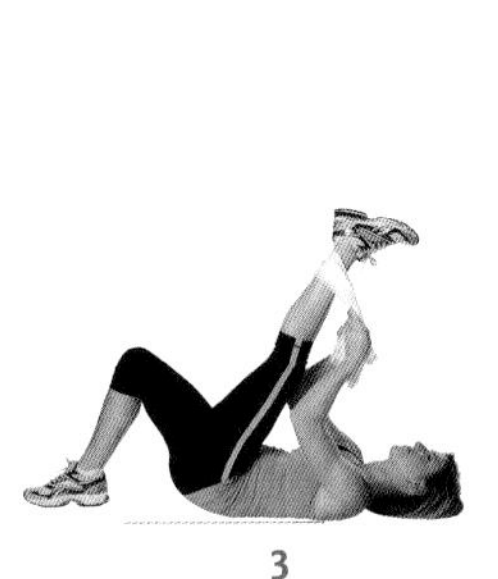

3

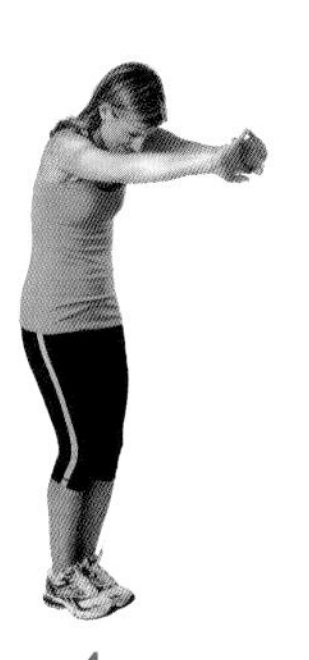

4

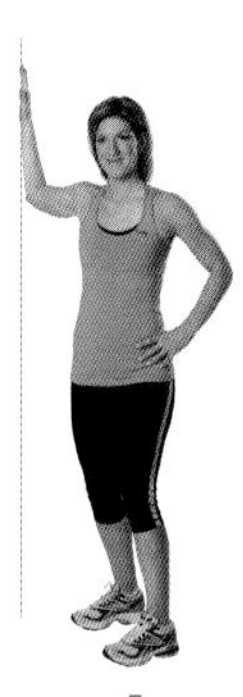

5

1-5	SÉRIES ET RÉPÉTITIONS	DURÉE
	1	20 s

FESSIERS
Rapprochez le genou vers le tronc avec la main opposée, afin d'accentuer l'étirement du fessier de la jambe fléchie • Répétez avec l'autre jambe.

QUADRICEPS
Saisissez la cheville et tirez le talon vers la fesse en maintenant les cuisses collées et parallèles • Répétez avec l'autre jambe.

ISCHIO-JAMBIERS
À l'aide d'une serviette ou de vos mains, tirez la jambe vers vous, sans fléchir le genou • Répétez avec l'autre jambe.

DORSAUX
Les bras tendus devant la poitrine, mains liées, poussez avec vos mains afin de décoller les omoplates et d'arrondir le haut du dos.

PECTORAUX
L'avant-bras en appui sur le mur, coude à 90° à la hauteur de l'épaule, effectuez une rotation du tronc du côté opposé • Répétez avec l'autre bras.

DURÉE : 1 MOIS ▸ FRÉQUENCE : 3 À 4 FOIS PAR SEMAINE, À 48-72 HEURES D'INTERVALLE

ÉTAPE 1 – ÉCHAUFFEMENT

EXERCICE CARDIOVASCULAIRE D'ENVIRON 5 MINUTES

ÉTAPE 2 – EXERCICES MUSCULAIRES

MÉTHODE : EFFORT-REPOS (UN TEMPS DE REPOS EST PRIS ENTRE CHAQUE SÉRIE).

1	SÉRIES ET RÉPÉTITIONS	TEMPO	REPOS
	2 X 10 RM	2-0-4	60-90 S

JAMBES ▸ **EXTENSION DES MEMBRES INFÉRIEURS AU MUR** (ballon d'exercice, haltères)

Placez-vous le bas du dos contre le ballon au mur, les pieds à la largeur du bassin, légèrement avancés • Fléchissez les genoux jusqu'à un angle de 90° et effectuez une extension complète, sans bloquer les genoux.

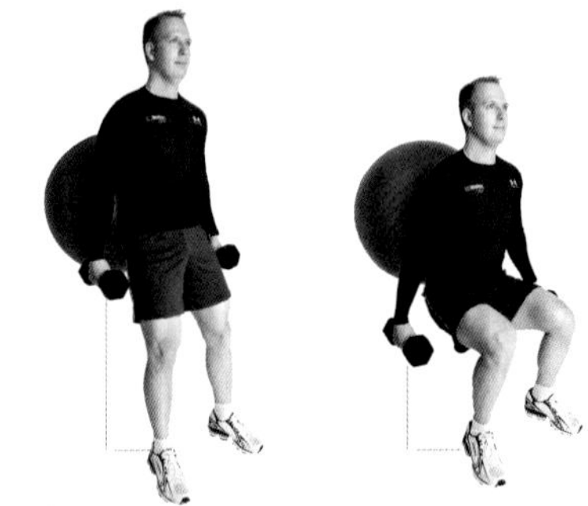

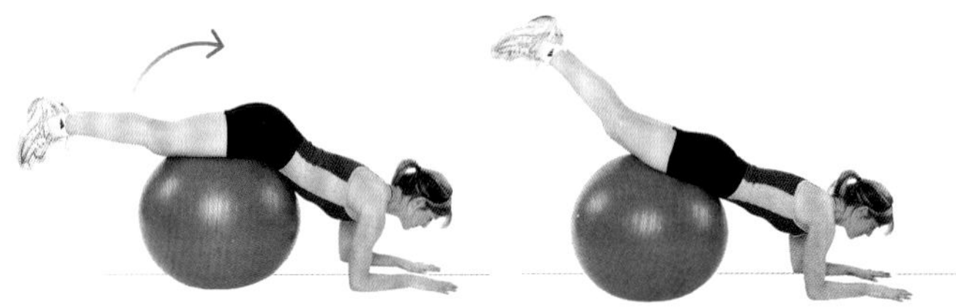

2	SÉRIES ET RÉPÉTITIONS	TEMPO	REPOS
	2 X 12 RM	2-0-4	60-90 S

JAMBES ▸ **EXTENSION À LA HANCHE** (ballon d'exercice)

En appui sur les coudes, au sol, et au niveau du bassin sur le ballon, effectuez une extension à la hanche et revenez en position initiale.

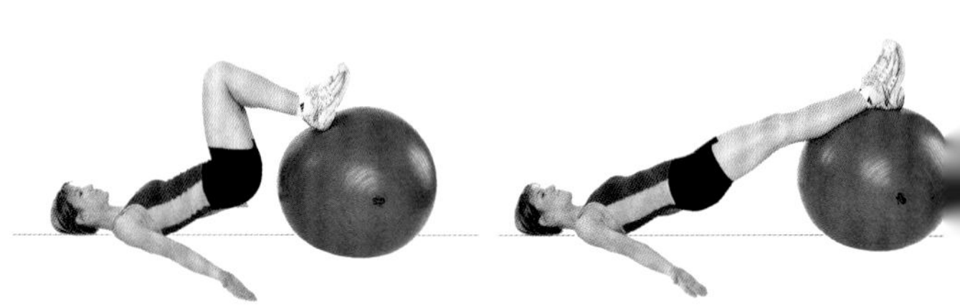

3	SÉRIES ET RÉPÉTITIONS	TEMPO	REPOS
	2 X 12 RM	2-0-4	60-90 S

JAMBES ▸ **BASCULE DU BASSIN + EXTENSION DES JAMBES** (ballon d'exercice)

Les talons en appui et le bassin en suspension, effectuez une extension des jambes et revenez en position initiale, en maintenant le bassin soulevé.

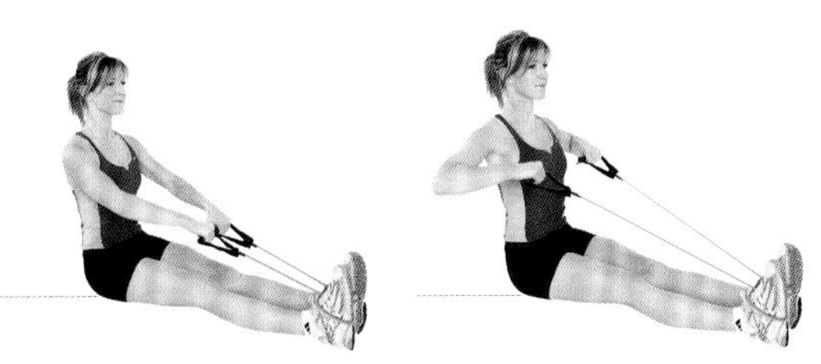

4	SÉRIES ET RÉPÉTITIONS	TEMPO	REPOS
	2 x 10 RM	2-1-4	60-90 s

DORSAUX ▶ **TRACTION HORIZONTALE DES BRAS EN PRONATION** (bande élastique)

Ancrez l'élastique à vos pieds et saisissez les poignées en pronation (paumes vers le sol) • Effectuez une traction horizontale des bras en rapprochant les omoplates en fin de contraction • Revenez en position initiale.

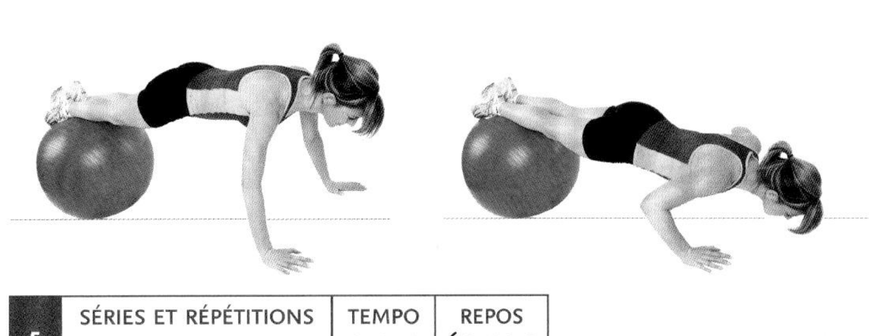

5	SÉRIES ET RÉPÉTITIONS	TEMPO	REPOS
	2 x max.	2-0-4	60-90 s

PECTORAUX ▶ **POMPES PIEDS SUR BALLON** (ballon d'exercice)

Les pieds sur le ballon, les mains au sol, fléchissez les coudes jusqu'à ce que le nez soit à 1 cm du sol et effectuez une extension complète, sans bloquer les coudes.

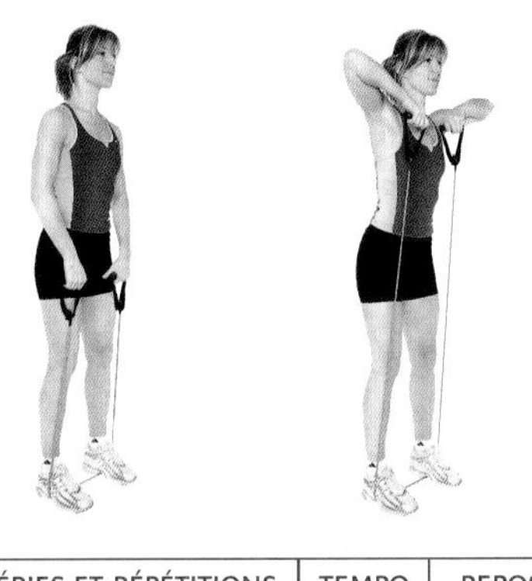

6	SÉRIES ET RÉPÉTITIONS	TEMPO	REPOS
	2 x 10 RM	2-0-4	60-90 s

ÉPAULES ▶ **TRACTION VERTICALE DES BRAS** (bande élastique)

L'élastique sous vos pieds, saisissez les poignées à une largeur légèrement inférieure à celle des épaules et effectuez une traction verticale en apportant les poignées sous le menton • Revenez lentement au point initial • Évitez de basculer vers l'arrière.

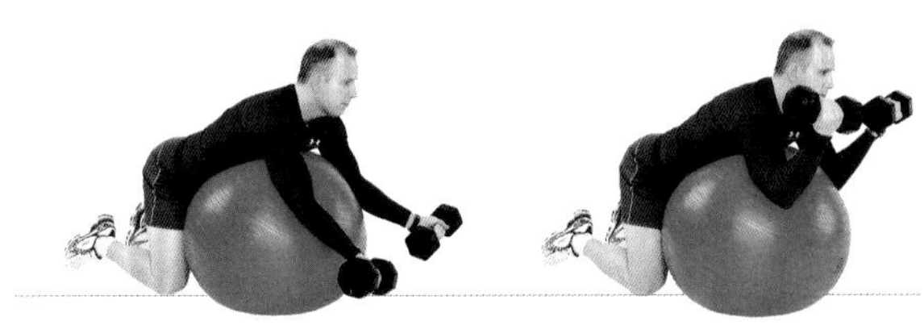

7	SÉRIES ET RÉPÉTITIONS	TEMPO	REPOS
	2 x 10 RM	2-1-4	60-90 s

BICEPS ▶ **FLEXION DES AVANT-BRAS** (ballon d'exercice)

À genoux, les bras en appui sur le ballon, effectuez une flexion des avant-bras jusqu'à ce que ceux-ci soient presque perpendiculaires au sol et revenez en extension complète, sans bloquer les coudes.

8	SÉRIES ET RÉPÉTITIONS	TEMPO	REPOS
	2 x 10 RM	2-0-4	60-90 s

TRICEPS ▸ **EXTENSION DES AVANT-BRAS**

(ballon d'exercice, haltères)

En appui sur les omoplates, les poids au-dessus des yeux, les mains en ½ pronation • Fléchissez les coudes jusqu'à un angle de 90° et effectuez une extension complète, sans bloquer les coudes • Maintenez les coudes rapprochés pendant toute la durée de l'exécution.

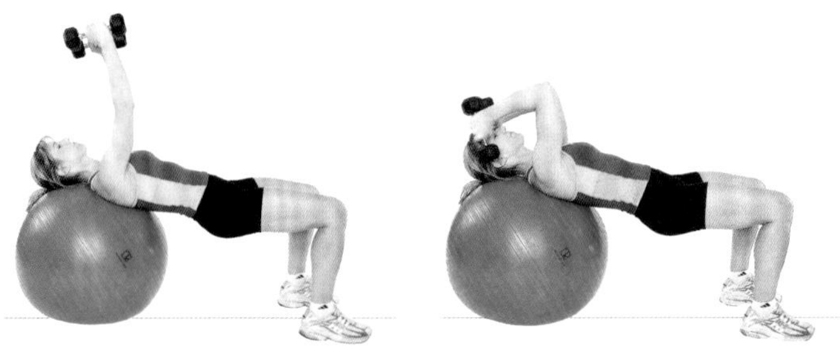

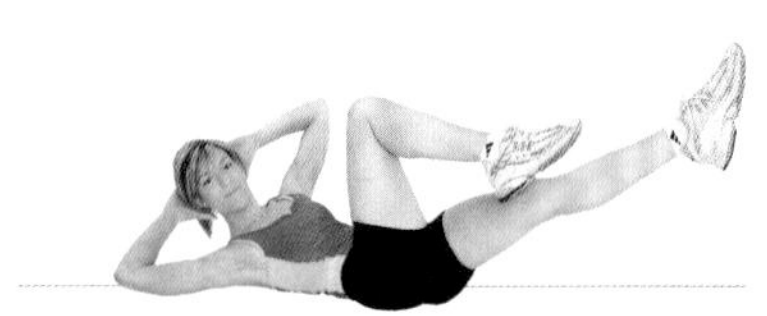

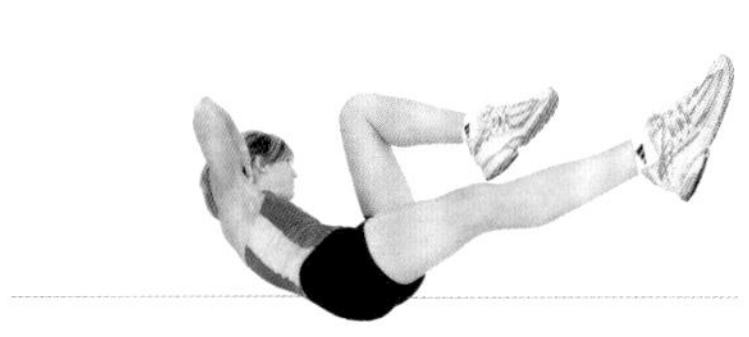

9	SÉRIES ET RÉPÉTITIONS	TEMPO	REPOS
	2 x 15 à 20	—	60-90 s

ABDOMINAUX ▸ **BICYCLETTE**

À partir d'une flexion du tronc et à la hanche, ramenez le coude et le genou opposés ensemble • Alternez de chaque côté sans prendre de pause.

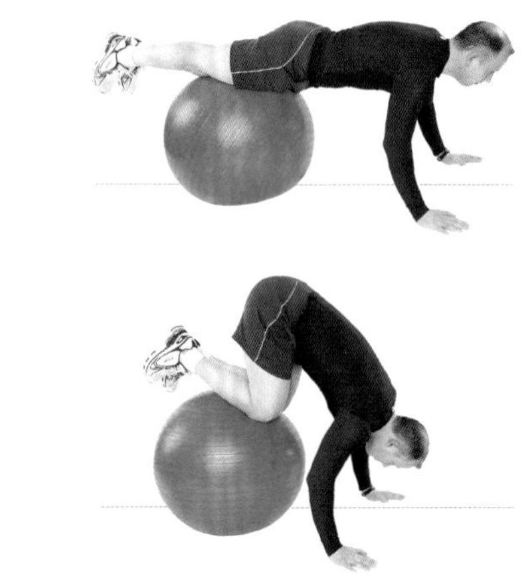

10	SÉRIES ET RÉPÉTITIONS	TEMPO	REPOS
	2 x 12	2-0-3	60-90 s

ABDOMINAUX ▸ **FLEXION À LA HANCHE**

(ballon d'exercice)

En position pompe, les mains à la largeur des épaules, le bassin en appui sur le ballon, effectuez une flexion à la hanche en ramenant les genoux (et le ballon) vers la poitrine.

ÉTAPE 3 — EXERCICES CARDIOVASCULAIRES

MÉTHODE : Faites un entraînement cardiovasculaire par intervalles les jours 1 et 3 de vos séances et un entraînement cardiovasculaire en méthode continue le 2e jour de vos séances.

	FC CIBLE OU IPF	DURÉE
1	80-85 % Fc max. ou 14-16	30 min

MARCHE RAPIDE ET JOGGING (JOURS 1 ET 3) ▸ Intervalles (alternez 2 min marche avec 5 min jogging)

	FC CIBLE OU IPF	DURÉE
2	70-75 % Fc max. ou 12-14	30 min

MARCHE RAPIDE (JOUR 2) ▸ Continue

ÉTAPE 4 — EXERCICES D'ÉTIREMENTS

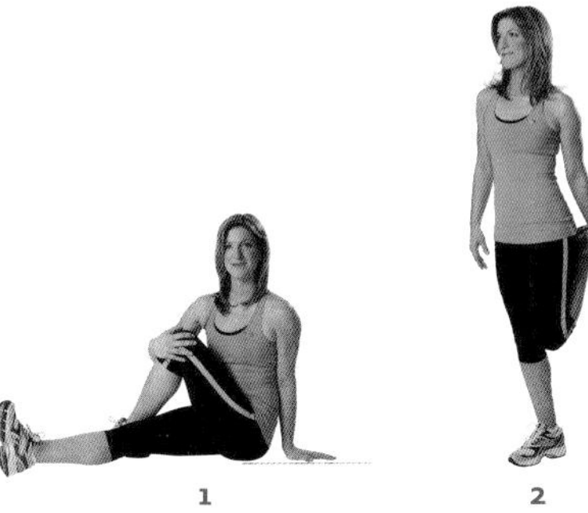

1 2 3 4 5

	SÉRIES ET RÉPÉTITIONS	DURÉE
1-5	1	20 s

FESSIERS
Rapprochez le genou vers le tronc avec la main opposée, afin d'accentuer l'étirement du fessier de la jambe fléchie • Répétez avec l'autre jambe.

QUADRICEPS
Saisissez la cheville et tirez le talon vers la fesse en maintenant les cuisses collées et parallèles • Répétez avec l'autre jambe.

ISCHIO-JAMBIERS
À l'aide d'une serviette ou de vos mains, tirez la jambe vers vous, sans fléchir le genou • Répétez avec l'autre jambe.

DORSAUX
Les bras tendus devant la poitrine, mains liées, poussez avec vos mains afin de décoller les omoplates et d'arrondir le haut du dos.

PECTORAUX
L'avant-bras en appui sur le mur, coude à 90° à la hauteur de l'épaule, effectuez une rotation du tronc du côté opposé • Répétez avec l'autre bras.

DURÉE : 1 MOIS ▸ FRÉQUENCE : 3 À 5 FOIS PAR SEMAINE, À 48-72 HEURES D'INTERVALLE

Vous voilà déjà rendue au sixième et dernier programme d'entraînement proposé dans ce guide. Peu importe votre fréquence d'entraînement (3, 4, 5 ou même 6 fois par semaine), assurez-vous d'offrir un temps de repos d'au moins 24 heures entre chacune des séances d'exercices de musculation.

Au gym, vous retournerez sur les appareils Keiser pour plusieurs exercices, ce qui vous permettra de comparer votre condition physique par rapport à celle de vos débuts. Quant à votre entraînement à la maison, vous devrez peut-être vous procurer de nouveaux haltères plus lourds afin de solliciter efficacement vos muscles, dont la force s'est accrue au cours des derniers mois. Une fois ce mois-ci terminé, n'hésitez pas à reprendre l'un des six programmes et en ajuster l'intensité des exercices. Le paramètre d'équilibre musculaire est respecté dans cette prescription d'entraînements, ce qui vous assure une efficacité d'entraînement. Allez hop, c'est reparti !

ÉTAPE 1 – ÉCHAUFFEMENT

EXERCICE CARDIOVASCULAIRE D'ENVIRON 5 MINUTES

ÉTAPE 2 – EXERCICES MUSCULAIRES

MÉTHODE : EFFORT-REPOS (UN TEMPS DE REPOS EST PRIS ENTRE CHAQUE SÉRIE).

1	SÉRIES ET RÉPÉTITIONS	TEMPO	REPOS
	2 X 20 RM	2-0-3	60 s

JAMBES ▸ **EXTENSION DES MEMBRES INFÉRIEURS** (keiser)
Ajustez le siège afin d'obtenir un angle supérieur à 90° au niveau des genoux • Effectuez une extension complète, sans bloquer les genoux, et revenez jusqu'à un angle de 90° au niveau des genoux.

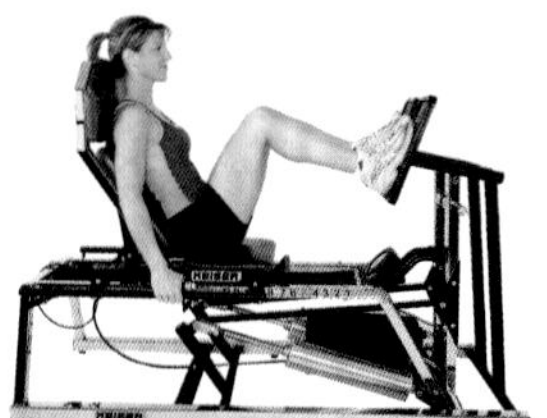

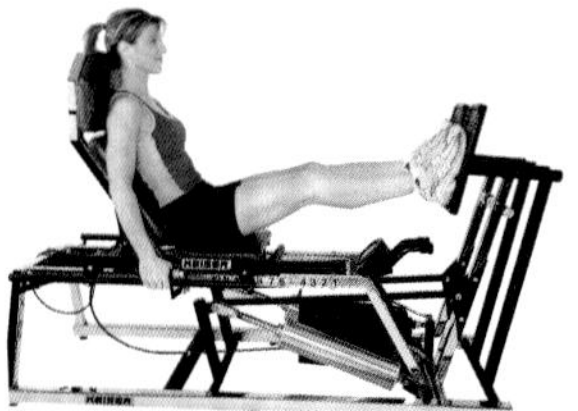

2	SÉRIES ET RÉPÉTITIONS	TEMPO	REPOS
	2 X 20 RM	2-0-3	60 s

JAMBES ▸ **FLEXION DES JAMBES** (keiser)
Couchée, assurez-vous que les genoux dépassent légèrement le coussin • Effectuez une flexion des jambes jusqu'à ce qu'elles soient perpendiculaires au sol •
Ne pointez pas les orteils.

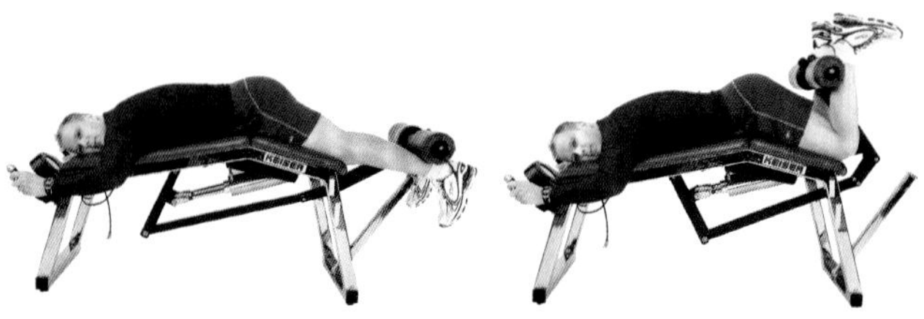

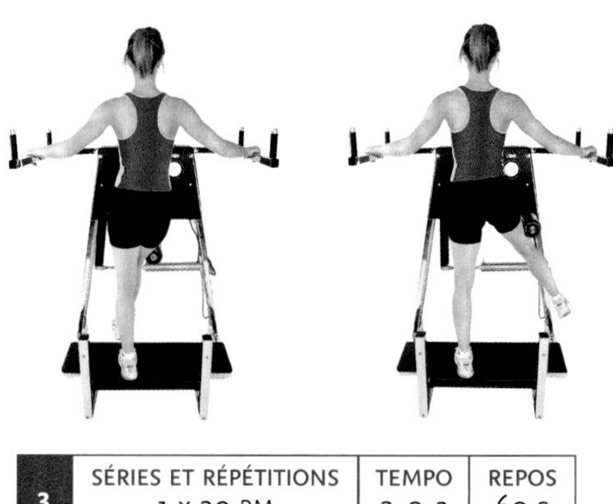

3	SÉRIES ET RÉPÉTITIONS	TEMPO	REPOS
	1 X 20 RM	2-0-3	60 S

JAMBES ▸ **ABDUCTION DES JAMBES** (keiser)
Placez la hanche de votre jambe d'action vis-à-vis de l'axe de rotation de l'appareil • Ajustez le coussin au niveau 3 ou 4 • Placez la partie externe de votre cuisse sur le coussin et effectuez une abduction de la jambe sans balancer le bassin • Après la série, répétez avec l'autre jambe.

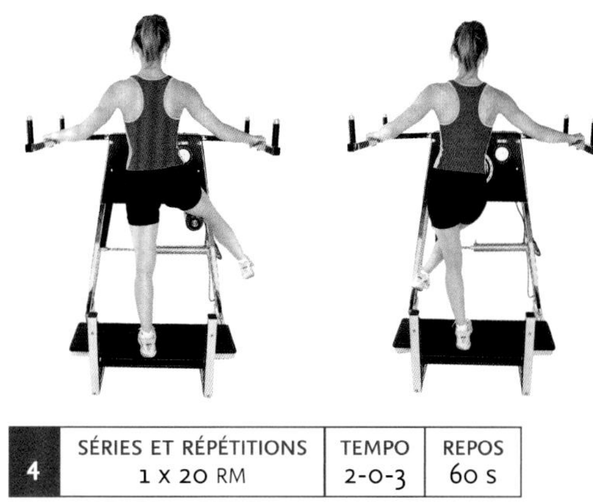

4	SÉRIES ET RÉPÉTITIONS	TEMPO	REPOS
	1 X 20 RM	2-0-3	60 S

JAMBES ▸ **ADDUCTION DES JAMBES** (keiser)
Placez la hanche de votre jambe d'action vis-à-vis de l'axe de rotation de l'appareil • Ajustez le coussin au niveau 3 ou 4 • Placez la partie interne de votre cuisse sur le coussin et effectuez une adduction de la jambe sans balancer le bassin • Après la série, répétez avec l'autre jambe.

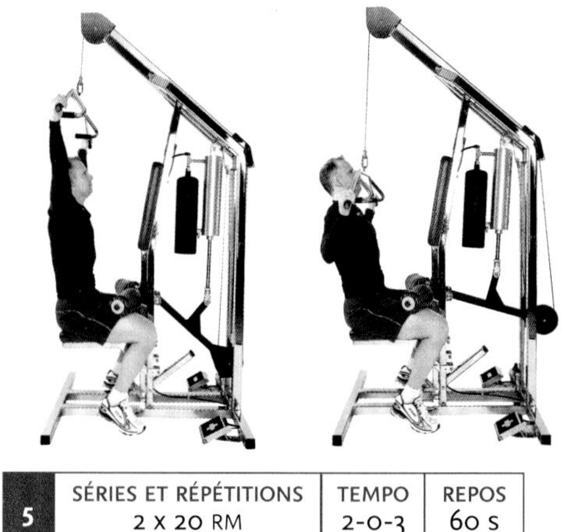

5	SÉRIES ET RÉPÉTITIONS	TEMPO	REPOS
	2 X 20 RM	2-0-3	60 S

DORSAUX ▸ **TRACTION VERTICALE DES BRAS** (keiser)
Ajustez le siège afin que la barre soit légèrement hors de portée (au bout des doigts) • Saisissez la barre en pronation (paumes vers l'avant) au double de la largeur des épaules • Le tronc légèrement incliné, effectuez une traction verticale des bras en approchant la barre à la hauteur de la bouche • Revenez à la position initiale.

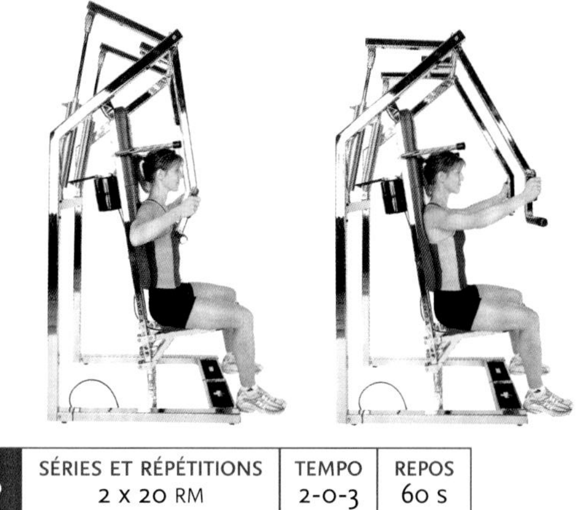

6	SÉRIES ET RÉPÉTITIONS	TEMPO	REPOS
	2 X 20 RM	2-0-3	60 S

PECTORAUX ▸ **EXTENSION HORIZONTALE DES BRAS** (keiser)
Ajustez le siège de façon à avoir les poignées inférieures sous les aisselles en ½ pronation • Effectuez une extension complète, sans bloquer les coudes, et revenez en position initiale, sans déposer l'appareil • Maintenez les coudes soulevés pendant toute la durée de l'exécution.

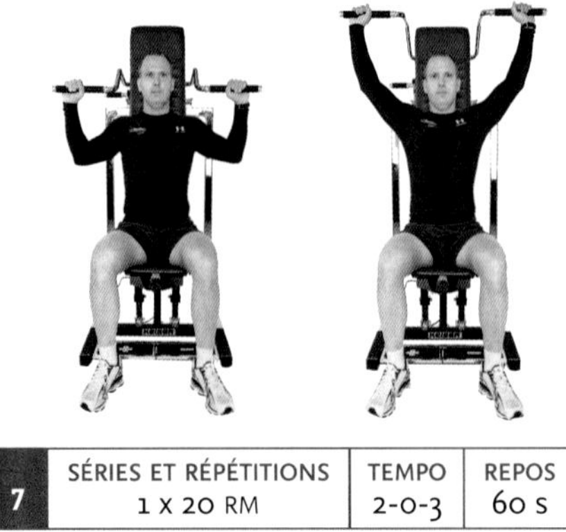

7	SÉRIES ET RÉPÉTITIONS	TEMPO	REPOS
	1 x 20 RM	2-0-3	60 s

ÉPAULES ▸ **EXTENSION VERTICALE DES BRAS** (keiser)

Ajustez le siège de façon à ce que les poignées soient légèrement au-dessus des épaules • Effectuez une extension verticale des bras, sans bloquer les coudes, et revenez jusqu'à ce que les poignées soient à la hauteur des oreilles.

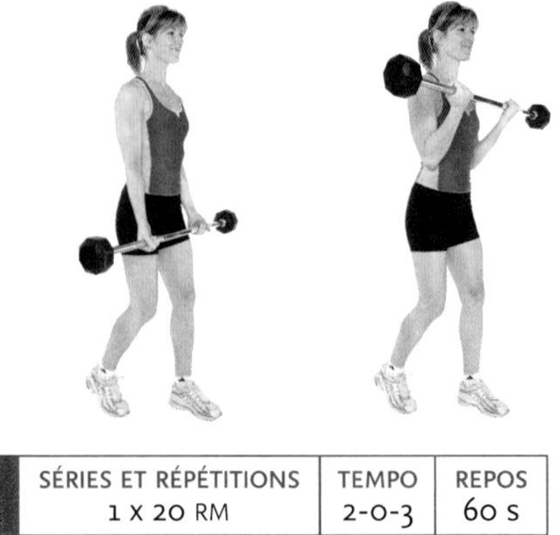

8	SÉRIES ET RÉPÉTITIONS	TEMPO	REPOS
	1 x 20 RM	2-0-3	60 s

BICEPS ▸ **FLEXION DES AVANT-BRAS** (barre)

Les mains à la largeur des épaules sur la barre, effectuez une flexion des avant-bras en maintenant les coudes le long du tronc • Redescendez lentement en position initiale • Évitez de basculer vers l'arrière.

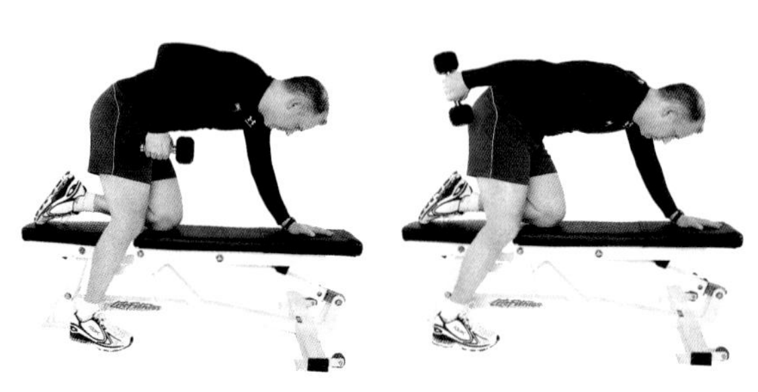

9	SÉRIES ET RÉPÉTITIONS	TEMPO	REPOS
	1 x 20 RM	2-0-3	60 s

TRICEPS ▸ **EXTENSION DES AVANT-BRAS** (haltères)

Maintenez les coudes bien élevés et effectuez une extension complète, sans bloquer les coudes • Revenez jusqu'à un angle légèrement supérieur à 90°.

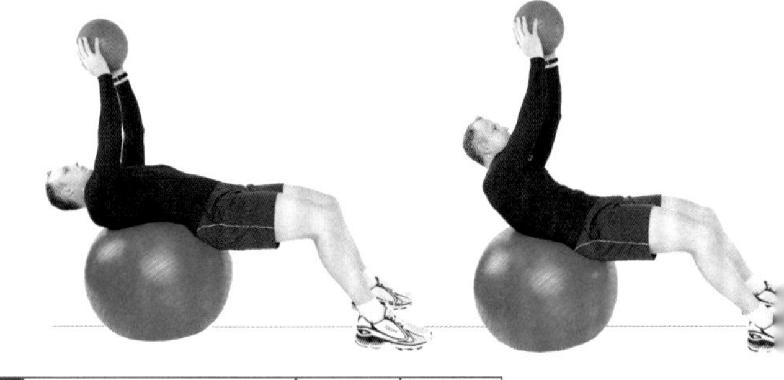

10	SÉRIES ET RÉPÉTITIONS	TEMPO	REPOS
	2 x max.	2-1-4	60 s

ABDOMINAUX ▸ **REDRESSEMENT ASSIS PARTIEL AVEC CHARGE** (ballon d'exercice)

Placez le bas du dos sur le ballon d'exercice avec le tronc parallèle au sol • Tenez la charge au-dessus de la poitrine et effectuez une flexion du tronc sur une amplitude d'environ 30°.

11	SÉRIES ET RÉPÉTITIONS	TEMPO	REPOS
	1 x 15	2-1-4	60 s

ABDOMINAUX ▸ **FLEXION LATÉRALE** (ballon d'exercice)
Prenez un appui solide aux niveaux du genou et du pied, la hanche en appui sur le ballon • Effectuez une flexion latérale du tronc en amenant l'épaule vers la hanche • Après avoir terminé la série, répétez en direction opposée.

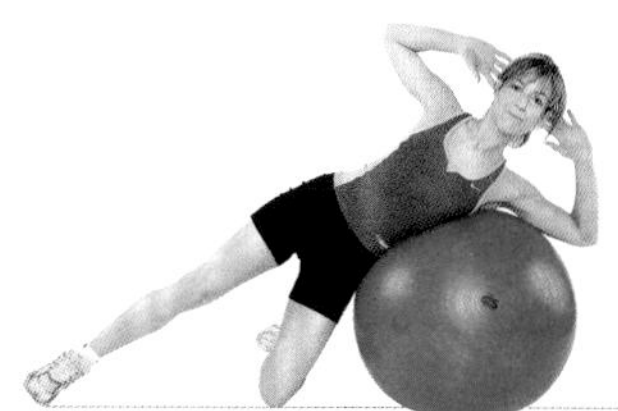

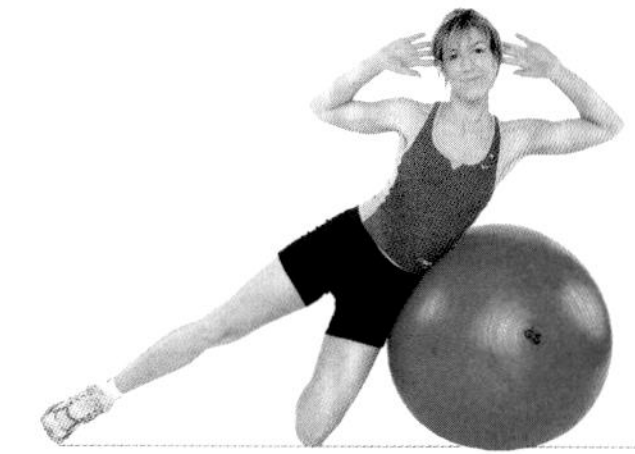

ÉTAPE 3 – EXERCICES CARDIOVASCULAIRES

MÉTHODE : **Participez à un cours de groupe les jours 1 et 3 de vos séances et utilisez un appareil cardiovasculaire au choix le 2e jour de vos séances.**

1	FC CIBLE OU IPF	DURÉE
	70-85 % Fc max. ou 12-15	30-60 min

COURS DE GROUPE / VÉLO EN GROUPE (JOURS 1 ET 3)

2	FC CIBLE OU IPF	DURÉE
	80-85 % Fc max. ou 14-15	20-30 min

APPAREIL AU CHOIX (JOUR 2) ▸ Mode « Entraînement vitesse » ou « Colline »

ÉTAPE 4 – EXERCICES D'ÉTIREMENTS

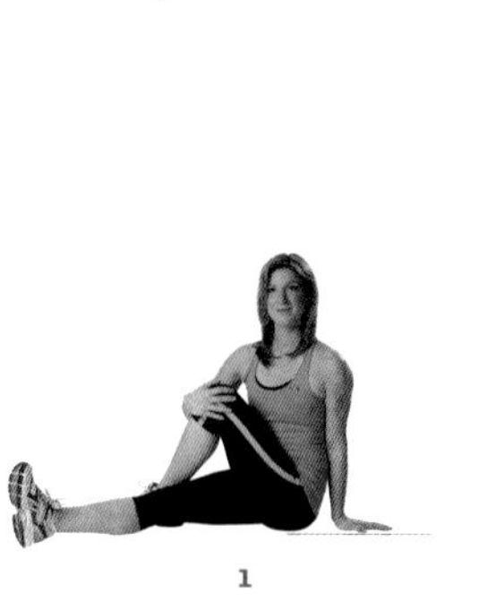
1

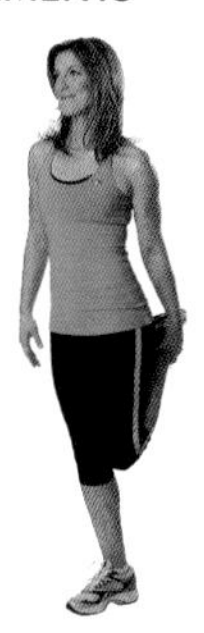
2

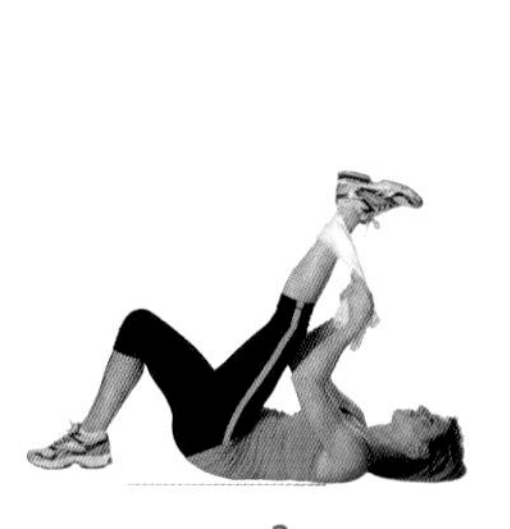
3

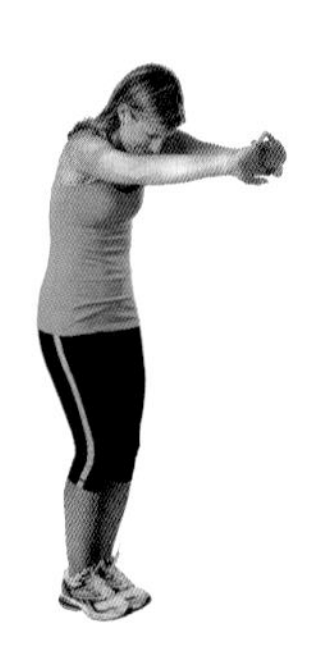
4

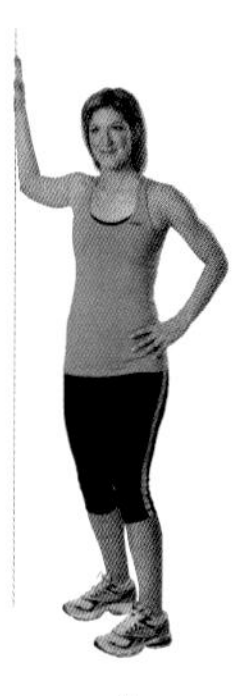
5

1-5	SÉRIES ET RÉPÉTITIONS	DURÉE
	1	20 s

FESSIERS
Rapprochez le genou vers le tronc avec la main opposée, afin d'accentuer l'étirement du fessier de la jambe fléchie • Répétez avec l'autre jambe.

QUADRICEPS
Saisissez la cheville et tirez le talon vers la fesse en maintenant les cuisses collées et parallèles • Répétez avec l'autre jambe.

ISCHIO-JAMBIERS
À l'aide d'une serviette ou de vos mains, tirez la jambe vers vous, sans fléchir le genou • Répétez avec l'autre jambe.

DORSAUX
Les bras tendus devant la poitrine, mains liées, poussez avec vos mains afin de décoller les omoplates et d'arrondir le haut du dos.

PECTORAUX
L'avant-bras en appui sur le mur, coude à 90° à la hauteur de l'épaule, effectuez une rotation du tronc du côté opposé • Répétez avec l'autre bras.

DURÉE : 1 MOIS ▸ FRÉQUENCE : 3 À 5 FOIS PAR SEMAINE, À 48-72 HEURES D'INTERVALLE

ÉTAPE 1 – ÉCHAUFFEMENT

EXERCICE CARDIOVASCULAIRE D'ENVIRON 5 MINUTES

ÉTAPE 2 – EXERCICES MUSCULAIRES

MÉTHODE : EFFORT-REPOS (UN TEMPS DE REPOS EST PRIS ENTRE CHAQUE SÉRIE).

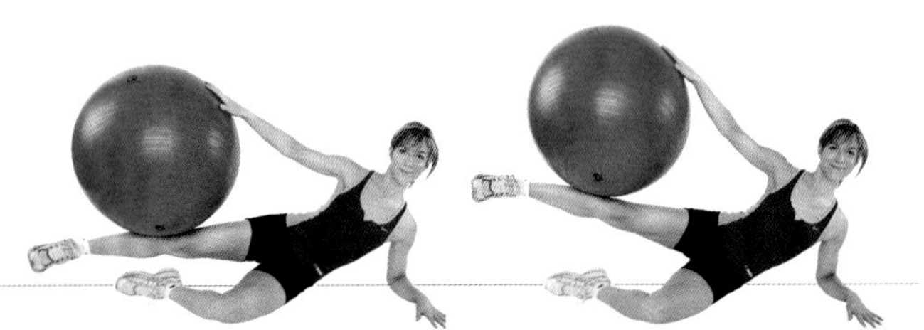

1	SÉRIES ET RÉPÉTITIONS	TEMPO	REPOS
	2 X 20 RM	2-0-4	45-60 S

JAMBES ▸ **ABDUCTION DE LA JAMBE** (ballon d'exercice)

Tenez le ballon en appui sur le genou de la jambe supérieure • Effectuez une élévation (abduction) de la jambe et revenez en position initiale • Après la série, répétez avec l'autre jambe.

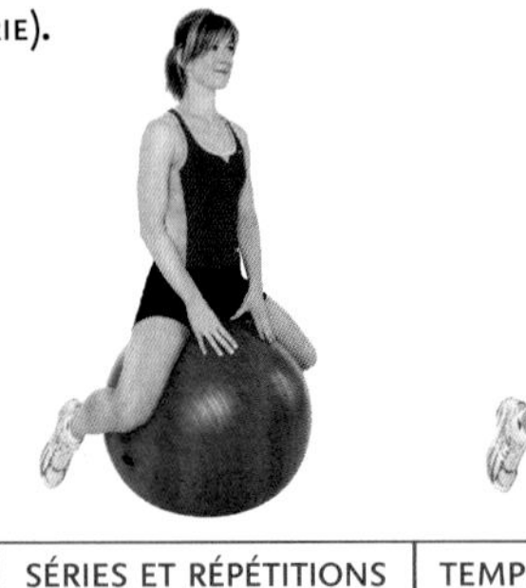

2	SÉRIES ET RÉPÉTITIONS	TEMPO	REPOS
	2 X 20 RM	2-0-4	45-60 S

JAMBES ▸ **ADDUCTION DES JAMBES** (ballon d'exercice)

Assise à cheval sur le ballon, les orteils en contact avec le sol, serrez avec force le ballon entre vos genoux.

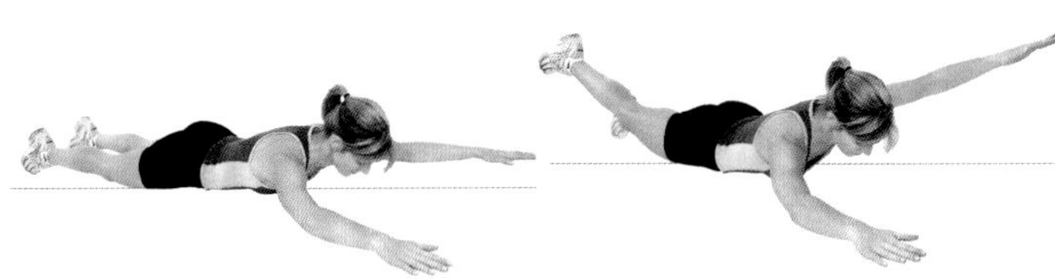

3	SÉRIES ET RÉPÉTITIONS	TEMPO	REPOS
	2 X 20 RM	2-1-4	45-60 S

DORSAUX ▸ **SUPERMAN**

Couchée à plat ventre, yeux vers le sol • Allongez le bras et la jambe opposés en effectuant une légère extension dorsale • Alternez de chaque côté • Si vous éprouvez des problèmes de dos, évitez cet exercice.

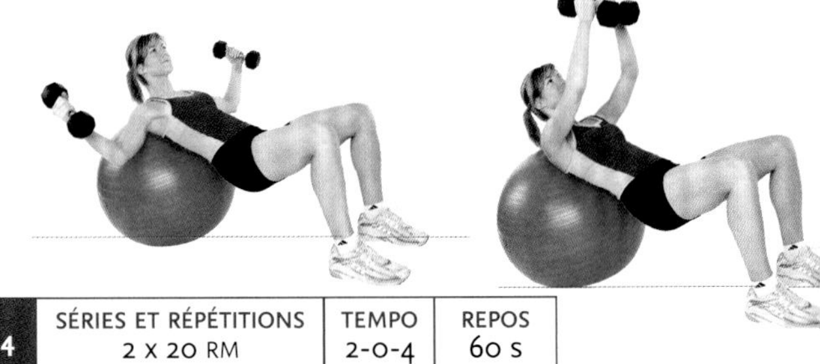

4	SÉRIES ET RÉPÉTITIONS	TEMPO	REPOS
	2 X 20 RM	2-0-4	60 S

PECTORAUX ▸ **ROTATION INTERNE DES BRAS (INCLINÉ)** (ballon d'exercice, haltères)

En appui incliné sur le ballon, les poids au-dessus de la poitrine en ½ pronation • Écartez les bras en maintenant une légère flexion au niveau des coudes jusqu'à ce que les poids soient à la hauteur des épaules • Revenez en position initiale.

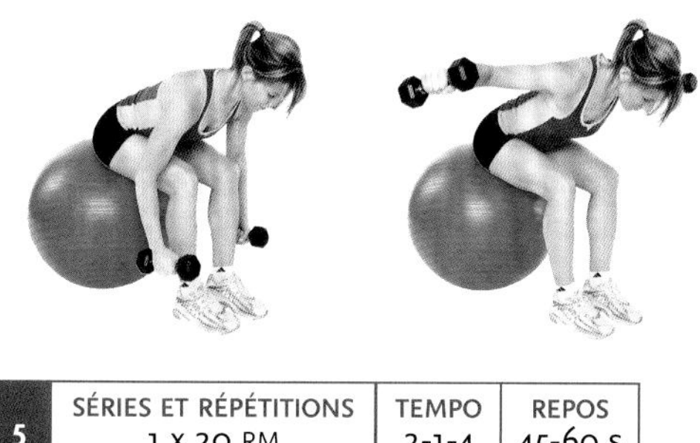

5	SÉRIES ET RÉPÉTITIONS	TEMPO	REPOS
	1 X 20 RM	2-1-4	45-60 s

ÉPAULES ▶ **ÉLÉVATION LATÉRALE DES BRAS**

(ballon d'exercice, haltères)

Tronc incliné, poitrine bombée, tête dans le prolongement de la colonne, effectuez une élévation latérale des bras jusqu'à ce que les poids soient à la hauteur des épaules.

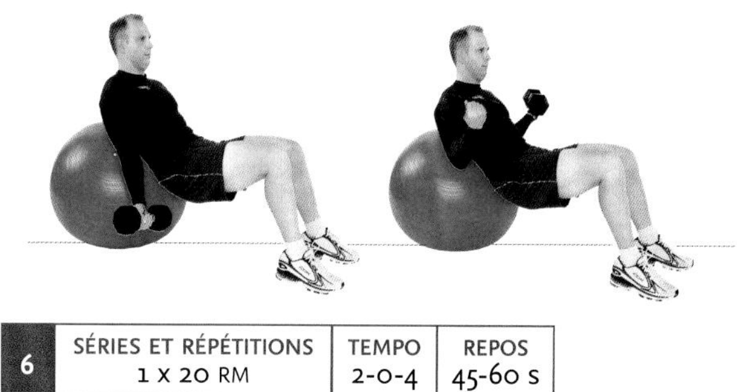

6	SÉRIES ET RÉPÉTITIONS	TEMPO	REPOS
	1 X 20 RM	2-0-4	45-60 s

BICEPS ▶ **FLEXION DES AVANT-BRAS**

(ballon d'exercice, haltères)

Appuyez votre dos de façon à être incliné à environ 30° à 40° • Débutez les bras bien allongés, perpendiculaires au sol, et effectuez une flexion des avant-bras, sans soulever les coudes • Revenez en position initiale.

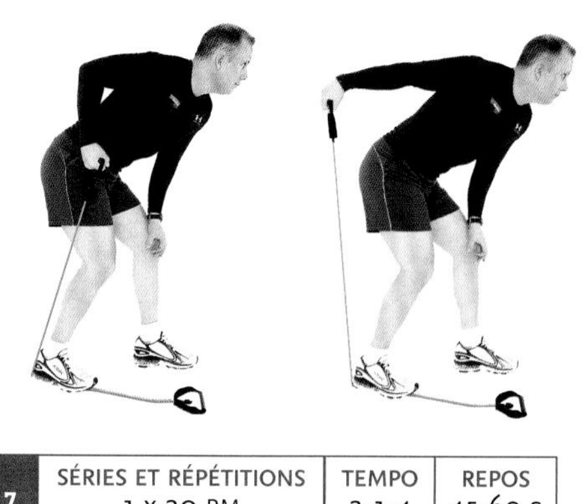

7	SÉRIES ET RÉPÉTITIONS	TEMPO	REPOS
	1 X 20 RM	2-1-4	45-60 s

TRICEPS ▶ **EXTENSION DES AVANT-BRAS**

(bande élastique)

Maintenez les coudes bien élevés et effectuez une extension complète, sans bloquer les coudes • Revenez en position initiale jusqu'à un angle légèrement supérieur à 90°.

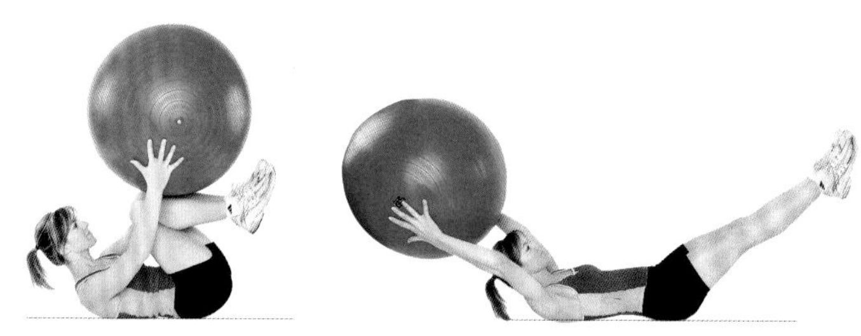

8	SÉRIES ET RÉPÉTITIONS	TEMPO	REPOS
	2 X 15	—	45-60 s

ABDOMINAUX ▶ **ÉTIREMENT DES JAMBES**

(ballon d'exercice)

À partir de la position groupée, allongez les bras et les jambes simultanément afin de former un « V » • Revenez lentement en position initiale avec la tête soulevée.

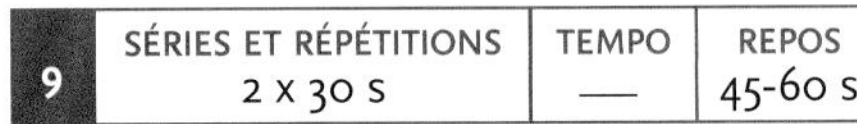

9	SÉRIES ET RÉPÉTITIONS	TEMPO	REPOS
	2 x 30 s	—	45-60 s

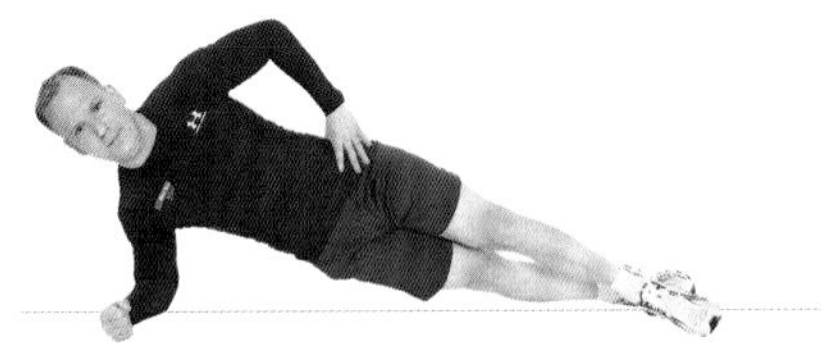

ABDOMINAUX ▸ **PLANCHE LATÉRALE**

Contractez les abdominaux et maintenez les jambes, le tronc et la tête bien alignés • Évitez de creuser le bas du dos.

ÉTAPE 3 – EXERCICES CARDIOVASCULAIRES

MÉTHODE : **FAITES UN ENTRAÎNEMENT CARDIOVASCULAIRE PAR INTERVALLES LES JOURS 1 ET 3 DE VOS SÉANCES ET UN ENTRAÎNEMENT CARDIOVASCULAIRE EN MÉTHODE CONTINUE LE 2E JOUR DE VOS SÉANCES.**

1	FC CIBLE OU IPF	DURÉE
	80-85 % Fc max. ou 14-16	20-30 min

MARCHE RAPIDE ET JOGGING (JOURS 1 ET 3)

▸ Intervalles (alternez 8 min jogging avec 2 min marche)

2	FC CIBLE OU IPF	DURÉE
	70-75 % Fc max. ou 12-14	30 min

MARCHE RAPIDE OU JOGGING LÉGER (JOUR 2)

▸ Continue

ÉTAPE 4 – EXERCICES D'ÉTIREMENTS

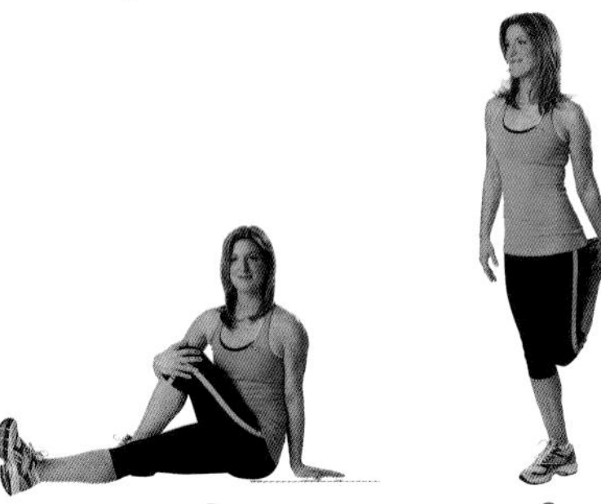

1 2

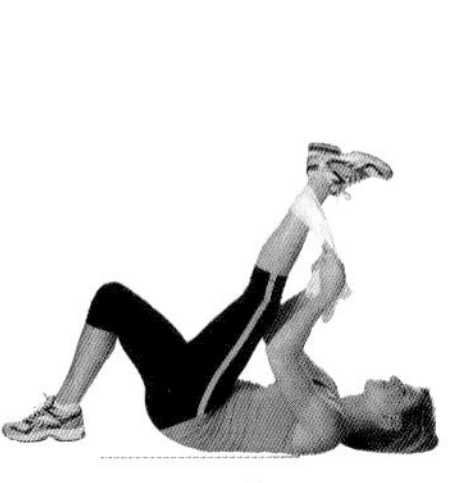

3

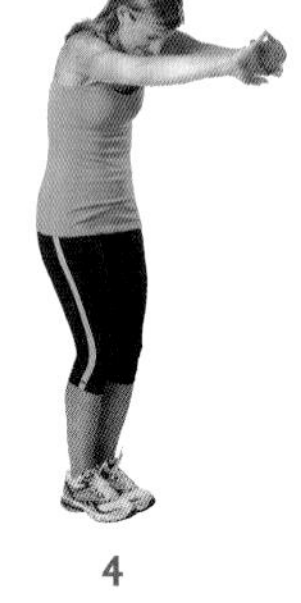

4

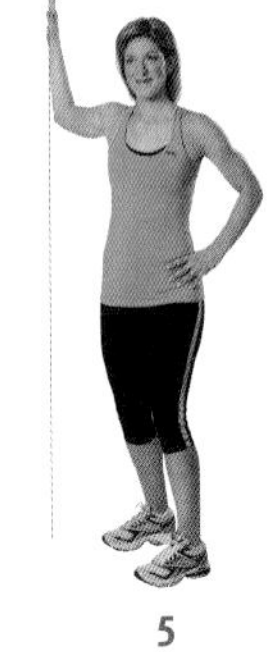

5

1-5	SÉRIES ET RÉPÉTITIONS	DURÉE
	1	20 s

FESSIERS

Rapprochez le genou vers le tronc avec la main opposée, afin d'accentuer l'étirement du fessier de la jambe fléchie • Répétez avec l'autre jambe.

QUADRICEPS

Saisissez la cheville et tirez le talon vers la fesse en maintenant les cuisses collées et parallèles • Répétez avec l'autre jambe.

ISCHIO-JAMBIERS

À l'aide d'une serviette ou de vos mains, tirez la jambe vers vous, sans fléchir le genou • Répétez avec l'autre jambe.

DORSAUX

Les bras tendus devant la poitrine, mains liées, poussez avec vos mains afin de décoller les omoplates et d'arrondir le haut du dos.

PECTORAUX

L'avant-bras en appui sur le mur, coude à 90° à la hauteur de l'épaule, effectuez une rotation du tronc du côté opposé • Répétez avec l'autre bras.

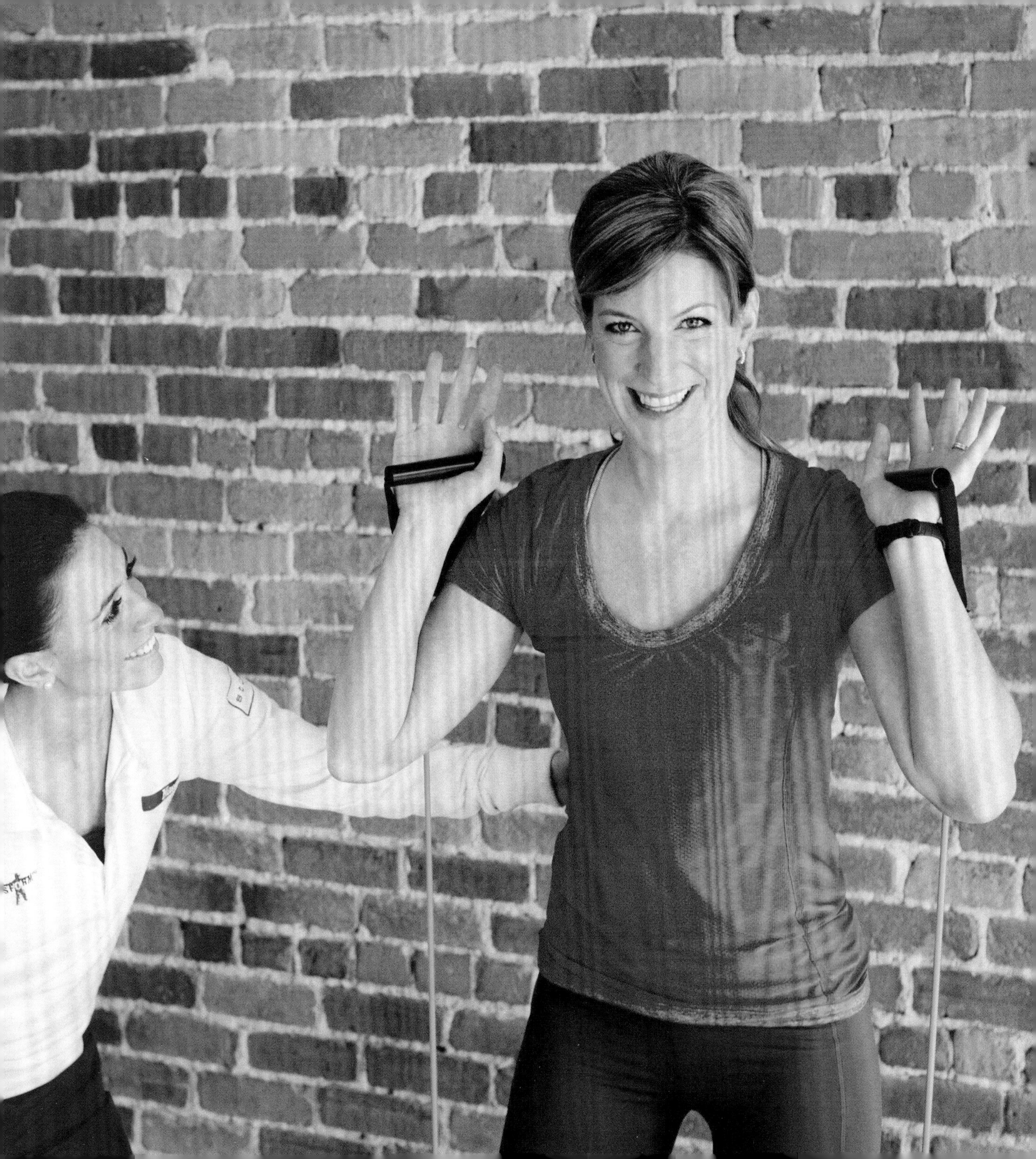

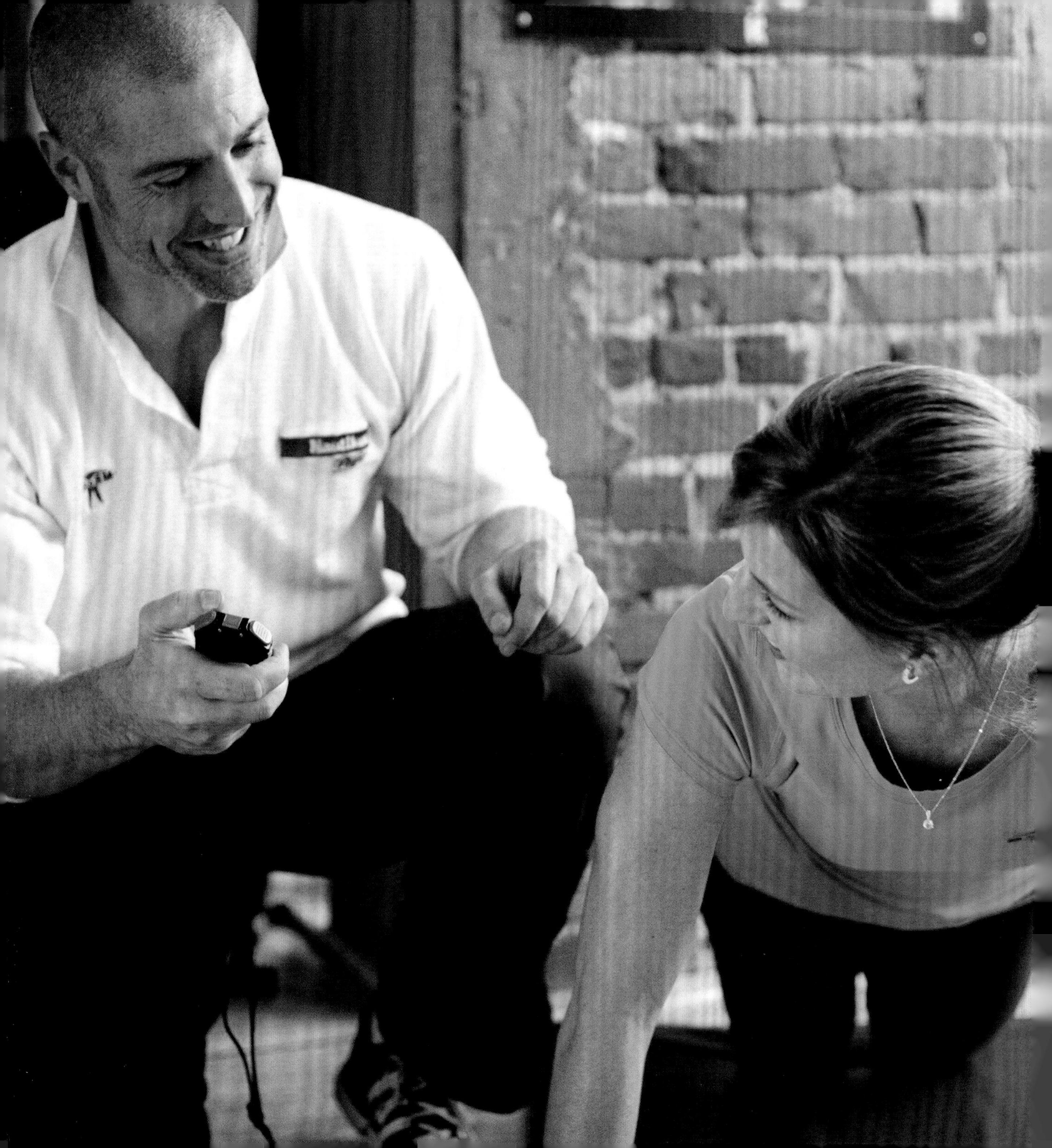

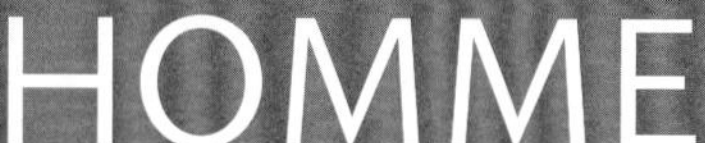

PROGRAMMES D'ENTRAÎNEMENT POUR HOMME AU GYM ET À LA MAISON

PROGRAMMES

DURÉE : 1 MOIS ▸ FRÉQUENCE : 3 FOIS PAR SEMAINE, À 48-72 HEURES D'INTERVALLE

Messieurs, pour le premier programme, vous effectuerez une seule série de chaque exercice de musculation. Cette méthode d'entraînement appelée « effort-repos » vous alloue 60 secondes de repos entre chacun de vos exercices de musculation.

Après avoir terminé tous vos exercices musculaires, vous enchaînerez immédiatement avec vos exercices cardiovasculaires. À la maison, vous effectuerez une marche rapide pendant 15 à 20 minutes. Au gym, vous effectuerez votre exercice cardiovasculaire sur deux appareils distincts. Vous sélectionnerez le mode « Perte de graisses » sur le tableau de bord de votre vélo stationnaire et pédalerez pour une durée de 10 minutes. Ensuite, vous sélectionnerez le mode « Manuel » sur le tapis roulant et marcherez rapidement pendant environ 10 minutes. Peu importe la nature de votre exercice, assurez-vous simplement de respecter l'intensité recommandée, en vérifiant votre fréquence cardiaque régulièrement et si vous vous situez dans l'indice de perception de fatigue recommandée. Terminez toujours avec les étirements prescrits.

ÉTAPE 1 – ÉCHAUFFEMENT

EXERCICE CARDIOVASCULAIRE D'ENVIRON 5 MINUTES

ÉTAPE 2 – EXERCICES MUSCULAIRES

MÉTHODE : Effort-repos (un temps de repos est pris entre chaque série).

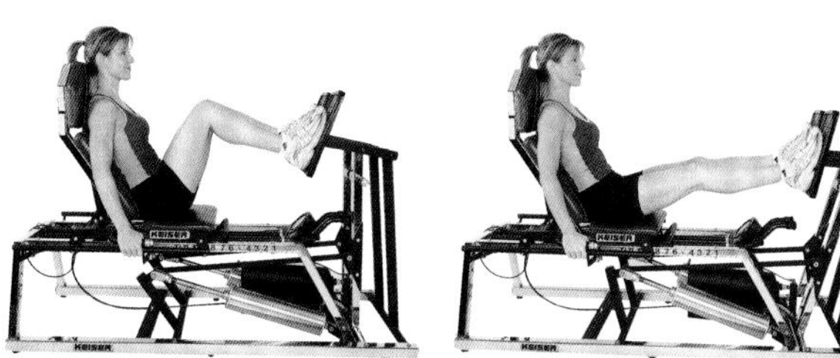

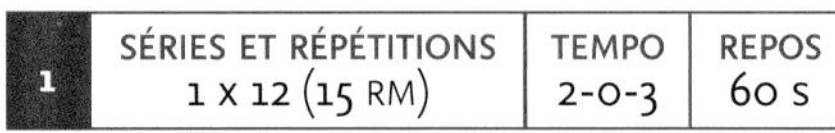

	SÉRIES ET RÉPÉTITIONS	TEMPO	REPOS
1	1 x 12 (15 RM)	2-0-3	60 s

JAMBES ▸ EXTENSION DES MEMBRES INFÉRIEURS (keiser)

Ajustez le siège de façon à obtenir un angle légèrement supérieur à 90° au niveau des genoux • Effectuez une extension complète, sans bloquer les genoux, et revenez jusqu'à un angle de 90° au niveau des genoux.

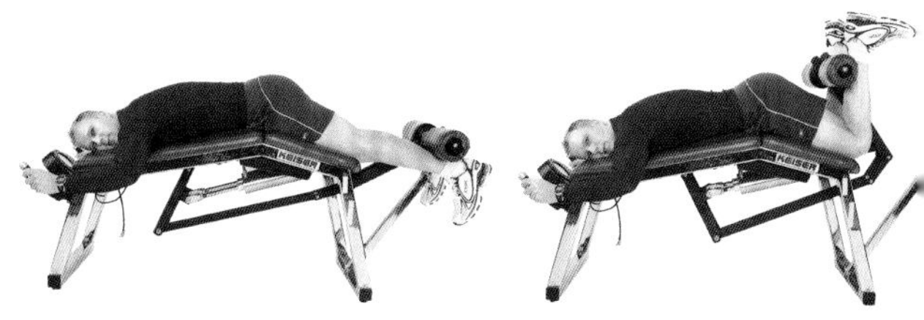

	SÉRIES ET RÉPÉTITIONS	TEMPO	REPOS
2	1 x 12 (15 RM)	2-0-3	60 s

JAMBES ▸ FLEXION DES JAMBES (keiser)

Couché, assurez-vous que les genoux dépassent légèrement le coussin • Effectuez une flexion des jambes jusqu'à ce qu'elles soient perpendiculaires au sol •
Ne pointez pas les orteils.

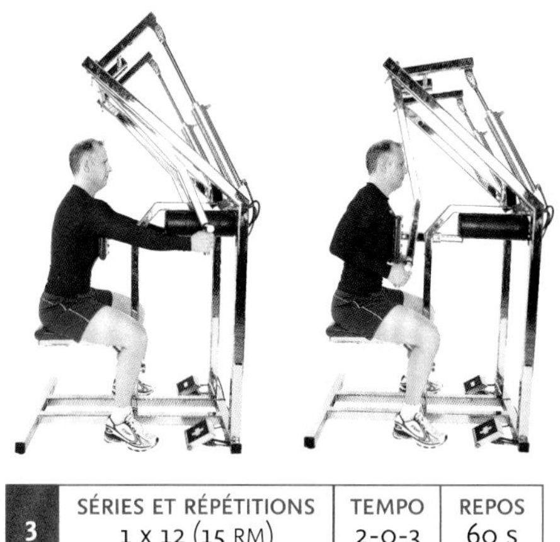

3	SÉRIES ET RÉPÉTITIONS	TEMPO	REPOS
	1 x 12 (15 RM)	2-0-3	60 s

DORSAUX ▸ **TRACTION HORIZONTALE DES BRAS** (keiser)

Ajustez le siège afin que vos bras soient parallèles au sol lorsque vous saisissez les poignées • Ajustez l'appuie-poitrine afin que les poignées soient légèrement hors de portée (au bout des doigts) • Saisissez les poignées en ½ pronation (paumes face à face) et effectuez une traction horizontale des bras en rapprochant les omoplates en fin de contraction • Revenez en position initiale.

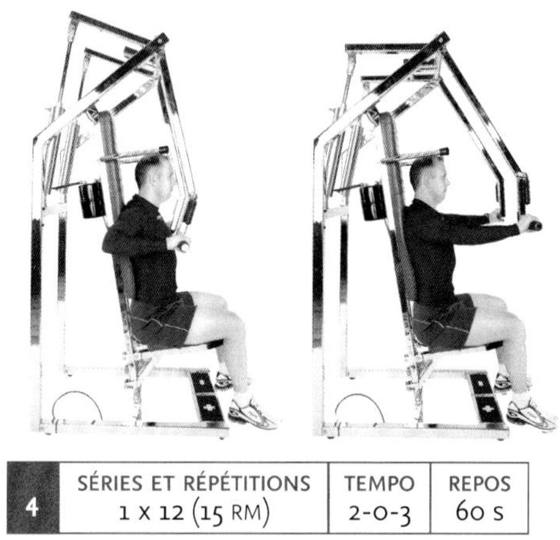

4	SÉRIES ET RÉPÉTITIONS	TEMPO	REPOS
	1 x 12 (15 RM)	2-0-3	60 s

PECTORAUX ▸ **EXTENSION HORIZONTALE DES BRAS** (keiser)

Ajustez le siège de façon à avoir les poignées inférieures sous les aisselles • Saisissez les poignées en pronation afin d'avoir un angle de 90° aux coudes • Effectuez une extension complète, sans bloquer les coudes, et revenez en position initiale, sans déposer l'appareil • Maintenez les coudes soulevés pendant toute la durée de l'exécution.

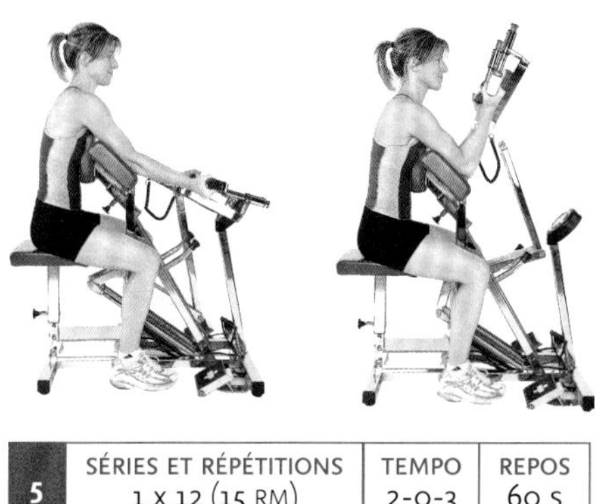

5	SÉRIES ET RÉPÉTITIONS	TEMPO	REPOS
	1 x 12 (15 RM)	2-0-3	60 s

BICEPS ▸ **FLEXION DES AVANT-BRAS** (keiser)

Ajustez le siège et l'appuie-poitrine afin que vos coudes soient vis-à-vis de l'axe de rotation de l'appareil • Effectuez une flexion des avant-bras jusqu'à ce qu'ils soient perpendiculaires au sol et revenez en extension complète, sans bloquer les coudes.

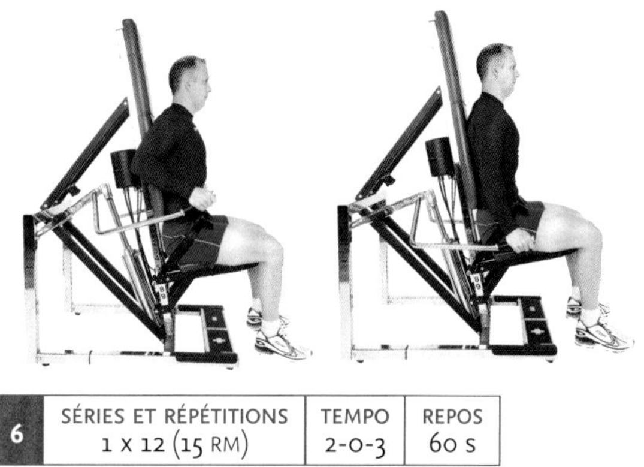

6	SÉRIES ET RÉPÉTITIONS	TEMPO	REPOS
	1 x 12 (15 RM)	2-0-3	60 s

TRICEPS ▸ **EXTENSION DES AVANT-BRAS** (keiser)

Ajustez le siège de façon à ce que les poignées soient sous les aisselles • Saisissez les poignées et effectuez une extension complète, sans bloquer les coudes, puis revenez en position initiale, sans déposer l'appareil • Maintenez les coudes le long du tronc pendant toute la durée de l'exécution.

7	SÉRIES ET RÉPÉTITIONS	TEMPO	REPOS
	1-2 x 15 à 20	2-0-3	60 s

ABDOMINAUX ▸ REDRESSEMENT ASSIS PARTIEL
Contractez les abdominaux et effectuez une flexion avant du tronc sur une amplitude d'environ 30° • Évitez de tirer derrière la nuque.

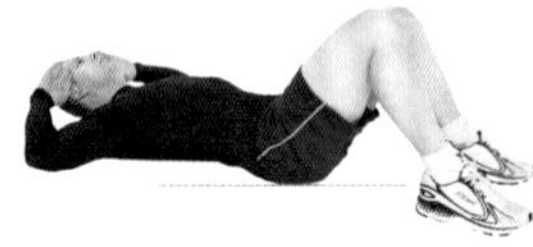

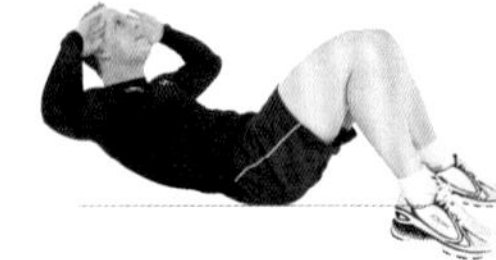

ÉTAPE 3 – EXERCICES CARDIOVASCULAIRES

MÉTHODE : **Effectuez ces deux exercices cardiovasculaires un à la suite de l'autre, pour un total de 20 minutes.**

1	FC CIBLE OU IPF	DURÉE
	60 % Fc max. ou 9-12	10 min

VÉLO STATIONNAIRE ▸ Mode « Perte des graisses »

2	FC CIBLE OU IPF	DURÉE
	60-70 % Fc max. ou 9-12	10 min

TAPIS ROULANT (MARCHE RAPIDE) ▸ Mode « Manuel »

ÉTAPE 4 – EXERCICES D'ÉTIREMENTS

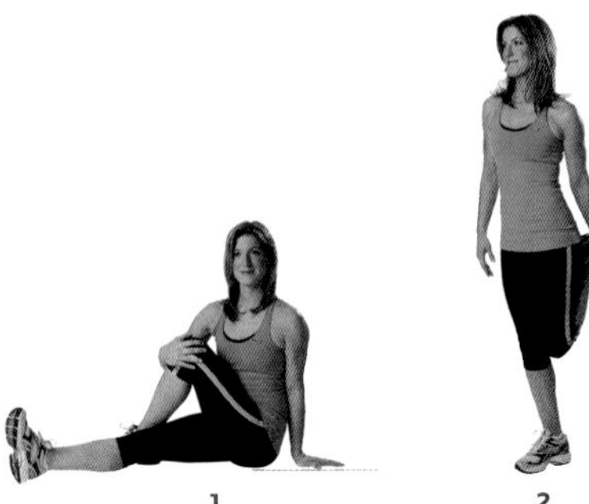

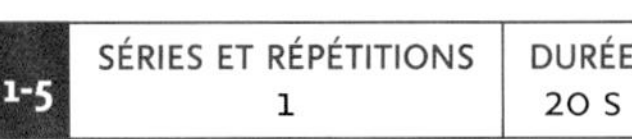

1 2

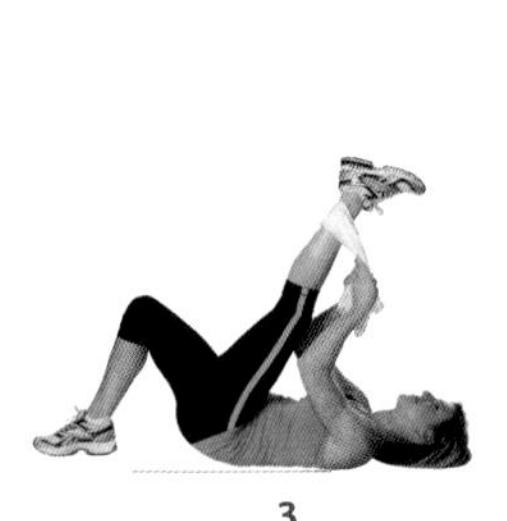

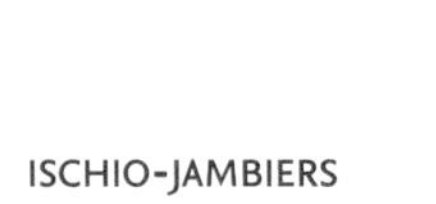

3

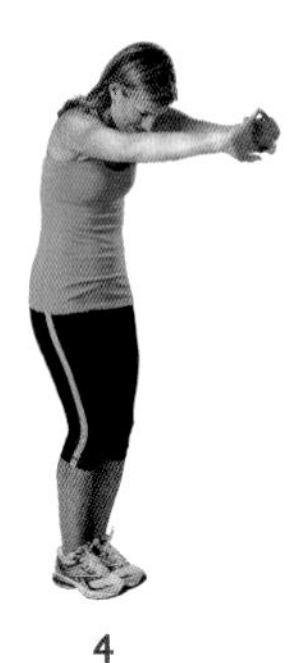

4

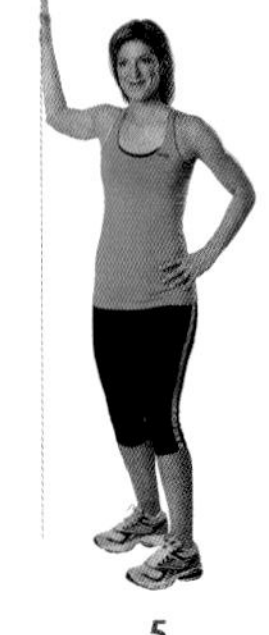

5

1-5	SÉRIES ET RÉPÉTITIONS	DURÉE
	1	20 s

FESSIERS
Rapprochez le genou vers le tronc avec la main opposée, afin d'accentuer l'étirement du fessier de la jambe fléchie • Répétez avec l'autre jambe.

QUADRICEPS
Saisissez la cheville et tirez le talon vers la fesse en maintenant les cuisses collées et parallèles • Répétez avec l'autre jambe.

ISCHIO-JAMBIERS
À l'aide d'une serviette ou de vos mains, tirez la jambe vers vous, sans fléchir le genou • Répétez avec l'autre jambe.

DORSAUX
Les bras tendus devant la poitrine, mains liées, poussez avec vos mains afin de décoller les omoplates et d'arrondir le haut du dos.

PECTORAUX
L'avant-bras en appui sur le mur, coude à 90° à la hauteur de l'épaule, effectuez une rotation du tronc du côté opposé • Répétez avec l'autre bras.

DURÉE : 1 MOIS ▸ FRÉQUENCE : 3 FOIS PAR SEMAINE, À 48-72 HEURES D'INTERVALLE

ÉTAPE 1 – ÉCHAUFFEMENT
EXERCICE CARDIOVASCULAIRE D'ENVIRON 5 MINUTES

ÉTAPE 2 – EXERCICES MUSCULAIRES
MÉTHODE : EFFORT-REPOS (UN TEMPS DE REPOS EST PRIS ENTRE CHAQUE SÉRIE).

	SÉRIES ET RÉPÉTITIONS	TEMPO	REPOS
1	1 x 12 (15 RM)	2-0-4	60 s

JAMBES ▸ **EXTENSION DES MEMBRES INFÉRIEURS AU MUR** (ballon d'exercice)
Placez-vous le bas du dos contre le ballon au mur, les pieds à la largeur du bassin, légèrement avancés • Fléchissez les genoux jusqu'à un angle de 90° et effectuez une extension complète, sans bloquer les genoux.

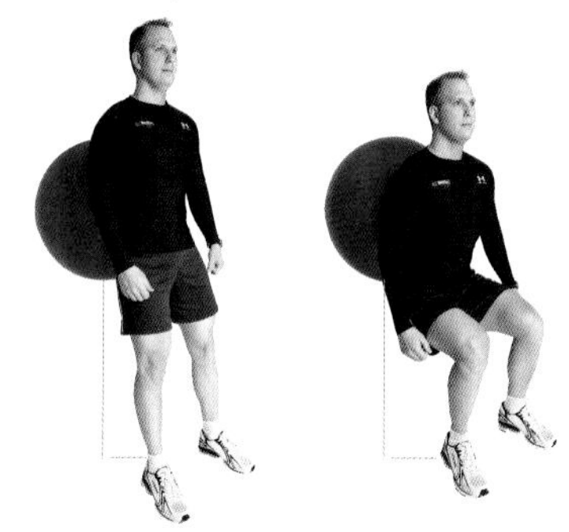

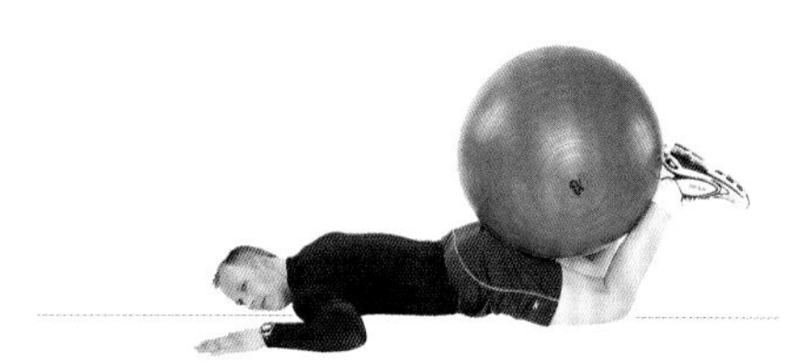

	SÉRIES ET RÉPÉTITIONS	TEMPO	REPOS
2	1 x 20 s	—	60 s

JAMBES ▸ **FLEXION DES JAMBES** (ballon d'exercice)
Coincez le ballon entre vos talons et l'arrière de vos cuisses et appliquez une force pour compresser le ballon par une flexion au genou • Maintenez la contraction pendant la durée prescrite.

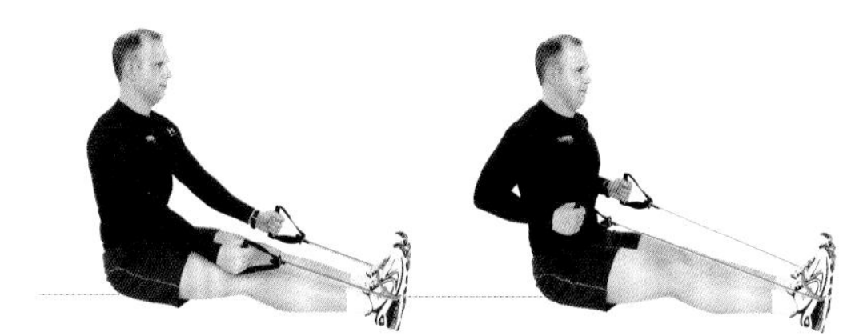

	SÉRIES ET RÉPÉTITIONS	TEMPO	REPOS
3	1 x 12 (15 RM)	2-1-4	60 s

DORSAUX ▸ **TRACTION HORIZONTALE DES BRAS** (bande élastique)
Ancrez l'élastique à vos pieds et saisissez les poignées en ½ pronation (paumes face à face) • Effectuez une traction horizontale des bras en rapprochant les omoplates en fin de contraction • Revenez en position initiale.

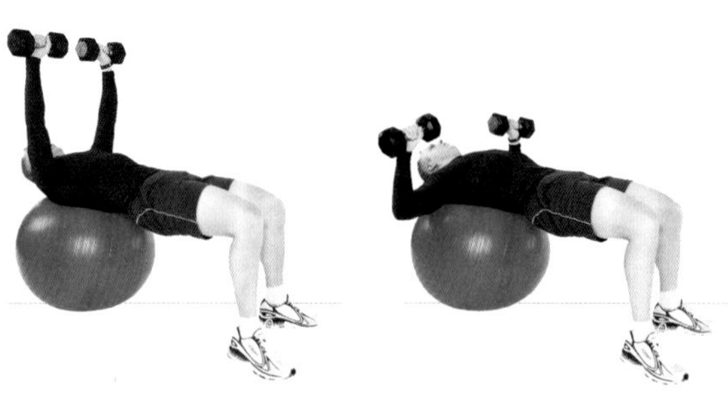

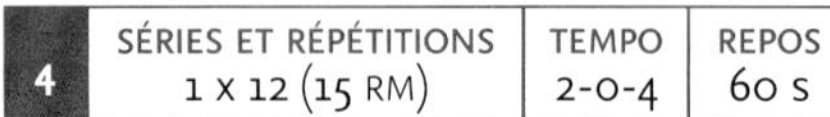

4	SÉRIES ET RÉPÉTITIONS	TEMPO	REPOS
	1 x 12 (15 RM)	2-0-4	60 s

PECTORAUX ► **DÉVELOPPÉ COUCHÉ**
(ballon d'exercice, haltères)
Les omoplates en appui sur le ballon, les mains en pronation au-dessus de la poitrine • En maintenant les coudes écartés, fléchissez les coudes afin d'apporter les haltères à 1 cm de la poitrine • Effectuez une extension complète, sans bloquer les coudes.

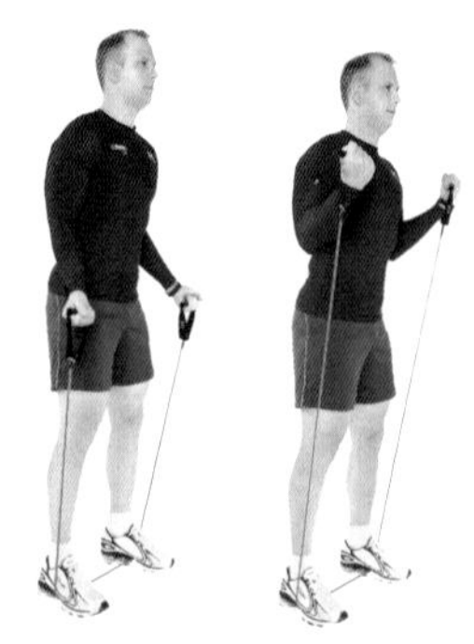

5	SÉRIES ET RÉPÉTITIONS	TEMPO	REPOS
	1 x 12 (15 RM)	2-1-4	60 s

BICEPS ► **FLEXION DES AVANT-BRAS** (bande élastique)
La bande élastique sous les pieds, les mains à la largeur des épaules en supination, effectuez une flexion des avant-bras en maintenant les coudes le long du tronc • Redescendez lentement en position initiale • Évitez de basculer vers l'arrière.

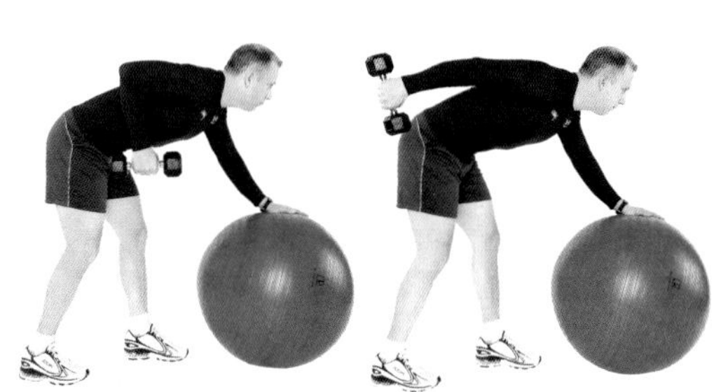

6	SÉRIES ET RÉPÉTITIONS	TEMPO	REPOS
	1 x 12 (15 RM)	2-0-4	60 s

TRICEPS ► **EXTENSION DES AVANT-BRAS (KICKBACK)**
(ballon d'exercice, haltères)
Maintenez les coudes bien élevés et effectuez une extension complète, sans bloquer les coudes • Revenez en position initiale jusqu'à un angle légèrement supérieur à 90°.

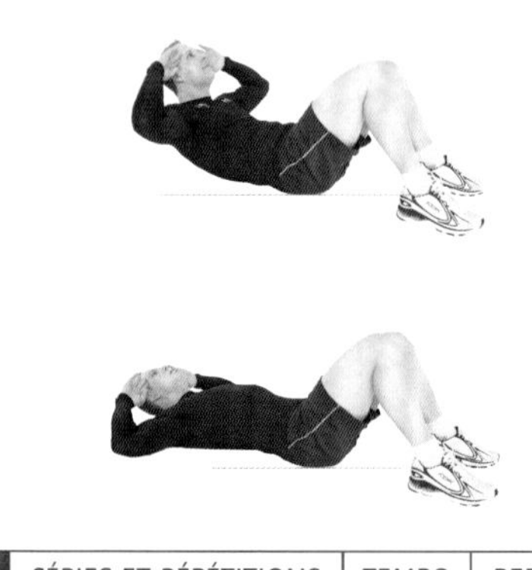

7	SÉRIES ET RÉPÉTITIONS	TEMPO	REPOS
	1-2 x 15 à 20	2-0-3	60 s

ABDOMINAUX ► **REDRESSEMENT ASSIS PARTIEL**
Contractez les abdominaux et effectuez une flexion avant du tronc sur une amplitude d'environ 30° • Évitez de tirer derrière la nuque.

ÉTAPE 3 – EXERCICE CARDIOVASCULAIRE

MÉTHODE : EFFECTUEZ CET EXERCICE CARDIOVASCULAIRE POUR UN TOTAL DE 15 À 20 MINUTES.

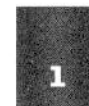

	FC CIBLE OU IPF	DURÉE
1	60% Fc max. ou 9-12	15-20 min

MARCHE RAPIDE ▸ Continue

ÉTAPE 4 – EXERCICES D'ÉTIREMENTS

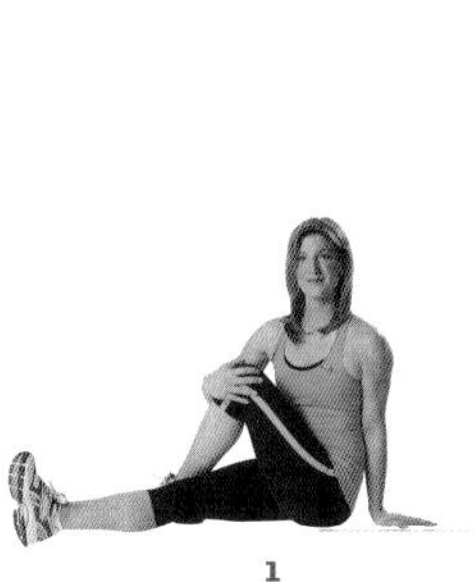

1

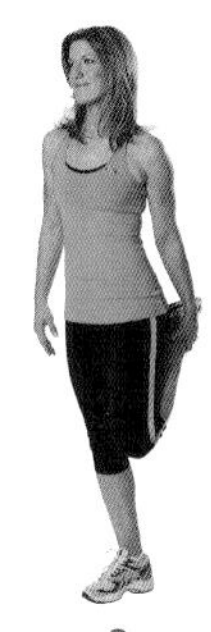

2

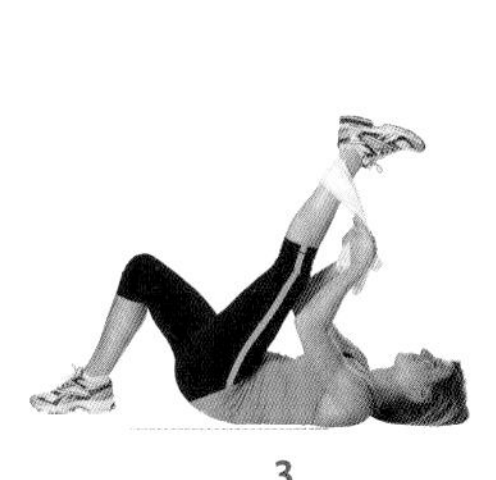

3

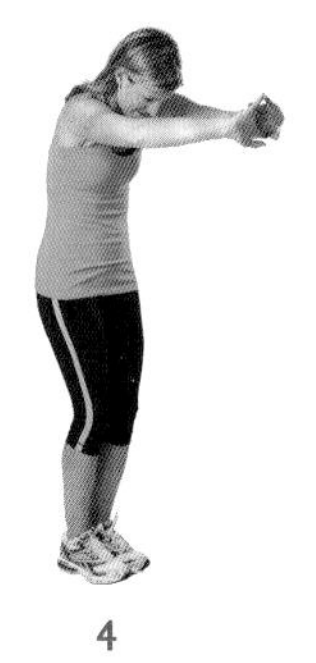

4

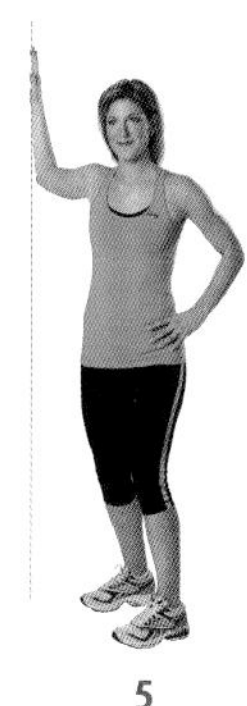

5

	SÉRIES ET RÉPÉTITIONS	DURÉE
1-5	1	20 s

FESSIERS
Rapprochez le genou vers le tronc avec la main opposée, afin d'accentuer l'étirement du fessier de la jambe fléchie • Répétez avec l'autre jambe.

QUADRICEPS
Saisissez la cheville et tirez le talon vers la fesse en maintenant les cuisses collées et parallèles • Répétez avec l'autre jambe.

ISCHIO-JAMBIERS
À l'aide d'une serviette ou de vos mains, tirez la jambe vers vous, sans fléchir le genou • Répétez avec l'autre jambe.

DORSAUX
Les bras tendus devant la poitrine, mains liées, poussez avec vos mains afin de décoller les omoplates et d'arrondir le haut du dos.

PECTORAUX
L'avant-bras en appui sur le mur, coude à 90° à la hauteur de l'épaule, effectuez une rotation du tronc du côté opposé • Répétez avec l'autre bras.

DURÉE : 1 MOIS ▸ FRÉQUENCE : 3 FOIS PAR SEMAINE, À 48-72 HEURES D'INTERVALLE

On passe maintenant au deuxième programme d'entraînement. Durant ce deuxième mois, l'intensité des exercices hausse légèrement, afin d'assurer une amélioration graduelle de votre condition physique.

Au gym, les appareils de musculation Keiser seront encore une fois presque exclusivement utilisés. La méthode « effort-repos » sera privilégiée et vous devrez donc prendre 60 secondes de repos entre chacun des exercices musculaires. Après avoir complété tous les exercices musculaires, vous commencerez votre entraînement cardiovasculaire en utilisant deux appareils différents (de votre choix). L'important sera de respecter la nouvelle intensité prescrite et la durée totale, soit 30 minutes.

À la maison, vous effectuerez les exercices de musculation les uns à la suite des autres sans prendre de temps de repos entre chacun des exercices. Il s'agit de la méthode d'entraînement en circuit. Après avoir complété deux fois le circuit, vous effectuerez votre entraînement cardiovasculaire, une marche rapide qui durera de 20 à 30 minutes. Notez que l'intensité de la marche devra aussi hausser.

Terminez toujours avec les exercices d'étirements proposés.

ÉTAPE 1 – ÉCHAUFFEMENT

EXERCICE CARDIOVASCULAIRE D'ENVIRON 5 MINUTES

ÉTAPE 2 – EXERCICES MUSCULAIRES

MÉTHODE : Effort-repos (un temps de repos est pris entre chaque série).

1	SÉRIES ET RÉPÉTITIONS	TEMPO	REPOS
	1 X 12 RM	2-0-3	60 s

JAMBES ▸ **EXTENSION DES MEMBRES INFÉRIEURS** (keiser)

Ajustez le siège de façon à obtenir un angle légèrement supérieur à 90° au niveau des genoux • Effectuez une extension complète, sans bloquer les genoux, et revenez jusqu'à un angle de 90° au niveau des genoux.

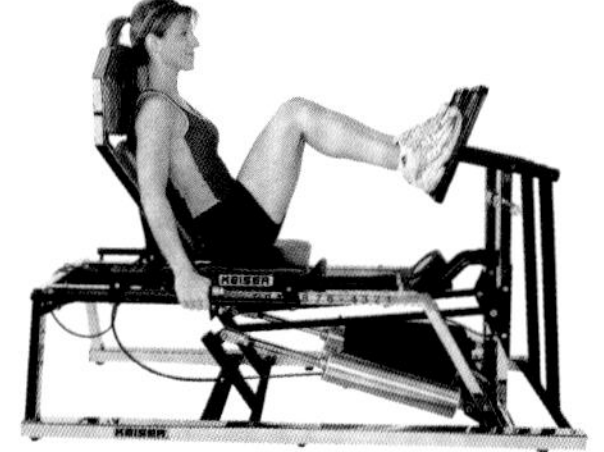

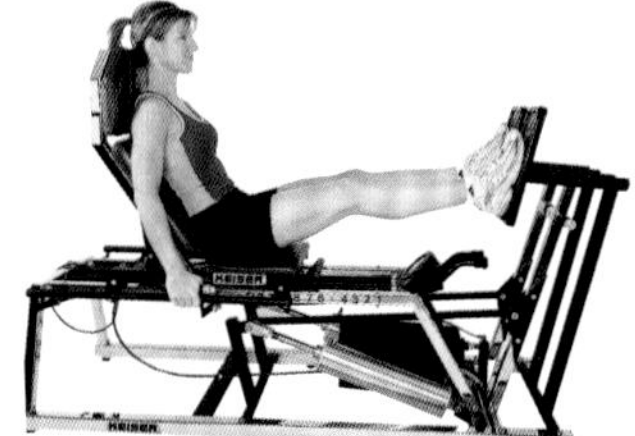

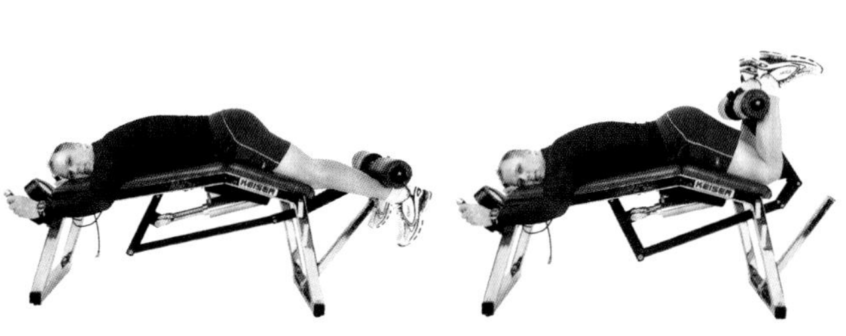

2	SÉRIES ET RÉPÉTITIONS	TEMPO	REPOS
	1 X 12 RM	2-0-3	60 s

JAMBES ▸ **FLEXION DES JAMBES** (keiser)

Couché, assurez-vous que les genoux dépassent légèrement le coussin • Effectuez une flexion des jambes jusqu'à ce qu'elles soient perpendiculaires au sol • Ne pointez pas les orteils.

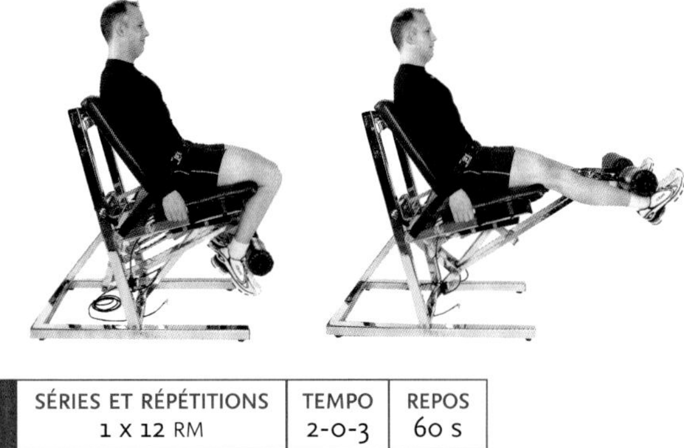

3	SÉRIES ET RÉPÉTITIONS	TEMPO	REPOS
	1 X 12 RM	2-0-3	60 s

JAMBES ▸ **EXTENSION DES JAMBES** (keiser)

Ajustez le dossier de façon à ce que l'axe de rotation de vos genoux soit aligné avec l'axe de rotation de l'appareil • Attachez fermement la ceinture • Effectuez une extension complète, sans bloquer les genoux, et revenez jusqu'à un angle de 90° au niveau des genoux.

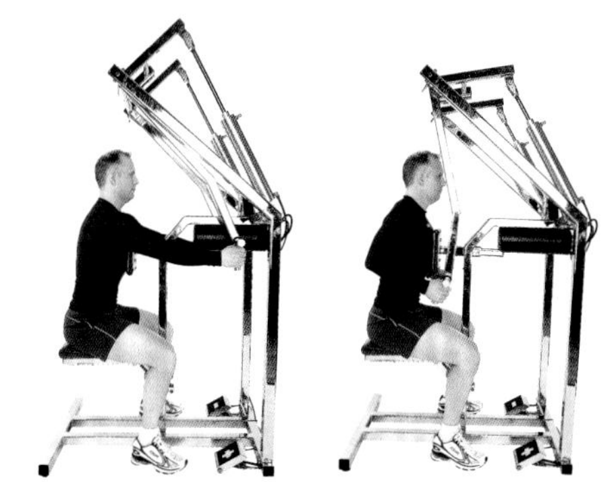

4	SÉRIES ET RÉPÉTITIONS	TEMPO	REPOS
	1 X 12 RM	2-0-3	60 s

DORSAUX ▸ **TRACTION HORIZONTALE DES BRAS** (keiser)

Ajustez le siège afin que vos bras soient parallèles au sol lorsque vous saisissez les poignées • Ajustez l'appuie-poitrine afin que les poignées soient légèrement hors de portée • Saisissez les poignées en ½ pronation et effectuez une traction horizontale des bras en rapprochant les omoplates en fin de contraction • Revenez en position initiale.

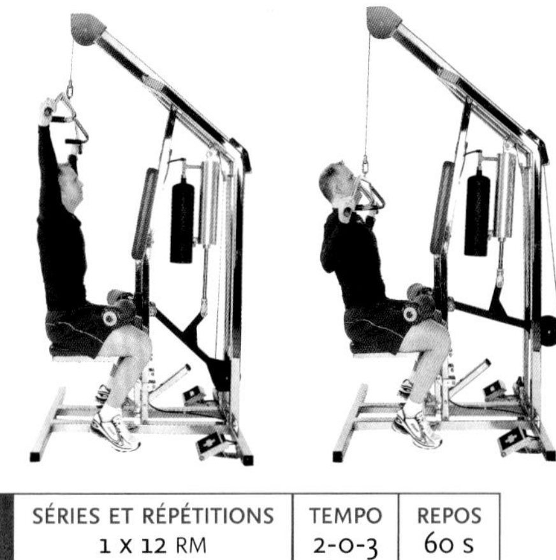

5	SÉRIES ET RÉPÉTITIONS	TEMPO	REPOS
	1 X 12 RM	2-0-3	60 s

DORSAUX ▸ **TRACTION VERTICALE DES BRAS** (keiser)

Ajustez le siège afin que la barre soit légèrement hors de portée (au bout des doigts) • Saisissez la barre en pronation au double de la largeur des épaules • Le tronc légèrement incliné, effectuez une traction verticale des bras en approchant la barre à la hauteur de la bouche • Revenez à la position initiale • Évitez de basculer vers l'arrière et ne tirez pas la barre derrière la nuque.

6	SÉRIES ET RÉPÉTITIONS 1 X 12 RM	TEMPO 2-0-3	REPOS 60 s

PECTORAUX ▸ **EXTENSION HORIZONTALE DES BRAS** (keiser)
Ajustez le siège de façon à avoir les poignées inférieures sous les aisselles • Saisissez les poignées en pronation afin d'avoir un angle de 90° aux coudes • Effectuez une extension complète, sans bloquer les coudes, et revenez en position initiale, sans déposer l'appareil • Maintenez les coudes soulevés pendant toute la durée de l'exécution.

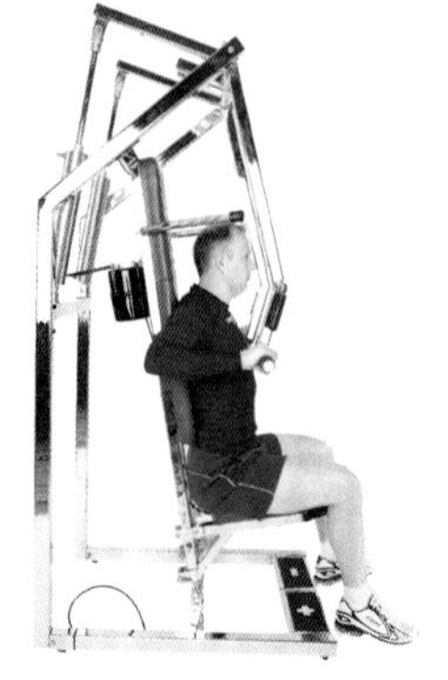
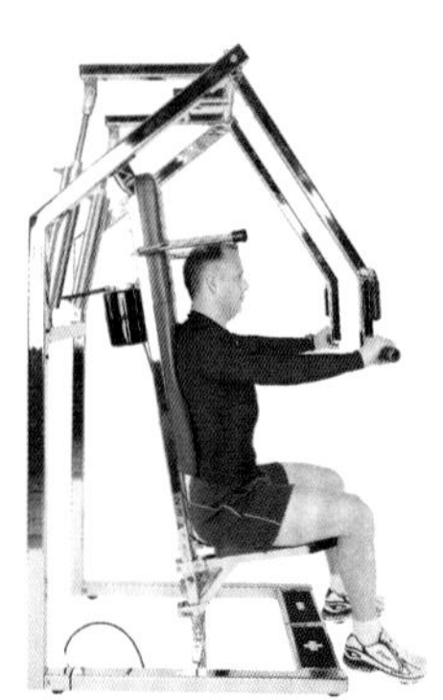

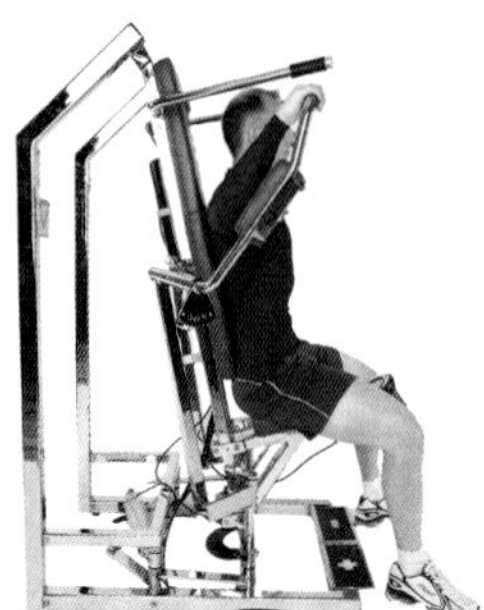
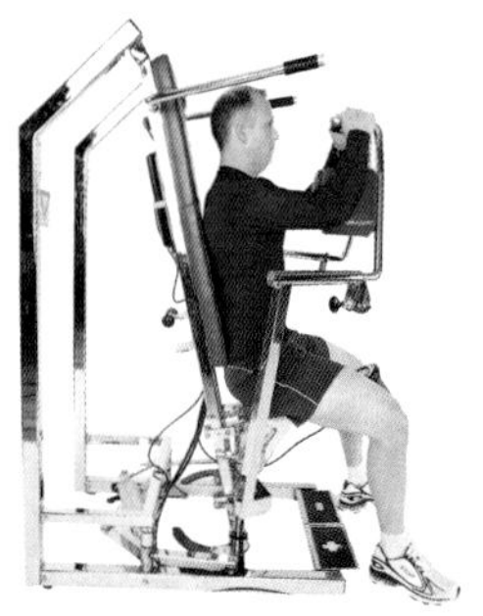

7	SÉRIES ET RÉPÉTITIONS 1 X 12 RM	TEMPO 2-0-3	REPOS 60 s

PECTORAUX ▸ **ROTATION INTERNE DES BRAS** (keiser)
Ajustez la hauteur du siège de façon à avoir les bras parallèles au sol • En poussant avec les avant-bras sur les coussins, ramenez les poignées ensemble vers le centre • Revenez en position initiale, sans déposer la charge.

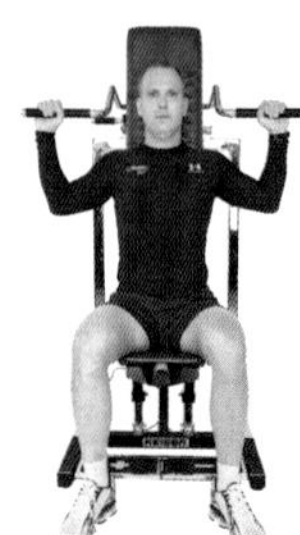
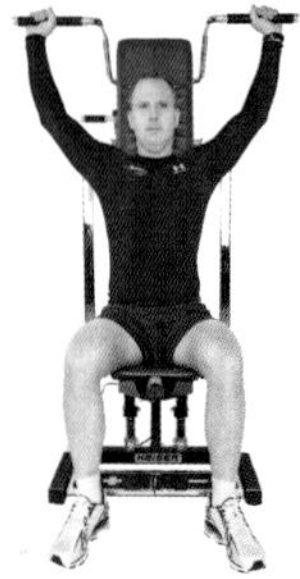

8	SÉRIES ET RÉPÉTITIONS 1 X 12 RM	TEMPO 2-0-3	REPOS 60 s

ÉPAULES ▸ **EXTENSION VERTICALE DES BRAS** (keiser)
Ajustez le siège de façon à ce que les poignées soient légèrement au-dessus des épaules • Effectuez une extension verticale des bras, sans bloquer les coudes, et revenez jusqu'à ce que les poignées soient à la hauteur des oreilles.

9	SÉRIES ET RÉPÉTITIONS	TEMPO	REPOS
	1 X 12 RM	2-0-3	60 S

BICEPS ▸ **FLEXION DES AVANT-BRAS** (keiser)
Ajustez le siège et l'appuie-poitrine afin que vos coudes soient vis-à-vis de l'axe de rotation de l'appareil • Effectuez une flexion des avant-bras jusqu'à ce qu'ils soient perpendiculaires au sol et revenez en extension complète, sans bloquer les coudes.

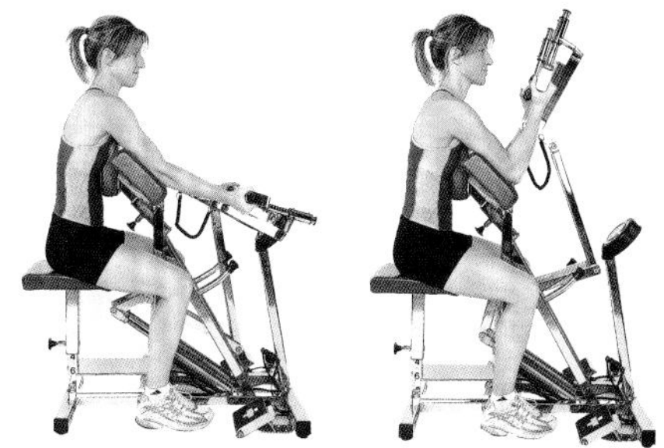

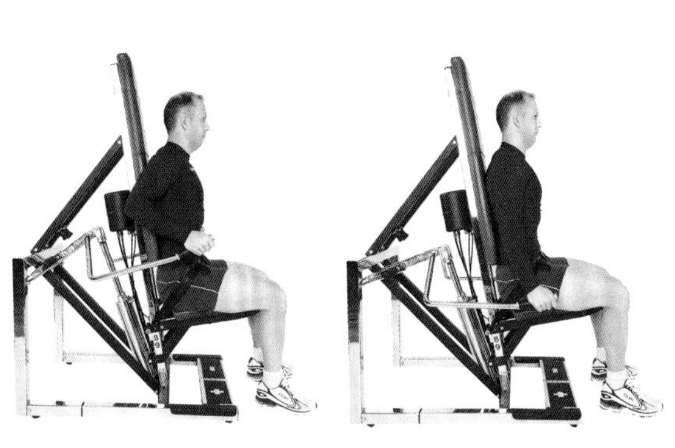

10	SÉRIES ET RÉPÉTITIONS	TEMPO	REPOS
	1 X 12 RM	2-0-3	60 S

TRICEPS ▸ **EXTENSION DES AVANT-BRAS** (keiser)
Ajustez le siège de façon à ce que les poignées soient sous les aisselles • Saisissez les poignées et effectuez une extension complète, sans bloquer les coudes, puis revenez en position initiale, sans déposer l'appareil • Maintenez les coudes le long du tronc pendant toute la durée de l'exécution.

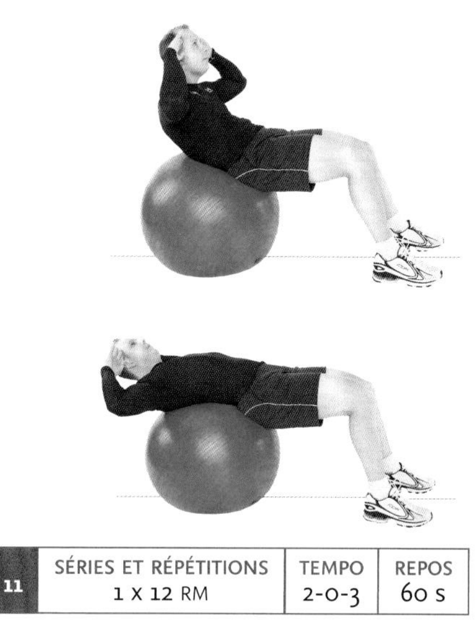

11	SÉRIES ET RÉPÉTITIONS	TEMPO	REPOS
	1 X 12 RM	2-0-3	60 S

ABDOMINAUX ▸ **REDRESSEMENT ASSIS PARTIEL** (ballon d'exercice)
Placez le bas du dos sur le ballon d'exercice, le tronc parallèle au sol, et effectuez une flexion du tronc sur une amplitude d'environ 30°.

ÉTAPE 3 – EXERCICES CARDIOVASCULAIRES

MÉTHODE : EFFECTUEZ CES DEUX EXERCICES CARDIOVASCULAIRES UN À LA SUITE DE L'AUTRE, POUR UN TOTAL DE 30 MINUTES.

	FC CIBLE OU IPF	DURÉE
1	60-70 % Fc max. ou 9-12	15 min

VÉLO STATIONNAIRE ▸ Mode « Perte des graisses »

	FC CIBLE OU IPF	DURÉE
2	70-75 % Fc max. ou 10-13	15 min

TAPIS ROULANT (MARCHE RAPIDE) OU APPAREIL ELLIPTIQUE ▸ Mode « Manuel »

ÉTAPE 4 – EXERCICES D'ÉTIREMENTS

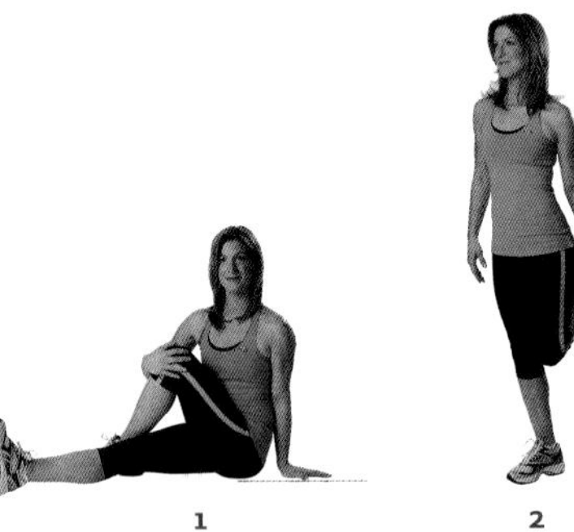

1

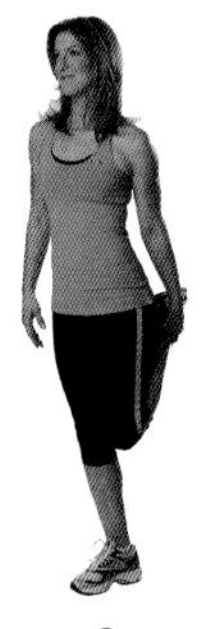

2

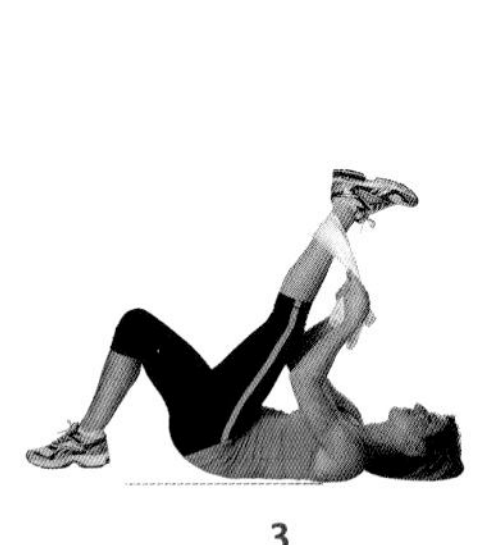

3

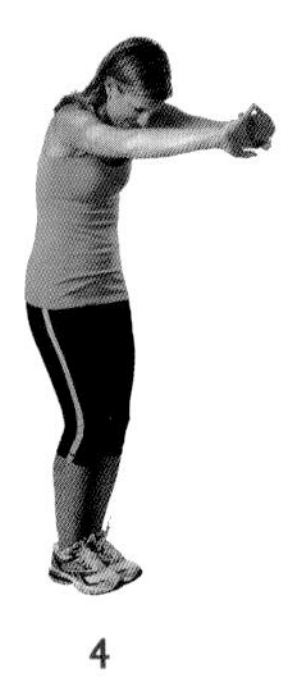

4

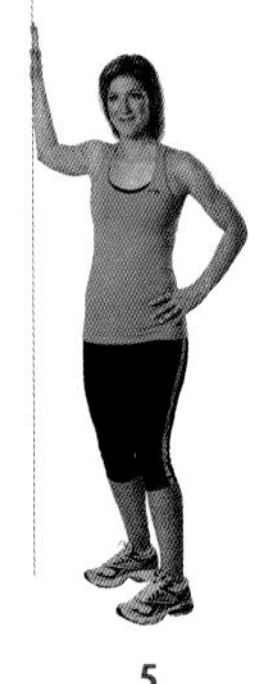

5

	SÉRIES ET RÉPÉTITIONS	DURÉE
1-5	1	20 s

FESSIERS
Rapprochez le genou vers le tronc avec la main opposée, afin d'accentuer l'étirement du fessier de la jambe fléchie • Répétez avec l'autre jambe.

QUADRICEPS
Saisissez la cheville et tirez le talon vers la fesse en maintenant les cuisses collées et parallèles • Répétez avec l'autre jambe.

ISCHIO-JAMBIERS
À l'aide d'une serviette ou de vos mains, tirez la jambe vers vous, sans fléchir le genou • Répétez avec l'autre jambe.

DORSAUX
Les bras tendus devant la poitrine, mains liées, poussez avec vos mains afin de décoller les omoplates et d'arrondir le haut du dos.

PECTORAUX
L'avant-bras en appui sur le mur, coude à 90° à la hauteur de l'épaule, effectuez une rotation du tronc du côté opposé • Répétez avec l'autre bras.

DURÉE : 1 MOIS ▸ FRÉQUENCE : 3 FOIS PAR SEMAINE, À 48-72 HEURES D'INTERVALLE

ÉTAPE 1 – ÉCHAUFFEMENT

EXERCICE CARDIOVASCULAIRE D'ENVIRON 5 MINUTES

ÉTAPE 2 – EXERCICES MUSCULAIRES

MÉTHODE : **Entraînement en circuit (exercices effectués un à la suite de l'autre, sans temps de repos). Effectuez 1 fois le circuit.**

	SÉRIES ET RÉPÉTITIONS	TEMPO	REPOS
1	1 X 12 RM	2-0-4	0 S

JAMBES ▸ **EXTENSION DES MEMBRES INFÉRIEURS AU MUR** (ballon d'exercice, haltères)

Placez-vous le bas du dos contre le ballon au mur, les bras allongés avec haltères dans les mains, et les pieds à la largeur du bassin, légèrement avancés • Fléchissez les genoux jusqu'à un angle de 90° et effectuez une extension complète, sans bloquer les genoux.

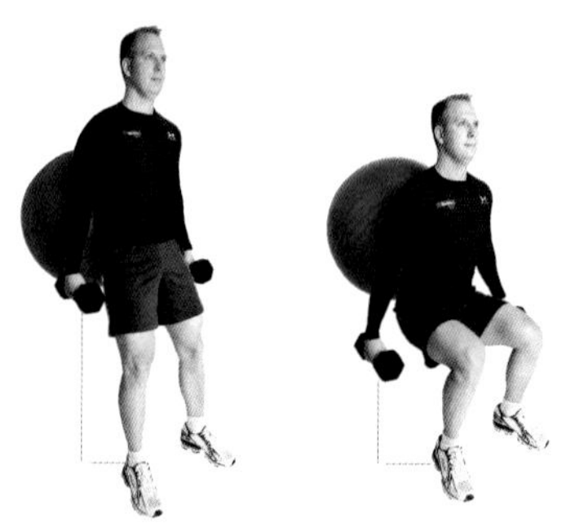

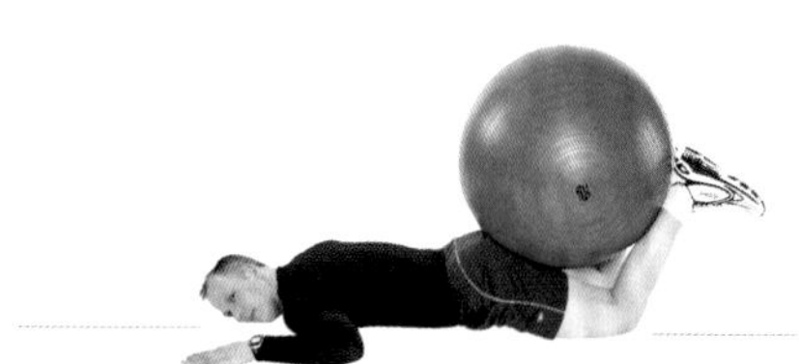

	SÉRIES ET RÉPÉTITIONS	TEMPO	REPOS
2	1 X 20 S	—	0 S

JAMBES ▸ **FLEXION DES JAMBES** (ballon d'exercice)

Coincez le ballon entre vos talons et l'arrière de vos cuisses et appliquez une force pour compresser le ballon par une flexion au genou • Maintenez la contraction pendant la durée prescrite.

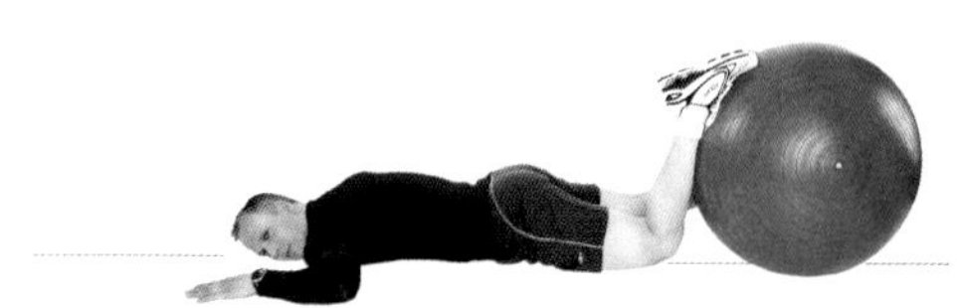

	SÉRIES ET RÉPÉTITIONS	TEMPO	REPOS
3	1 X 20 S	—	0 S

JAMBES ▸ **EXTENSION DE LA JAMBE** (ballon d'exercice)

Placez le dessus du pied sur le ballon et appliquez une force pour compresser le ballon par une extension au genou • Maintenez la contraction pendant la durée prescrite.

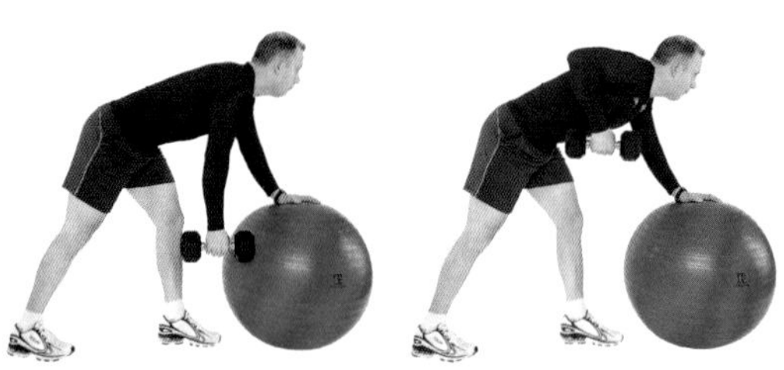

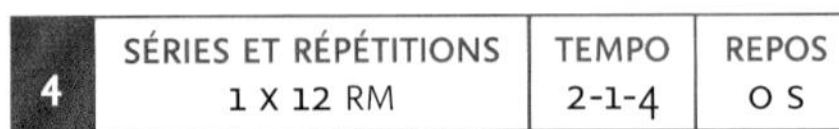

4	SÉRIES ET RÉPÉTITIONS	TEMPO	REPOS
	1 X 12 RM	2-1-4	0 S

DORSAUX ▸ **TRACTION UNILATÉRALE**

(ballon d'exercice, haltères)

Tronc parallèle au sol, effectuez une traction en soulevant le poids jusqu'à la hauteur de la poitrine • Évitez de faire une rotation du tronc en fin de traction.

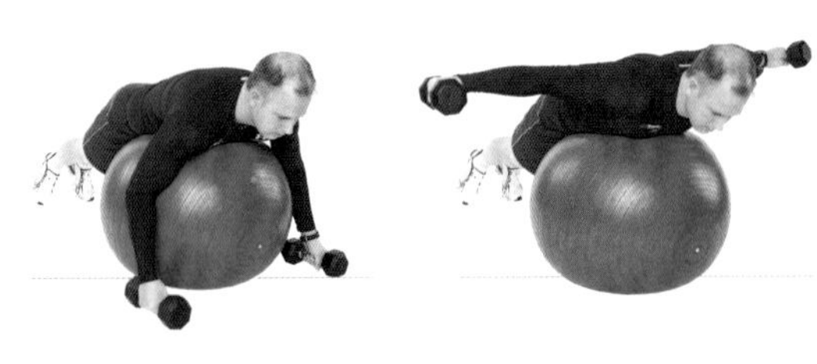

5	SÉRIES ET RÉPÉTITIONS	TEMPO	REPOS
	1 X 12 RM	2-1-4	0 S

DORSAUX ▸ **EXTENSION HORIZONTALE DES BRAS**

(ballon d'exercice, haltères)

En appui sur la poitrine, les bras tendus • Effectuez une extension horizontale des bras en rapprochant les omoplates en fin de contraction (bras parallèles au sol).

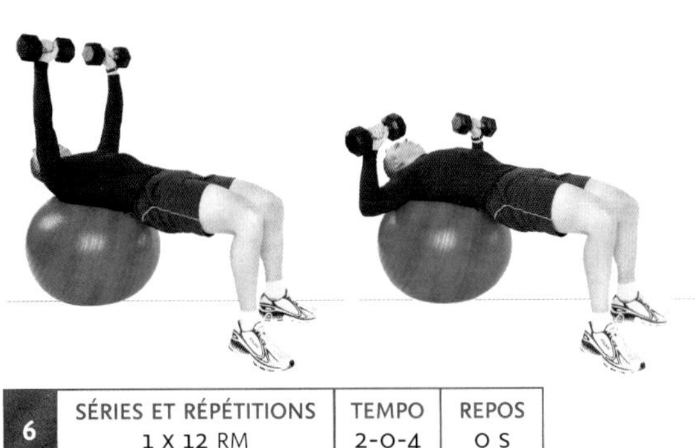

6	SÉRIES ET RÉPÉTITIONS	TEMPO	REPOS
	1 X 12 RM	2-0-4	0 S

PECTORAUX ▸ **DÉVELOPPÉ**

(ballon d'exercice, haltères)

Les omoplates en appui sur le ballon, les mains en pronation au-dessus de la poitrine • En maintenant les coudes écartés, fléchissez les coudes afin d'apporter les haltères à 1 cm de la poitrine • Effectuez une extension complète, sans bloquer les coudes.

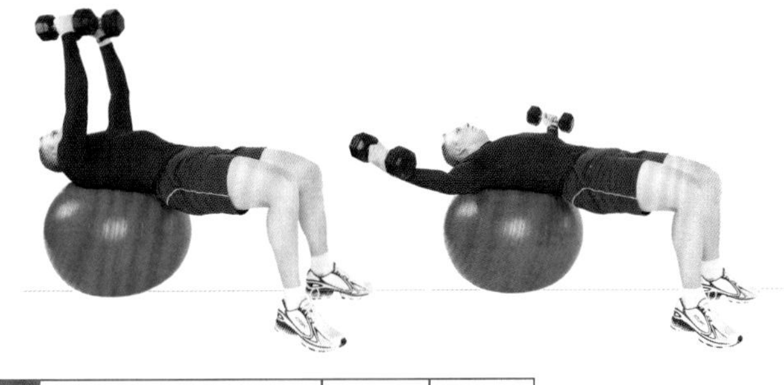

7	SÉRIES ET RÉPÉTITIONS	TEMPO	REPOS
	1 X 12 RM	2-0-4	0 S

PECTORAUX ▸ **ROTATION INTERNE DES BRAS**

(ballon d'exercice, haltères)

Les omoplates en appui sur le ballon, les poids au-dessus de la poitrine en ½ pronation • Écartez les bras en maintenant une légère flexion au niveau des coudes jusqu'à ce que les poids soient à la hauteur des épaules • Revenez en position initiale.

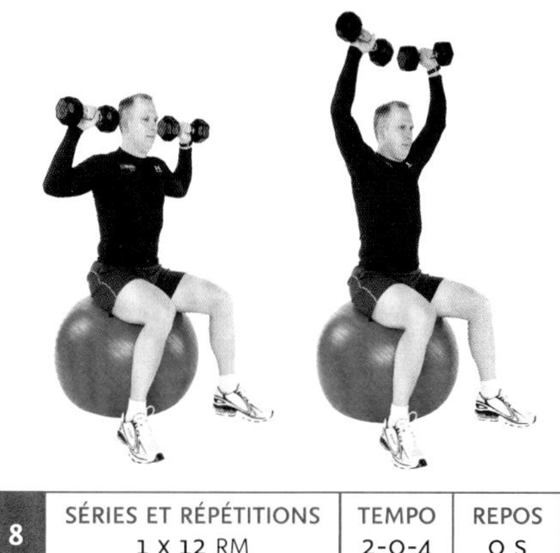

8	SÉRIES ET RÉPÉTITIONS	TEMPO	REPOS
	1 X 12 RM	2-0-4	0 S

ÉPAULES ▸ **DÉVELOPPÉ ASSIS** (ballon d'exercice, haltères)

Débutez les poids à la hauteur des oreilles et effectuez une extension verticale des bras, sans bloquer les coudes • Revenez à la position initiale.

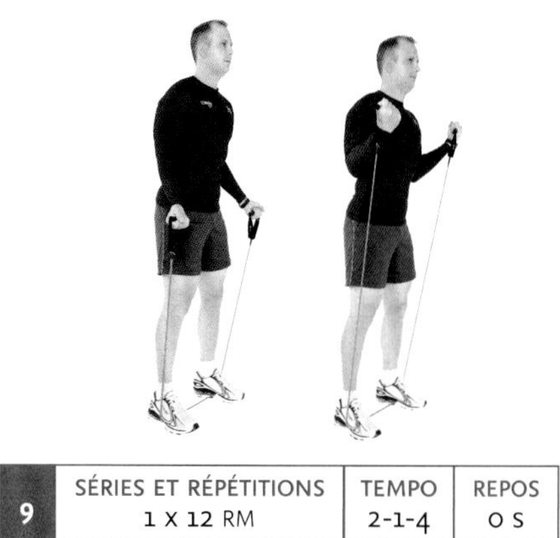

9	SÉRIES ET RÉPÉTITIONS	TEMPO	REPOS
	1 X 12 RM	2-1-4	0 S

BICEPS ▸ **FLEXION DES AVANT-BRAS** (bande élastique)

La bande élastique sous les pieds, les mains à la largeur des épaules en supination, effectuez une flexion des avant-bras en maintenant les coudes le long du tronc • Redescendez lentement en position initiale • Évitez de basculer vers l'arrière.

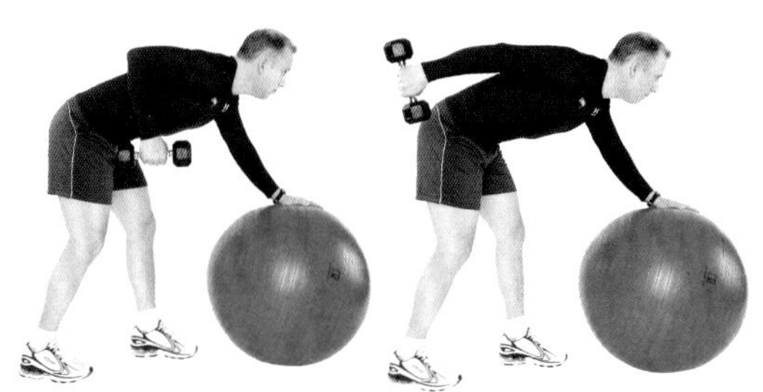

10	SÉRIES ET RÉPÉTITIONS	TEMPO	REPOS
	1 X 12 RM	2-0-4	0 S

TRICEPS ▸ **EXTENSION DES AVANT-BRAS**
(ballon d'exercice, haltères)

Maintenez les coudes bien élevés et effectuez une extension complète, sans bloquer les coudes • Revenez en position initiale jusqu'à un angle légèrement supérieur à 90°.

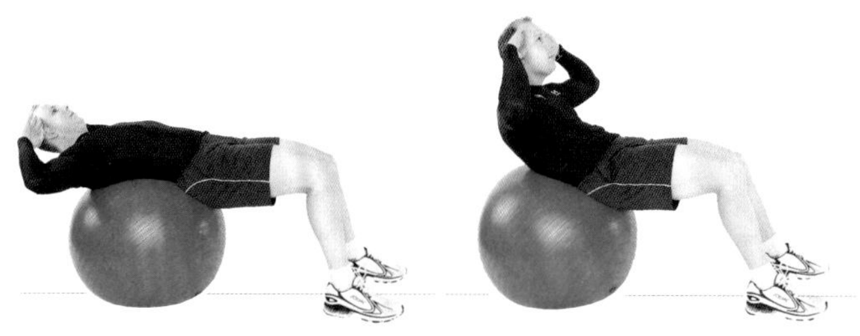

11	SÉRIES ET RÉPÉTITIONS	TEMPO	REPOS
	1-2 X 15 à 20	2-0-3	0 S

ABDOMINAUX ▸ **REDRESSEMENT ASSIS PARTIEL**
(ballon d'exercice)

Placez le bas du dos sur le ballon d'exercice, le tronc parallèle au sol, et effectuez une flexion du tronc sur une amplitude d'environ 30°.

ÉTAPE 3 – EXERCICE CARDIOVASCULAIRE

MÉTHODE : Effectuez cet exercice cardiovasculaire pour un total de 20 à 30 minutes.

	FC CIBLE OU IPF	DURÉE
1	60-70 % Fc max. ou 10-13	20-30 min

MARCHE RAPIDE ► Continue

ÉTAPE 4 – EXERCICES D'ÉTIREMENTS

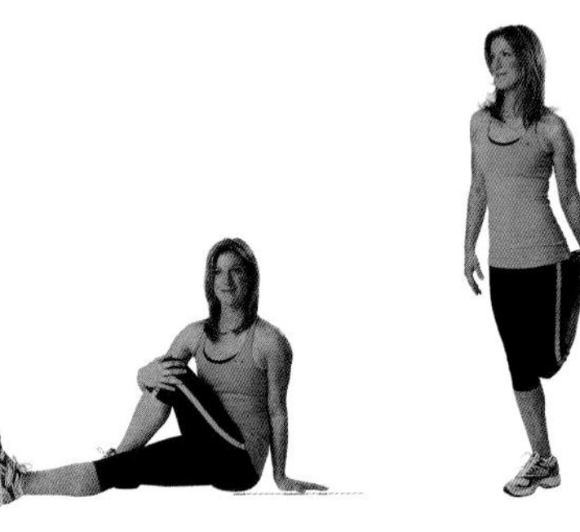

1

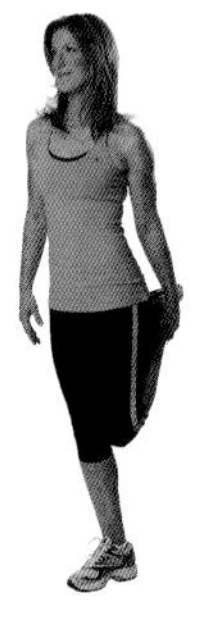

2

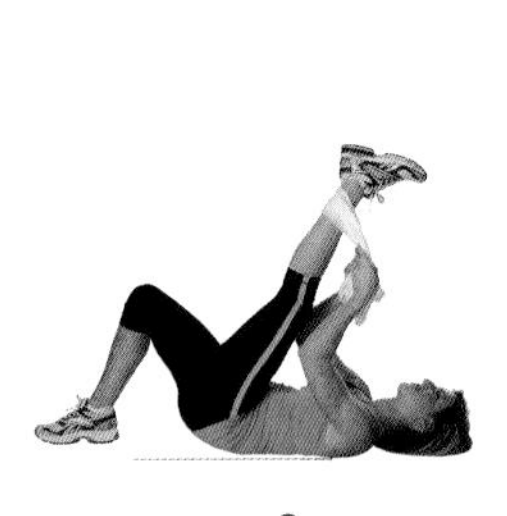

3

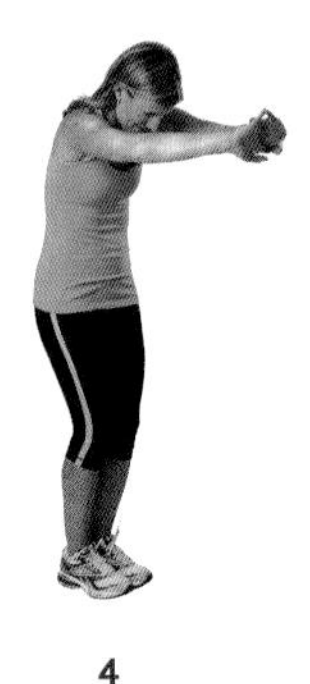

4

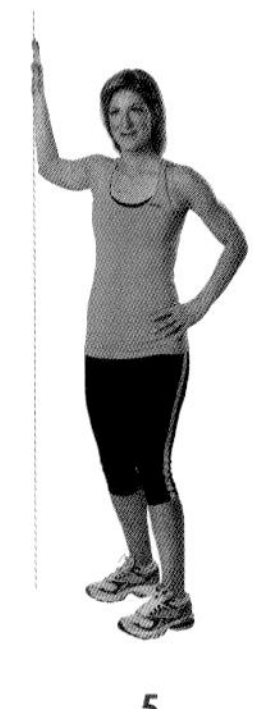

5

	SÉRIES ET RÉPÉTITIONS	DURÉE
1-5	1	20 s

FESSIERS
Rapprochez le genou vers le tronc avec la main opposée, afin d'accentuer l'étirement du fessier de la jambe fléchie • Répétez avec l'autre jambe.

QUADRICEPS
Saisissez la cheville et tirez le talon vers la fesse en maintenant les cuisses collées et parallèles • Répétez avec l'autre jambe.

ISCHIO-JAMBIERS
À l'aide d'une serviette ou de vos mains, tirez la jambe vers vous, sans fléchir le genou • Répétez avec l'autre jambe.

DORSAUX
Les bras tendus devant la poitrine, mains liées, poussez avec vos mains afin de décoller les omoplates et d'arrondir le haut du dos.

PECTORAUX
L'avant-bras en appui sur le mur, coude à 90° à la hauteur de l'épaule, effectuez une rotation du tronc du côté opposé • Répétez avec l'autre bras.

DURÉE : 1 MOIS ▸ FRÉQUENCE : 3 FOIS PAR SEMAINE, À 48-72 HEURES D'INTERVALLE

Vous allez maintenant entamer votre troisième mois d'entraînement. Bravo pour votre assiduité ! Prêtez une attention particulière à l'intensité de vos exercices musculaires afin de vous permettre de progresser. Si vous vous entraînez à la maison, n'hésitez pas à vous munir de poids plus lourds afin d'augmenter la résistance. Si vous vous entraînez au gym, augmentez les charges indiquées sur le cadran des appareils Keiser. Messieurs, grâce à l'augmentation des charges, vous continuerez de voir vos muscles prendre du volume et de la force. Un atout bien intéressant lorsque l'on entreprend une démarche de mise en forme !

Vous effectuerez les exercices de musculation les uns à la suite des autres sans prendre de temps de repos entre chacune des séries. Vous répéterez le circuit deux fois en allouant une pause de 3 à 5 minutes entre le premier et le second circuit.

Quant à votre séance d'entraînement cardiovasculaire, si vous vous entraînez à la maison, vous devrez maintenant commencer à courir. Débutez par des intervalles d'une minute (c'est-à-dire une minute de course suivie d'une minute de marche) pendant 30 minutes. Si cela est trop difficile pour vous, allongez vos périodes de marche. Si vous vous entraînez au gym, vous effectuerez votre séance d'entraînement cardiovasculaire en participant à un cours de vélo stationnaire en groupe ou bien en combinant deux appareils cardiovasculaires comme dans le dernier programme. Je vous recommande de sélectionner les modes « Aléatoire » et « Manuel » sur chacun des appareils.

Continuez de vous étirer à la fin de vos séances.

ÉTAPE 1 — ÉCHAUFFEMENT

EXERCICE CARDIOVASCULAIRE D'ENVIRON 5 MINUTES

ÉTAPE 2 — EXERCICES MUSCULAIRES

MÉTHODE : **ENTRAÎNEMENT EN CIRCUIT (EXERCICES EFFECTUÉS UN À LA SUITE DE L'AUTRE, SANS TEMPS DE REPOS).**

EFFECTUEZ 2 FOIS LE CIRCUIT, AVEC 3 À 5 MINUTES DE REPOS ENTRE LES CIRCUITS.

1	SÉRIES ET RÉPÉTITIONS	TEMPO	REPOS
	1 X 12 RM	2-0-3	0 S

JAMBES ▸ **EXTENSION DES MEMBRES INFÉRIEURS** (keiser)

Ajustez le siège de façon à obtenir un angle légèrement supérieur à 90° au niveau des genoux • Faites une extension complète sans bloquer les genoux et revenez jusqu'à un angle de 90° au niveau des genoux.

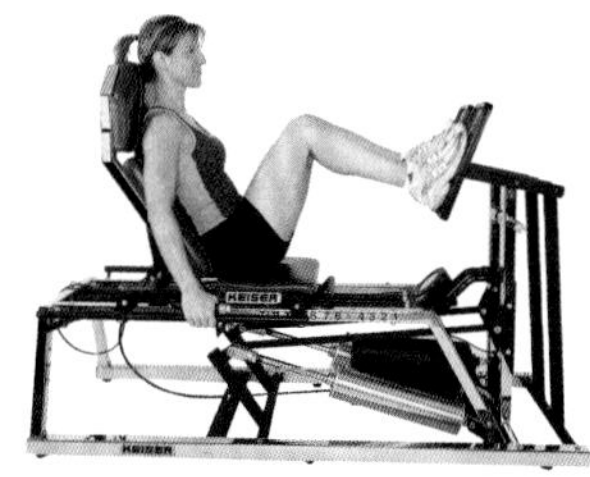

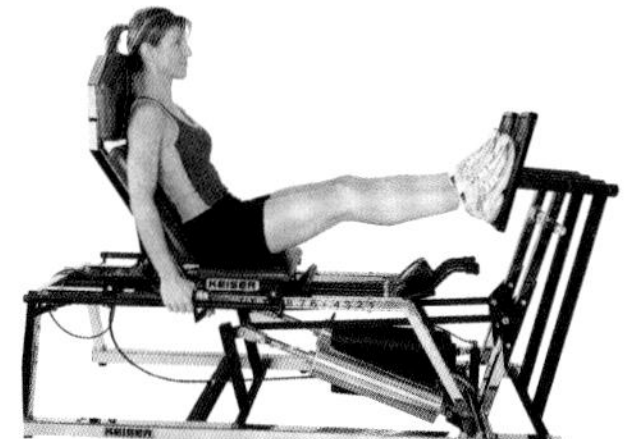

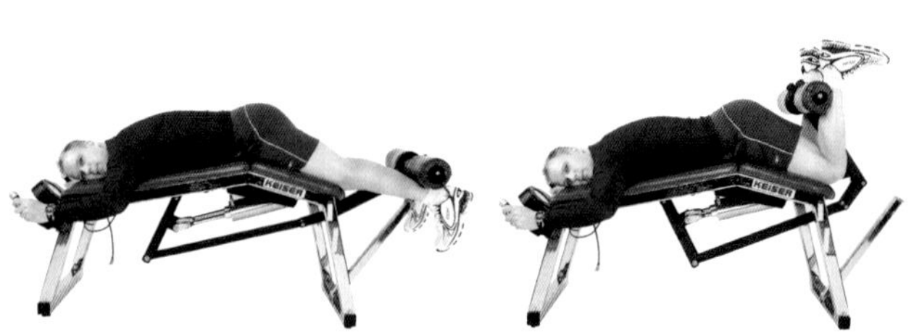

2	SÉRIES ET RÉPÉTITIONS	TEMPO	REPOS
	1 X 12 RM	2-0-3	0 S

JAMBES ▸ **FLEXION DES JAMBES** (keiser)

Couché, assurez-vous que les genoux dépassent légèrement le coussin • Effectuez une flexion des jambes jusqu'à ce qu'elles soient perpendiculaires au sol • Ne pointez pas les orteils.

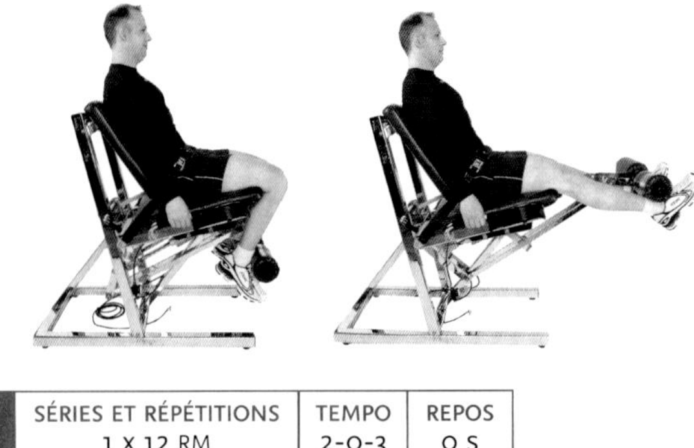

3	SÉRIES ET RÉPÉTITIONS	TEMPO	REPOS
	1 X 12 RM	2-0-3	0 S

JAMBES ▸ **EXTENSION DES JAMBES** (keiser)

Ajustez le dossier de façon à ce que l'axe de rotation de vos genoux soit aligné avec l'axe de rotation de l'appareil • Attachez fermement la ceinture • Effectuez une extension complète, sans bloquer les genoux, et revenez jusqu'à un angle de 90° au niveau des genoux.

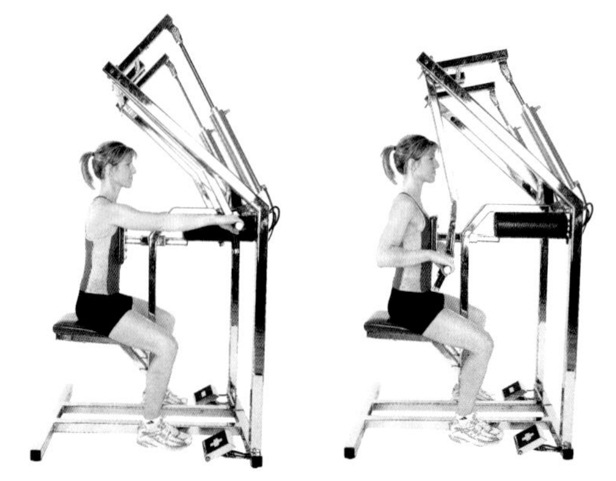

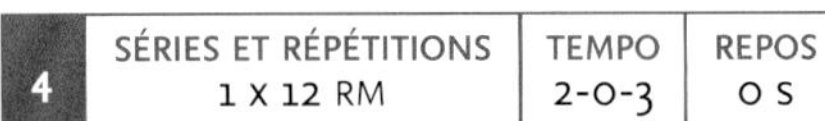

4	SÉRIES ET RÉPÉTITIONS	TEMPO	REPOS
	1 X 12 RM	2-0-3	0 S

DORSAUX ▸ **TRACTION HORIZONTALE DES BRAS EN PRONATION** (keiser)

Ajustez le siège afin que vos bras soient parallèles au sol lorsque vous saisissez les poignées • Ajustez l'appuie-poitrine afin que les poignées soient légèrement hors de portée et effectuez une traction horizontale des bras en rapprochant les omoplates en fin de contraction • Revenez en position initiale.

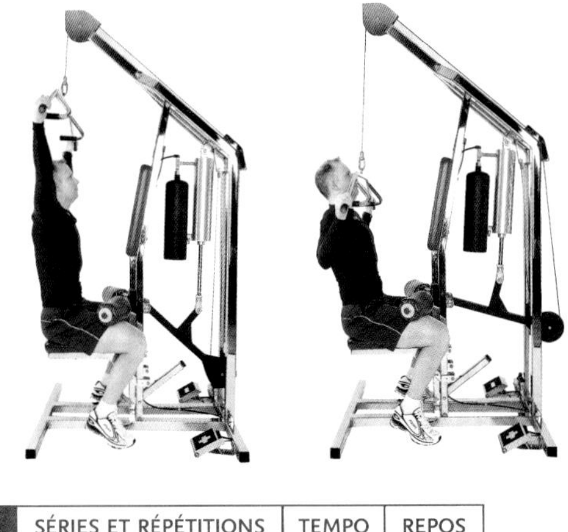

5	SÉRIES ET RÉPÉTITIONS	TEMPO	REPOS
	1 X 12 RM	2-0-3	0 S

DORSAUX ▸ **TRACTION VERTICALE DES BRAS** (keiser)

Ajustez le siège afin que la barre soit légèrement hors de portée (au bout des doigts) • Saisissez la barre en pronation au double de la largeur des épaules • Le tronc légèrement incliné, effectuez une traction verticale des bras en approchant la barre à la hauteur de la bouche • Revenez à la position initiale.

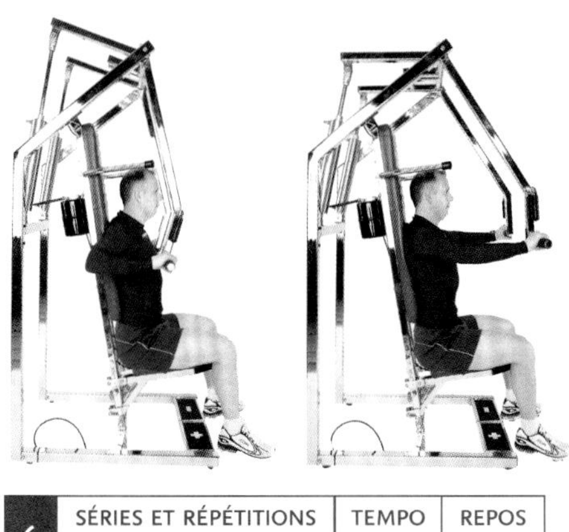

6	SÉRIES ET RÉPÉTITIONS 1 X 12 RM	TEMPO 2-0-3	REPOS 0 S

PECTORAUX ▸ **EXTENSION HORIZONTALE DES BRAS** (keiser)
Ajustez le siège de façon à avoir les poignées inférieures sous les aisselles • Saisissez les poignées en pronation afin d'avoir un angle de 90° aux coudes • Effectuez une extension complète, sans bloquer les coudes, et revenez en position initiale, sans déposer l'appareil • Maintenez les coudes soulevés pendant toute la durée de l'exécution.

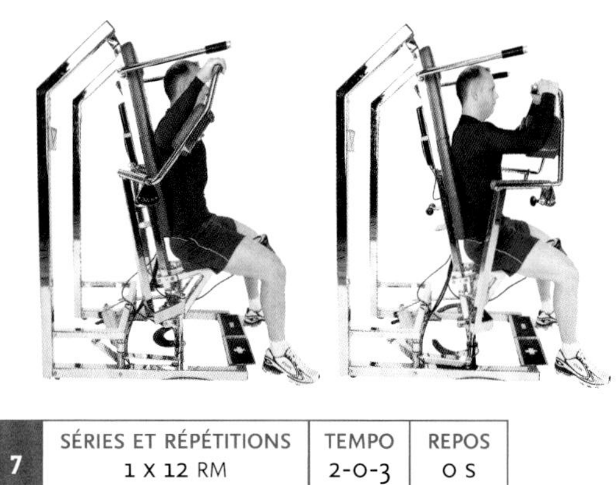

7	SÉRIES ET RÉPÉTITIONS 1 X 12 RM	TEMPO 2-0-3	REPOS 0 S

PECTORAUX ▸ **ROTATION INTERNE DES BRAS** (keiser)
Ajustez la hauteur du siège de façon à avoir les bras parallèles au sol • En poussant avec les avant-bras sur les coussins, ramenez les poignées ensemble vers le centre • Revenez en position initiale, sans déposer la charge.

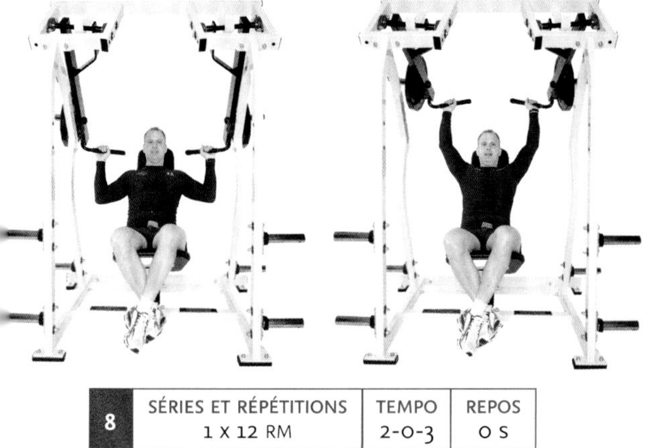

8	SÉRIES ET RÉPÉTITIONS 1 X 12 RM	TEMPO 2-0-3	REPOS 0 S

ÉPAULES ▸ **EXTENSION VERTICALE DES BRAS** (keiser)
Ajustez le siège de façon à ce que les poignées soient légèrement au-dessus des épaules • Effectuez une extension verticale des bras, sans bloquer les coudes, et revenez jusqu'à ce que les poignées soient à la hauteur des oreilles.

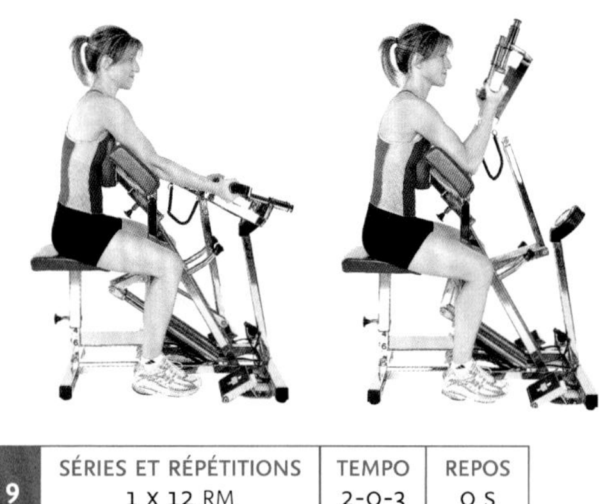

9	SÉRIES ET RÉPÉTITIONS 1 X 12 RM	TEMPO 2-0-3	REPOS 0 S

BICEPS ▸ **FLEXION DES AVANT-BRAS** (keiser)
Ajustez le siège et l'appuie-poitrine afin que vos coudes soient vis-à-vis de l'axe de rotation de l'appareil • Effectuez une flexion des avant-bras jusqu'à ce qu'ils soient perpendiculaires au sol et revenez en extension complète, sans bloquer les coudes.

10	SÉRIES ET RÉPÉTITIONS	TEMPO	REPOS
	1 X 12 RM	2-0-3	0 S

TRICEPS ▸ EXTENSION DES AVANT-BRAS (keiser)
Ajustez le siège de façon à ce que les poignées soient sous les aisselles • Saisissez les poignées et effectuez une extension complète, sans bloquer les coudes, puis revenez en position initiale, sans déposer l'appareil • Maintenez les coudes le long du tronc pendant toute la durée de l'exécution.

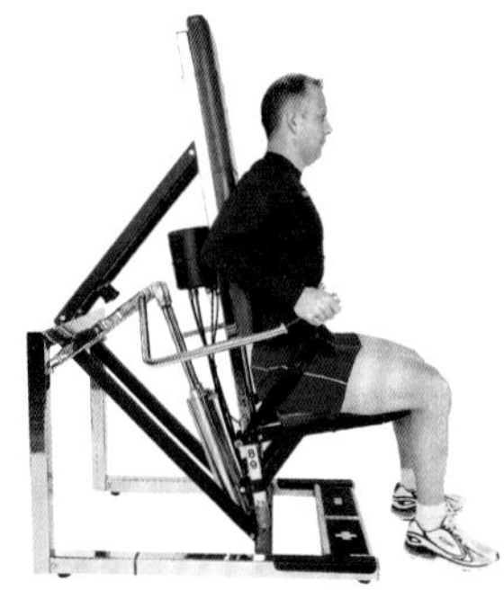

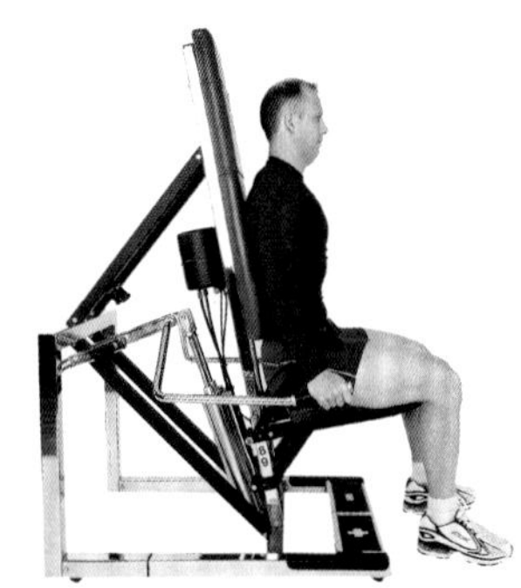

11	SÉRIES ET RÉPÉTITIONS	TEMPO	REPOS
	1 X 12 RM	2-0-3	0 S

ABDOMINAUX ▸ FLEXION AVANT DU TRONC (keiser)
Ajustez la hauteur du siège afin que les coussins se situent au niveau du creux des épaules • Effectuez une flexion avant du tronc sur une amplitude d'environ 30°.

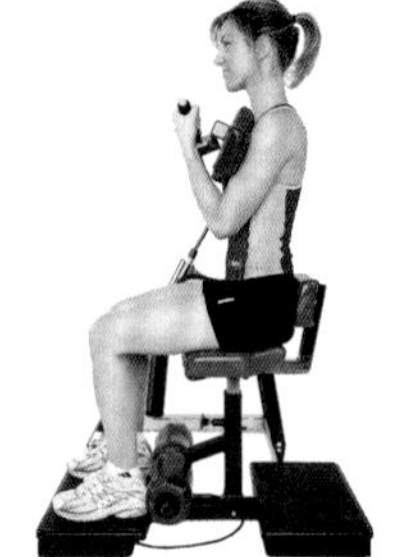

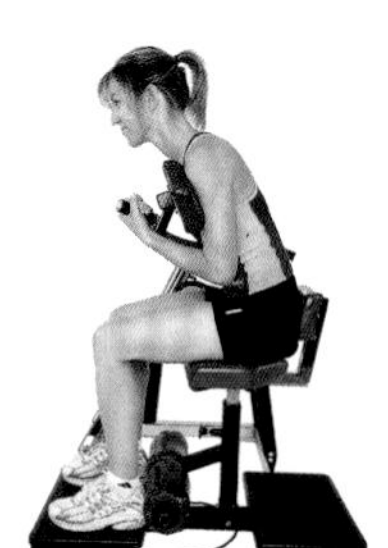

ÉTAPE 3 – EXERCICES CARDIOVASCULAIRES

MÉTHODE : EFFECTUEZ DEUX EXERCICES CARDIOVASCULAIRES UN À LA SUITE DE L'AUTRE, POUR UN TOTAL DE 30 MINUTES OU PARTICIPEZ À UN COURS DE GROUPE.

1	FC CIBLE OU IPF	DURÉE
	70-75 % Fc max. ou 12-13	15 min

VÉLO STATIONNAIRE ▸ Mode « Aléatoire »

2	FC CIBLE OU IPF	DURÉE
	70-75 % Fc max. ou 12-13	15 min

APPAREIL ELLIPTIQUE ▸ Mode « Manuel »

OU

1	FC CIBLE OU IPF	DURÉE
	75 % Fc max. ou 12-14	30-45 min

COURS DE GROUPE / VÉLO EN GROUPE

ÉTAPE 4 – EXERCICES D'ÉTIREMENTS

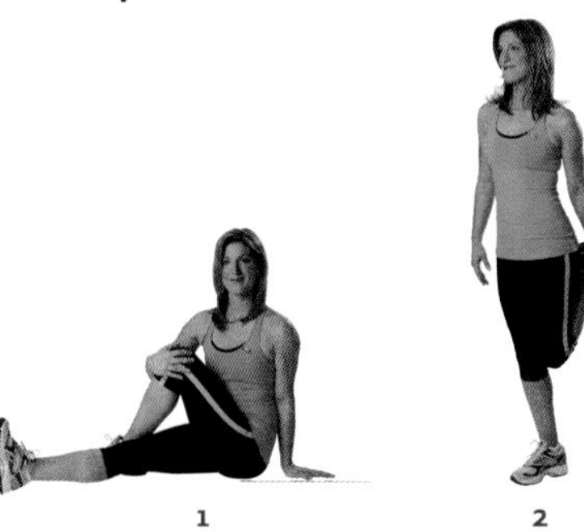

1 2

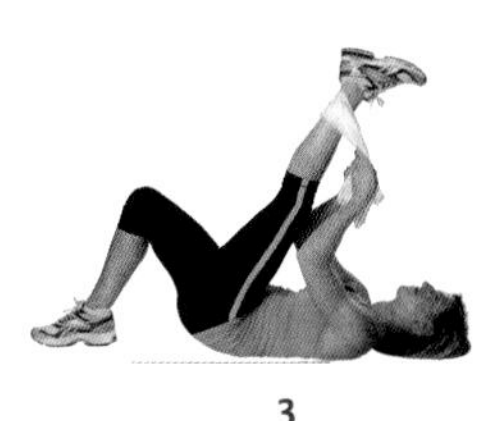

3

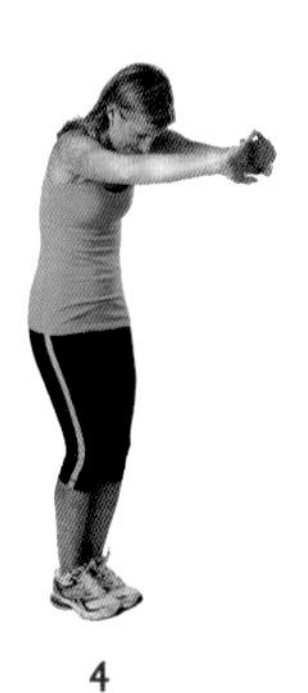

4

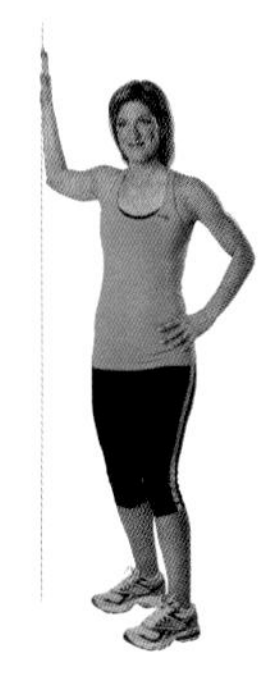

5

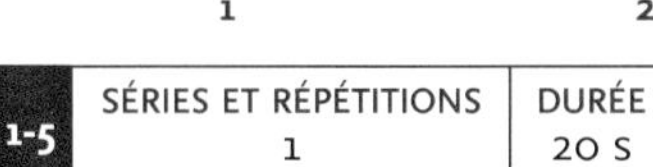

1-5	SÉRIES ET RÉPÉTITIONS	DURÉE
	1	20 S

FESSIERS
Rapprochez le genou vers le tronc avec la main opposée, afin d'accentuer l'étirement du fessier de la jambe fléchie • Répétez avec l'autre jambe.

QUADRICEPS
Saisissez la cheville et tirez le talon vers la fesse en maintenant les cuisses collées et parallèles • Répétez avec l'autre jambe.

ISCHIO-JAMBIERS
À l'aide d'une serviette ou de vos mains, tirez la jambe vers vous, sans fléchir le genou • Répétez avec l'autre jambe.

DORSAUX
Les bras tendus devant la poitrine, mains liées, poussez avec vos mains afin de décoller les omoplates et d'arrondir le haut du dos.

PECTORAUX
L'avant-bras en appui sur le mur, coude à 90° à la hauteur de l'épaule, effectuez une rotation du tronc du côté opposé • Répétez avec l'autre bras.

DURÉE : 1 MOIS ▸ FRÉQUENCE : 3 FOIS PAR SEMAINE, À 48-72 HEURES D'INTERVALLE

ÉTAPE 1 – ÉCHAUFFEMENT

EXERCICE CARDIOVASCULAIRE D'ENVIRON 5 MINUTES

ÉTAPE 2 – EXERCICES MUSCULAIRES

MÉTHODE : Entraînement en circuit (exercices effectués un à la suite de l'autre, sans temps de repos). Effectuez 2 fois le circuit, avec 3 à 5 minutes de repos entre les circuits.

1	SÉRIES ET RÉPÉTITIONS	TEMPO	REPOS
	1 X 12 RM	2-0-4	0 S

JAMBES ▸ **EXTENSION DES MEMBRES INFÉRIEURS AU MUR** (ballon d'exercice, haltères)

Placez-vous le bas du dos contre le ballon au mur, les bras allongés avec haltères dans les mains, et les pieds à la largeur du bassin, légèrement avancés • Fléchissez les genoux jusquà un angle de 90° et effectuez une extension complète, sans bloquer les genoux.

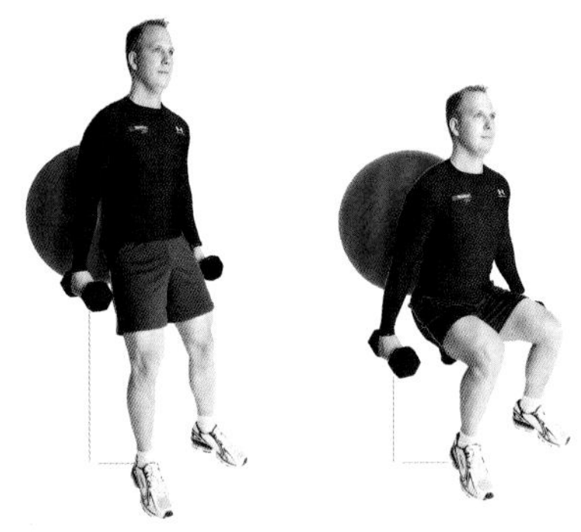

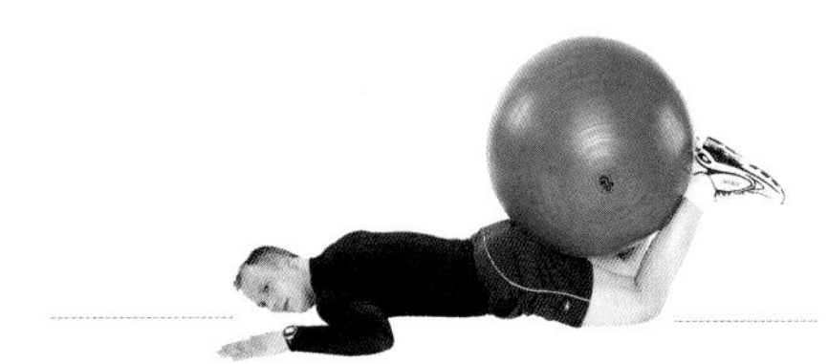

2	SÉRIES ET RÉPÉTITIONS	TEMPO	REPOS
	1 X 20 S	—	0 S

JAMBES ▸ **FLEXION DES JAMBES** (ballon d'exercice)

Coincez le ballon entre vos talons et l'arrière de vos cuisses et appliquez une force pour compresser le ballon par une flexion au genou • Maintenez la contraction pendant la durée prescrite.

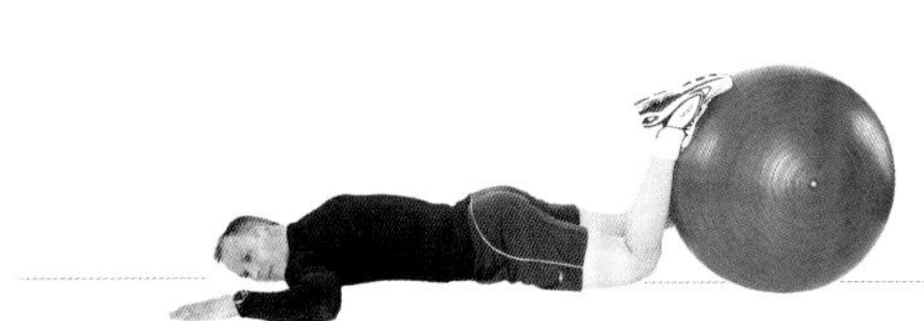

3	SÉRIES ET RÉPÉTITIONS	TEMPO	REPOS
	1 X 20 S	—	0 S

JAMBES ▸ **EXTENSION DE LA JAMBE** (ballon d'exercice)

Placez le dessus du pied sur le ballon et appliquez une force pour compresser le ballon par une extension au genou • Maintenez la contraction pendant la durée prescrite.

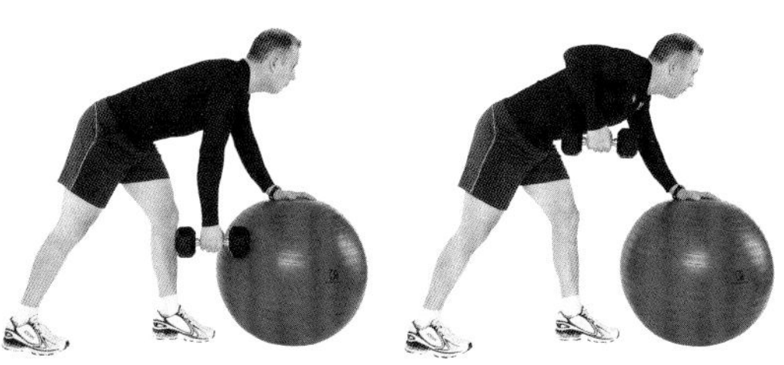

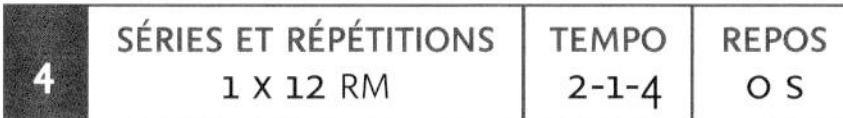

4	SÉRIES ET RÉPÉTITIONS	TEMPO	REPOS
	1 X 12 RM	2-1-4	0 S

DORSAUX ▸ **TRACTION UNILATÉRALE**

(ballon d'exercice, haltères)

Tronc parallèle au sol, effectuez une traction en soulevant le poids jusqu'à la hauteur de la poitrine • Évitez de faire une rotation du tronc en fin de traction.

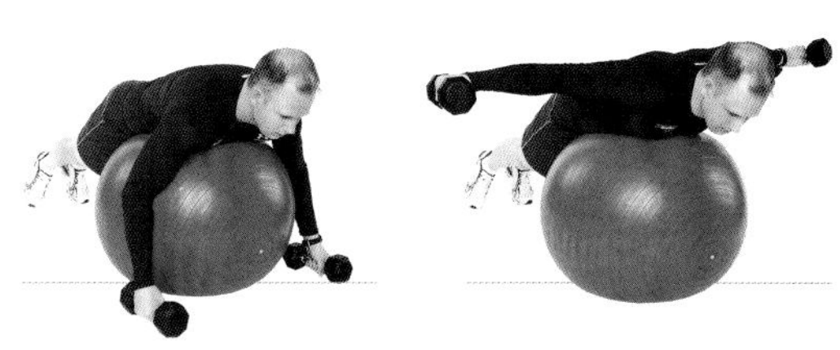

5	SÉRIES ET RÉPÉTITIONS	TEMPO	REPOS
	1 X 12 RM	2-1-4	0 S

DORSAUX ▸ **EXTENSION HORIZONTALE DES BRAS**

(ballon d'exercice, haltères)

En appui sur la poitrine, les bras tendus • Effectuez une extension horizontale des bras en rapprochant les omoplates en fin de contraction (bras parallèles au sol).

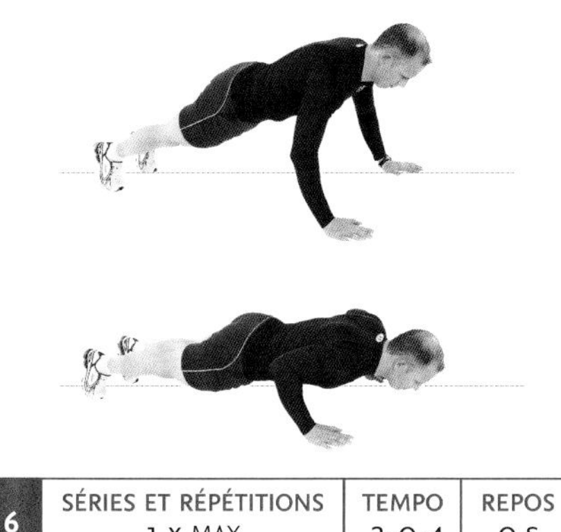

6	SÉRIES ET RÉPÉTITIONS	TEMPO	REPOS
	1 X MAX	2-0-4	0 S

PECTORAUX ▸ **POMPES**

En position de pompe, les jambes, le tronc et la tête bien alignés, fléchissez les coudes jusqu'à ce que la poitrine soit à 1 cm du sol et effectuez une extension complète, sans bloquer les coudes.

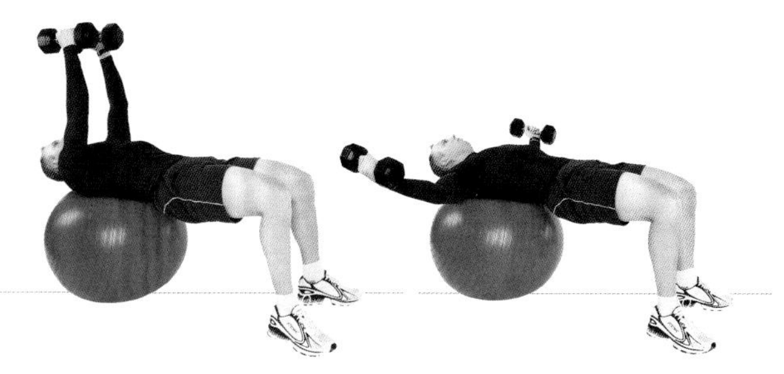

7	SÉRIES ET RÉPÉTITIONS	TEMPO	REPOS
	1 X 12 RM	2-0-4	0 S

PECTORAUX ▸ **ROTATION INTERNE DES BRAS**

(ballon d'exercice, haltères)

Les omoplates en appui sur le ballon, les poids au-dessus de la poitrine en ½ pronation • Écartez les bras en maintenant une légère flexion au niveau des coudes jusqu'à ce que les poids soient à la hauteur des épaules • Revenez en position initiale.

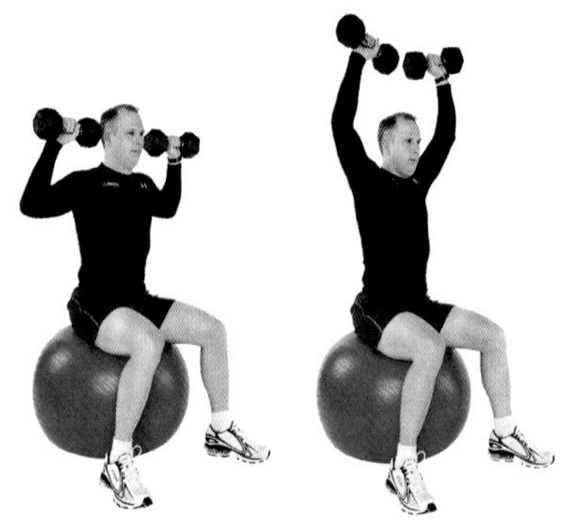

8	SÉRIES ET RÉPÉTITIONS	TEMPO	REPOS
	1 X 12 RM	2-0-4	0 S

ÉPAULES ▶ DÉVELOPPÉ ASSIS (ballon d'exercice, haltères)

Débutez les poids à la hauteur des oreilles et effectuez une extension verticale des bras, sans bloquer les coudes • Revenez à la position initiale.

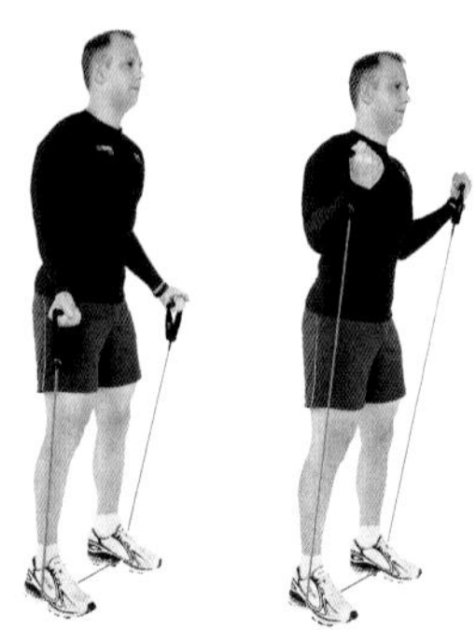

9	SÉRIES ET RÉPÉTITIONS	TEMPO	REPOS
	1 X 12 RM	2-1-4	0 S

BICEPS ▶ FLEXION DES AVANT-BRAS (bande élastique)

La bande élastique sous les pieds, les mains à la largeur des épaules en supination, effectuez une flexion des avant-bras en maintenant les coudes le long du tronc • Redescendez lentement en position initiale • Évitez de basculer vers l'arrière.

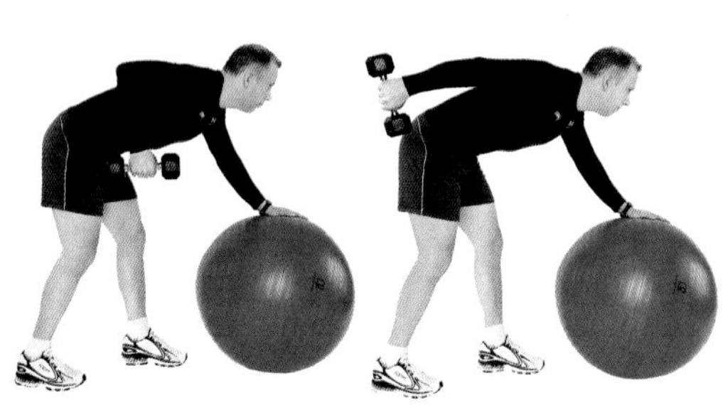

10	SÉRIES ET RÉPÉTITIONS	TEMPO	REPOS
	1 X 12 RM	2-0-4	0 S

TRICEPS ▶ EXTENSION DES AVANT-BRAS (ballon d'exercice, haltères)

Maintenez les coudes bien élevés et effectuez une extension complète, sans bloquer les coudes • Revenez en position initiale jusqu'à un angle légèrement supérieur à 90°.

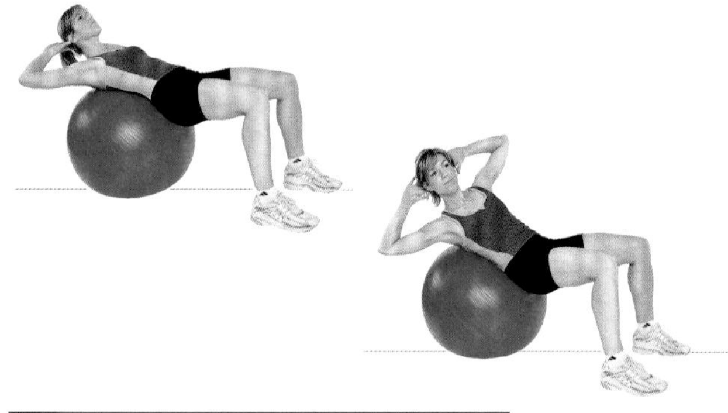

11	SÉRIES ET RÉPÉTITIONS	TEMPO	REPOS
	1 X MAX.	2-0-3	0 S

ABDOMINAUX ▶ REDRESSEMENT ASSIS PARTIEL LATÉRAL (ballon d'exercice)

Placez le bas du dos sur le ballon d'exercice, le tronc parallèle au sol, et effectuez une flexion du tronc avec une rotation en amenant l'épaule vers la hanche opposée • Après avoir terminé la série, répétez en direction opposée.

ÉTAPE 3 – EXERCICE CARDIOVASCULAIRE

MÉTHODE : **Effectuez cet exercice cardiovasculaire pour un total de 30 minutes.**

	FC CIBLE OU IPF	DURÉE
1	70-80 % Fc max. ou 12-15	30 min

MARCHE RAPIDE ET JOGGING ▶ Intervalles (alternez 1 min marche avec 1 min jogging)

ÉTAPE 4 – EXERCICES D'ÉTIREMENTS

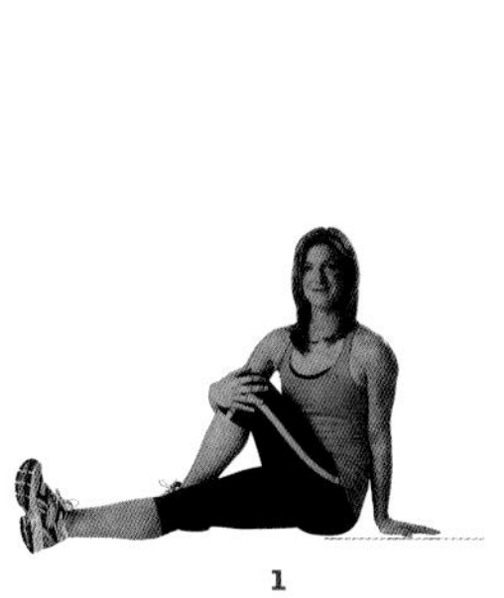

1

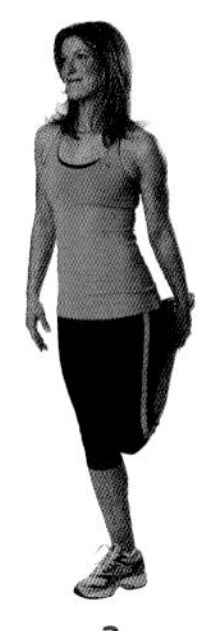

2

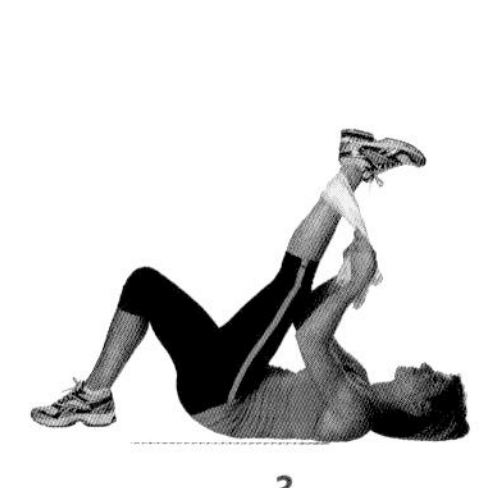

3

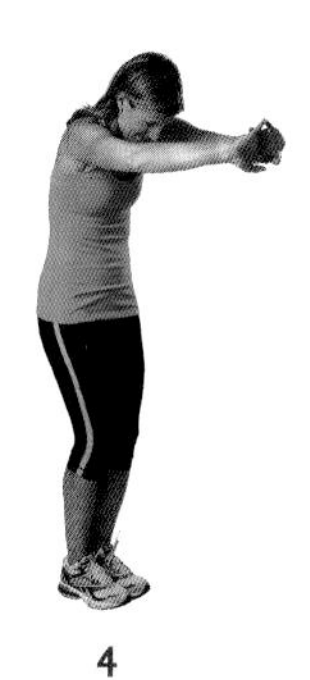

4

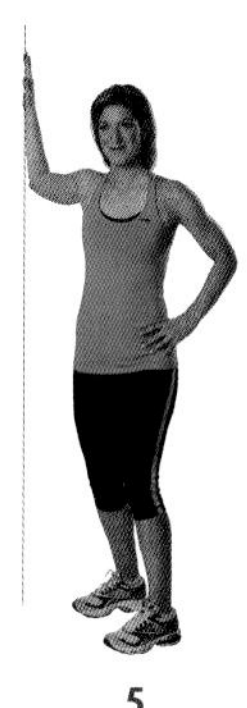

5

	SÉRIES ET RÉPÉTITIONS	DURÉE
1-5	1	20 S

FESSIERS
Rapprochez le genou vers le tronc avec la main opposée, afin d'accentuer l'étirement du fessier de la jambe fléchie • Répétez avec l'autre jambe.

QUADRICEPS
Saisissez la cheville et tirez le talon vers la fesse en maintenant les cuisses collées et parallèles • Répétez avec l'autre jambe.

ISCHIO-JAMBIERS
À l'aide d'une serviette ou de vos mains, tirez la jambe vers vous, sans fléchir le genou • Répétez avec l'autre jambe.

DORSAUX
Les bras tendus devant la poitrine, mains liées, poussez avec vos mains afin de décoller les omoplates et d'arrondir le haut du dos.

PECTORAUX
L'avant-bras en appui sur le mur, coude à 90° à la hauteur de l'épaule, effectuez une rotation du tronc du côté opposé • Répétez avec l'autre bras.

MESSIEURS, ÉVALUEZ VOTRE PROGRÈS À MI-PARCOURS

Si vous lisez ces lignes, c'est que vous avez complété les trois premiers programmes. Félicitations ! Votre corps a déjà profité de plusieurs des bienfaits de la pratique régulière de l'exercice physique. Mais pas question d'arrêter ici ! Prenez le temps de relire les raisons qui vous ont motivé à vous mettre en forme (l'émotion qui vous habitait au moment de commencer, les inconforts éprouvés, etc.) et appréciez pleinement le chemin parcouru !

Pour vous aider à mesurer votre progrès, je vous invite à évaluer les critères suivants.

- Le confort ressenti lorsque vous portez certains vêtements.
- Le respect de votre assiduité à l'entraînement chaque semaine.
- L'amélioration de votre estime de vous-même.
- La diminution des risques associés au développement de diverses maladies chroniques, dont le diabète, les maladies cardiovasculaires, différents types de cancers, etc.
- Votre sentiment de bien-être.
- La diminution du stress, de l'anxiété ou des symptômes de dépression.
- L'aisance à pratiquer vos activités quotidiennes.
- Votre motivation à persister.
- La progression dans les niveaux d'intensité atteints sur les appareils cardiovasculaires.
- L'augmentation des charges soulevées dans différents exercices de musculation.
- L'amélioration de l'exécution technique de vos mouvements.
- Votre dépense calorique totale à chacune de vos séances d'entraînement.

Vous pouvez aussi compléter tous les tests d'évaluation de la condition physique (présentés au chapitre 7) afin de mesurer objectivement votre amélioration.

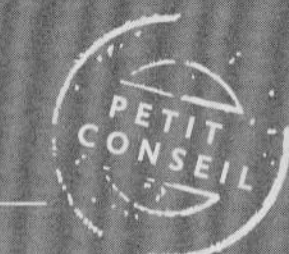

Une excellente façon d'évaluer le progrès accompli consiste à effectuer votre prochaine séance d'entraînement en respectant les paramètres (intensité, durée) et les poids utilisés lors de votre première séance. Vous serez épaté de l'aisance avec laquelle vous effectuerez les exercices. Célébrez vos progrès, et qu'ils deviennent votre source de motivation à poursuivre le programme !

DURÉE : 1 MOIS ▸ FRÉQUENCE : 3 À 4 FOIS PAR SEMAINE, À 48-72 HEURES D'INTERVALLE

Il est maintenant temps de découvrir votre quatrième programme d'entraînement. Vous serez appelé à l'effectuer au moins 3 fois par semaine et je vous encourage à insérer une quatrième séance d'entraînement hebdomadaire. Cette séance supplémentaire pourrait faire la différence pour réussir à atteindre vos objectifs de perte de poids, par exemple. En musculation, vous utiliserez la méthode « effort-repos » en allouant 60 à 90 secondes de repos entre chacune des séries. Si vous vous entraînez au gym, en plus des appareils Keiser, vous utiliserez de nouveaux accessoires et appareils d'entraînement, comme les haltères, les appareils Hammer Strength, la barre et la poulie. N'hésitez pas à demander de l'aide afin de bien exécuter chacun de ces nouveaux mouvements.

Pour ce qui est de votre entraînement cardiovasculaire, vous effectuerez des intervalles (de marche et de course) à la maison tandis qu'au gym, vous alternerez entre des séances de cours de groupe ou de vélo stationnaire en groupe et un appareil d'entraînement cardiovasculaire au choix en utilisant le mode « Intervalles ». La durée variera selon l'option choisie, mais vous devriez viser au moins 20 à 30 minutes d'activité cardiovasculaire. Vous terminerez encore une fois avec la série d'étirements prescrits.

ÉTAPE 1 – ÉCHAUFFEMENT

EXERCICE CARDIOVASCULAIRE D'ENVIRON 5 MINUTES

ÉTAPE 2 – EXERCICES MUSCULAIRES

MÉTHODE : **Effort-repos (un temps de repos est pris entre chaque série).**

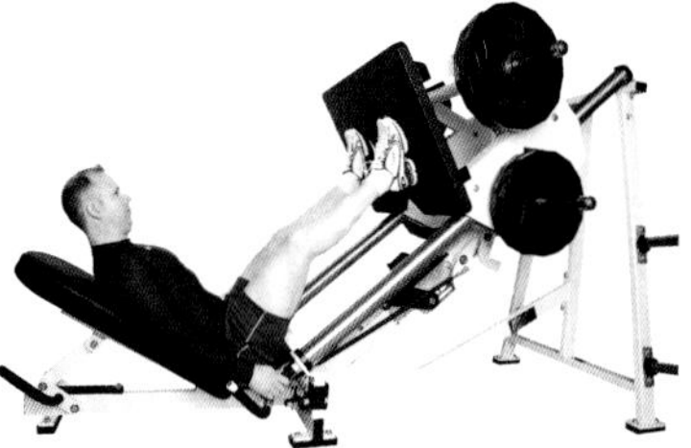

	SÉRIES ET RÉPÉTITIONS	TEMPO	REPOS
1	2-3 x 10 RM	2-1-4	60-90 s

JAMBES ▸ **EXTENSION DES MEMBRES INFÉRIEURS** (hammer strength)

Placez vos pieds sur la plateforme, à la largeur du bassin • Appuyez sur la plateforme afin d'enlever le loquet de sûreté, puis descendez jusqu'à un angle de 90° au niveau des genoux • Effectuez une extension complète, sans bloquer les genoux.

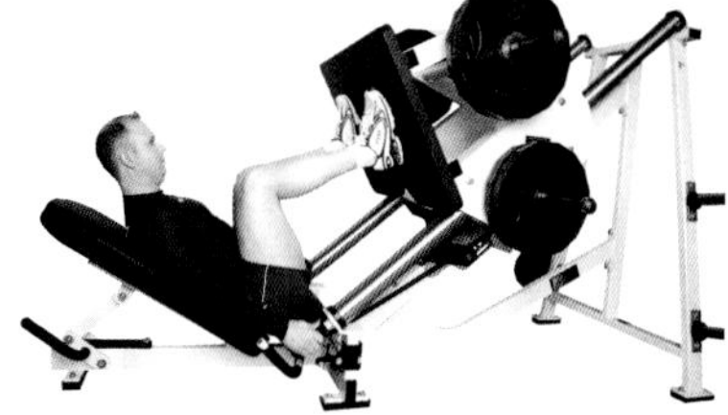

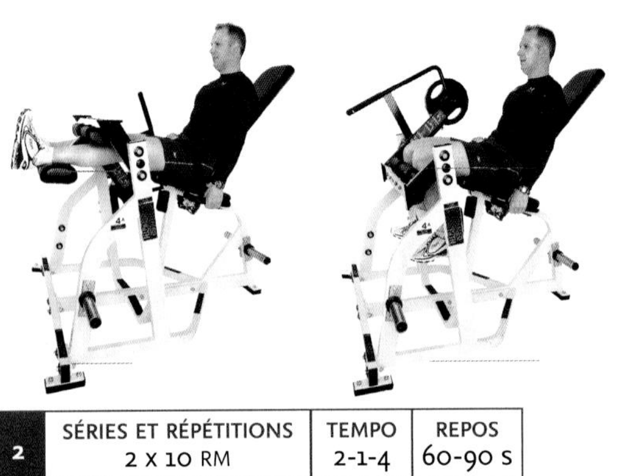

2	SÉRIES ET RÉPÉTITIONS	TEMPO	REPOS
	2 X 10 RM	2-1-4	60-90 S

JAMBES ▸ FLEXION DES JAMBES (hammer strength)

Ajustez le dossier de façon à ce que l'axe de rotation de vos genoux soit aligné avec l'axe de rotation de l'appareil • Attachez fermement la ceinture • Effectuez une flexion des jambes jusqu'à un angle de 90° au niveau des genoux et revenez lentement en position initiale, sans bloquer les genoux.

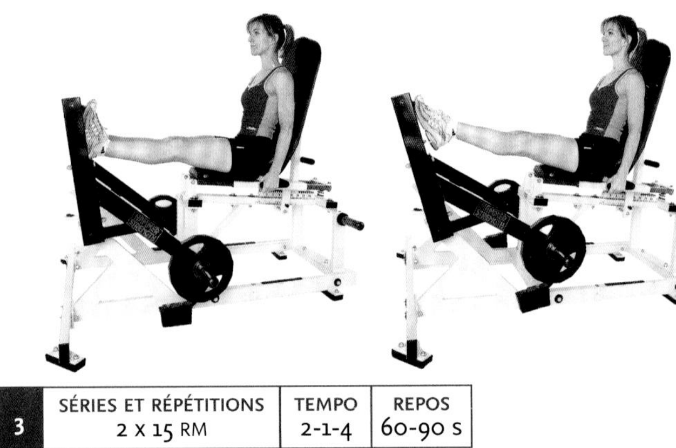

3	SÉRIES ET RÉPÉTITIONS	TEMPO	REPOS
	2 X 15 RM	2-1-4	60-90 S

JAMBES (MOLLETS) ▸ FLEXION PLANTAIRE (hammer strength)

Ajustez le siège de façon à ce que vous décolliez légèrement la charge lorsque vos jambes sont tendues • Placez la plante de vos pieds (parallèles) sur la barre et effectuez une flexion plantaire complète, puis revenez jusqu'à ce que vous ressentiez un léger étirement au niveau des mollets.

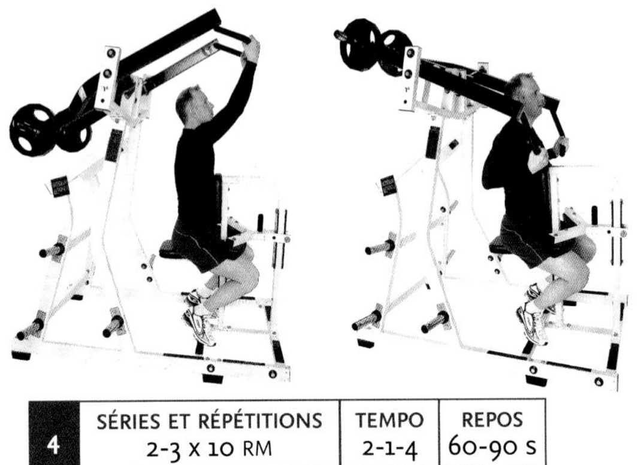

4	SÉRIES ET RÉPÉTITIONS	TEMPO	REPOS
	2-3 X 10 RM	2-1-4	60-90 S

DORSAUX ▸ TRACTION VERTICALE DES BRAS EN SUPINATION (hammer strength)

Ajustez le siège de façon à ce que vos bras soient parallèles au sol lorsque vous saisissez les poignées • Ajustez l'appuie-poitrine afin que les poignées soient légèrement hors de portée • Effectuez une traction horizontale des bras en rapprochant les omoplates en fin de contraction • Revenez en position initiale.

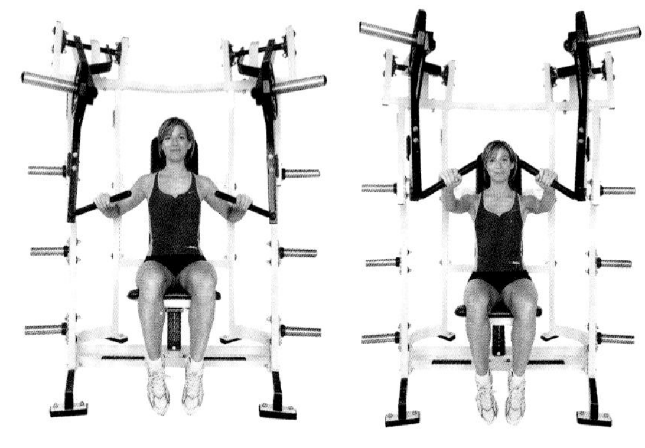

5	SÉRIES ET RÉPÉTITIONS	TEMPO	REPOS
	2-3 X 10 RM	2-1-4	60-90 S

PECTORAUX ▸ EXTENSION HORIZONTALE DES BRAS (hammer strength)

Ajustez le siège de façon à avoir les poignées sous les aisselles • Effectuez une extension complète, sans bloquer les coudes, et revenez afin d'avoir un angle de 90° aux coudes • Maintenez les coudes soulevés pendant toute la durée de l'exécution.

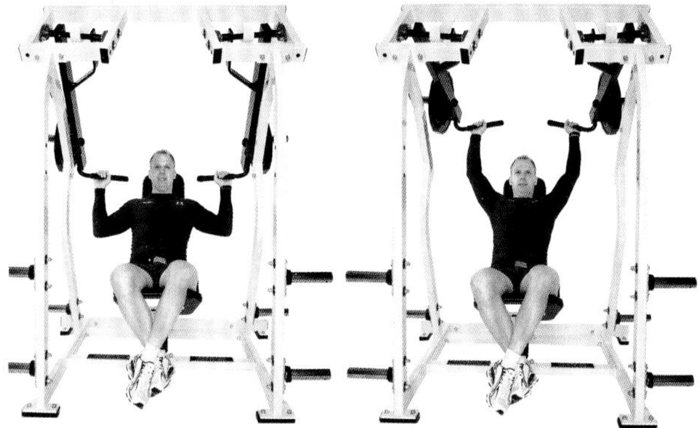

6	SÉRIES ET RÉPÉTITIONS	TEMPO	REPOS
	2 X 10 RM	2-1-4	60-90 S

ÉPAULES ► **EXTENSION VERTICALE DES BRAS** (hammer strength)

Ajustez le siège de façon à ce que les poignées soient légèrement au-dessus des épaules • Effectuez une extension verticale des bras, sans bloquer les coudes, et revenez jusqu'à ce que les poignées soient à la hauteur des oreilles.

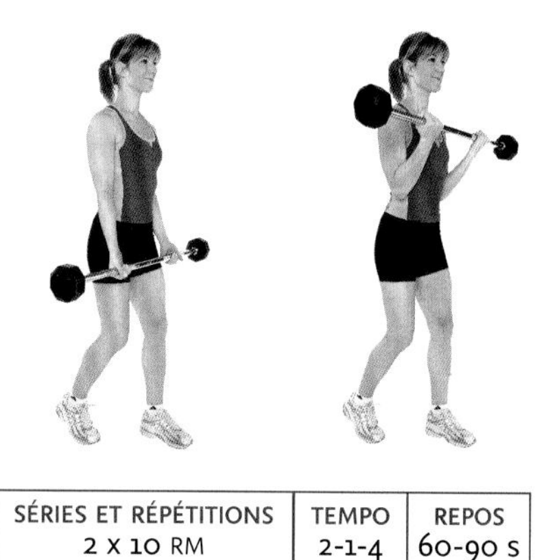

7	SÉRIES ET RÉPÉTITIONS	TEMPO	REPOS
	2 X 10 RM	2-1-4	60-90 S

BICEPS ► **FLEXION DES AVANT-BRAS** (barre)

Les mains à la largeur des épaules sur la barre, effectuez une flexion des avant-bras en maintenant les coudes le long du tronc • Redescendez lentement en position initiale • Évitez de basculer vers l'arrière.

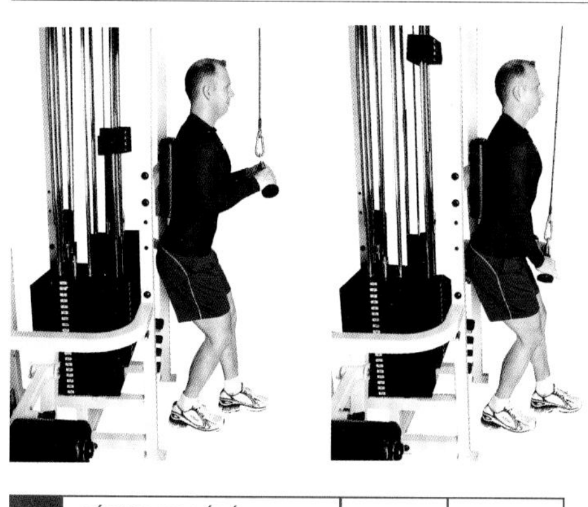

8	SÉRIES ET RÉPÉTITIONS	TEMPO	REPOS
	2 X 10 RM	2-1-4	60-90 S

TRICEPS ► **EXTENSION DES AVANT-BRAS** (poulie)

Saisissez la poignée à la hauteur de la poitrine et faites une extension complète sans bloquer les coudes • Maintenez les coudes le long du tronc pendant l'exécution.

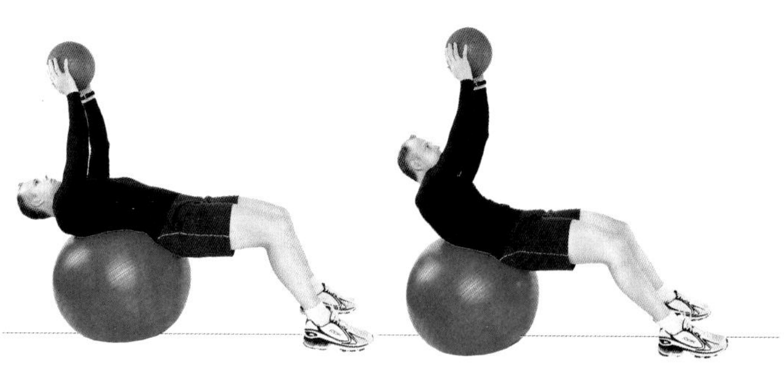

9	SÉRIES ET RÉPÉTITIONS	TEMPO	REPOS
	2 X MAX.	2-1-4	60-90 S

ABDOMINAUX ► **REDRESSEMENT ASSIS PARTIEL AVEC CHARGE** (ballon d'exercice)

Placez le bas du dos sur le ballon d'exercice avec le tronc parallèle au sol • Tenez la charge au-dessus de la poitrine et effectuez une flexion du tronc sur une amplitude d'environ 30°.

ÉTAPE 3 – EXERCICES CARDIOVASCULAIRES

MÉTHODE : PARTICIPEZ À UN COURS DE GROUPE LES JOURS 1 ET 3 DE VOS SÉANCES ET UTILISEZ UN APPAREIL CARDIOVASCULAIRE AU CHOIX LE 2[E] JOUR DE VOS SÉANCES.

	FC CIBLE OU IPF	DURÉE
1	70-85 % Fc max. ou 12-15	30-60 min

	FC CIBLE OU IPF	DURÉE
2	80-85 % Fc max. ou 14-15	20-30 min

COURS DE GROUPE / VÉLO EN GROUPE (JOURS 1 ET 3)

APPAREIL AU CHOIX (JOUR 2) ▸ Mode « Intervalles » ou « Colline »

ÉTAPE 4 – EXERCICES D'ÉTIREMENTS

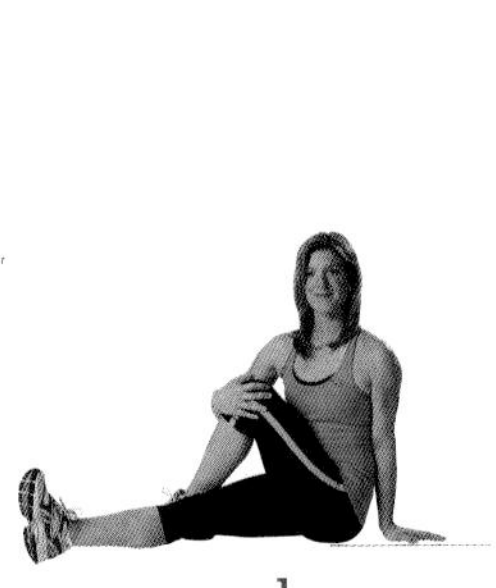

1

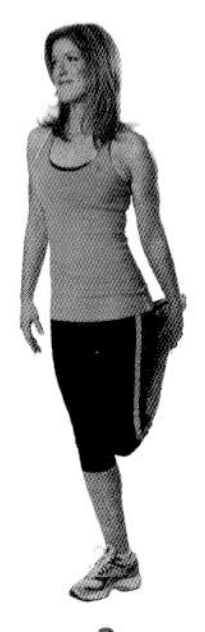

2

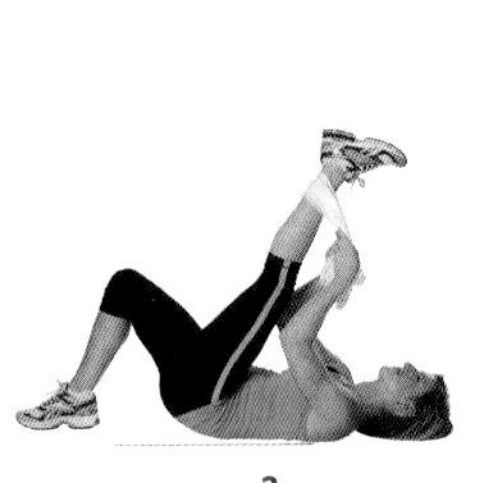

3

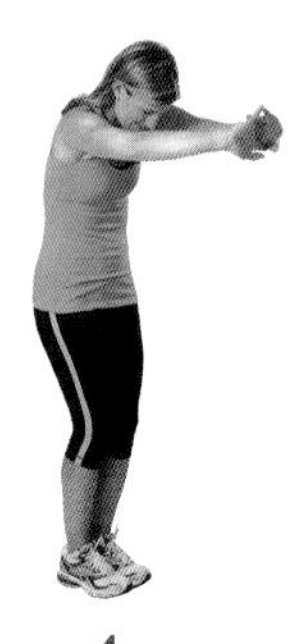

4

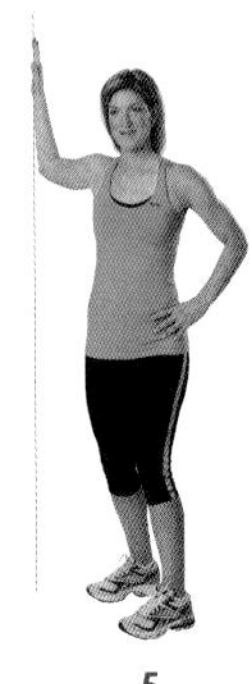

5

	SÉRIES ET RÉPÉTITIONS	DURÉE
1-5	1	20 S

FESSIERS
Rapprochez le genou vers le tronc avec la main opposée, afin d'accentuer l'étirement du fessier de la jambe fléchie • Répétez avec l'autre jambe.

QUADRICEPS
Saisissez la cheville et tirez le talon vers la fesse en maintenant les cuisses collées et parallèles • Répétez avec l'autre jambe.

ISCHIO-JAMBIERS
À l'aide d'une serviette ou de vos mains, tirez la jambe vers vous, sans fléchir le genou • Répétez avec l'autre jambe.

DORSAUX
Les bras tendus devant la poitrine, mains liées, poussez avec vos mains afin de décoller les omoplates et d'arrondir le haut du dos.

PECTORAUX
L'avant-bras en appui sur le mur, coude à 90° à la hauteur de l'épaule, effectuez une rotation du tronc du côté opposé • Répétez avec l'autre bras.

DURÉE : 1 MOIS ▸ FRÉQUENCE : 3 À 4 FOIS PAR SEMAINE, À 48-72 HEURES D'INTERVALLE

ÉTAPE 1 – ÉCHAUFFEMENT

EXERCICE CARDIOVASCULAIRE D'ENVIRON 5 MINUTES

ÉTAPE 2 – EXERCICES MUSCULAIRES

MÉTHODE : **EFFORT-REPOS (UN TEMPS DE REPOS EST PRIS ENTRE CHAQUE SÉRIE).**

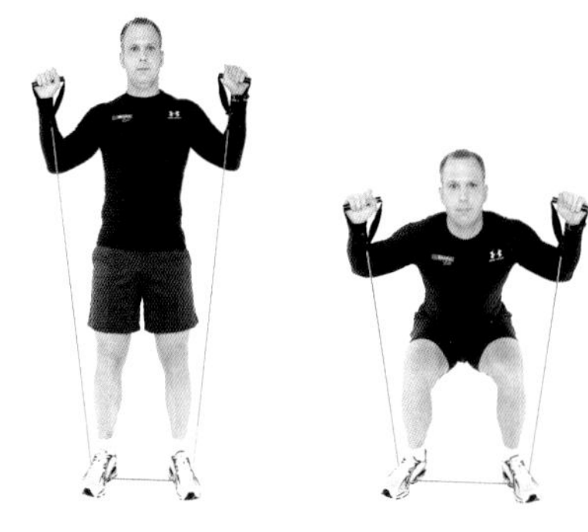

	SÉRIES ET RÉPÉTITIONS	TEMPO	REPOS
1	2 X 10 RM	2-0-4	60-90 s

JAMBES ▸ **EXTENSION DES MEMBRES INFÉRIEURS** (bande élastique)

L'élastique sous vos pieds, à la largeur du bassin, fixez droit devant vous, la poitrine bombée, et descendez jusqu'à un angle de 90° au niveau des genoux, puis effectuez une extension complète, sans bloquer les genoux • Évitez d'incliner le tronc vers l'avant.

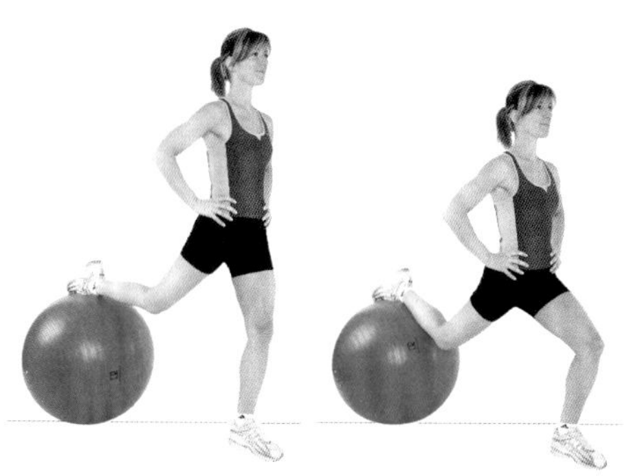

	SÉRIES ET RÉPÉTITIONS	TEMPO	REPOS
2	2 X 10 RM	2-0-4	60-90 s

JAMBES ▸ **FENTE AVANT** (ballon d'exercice)

Le dessus du pied arrière en appui sur le ballon, fléchissez le genou avant, sans pencher le tronc vers l'avant, et effectuez une extension complète, sans bloquer le genou • Le genou ne doit pas dépasser la pointe des orteils lors de la flexion.

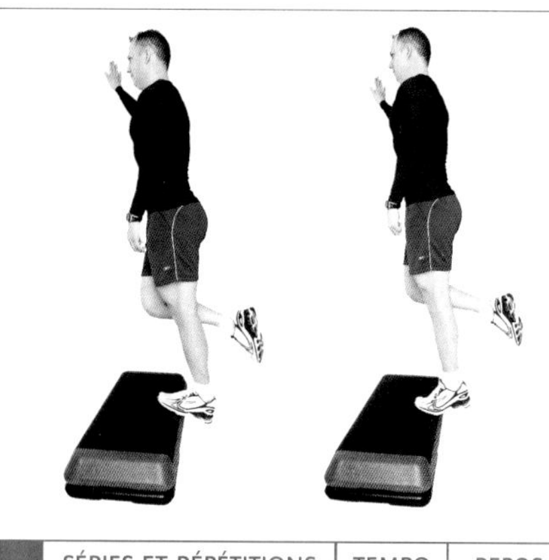

	SÉRIES ET RÉPÉTITIONS	TEMPO	REPOS
3	2 X 10 RM	2-1-4	60-90 s

JAMBES (MOLLETS) ▸ **FLEXION PLANTAIRE UNILATÉRALE** (marche d'escalier)

La plante du pied sur la marche d'escalier et le talon dans le vide, effectuez une flexion plantaire complète et revenez jusqu'à ce que vous ressentiez un léger étirement au niveau du mollet.

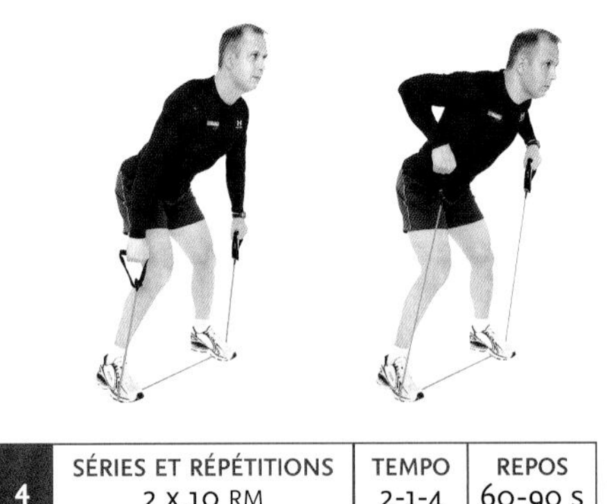

4	SÉRIES ET RÉPÉTITIONS	TEMPO	REPOS
	2 X 10 RM	2-1-4	60-90 S

DORSAUX ▸ **TRACTION VERTICALE DES BRAS, TRONC INCLINÉ** (bande élastique)

Élastique sous les pieds, tronc incliné, poitrine bombée et tête relevée, effectuez une traction des bras en rapprochant les omoplates en fin de contraction.

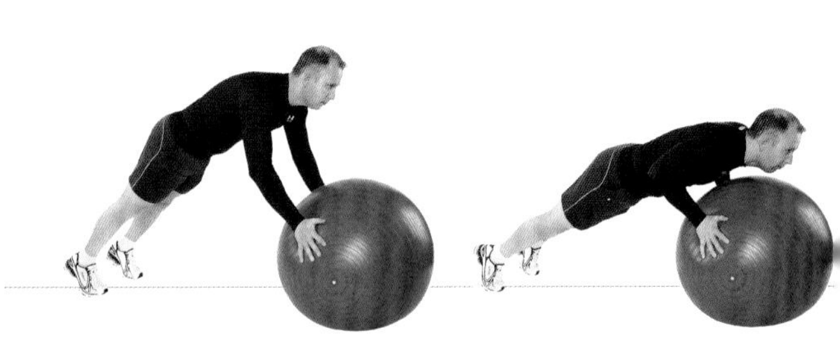

5	SÉRIES ET RÉPÉTITIONS	TEMPO	REPOS
	2 X MAX.	2-0-4	60-90 S

PECTORAUX ▸ **POMPES MAINS SUR LE BALLON** (ballon d'exercice)

Les mains sur le ballon, fléchissez les coudes jusqu'à ce que la poitrine soit à 1 cm du ballon et effectuez une extension complète, sans bloquer les coudes.

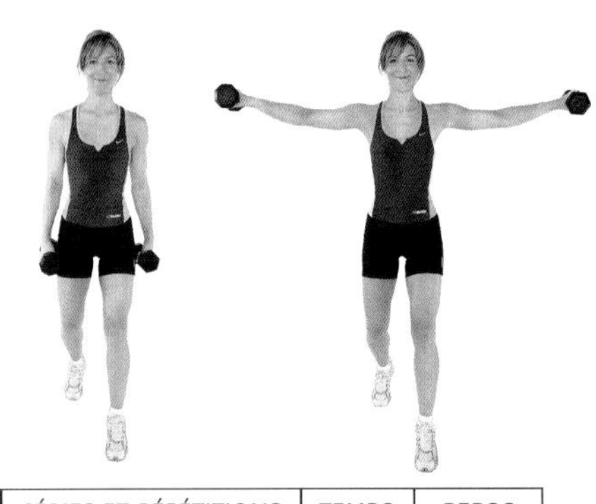

6	SÉRIES ET RÉPÉTITIONS	TEMPO	REPOS
	2 X 10 RM	2-0-4	60-90 S

ÉPAULES ▸ **ÉLÉVATION LATÉRALE DES BRAS** (haltères)

Les bras allongés avec une légère flexion aux coudes, effectuez une élévation latérale des bras jusqu'à ce que les poids soient à la hauteur des épaules • Évitez de basculer vers l'arrière.

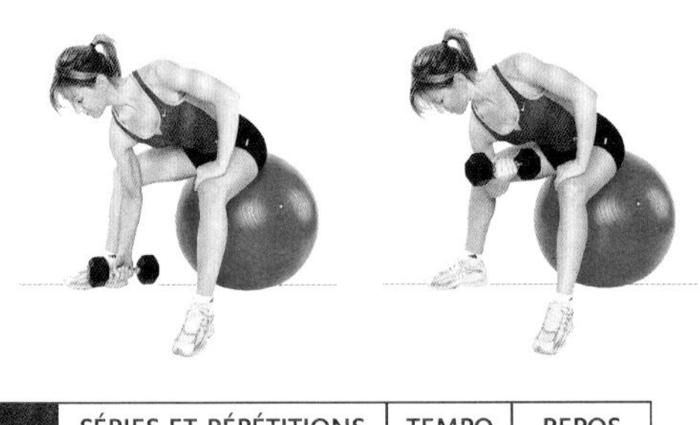

7	SÉRIES ET RÉPÉTITIONS	TEMPO	REPOS
	2 X 10 RM	2-1-4	60-90 S

BICEPS ▸ **BICEPS CONCENTRATION** (ballon d'exercice, haltères)

Placez votre coude à l'intérieur de votre genou • Effectuez une flexion de l'avant-bras jusqu'à ce que l'haltère soit à la hauteur de votre poitrine • Revenez à la position initiale.

8	SÉRIES ET RÉPÉTITIONS	TEMPO	REPOS
	2 X 10 RM	2-0-4	60-90 s

TRICEPS ▸ **EXTENSION UNILATÉRALE DES AVANT-BRAS**

(bande élastique)

Saisissez la poignée derrière la tête, le coude à côté de la tempe, et ajustez la tension de la bande élastique avec l'autre main derrière le dos • Effectuez une extension complète, sans bloquer le coude • Revenez jusqu'à un angle de 90° du coude • Répétez avec l'autre avant-bras.

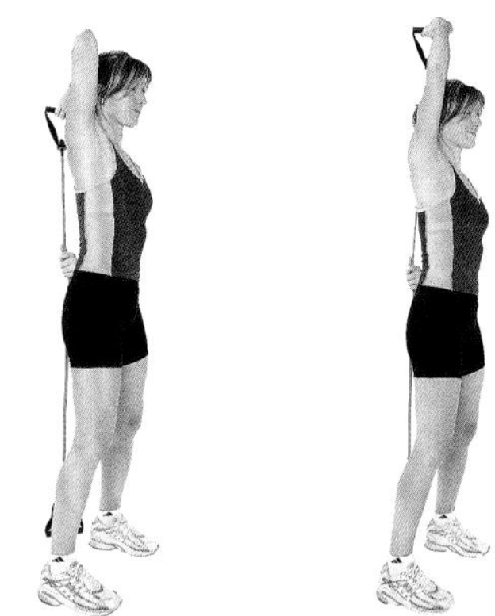

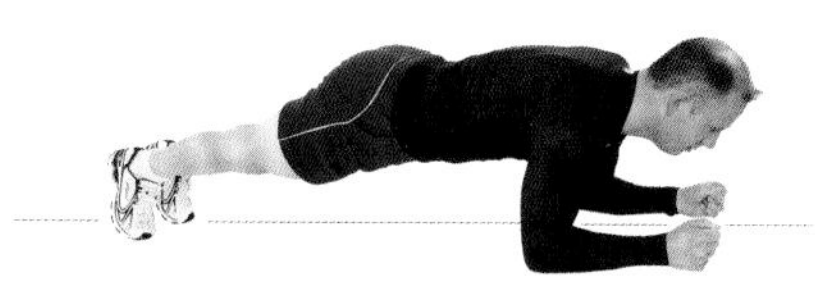

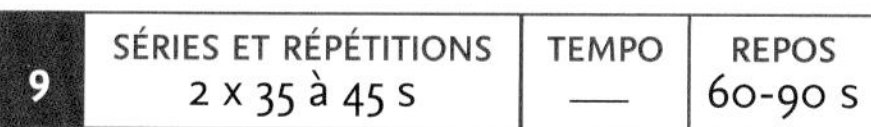

9	SÉRIES ET RÉPÉTITIONS	TEMPO	REPOS
	2 x 35 à 45 s	—	60-90 s

ABDOMINAUX ▸ **PLANCHE**

Contractez les abdominaux et maintenez les jambes, le tronc et la tête bien alignés • Évitez de creuser le bas du dos • Maintenez cette position pendant la durée prescrite.

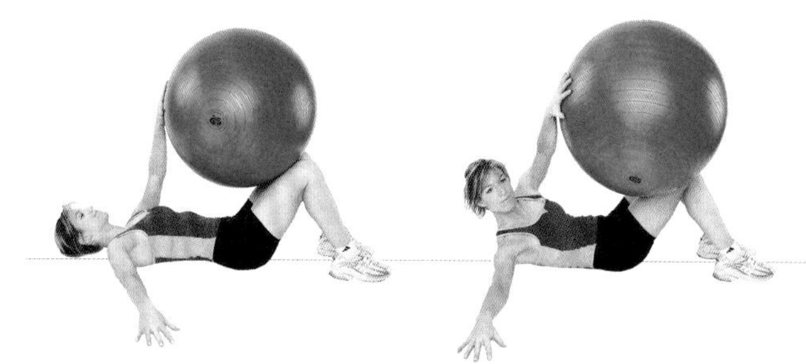

10	SÉRIES ET RÉPÉTITIONS	TEMPO	REPOS
	2 x 15 à 20	2-0-3	60-90 s

ABDOMINAUX ▸ **REDRESSEMENT ASSIS PARTIEL AVEC ROTATION**

(ballon d'exercice)

Placez le ballon sur les cuisses avec une main sur le ballon et effectuez une flexion du tronc avec une rotation en faisant rouler le ballon vers le genou opposé • Après avoir terminé la série, répétez en direction opposée.

ÉTAPE 3 – EXERCICE CARDIOVASCULAIRE

MÉTHODE : EFFECTUEZ CET EXERCICE CARDIOVASCULAIRE POUR UN TOTAL DE 30 MINUTES.

	FC CIBLE OU IPF	DURÉE
1	70-85 % Fc max. ou 12-16	30 min

MARCHE RAPIDE ET JOGGING ▸ Intervalles (alternez 1 min marche avec 2 min jogging)

ÉTAPE 4 – EXERCICES D'ÉTIREMENTS

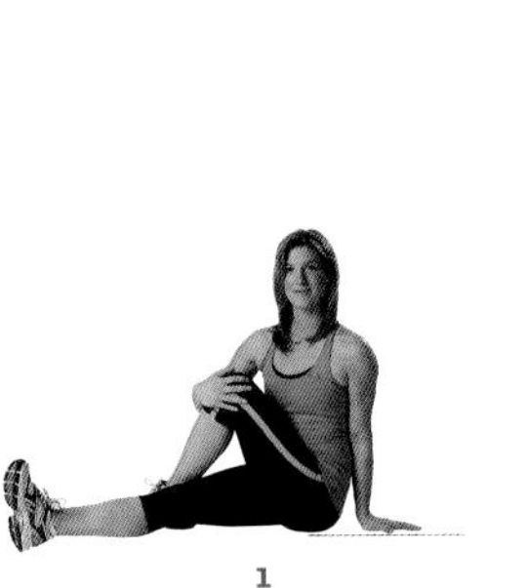

1

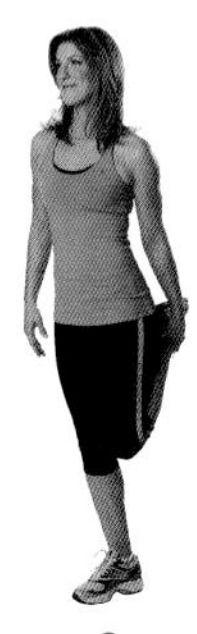

2

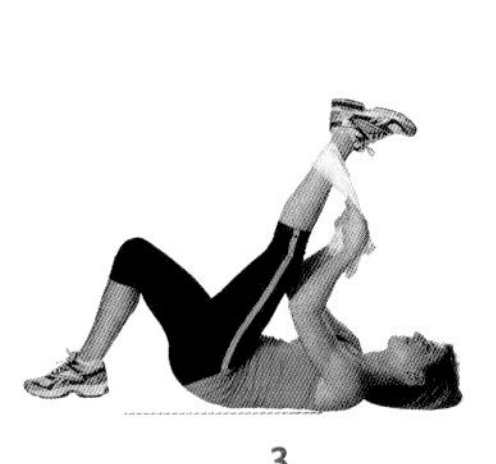

3

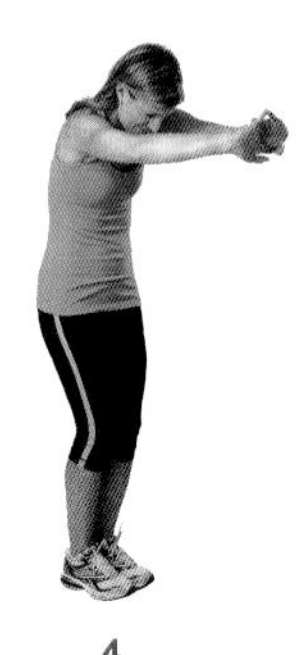

4

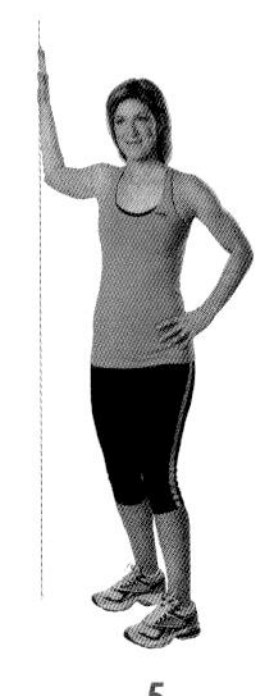

5

	SÉRIES ET RÉPÉTITIONS	DURÉE
1-5	1	20 s

FESSIERS
Rapprochez le genou vers le tronc avec la main opposée, afin d'accentuer l'étirement du fessier de la jambe fléchie • Répétez avec l'autre jambe.

QUADRICEPS
Saisissez la cheville et tirez le talon vers la fesse en maintenant les cuisses collées et parallèles • Répétez avec l'autre jambe.

ISCHIO-JAMBIERS
À l'aide d'une serviette ou de vos mains, tirez la jambe vers vous, sans fléchir le genou • Répétez avec l'autre jambe.

DORSAUX
Les bras tendus devant la poitrine, mains liées, poussez avec vos mains afin de décoller les omoplates et d'arrondir le haut du dos.

PECTORAUX
L'avant-bras en appui sur le mur, coude à 90° à la hauteur de l'épaule, effectuez une rotation du tronc du côté opposé • Répétez avec l'autre bras.

DURÉE : 1 MOIS ▸ FRÉQUENCE : 3 À 4 FOIS PAR SEMAINE, À 48-72 HEURES D'INTERVALLE

À part quelques différences, les exercices musculaires du programme 5 ressemblent à ceux du programme 4. Il sera donc important d'ajuster l'intensité en haussant la pesanteur des charges ou en effectuant plus de répétitions pour les exercices d'abdominaux. Les exercices cardiovasculaires se ressemblent aussi, il ne s'agira que d'alterner les types d'entraînements que vous soyez au gym ou à la maison. Fiez-vous aux exercices proposés, au programme suggéré et surtout à l'intensité prescrite pour assurer une amélioration.

Je vous invite aussi à évaluer la possibilité de séparer en deux séances distinctes votre entraînement musculaire et votre entraînement cardiovasculaire. Dans ce cas, puisque vous solliciterez votre corps de façon différente, vous pouvez ne laisser que 24 heures de repos entre deux séances. N'oubliez pas de toujours compléter vos séances d'entraînement avec les étirements.

ÉTAPE 1 — ÉCHAUFFEMENT

EXERCICE CARDIOVASCULAIRE D'ENVIRON 5 MINUTES

ÉTAPE 2 — EXERCICES MUSCULAIRES

MÉTHODE : EFFORT-REPOS (UN TEMPS DE REPOS EST PRIS ENTRE CHAQUE SÉRIE).

	SÉRIES ET RÉPÉTITIONS	TEMPO	REPOS
1	2-3 X 10 RM	2-1-4	90 S

JAMBES ▸ **EXTENSION DES MEMBRES INFÉRIEURS**
(hammer strength)

Placez vos épaules sous les coussins et vos pieds à la largeur du bassin • Décollez la charge et enlevez le loquet de sûreté • Descendez jusqu'à un angle de 90° au niveau des genoux et des hanches, puis effectuez une extension complète, sans bloquer les genoux • Si vous éprouvez des problèmes de dos, évitez cet exercice.

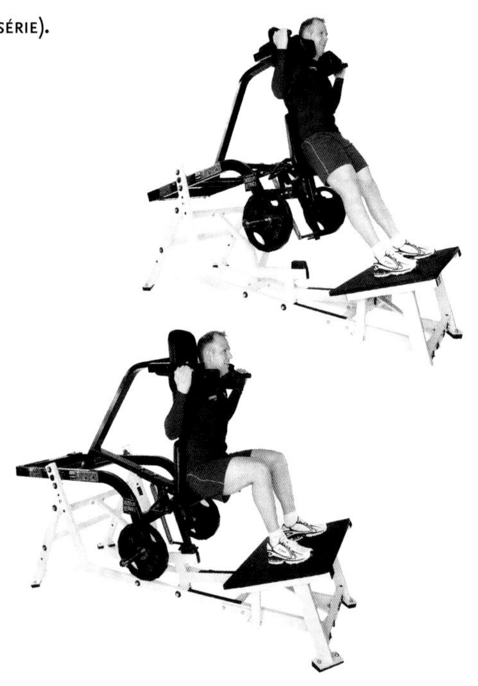

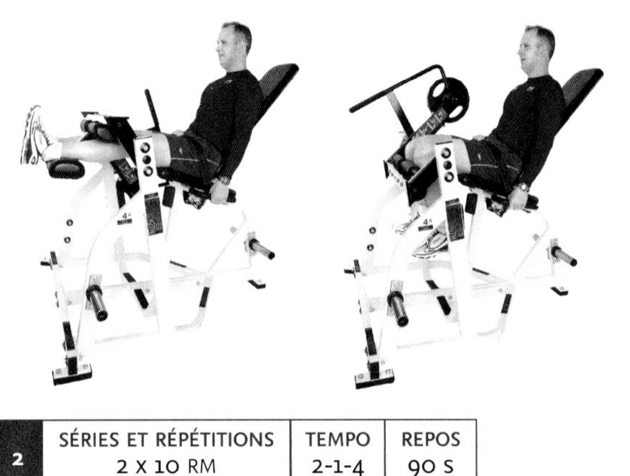

2	SÉRIES ET RÉPÉTITIONS	TEMPO	REPOS
	2 X 10 RM	2-1-4	90 S

JAMBES ▸ FLEXION DES JAMBES
(hammer strength)
Ajustez le dossier de façon à ce que l'axe de rotation de vos genoux soit aligné avec l'axe de rotation de l'appareil • Attachez fermement la ceinture • Effectuez une flexion des jambes jusqu'à un angle de 90° au niveau des genoux et revenez lentement en position initiale, sans bloquer les genoux.

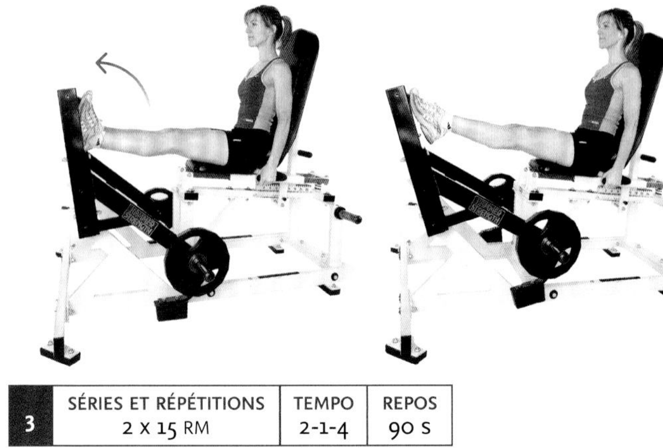

3	SÉRIES ET RÉPÉTITIONS	TEMPO	REPOS
	2 X 15 RM	2-1-4	90 S

JAMBES ▸ FLEXION PLANTAIRE À L'HORIZONTALE
(hammer strength)
Ajustez le siège de façon à ce que vous décolliez légèrement la charge lorsque vos jambes sont tendues • Placez la plante de vos pieds (parallèles) sur la barre et effectuez une flexion plantaire complète, puis revenez jusqu'à ce que vous ressentiez un léger étirement au niveau des mollets.

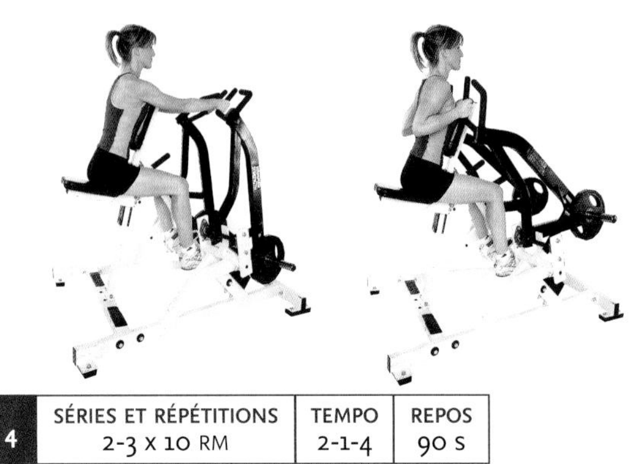

4	SÉRIES ET RÉPÉTITIONS	TEMPO	REPOS
	2-3 X 10 RM	2-1-4	90 S

DORSAUX ▸ TRACTION HORIZONTALE DES BRAS
(hammer strength)
Ajustez le siège de façon à ce que vos bras soient parallèles au sol lorsque vous saisissez les poignées • Saisissez les poignées en ½ pronation et effectuez une traction horizontale des bras en rapprochant les omoplates en fin de contraction • Revenez en position initiale.

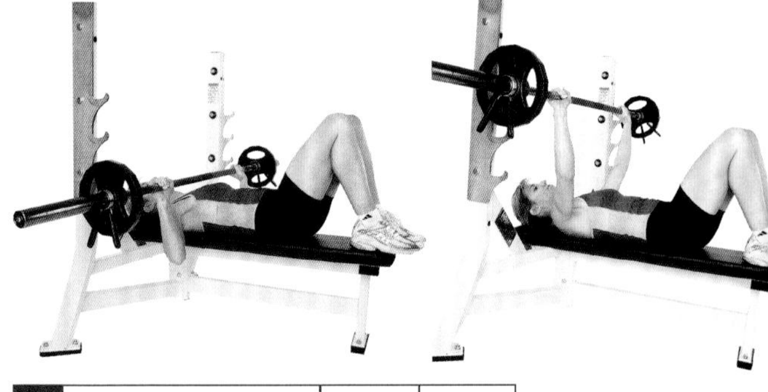

5	SÉRIES ET RÉPÉTITIONS	TEMPO	REPOS
	2-3 X 10 RM	2-1-4	90 S

PECTORAUX ▸ DÉVELOPPÉ COUCHÉ (barre)
Couché sur le dos, les yeux sous la barre, les pieds sur le banc, saisissez la barre au double de la largeur des épaules • En maintenant les coudes écartés, fléchissez-les afin d'apporter la barre à 1 cm de la poitrine • Effectuez une extension complète, sans bloquer les coudes.

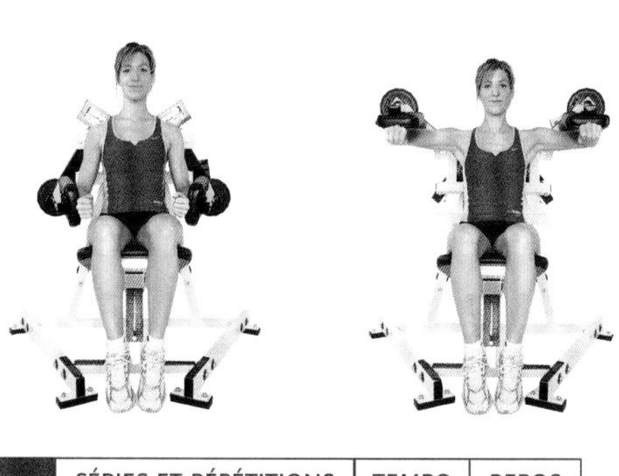

6	SÉRIES ET RÉPÉTITIONS	TEMPO	REPOS
	2 X 10 RM	2-1-4	90 S

ÉPAULES ► **ÉLÉVATION LATÉRALE DES BRAS** (hammer strength)

Ajustez le siège de façon à aligner l'axe de rotation de l'épaule avec l'axe de rotation de l'appareil • Soulevez les coudes jusqu'à ce qu'ils soient à la hauteur des épaules.

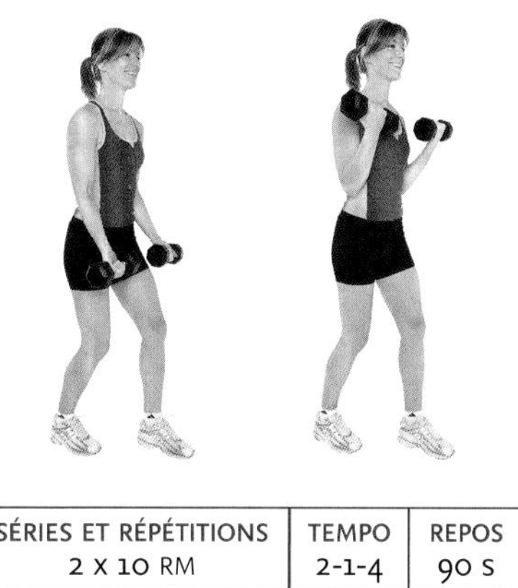

7	SÉRIES ET RÉPÉTITIONS	TEMPO	REPOS
	2 X 10 RM	2-1-4	90 S

BICEPS ► **FLEXION DES AVANT-BRAS** (haltères)

Les mains à la largeur des épaules, la paume des mains vers l'avant (supination), effectuez une flexion des avant-bras en maintenant les coudes le long du tronc • Redescendez lentement en position initiale • Évitez de basculer vers l'arrière • Cet exercice peut s'exécuter de manière alternée.

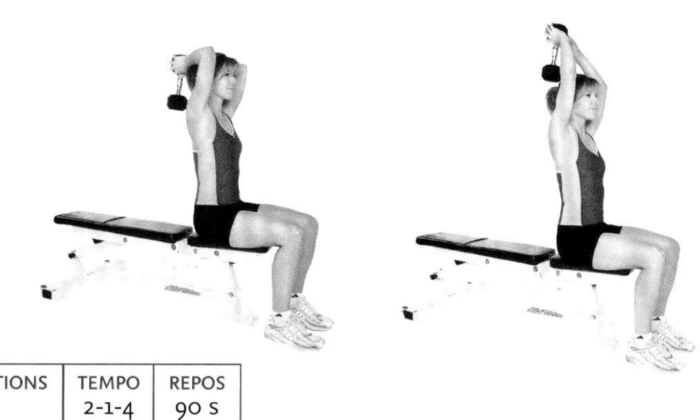

8	SÉRIES ET RÉPÉTITIONS	TEMPO	REPOS
	2 X 10 RM	2-1-4	90 S

TRICEPS ► **EXTENSION DES AVANT-BRAS AU-DESSUS DE LA TÊTE** (haltères)

Assis, le dos bien droit • Saisissez le poids à deux mains derrière la tête et effectuez une extension complète, sans bloquer les coudes • Revenez jusqu'à un angle de 90° aux coudes • Maintenez les coudes près des oreilles pendant toute la durée de l'exécution.

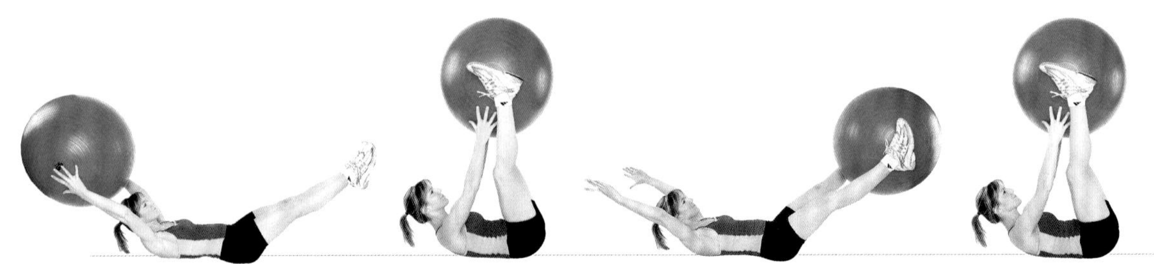

9	SÉRIES ET RÉPÉTITIONS	TEMPO	REPOS
	2 X MAX.	—	60 s

ABDOMINAUX ▸ **ÉCHANGE DU BALLON** (ballon d'exercice)
De la position « V », avec le ballon entre les mains, ramenez les segments en position carpée et saisissez le ballon entre les chevilles • Allongez de nouveau et répétez.

10	SÉRIES ET RÉPÉTITIONS	TEMPO	REPOS
	1 X 15 à 20	2-1-4	60 s

ABDOMINAUX ▸ **ENROULEMENT DU BASSIN**
(ballon d'exercice)
Serrez le ballon entre les cuisses et les mollets • Ramenez les genoux vers la poitrine en faisant une élévation du bassin.

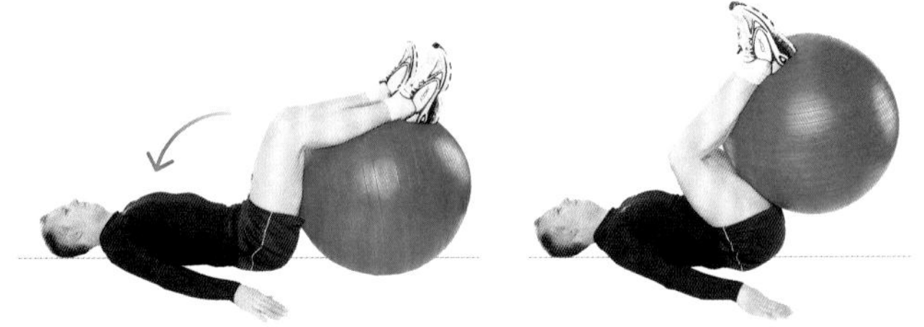

ÉTAPE 3 – EXERCICES CARDIOVASCULAIRES

MÉTHODE : **Utilisez un appareil cardiovasculaire au choix en sélectionnant le mode « Kilimanjaro » ou « Colline » les jours 1 et 3 de vos séances et le mode « Manuel » le 2e jour de vos séances.**

1	FC CIBLE OU IPF	DURÉE
	80-85 % Fc max. ou 14-15	20-30 min

APPAREIL AU CHOIX (JOURS 1 ET 3) ▸ Mode « Kilimanjaro » ou « Colline »

2	FC CIBLE OU IPF	DURÉE
	70-75 % Fc max. ou 12-14	30 min

APPAREIL AU CHOIX (JOUR 2) ▸ Mode « Manuel »

ÉTAPE 4 – EXERCICES D'ÉTIREMENTS

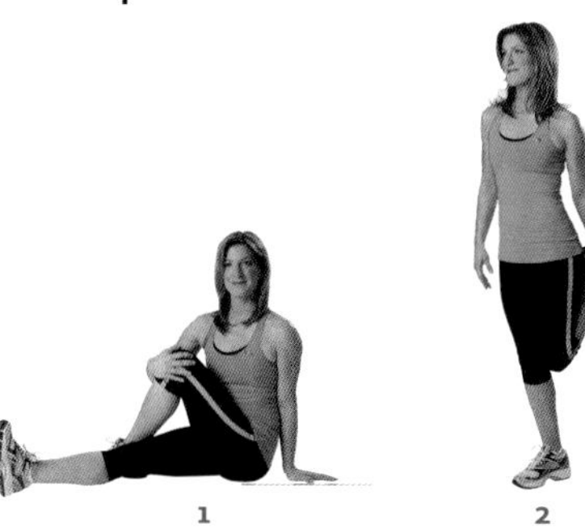

1 2

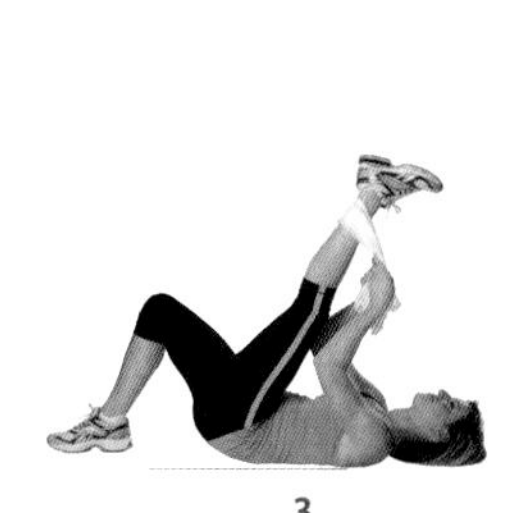

3

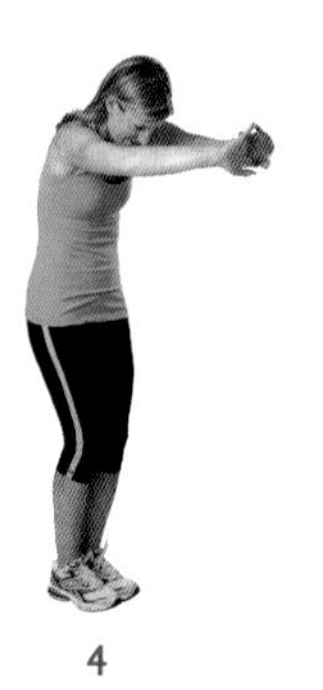

4

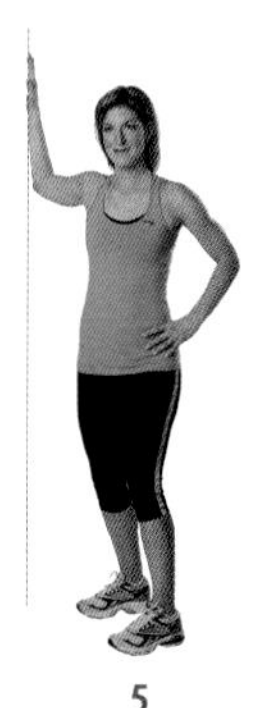

5

	SÉRIES ET RÉPÉTITIONS	DURÉE
1-5	1	20 S

FESSIERS

Rapprochez le genou vers le tronc avec la main opposée, afin d'accentuer l'étirement du fessier de la jambe fléchie • Répétez avec l'autre jambe.

QUADRICEPS

Saisissez la cheville et tirez le talon vers la fesse en maintenant les cuisses collées et parallèles • Répétez avec l'autre jambe.

ISCHIO-JAMBIERS

À l'aide d'une serviette ou de vos mains, tirez la jambe vers vous, sans fléchir le genou • Répétez avec l'autre jambe.

DORSAUX

Les bras tendus devant la poitrine, mains liées, poussez avec vos mains afin de décoller les omoplates et d'arrondir le haut du dos.

PECTORAUX

L'avant-bras en appui sur le mur, coude à 90° à la hauteur de l'épaule, effectuez une rotation du tronc du côté opposé • Répétez avec l'autre bras.

DURÉE : 1 MOIS ▸ FRÉQUENCE : 3 À 4 FOIS PAR SEMAINE, À 48-72 HEURES D'INTERVALLE

ÉTAPE 1 — ÉCHAUFFEMENT
EXERCICE CARDIOVASCULAIRE D'ENVIRON 5 MINUTES

ÉTAPE 2 — EXERCICES MUSCULAIRES
MÉTHODE : EFFORT-REPOS (UN TEMPS DE REPOS EST PRIS ENTRE CHAQUE SÉRIE).

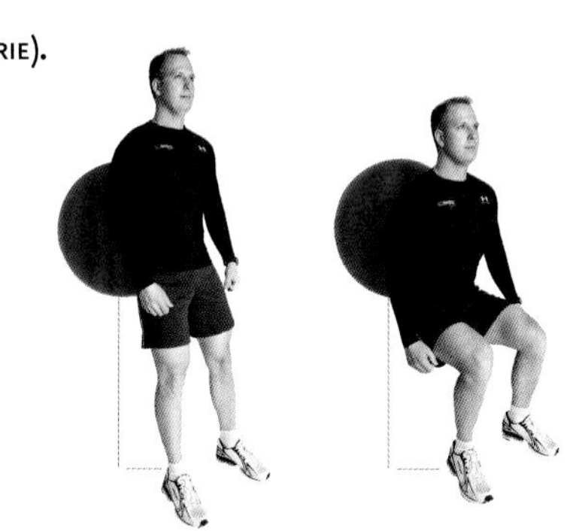

	SÉRIES ET RÉPÉTITIONS	TEMPO	REPOS
1	2 x 10 RM	2-0-4	60-90 s

JAMBES ▸ **EXTENSION DES MEMBRES INFÉRIEURS AU MUR** (ballon d'exercice)
Placez-vous le bas du dos contre le ballon au mur, les pieds à la largeur du bassin, légèrement avancés • Fléchissez les genoux jusqu'à un angle de 90° et effectuez une extension complète, sans bloquer les genoux.

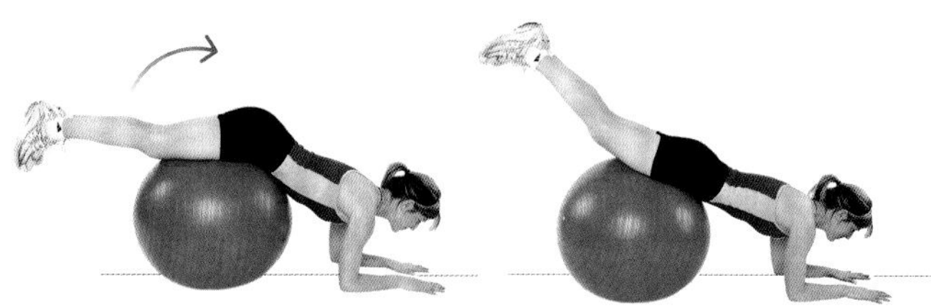

	SÉRIES ET RÉPÉTITIONS	TEMPO	REPOS
2	2 x 10 RM	2-0-4	60-90 s

JAMBES ▸ **EXTENSION À LA HANCHE** (ballon d'exercice)
En appui sur les coudes, au sol, et au niveau du bassin sur le ballon, effectuez une extension à la hanche et revenez en position initiale.

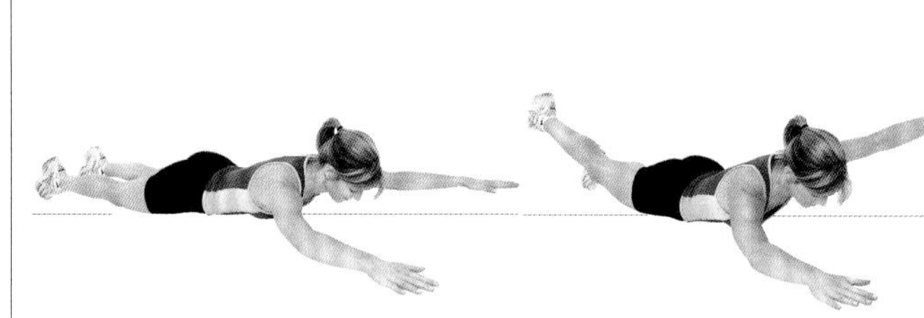

	SÉRIES ET RÉPÉTITIONS	TEMPO	REPOS
3	3 x max.	2-1-4	60-90 s

DORSAUX ▸ **SUPERMAN**
Couché à plat ventre, yeux vers le sol • Allongez le bras et la jambe opposés en effectuant une légère extension dorsale • Alternez de chaque côté • Si vous éprouvez des problèmes de dos, évitez cet exercice.

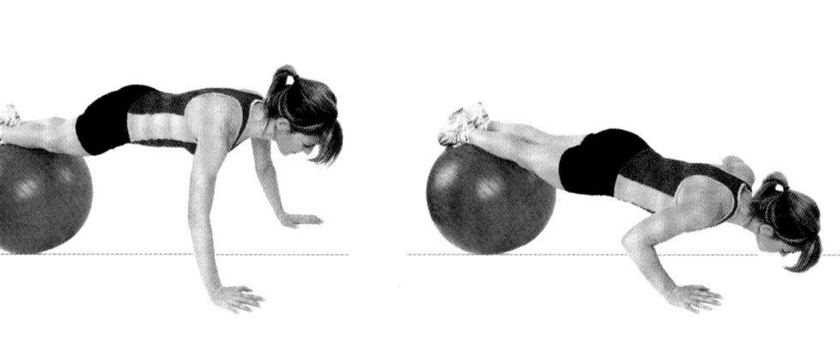

4	SÉRIES ET RÉPÉTITIONS	TEMPO	REPOS
	3 x max.	2-0-4	60-90 s

PECTORAUX ▸ **POMPES PIEDS SUR BALLON**
(ballon d'exercice)
Les pieds sur le ballon, les mains au sol, fléchissez les coudes jusqu'à ce que le nez soit à 1 cm du sol et effectuez une extension complète, sans bloquer les coudes.

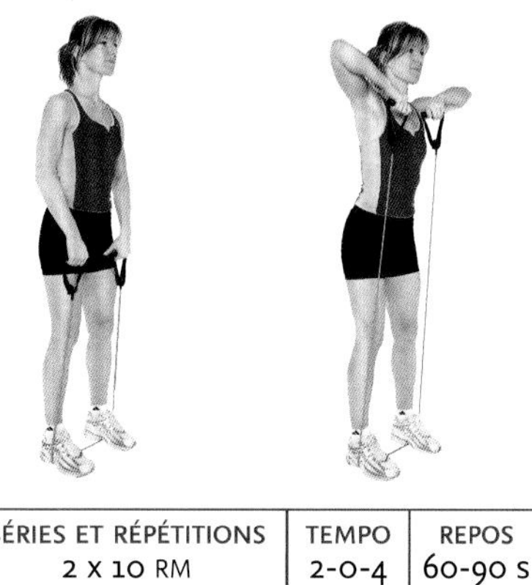

5	SÉRIES ET RÉPÉTITIONS	TEMPO	REPOS
	2 x 10 RM	2-0-4	60-90 s

ÉPAULES ▸ **TRACTION VERTICALE DES BRAS**
(bande élastique)
L'élastique sous vos pieds, saisissez les poignées à une largeur légèrement inférieure à celle des épaules et effectuez une traction verticale en apportant les poignées sous le menton • Revenez lentement au point initial • Évitez de basculer vers l'arrière.

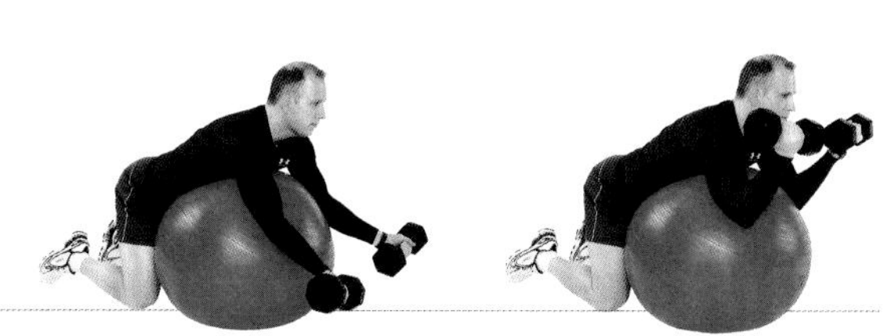

6	SÉRIES ET RÉPÉTITIONS	TEMPO	REPOS
	2 x 10 RM	2-1-4	60-90 s

BICEPS ▸ **FLEXION DES AVANT-BRAS**
(ballon d'exercice)
À genoux, les bras en appui sur le ballon, effectuez une flexion des avant-bras jusqu'à ce que ceux-ci soient presque perpendiculaires au sol et revenez en extension complète, sans bloquer les coudes.

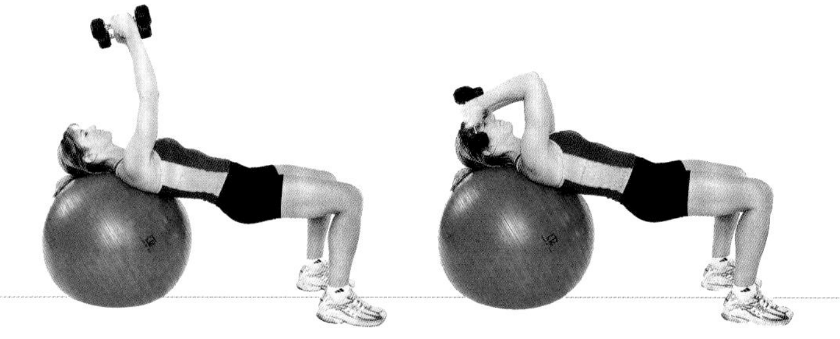

7	SÉRIES ET RÉPÉTITIONS	TEMPO	REPOS
	2 x 10 RM	2-0-4	60-90 s

TRICEPS ▸ **EXTENSION DES AVANT-BRAS**
(ballon d'exercice, haltères)
En appui sur les omoplates, les poids au-dessus des yeux, les mains en ½ pronation • Fléchissez les coudes jusqu'à un angle de 90° et effectuez une extension complète, sans bloquer les coudes • Maintenez les coudes rapprochés pendant toute la durée de l'exécution.

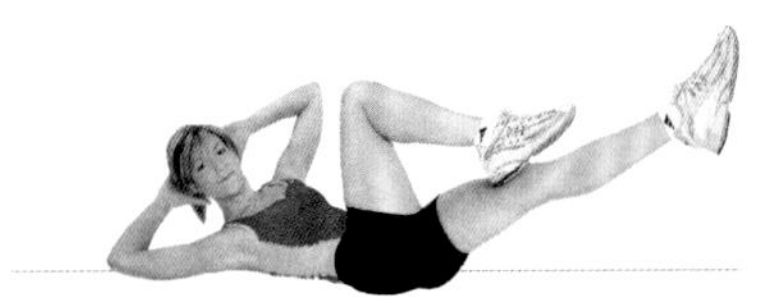

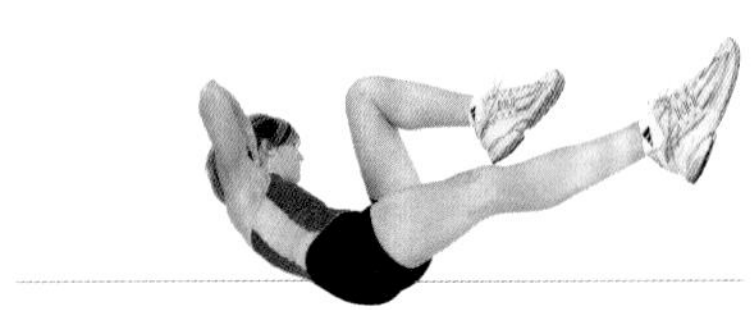

8	SÉRIES ET RÉPÉTITIONS	TEMPO	REPOS
	2 x 15	—	60-90 s

ABDOMINAUX ▸ **BICYCLETTE**

À partir d'une flexion du tronc et à la hanche, ramenez le coude et le genou opposés ensemble • Alternez de chaque côté sans prendre de pause.

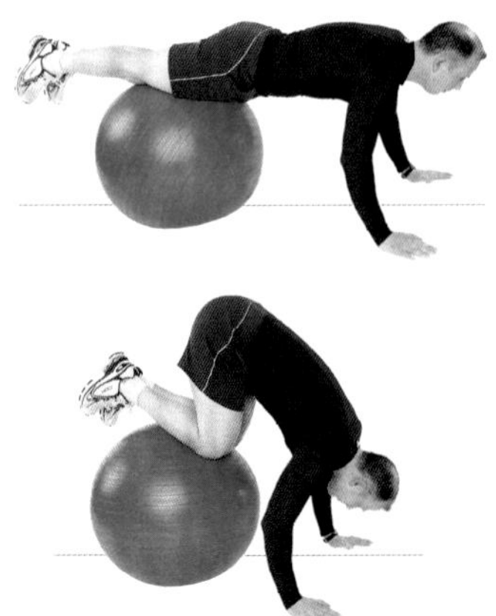

9	SÉRIES ET RÉPÉTITIONS	TEMPO	REPOS
	2 x 12	2-0-3	60-90 s

ABDOMINAUX ▸ **FLEXION À LA HANCHE** (ballon d'exercice)

En position pompe, les mains à la largeur des épaules, le bassin en appui sur le ballon, effectuez une flexion à la hanche en ramenant les genoux (et le ballon) vers la poitrine.

ÉTAPE 3 – EXERCICES CARDIOVASCULAIRES

MÉTHODE : **Faites un entraînement cardiovasculaire par intervalles les jours 1 et 3 de vos séances et un entraînement cardiovasculaire en méthode continue le 2e jour de vos séances**

1	FC CIBLE OU IPF	DURÉE
	80-85 % Fc max. ou 14-16	30 min

MARCHE RAPIDE ET JOGGING (JOURS 1 ET 3) ▸ Intervalles (alternez 2 min marche avec 5 min jogging)

2	FC CIBLE OU IPF	DURÉE
	70-75 % Fc max. ou 12-14	30 min

MARCHE RAPIDE (JOUR 2) ▸ Continue

ÉTAPE 4 – EXERCICES D'ÉTIREMENTS

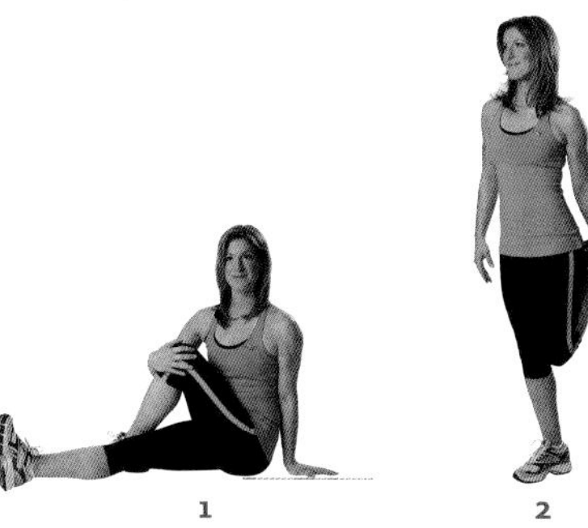

1 2

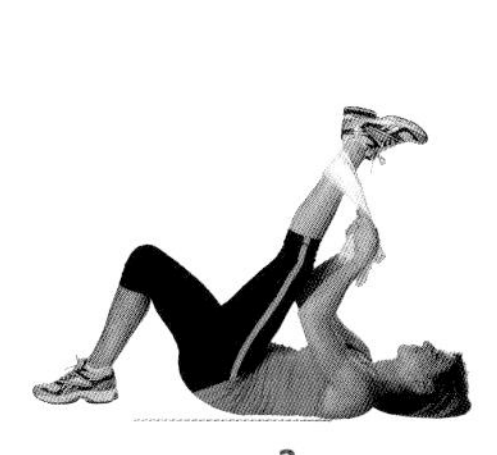

3

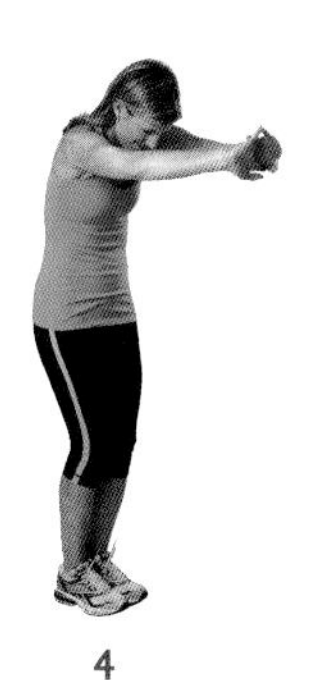

4

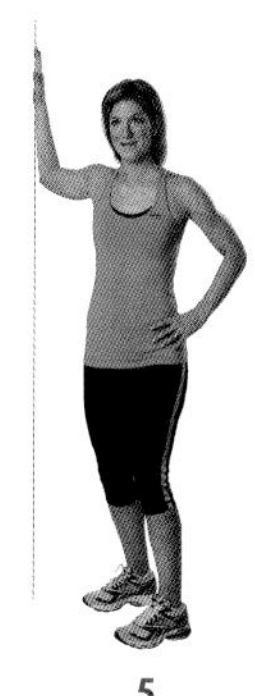

5

	SÉRIES ET RÉPÉTITIONS	DURÉE
1-5	1	20 S

FESSIERS
Rapprochez le genou vers le tronc avec la main opposée, afin d'accentuer l'étirement du fessier de la jambe fléchie • Répétez avec l'autre jambe.

QUADRICEPS
Saisissez la cheville et tirez le talon vers la fesse en maintenant les cuisses collées et parallèles • Répétez avec l'autre jambe.

ISCHIO-JAMBIERS
À l'aide d'une serviette ou de vos mains, tirez la jambe vers vous, sans fléchir le genou • Répétez avec l'autre jambe.

DORSAUX
Les bras tendus devant la poitrine, mains liées, poussez avec vos mains afin de décoller les omoplates et d'arrondir le haut du dos.

PECTORAUX
L'avant-bras en appui sur le mur, coude à 90° à la hauteur de l'épaule, effectuez une rotation du tronc du côté opposé • Répétez avec l'autre bras.

DURÉE : 1 MOIS ▸ FRÉQUENCE : 3 À 5 FOIS PAR SEMAINE, À 48-72 HEURES D'INTERVALLE

Vous voilà déjà rendu au sixième et dernier programme d'entraînement proposé dans ce guide. Peu importe votre fréquence d'entraînement (3, 4, 5 ou même 6 fois par semaine), assurez-vous d'offrir un temps de repos d'au moins 24 heures entre chacune des séances d'exercices de musculation.

Au gym, vous retournerez sur les appareils Hammer Strength et utiliserez les haltères. Quant à votre entraînement à la maison, vous devrez peut-être vous procurer de nouveaux haltères plus lourds afin de solliciter efficacement vos muscles, dont la force s'est accrue au cours des derniers mois. Une fois ce mois-ci terminé, n'hésitez pas à reprendre l'un des six programmes et en ajuster l'intensité des exercices. Le paramètre d'équilibre musculaire est respecté dans cette prescription d'entraînements, ce qui vous assure une efficacité d'entraînement. Allez hop, c'est reparti !

ÉTAPE 1 – ÉCHAUFFEMENT

EXERCICE CARDIOVASCULAIRE D'ENVIRON 5 MINUTES

ÉTAPE 2 – EXERCICES MUSCULAIRES

MÉTHODE : **EFFORT-REPOS (UN TEMPS DE REPOS EST PRIS ENTRE CHAQUE SÉRIE).**

	SÉRIES ET RÉPÉTITIONS	TEMPO	REPOS
1	2-3 X 8 RM	2-0-4	90 S

JAMBES ▸ **EXTENSION DES MEMBRES INFÉRIEURS** (machine smith)
Placez la barre sur vos trapèzes, les pieds à la largeur du bassin • Fixez droit devant vous, la poitrine bombée, descendez jusqu'à un angle de 90° au niveau des genoux et effectuez une extension complète, sans bloquer les genoux • Évitez d'incliner le tronc vers l'avant • Si vous éprouvez des problèmes de dos, évitez cet exercice.

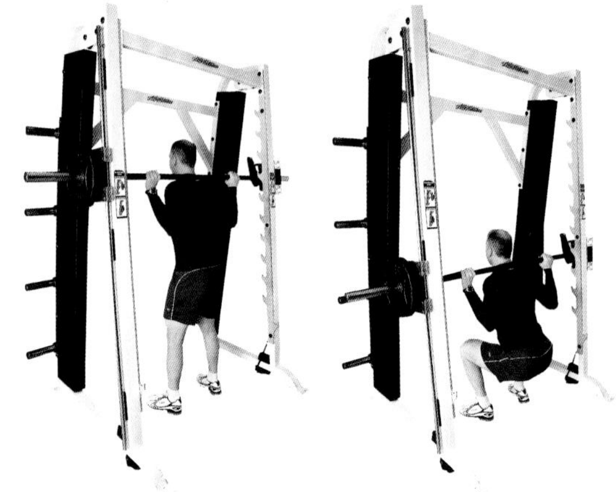

	SÉRIES ET RÉPÉTITIONS	TEMPO	REPOS
2	2 X 8 RM	2-1-4	90 S

JAMBES ▸ **FLEXION DES JAMBES** (hammer strength)
Ajustez le dossier de façon à ce que l'axe de rotation de vos genoux soit aligné avec l'axe de rotation de l'appareil • Attachez fermement la ceinture • Effectuez une flexion des jambes jusqu'à un angle de 90° au niveau des genoux et revenez lentement en position initiale, sans bloquer les genoux.

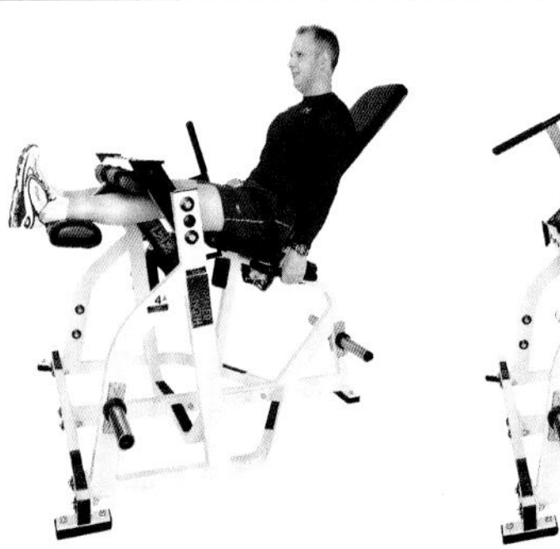

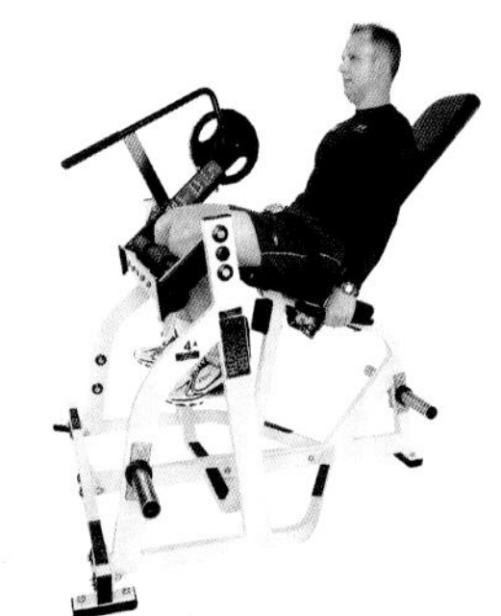

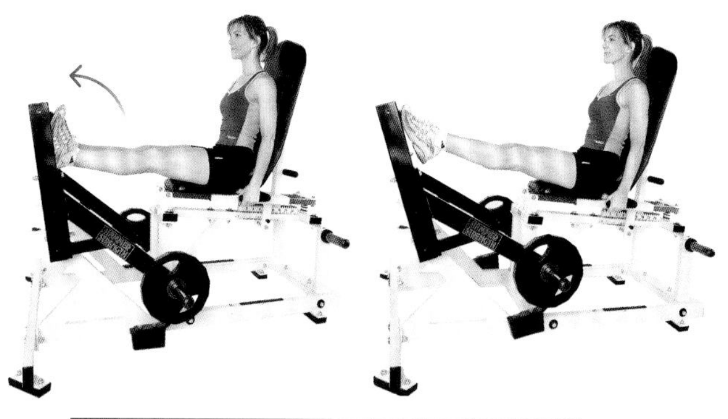

3	SÉRIES ET RÉPÉTITIONS	TEMPO	REPOS
	2 x 8 RM	2-1-4	90 s

JAMBES (MOLLETS) ▸ **FLEXION PLANTAIRE À L'HORIZONTALE**
(hammer strength)

Ajustez le siège de façon à ce que vous décolliez légèrement la charge lorsque vos jambes sont tendues • Placez la plante de vos pieds (parallèles) sur la barre et effectuez une flexion plantaire complète, puis revenez jusqu'à ce que vous ressentiez un léger étirement au niveau des mollets.

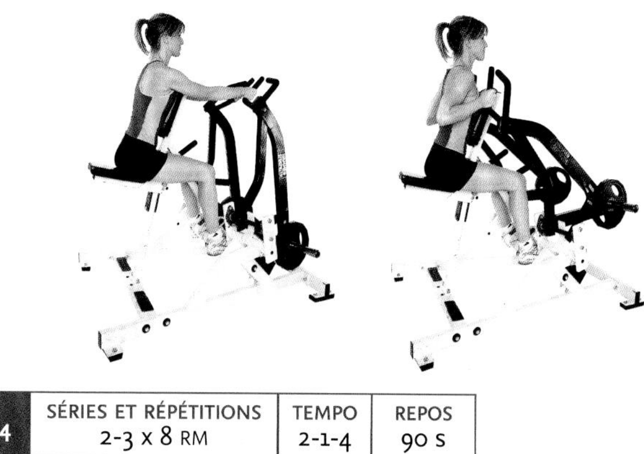

4	SÉRIES ET RÉPÉTITIONS	TEMPO	REPOS
	2-3 x 8 RM	2-1-4	90 s

DORSAUX ▸ **TRACTION HORIZONTALE DES BRAS**
(hammer strength)

Ajustez le siège de façon à ce que vos bras soient parallèles au sol lorsque vous saisissez les poignées • Saisissez les poignées en ½ pronation et effectuez une traction horizontale des bras en rapprochant les omoplates en fin de contraction • Revenez en position initiale.

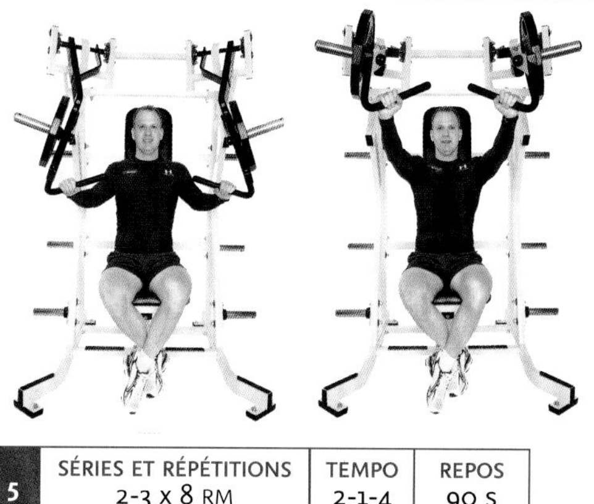

5	SÉRIES ET RÉPÉTITIONS	TEMPO	REPOS
	2-3 x 8 RM	2-1-4	90 s

PECTORAUX ▸ **EXTENSION HORIZONTALE DES BRAS INCLINÉ**
(hammer strength)

Ajustez le siège de façon à avoir les poignées alignées avec la partie supérieure des pectoraux • Effectuez une extension complète, sans bloquer les coudes, et revenez afin d'avoir un angle de 90° aux coudes • Maintenez les coudes soulevés pendant toute la durée de l'exécution.

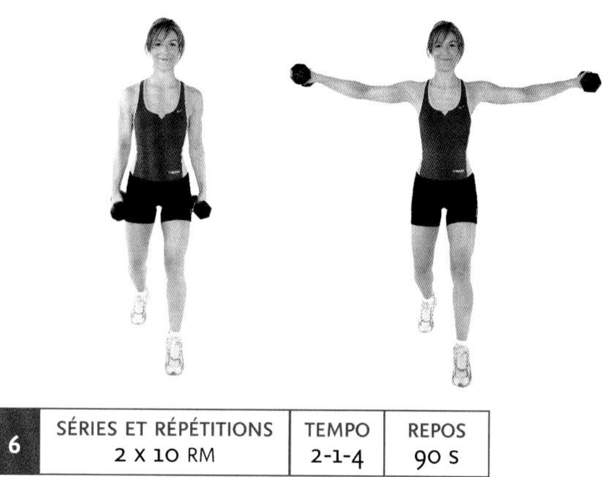

6	SÉRIES ET RÉPÉTITIONS	TEMPO	REPOS
	2 x 10 RM	2-1-4	90 s

ÉPAULES ▸ **ÉLÉVATION LATÉRALE DES BRAS**
(haltères)

Les bras allongés avec une légère flexion aux coudes, effectuez une élévation latérale des bras jusqu'à ce que les poids soient à la hauteur des épaules • Évitez de basculer vers l'arrière.

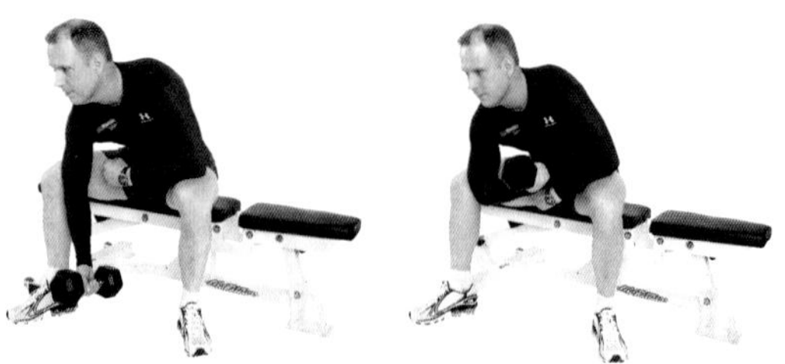

7	SÉRIES ET RÉPÉTITIONS	TEMPO	REPOS
	2 X 10 RM	2-1-4	90 S

BICEPS ▸ BICEPS CONCENTRATION (haltères)
Placez votre coude à l'intérieur de votre genou • Effectuez une flexion de l'avant-bras jusqu'à ce que l'haltère soit à la hauteur de votre poitrine • Revenez à la position initiale.

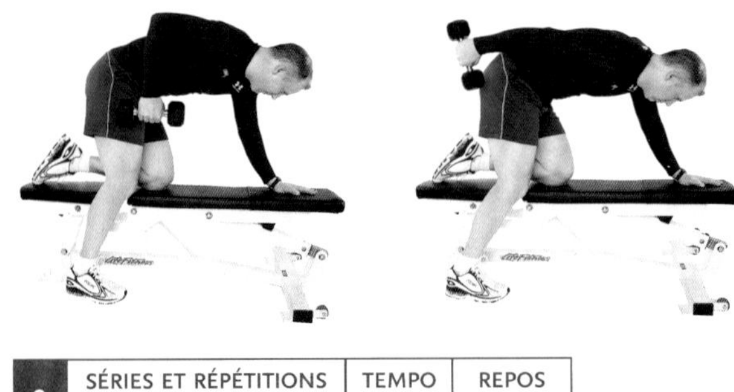

8	SÉRIES ET RÉPÉTITIONS	TEMPO	REPOS
	2 X 10 RM	2-1-4	90 S

TRICEPS ▸ EXTENSION DES AVANT-BRAS (haltères)
Maintenez les coudes bien élevés et effectuez une extension complète, sans bloquer les coudes • Revenez jusqu'à un angle légèrement supérieur à 90°.

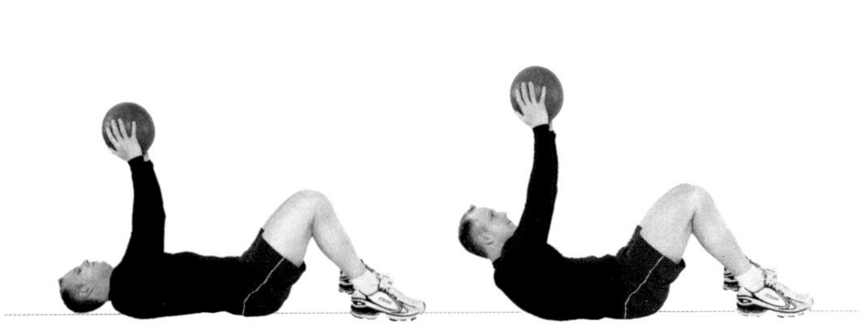

9	SÉRIES ET RÉPÉTITIONS	TEMPO	REPOS
	2 X 15-20	2-1-4	90 S

ABDOMINAUX ▸ REDRESSEMENT ASSIS PARTIEL AVEC CHARGE
Tenez la charge au-dessus de la poitrine et contractez les abdominaux en effectuant une flexion avant du tronc sur une amplitude d'environ 30°.

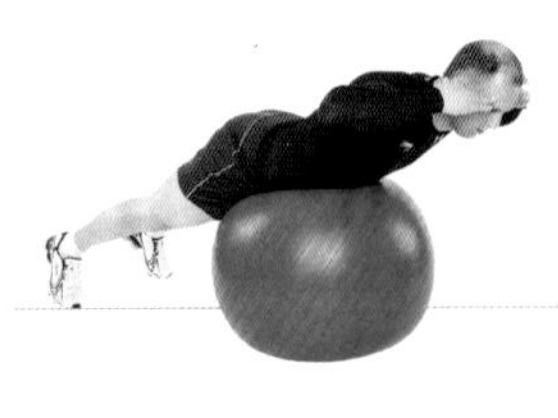

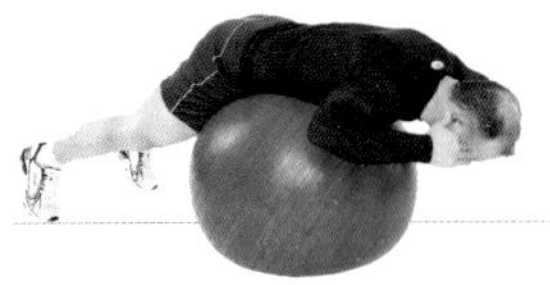

10	SÉRIES ET RÉPÉTITIONS	TEMPO	REPOS
	2 X 15	2-1-4	90 S

DORSAUX ▸ EXTENSION DORSALE (ballon d'exercice)
Les hanches en appui sur le ballon, pieds à la largeur des épaules, effectuez une extension dorsale jusqu'à ce que les membres inférieurs, le tronc et la tête soient bien alignés • Ne faites pas d'hyperextension • Si vous éprouvez des problèmes de dos, évitez cet exercice.

ÉTAPE 3 – EXERCICES MUSCULAIRES

MÉTHODE : PARTICIPEZ À UN COURS DE GROUPE LES JOURS 1 ET 3 DE VOS SÉANCES ET UTILISEZ UN APPAREIL AU CHOIX LE 2[E] JOUR DE VOS SÉANCES.

1	FC CIBLE OU IPF	DURÉE
	70-85 % Fc max. ou 12-15	30-60 min

COURS DE GROUPE / VÉLO EN GROUPE (JOURS 1 ET 3)

2	FC CIBLE OU IPF	DURÉE
	80-85 % Fc max. ou 14-15	30 min

APPAREIL AU CHOIX (JOUR 2)

- Mode « Entraînement vitesse » ou « Colline »

ÉTAPE 4 – EXERCICES D'ÉTIREMENTS

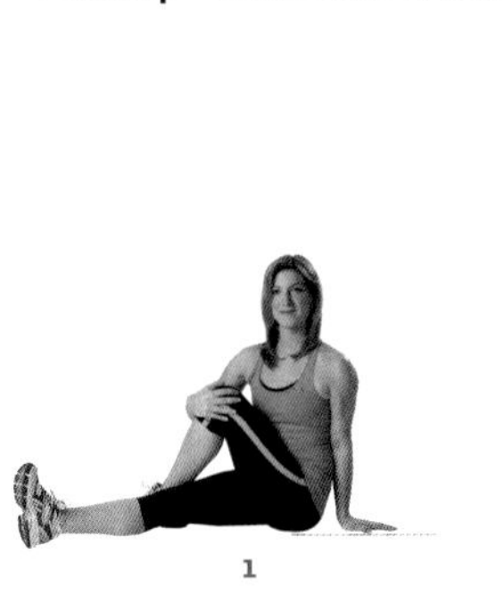
1

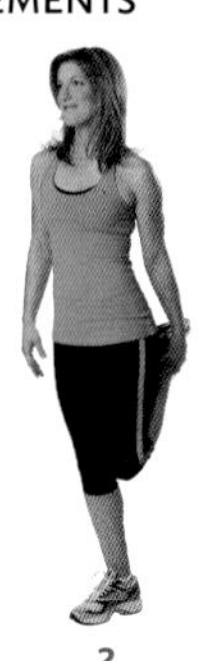
2

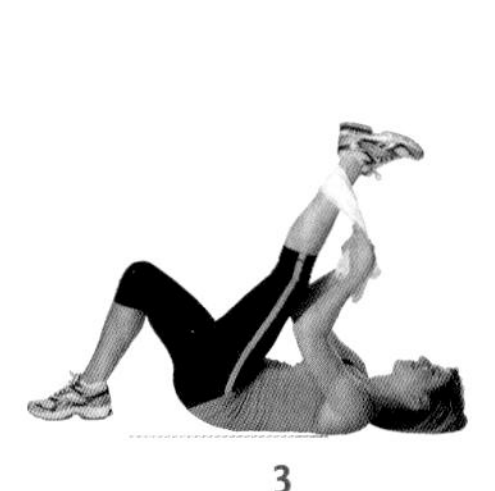
3

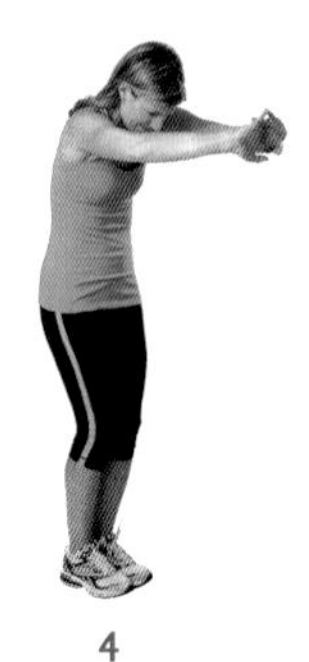
4

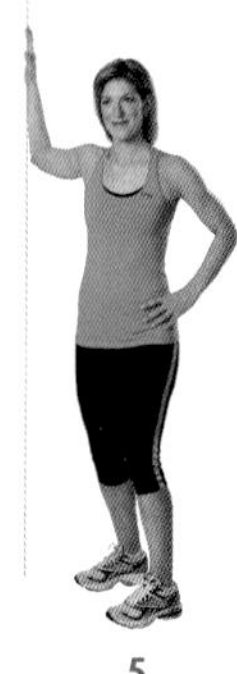
5

1-5	SÉRIES ET RÉPÉTITIONS	DURÉE
	1	20 S

FESSIERS
Rapprochez le genou vers le tronc avec la main opposée, afin d'accentuer l'étirement du fessier de la jambe fléchie • Répétez avec l'autre jambe.

QUADRICEPS
Saisissez la cheville et tirez le talon vers la fesse en maintenant les cuisses collées et parallèles • Répétez avec l'autre jambe.

ISCHIO-JAMBIERS
À l'aide d'une serviette ou de vos mains, tirez la jambe vers vous, sans fléchir le genou • Répétez avec l'autre jambe.

DORSAUX
Les bras tendus devant la poitrine, mains liées, poussez avec vos mains afin de décoller les omoplates et d'arrondir le haut du dos.

PECTORAUX
L'avant-bras en appui sur le mur, coude à 90° à la hauteur de l'épaule, effectuez une rotation du tronc du côté opposé • Répétez avec l'autre bras.

DURÉE : 1 MOIS ▸ FRÉQUENCE : 3 À 5 FOIS PAR SEMAINE, À 48-72 HEURES D'INTERVALLE

ÉTAPE 1 – ÉCHAUFFEMENT

EXERCICE CARDIOVASCULAIRE D'ENVIRON 5 MINUTES

ÉTAPE 2 – EXERCICES MUSCULAIRES

MÉTHODE : **EFFORT-REPOS (UN TEMPS DE REPOS EST PRIS ENTRE CHAQUE SÉRIE).**

	SÉRIES ET RÉPÉTITIONS	TEMPO	REPOS
1	3 X 20 RM	2-0-4	45-60 S

JAMBES ▸ **FENTE AVANT** (haltères)

Placez le pied avant de façon à obtenir un angle de 90° au niveau du genou • Placez le pied arrière de façon à ce que le genou soit sous la hanche, en position initiale • Effectuez une extension complète, sans bloquer le genou • Revenez en position initiale, sans déposer la charge.

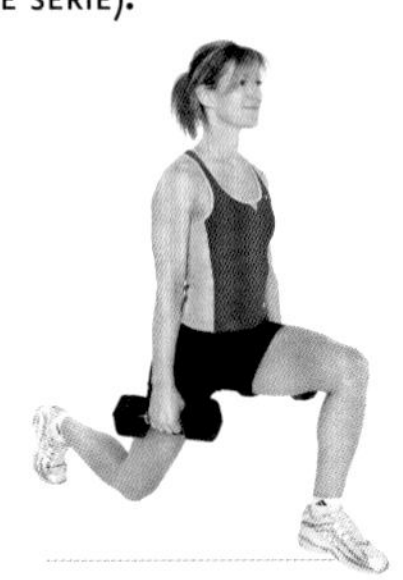

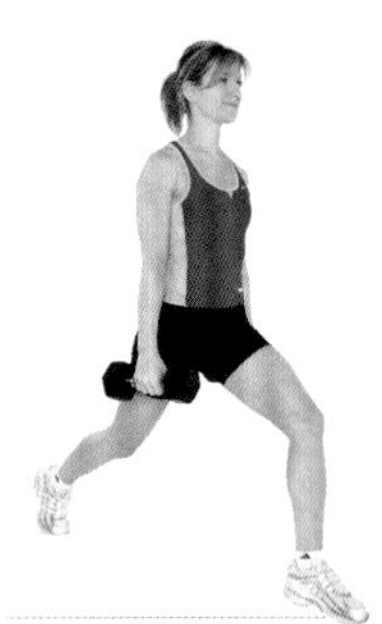

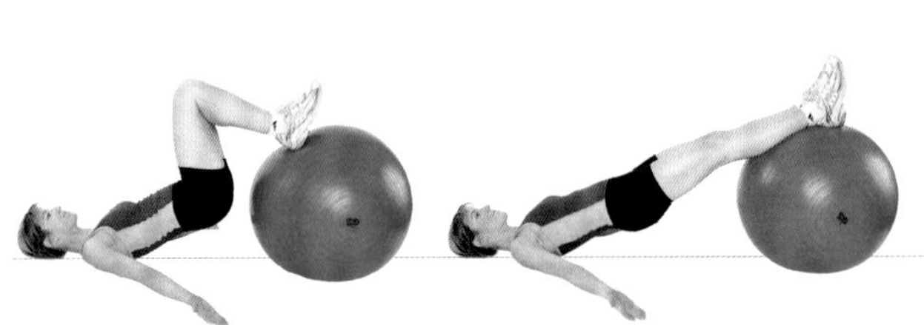

	SÉRIES ET RÉPÉTITIONS	TEMPO	REPOS
2	2 X 20 RM	2-0-4	45-60 S

JAMBES ▸ **BASCULE DU BASSIN + EXTENSION DES JAMBES** (ballon d'exercice)

Les talons en appui et le bassin en suspension, effectuez une extension des jambes et revenez en position initiale, en maintenant le bassin soulevé.

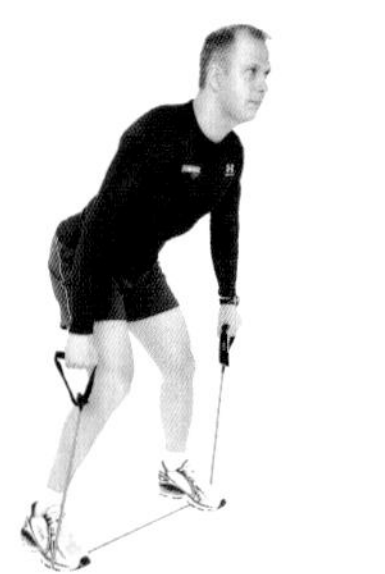

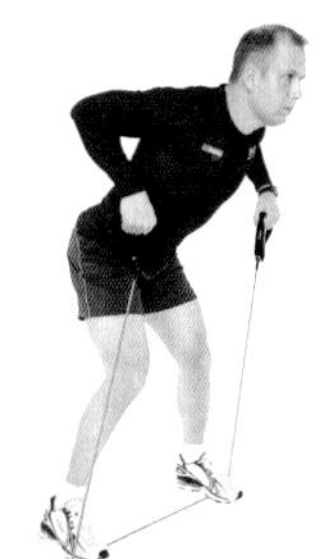

	SÉRIES ET RÉPÉTITIONS	TEMPO	REPOS
3	3 X 20 RM	2-1-4	60-90 S

DORSAUX ▸ **TRACTION VERTICALE DES BRAS, TRONC INCLINÉ** (bande élastique)

Élastique sous les pieds, tronc incliné, poitrine bombée et tête relevée, effectuez une traction des bras en rapprochant les omoplates en fin de contraction.

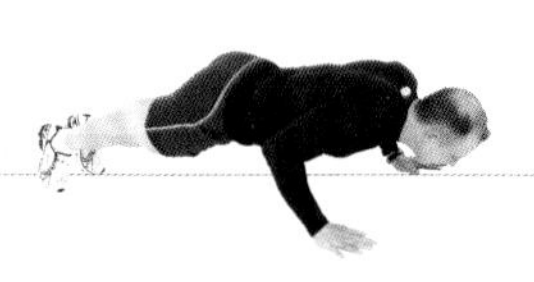

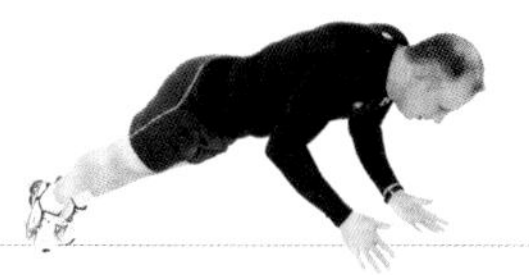

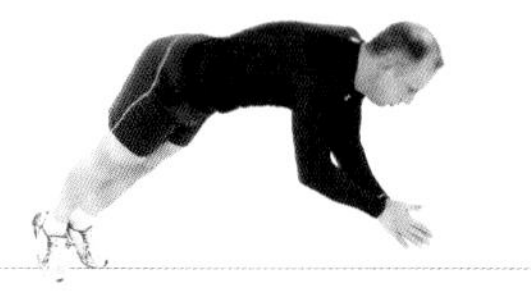

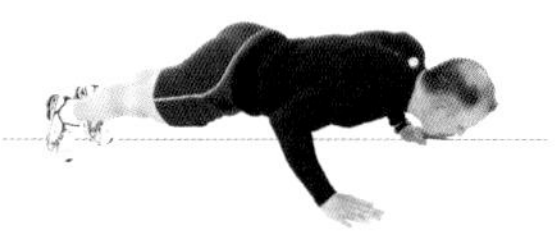

5	SÉRIES ET RÉPÉTITIONS	TEMPO	REPOS
	3 X 20 RM	—	45-60 s

PECTORAUX ► **POMPES PLYOMÉTRIE**

Exécutez des pompes de manière explosive en essayant de décoller du sol, tout en frappant des mains lors de la suspension dans les airs • Amortissez l'atterrissage • Si vous êtes incapable de décoller du sol, exécutez les pompes à vitesse maximale • Soyez prudent.

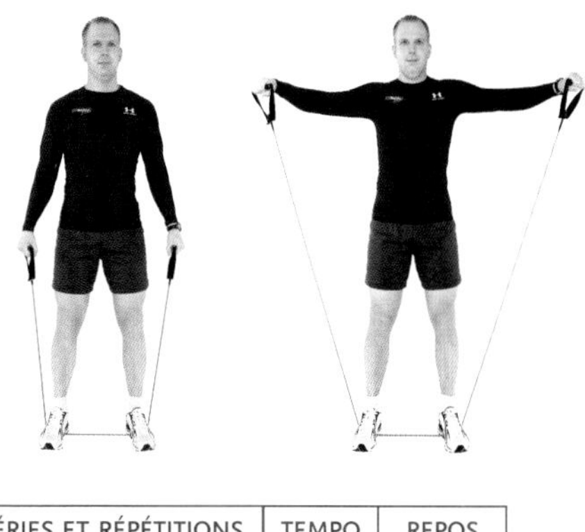

4	SÉRIES ET RÉPÉTITIONS	TEMPO	REPOS
	2 X 20 RM	2-1-4	45-60 s

ÉPAULES ► **ÉLÉVATION LATÉRALE DES BRAS**

(bande élastique)

L'élastique sous vos pieds, les bras allongés avec une légère flexion aux coudes, effectuez une élévation latérale des bras jusqu'à ce que les mains soient à la hauteur des épaules • Évitez de basculer vers l'arrière.

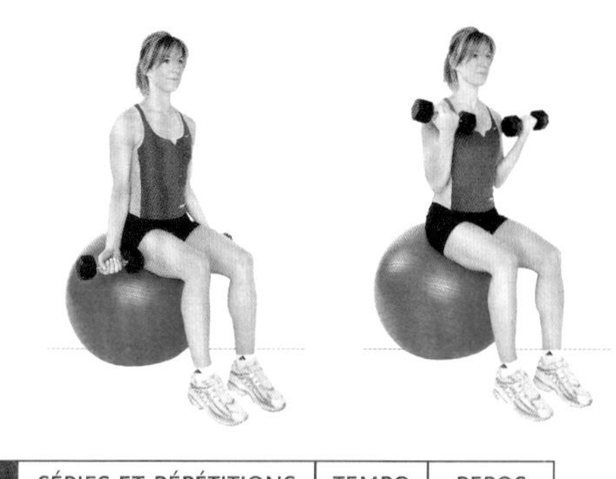

6	SÉRIES ET RÉPÉTITIONS	TEMPO	REPOS
	2 X 20 RM	2-0-4	45-60 s

BICEPS ► **FLEXION DES AVANT-BRAS**

(ballon d'exercice, haltères)

Les mains à la largeur des épaules en supination, effectuez une flexion des avant-bras en maintenant les coudes le long du tronc • Redescendez lentement en position initiale • Évitez de basculer vers l'arrière.

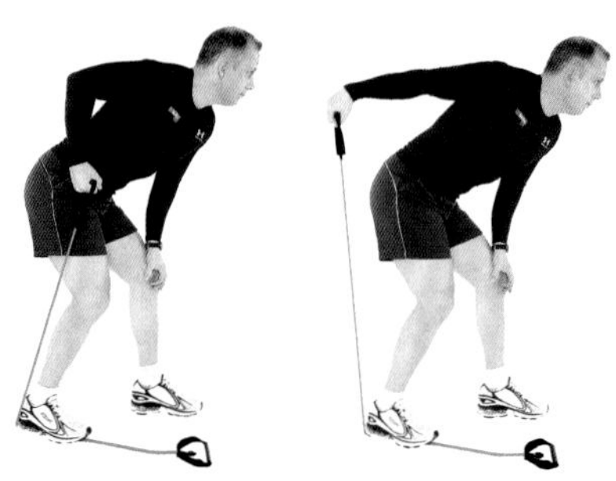

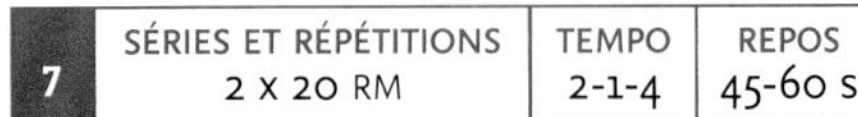

7	SÉRIES ET RÉPÉTITIONS	TEMPO	REPOS
	2 X 20 RM	2-1-4	45-60 s

TRICEPS ▸ **EXTENSION DES AVANT-BRAS**

(bande élastique)

Maintenez les coudes bien élevés et effectuez une extension complète, sans bloquer les coudes • Revenez en position initiale jusqu'à un angle légèrement supérieur à 90°.

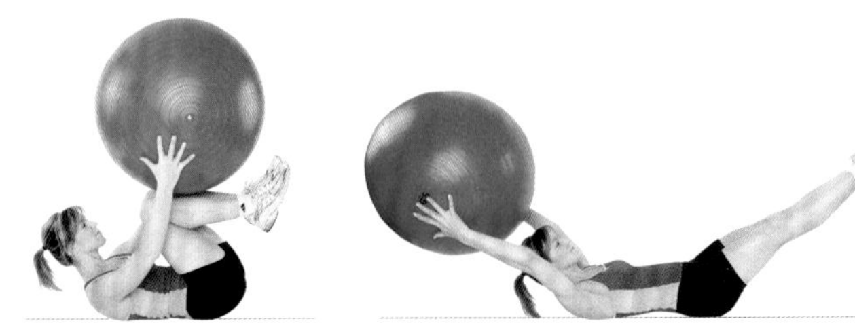

8	SÉRIES ET RÉPÉTITIONS	TEMPO	REPOS
	2 X 15-20 S	—	60-90 s

ABDOMINAUX ▸ **ÉTIREMENT DES JAMBES**

(ballon d'exercice)

À partir de la position groupée, allongez les bras et les jambes simultanément afin de former un « V » • Revenez lentement en position initiale avec la tête soulevée.

ÉTAPE 3 – EXERCICES CARDIOVASCULAIRES

MÉTHODE : **FAITES UN ENTRAÎNEMENT CARDIOVASCULAIRE PAR INTERVALLES LES JOURS 1 ET 3 DE VOS SÉANCES ET UN ENTRAÎNEMENT CARDIOVASCULAIRE EN MÉTHODE CONTINUE LE 2E JOUR DE VOS SÉANCES**

1	FC CIBLE OU IPF	DURÉE
	80-85 % Fc max. ou 14-16	20-30 min

MARCHE ET JOGGING (JOUR 1 ET 3)

▸ Intervalles (alternez 2 min marche avec 8 min jogging)

2	FC CIBLE OU IPF	DURÉE
	70-75 % Fc max. ou 12-14	30 min

MARCHE RAPIDE OU JOGGING LÉGER (JOUR 2)

▸ Continue

ÉTAPE 4 – EXERCICES D'ÉTIREMENTS

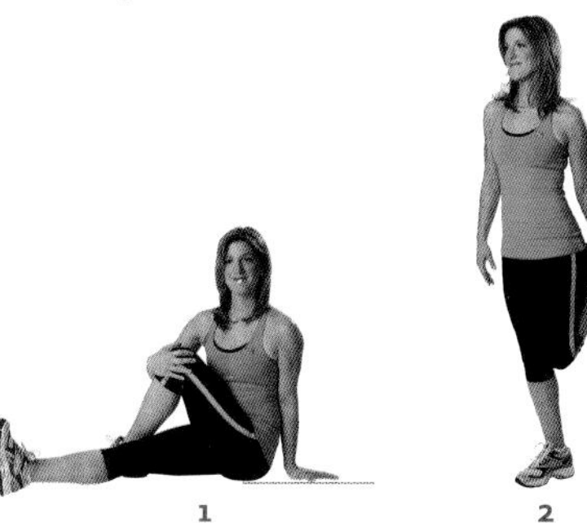

1 2

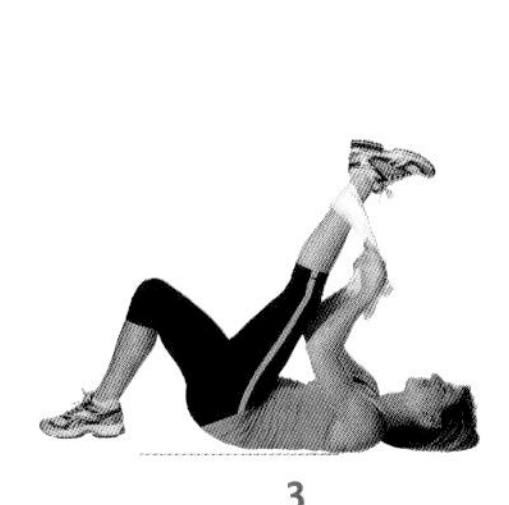

3

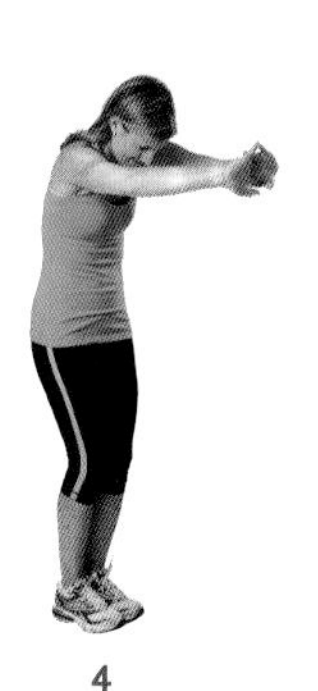

4

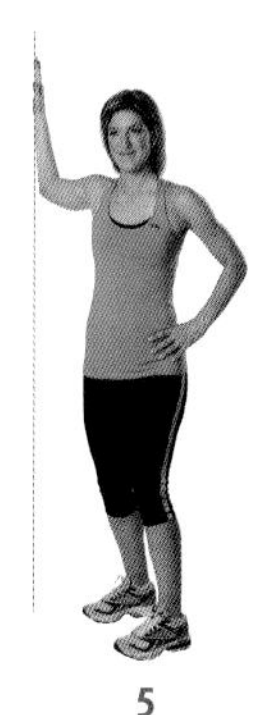

5

	SÉRIES ET RÉPÉTITIONS	DURÉE
1-5	1	20 S

FESSIERS

Rapprochez le genou vers le tronc avec la main opposée, afin d'accentuer l'étirement du fessier de la jambe fléchie • Répétez avec l'autre jambe.

QUADRICEPS

Saisissez la cheville et tirez le talon vers la fesse en maintenant les cuisses collées et parallèles • Répétez avec l'autre jambe.

ISCHIO-JAMBIERS

À l'aide d'une serviette ou de vos mains, tirez la jambe vers vous, sans fléchir le genou • Répétez avec l'autre jambe.

DORSAUX

Les bras tendus devant la poitrine, mains liées, poussez avec vos mains afin de décoller les omoplates et d'arrondir le haut du dos.

PECTORAUX

L'avant-bras en appui sur le mur, coude à 90° à la hauteur de l'épaule, effectuez une rotation du tronc du côté opposé • Répétez avec l'autre bras.

ÉVALUATION FINALE DE LA CONDITION PHYSIQUE

Mesdames, messieurs, puisque vous avez officiellement terminé les six programmes d'exercice *Vivre Plus*, je vous invite à refaire une évaluation complète de votre condition physique. Vous pourrez ainsi constater l'amélioration de votre condition physique depuis vos tout débuts, il y a de cela six mois déjà. Référez-vous à la section des tests d'évaluation de la condition physique, au chapitre 7.

MOT D'ENCOURAGEMENT DE KARINE

BRAVO ! L'intégration du conditionnement physique dans votre quotidien devrait maintenant se faire plus aisément qu'à vos débuts. Au cours des six derniers mois, vous avez sans doute eu des élans de motivation et des moments plus difficiles. Malgré tout, vous avez tenu bon et avez complété vos 24 semaines d'entraînement. Cette persévérance révèle clairement que le fait d'être en santé exige de faire des efforts au quotidien.

J'espère que ce livre a été pour vous un véritable guide vers la mise en forme, qu'il vous a stimulé à conserver vos nouvelles habitudes de vie saines et que les résultats que vous avez obtenus ont même encouragé votre entourage à en faire autant. N'hésitez surtout pas à relire certains chapitres, question de garder à l'esprit les principes qui régissent l'amélioration de votre condition physique et qui influencent votre assiduité à l'entraînement.

Je souhaite que vous soyez motivé à poursuivre ce programme et que vous ayez envie de mordre dans la vie avec plus d'énergie… mais surtout, j'espère que votre nouvelle forme physique vous permettra de *vivre plus*!

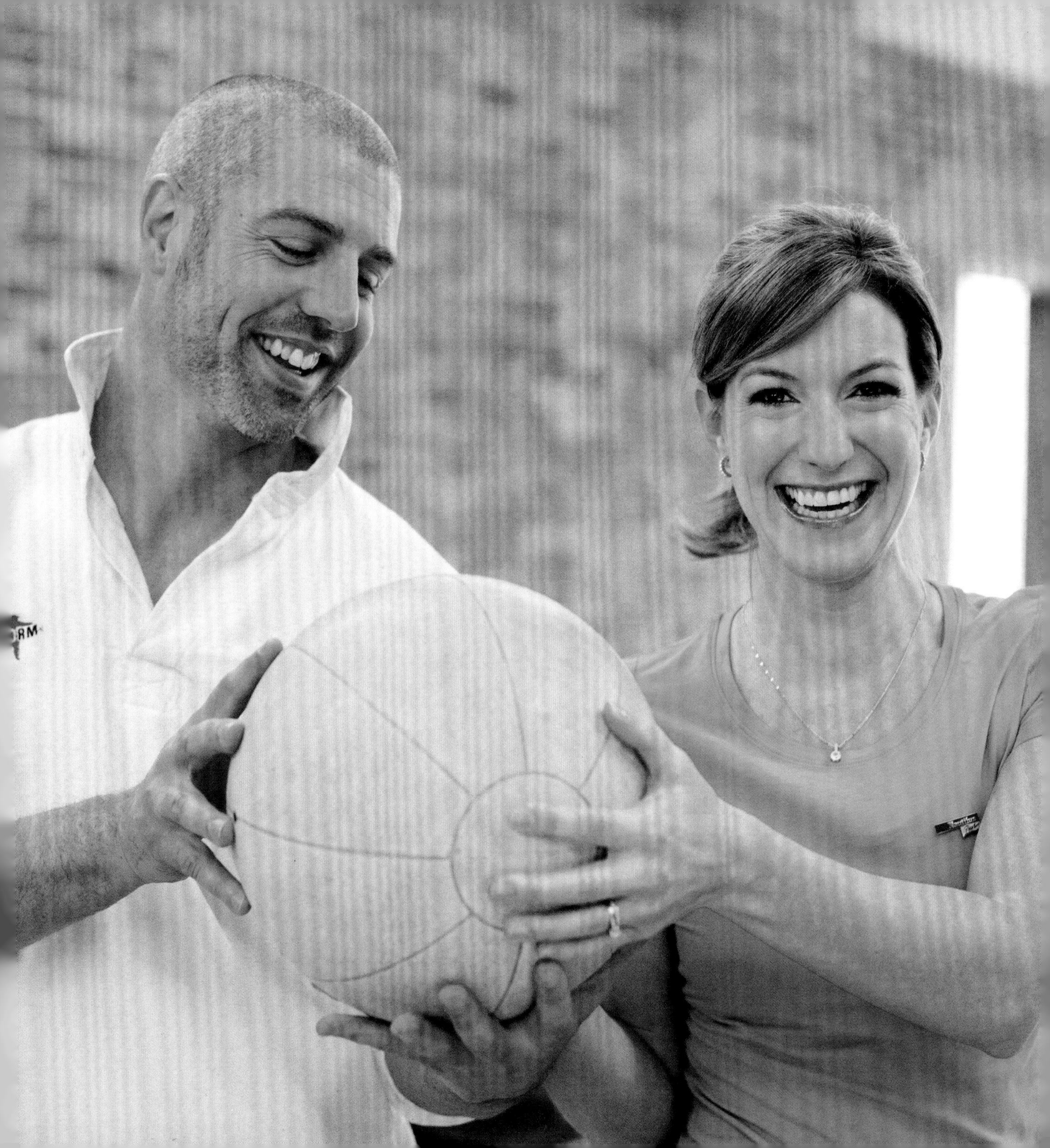

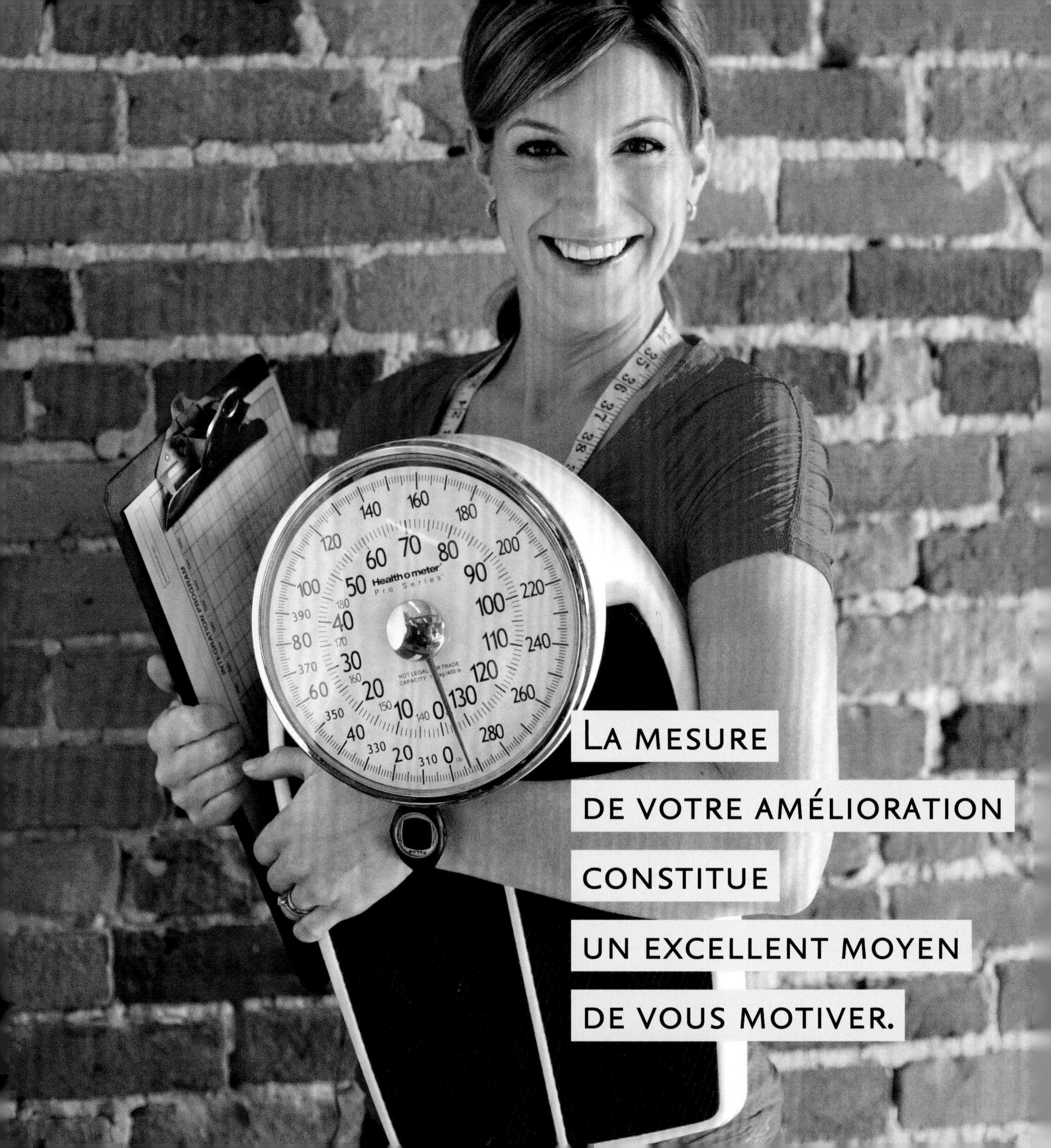
LA MESURE
DE VOTRE AMÉLIORATION
CONSTITUE
UN EXCELLENT MOYEN
DE VOUS MOTIVER.

TESTS, ÉVALUATIONS ET EXERCICES ÉCRITS

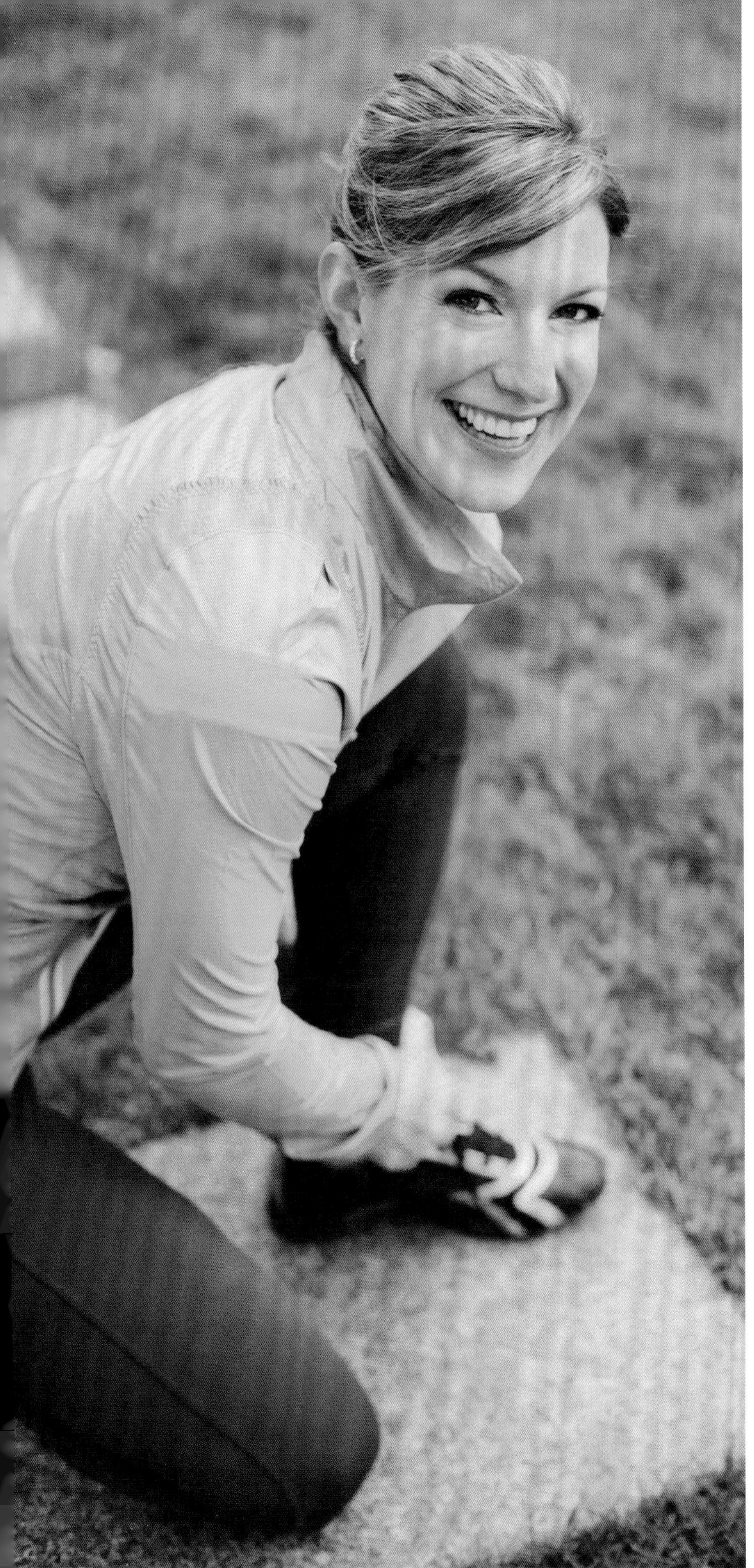

TESTS, ÉVALUATIONS ET EXERCICES ÉCRITS

Évaluez votre progression

Ce dernier chapitre vous fournit toute l'information nécessaire à l'exécution des différents tests et évaluations proposés à travers ce livre. Je vous invite à effectuer l'ensemble de ces tests afin de vous donner une meilleure idée de votre état de santé, de votre condition physique, des raisons qui vous incitent à vous prendre en main, de vos habitudes alimentaires et des éléments qui faciliteront votre assiduité à l'entraînement. Chaque test vous fera réfléchir sur la qualité de vos habitudes de vie et vous fera prendre conscience des dangers ou de la plus-value de leur application au quotidien. Prenez soin de répondre le plus honnêtement possible aux questions et soyez précis dans la formulation de vos réponses et l'évaluation des différents paramètres (tour de taille, hanches, etc.).

Le matériel nécessaire pour réaliser les tests et évaluations se résume à une calculatrice, un ruban à mesurer, un matelas (ou une surface confortable), un tapis roulant ou un parcours préétabli de deux kilomètres et votre agenda.

Souvenez-vous que la motivation à poursuivre un mode de vie sain sera grandement influencée par l'atteinte de résultats. Vous pourrez observer leur réalisation en comparant votre état « avant » et « après ». Les tests proposés dans cette section vous offrent une variété de repères. Alors prenez soin de bien noter la date à laquelle vous effectuez vos tests et attendez un laps de temps de trois mois avant de les refaire. L'amélioration du score obtenu sur les différentes grilles d'interprétation des résultats vous encouragera à maintenir votre prise en charge !

Évaluation de certains paramètres indicateurs de santé

TEST 1 – MÉTABOLISME DE REPOS

CALCUL DU MÉTABOLISME DE REPOS

Date ________________________________

PROCÉDURE À SUIVRE POUR CALCULER VOTRE MÉTABOLISME DE REPOS

1. Divisez votre poids en livres par 2,2, afin d'obtenir son équivalence en kilogrammes. Votre poids en kg = __________ .
2. Effectuez le calcul approprié selon votre sexe et votre catégorie d'âge (voir tableau ci-dessous). Les nombres en caractères gras sont fixes et établis selon ces deux facteurs. Vous n'avez donc qu'à insérer votre poids en kg dans la formule mathématique appropriée.
3. La réponse à cette équation vous donne une estimation de votre métabolisme de repos.

Votre métabolisme de repos s'établit à : __________ calories par jour.

Catégorie d'âge	Femmes	Hommes
10-18 ans	**12,2** x votre poids (kg) + **746**	**17,5** x votre poids (kg) + **651**
19-30 ans	**14,7** x votre poids (kg) + **496**	**15,3** x votre poids (kg) + **679**
31-60 ans	**8,7** x votre poids (kg) + **829**	**11,6** x votre poids (kg) + **879**
61 ans et plus	**10,5** x votre poids (kg) + **596**	**13,5** x votre poids (kg) + **487**

1 kg = 2,2 lb

Source : adapté de l'Organisation mondiale de la santé.

TEST 2 – INDICE DE MASSE CORPORELLE (IMC)

ÉVALUATION DE VOTRE INDICE DE MASSE CORPORELLE (IMC)

Date ______________________________

Divisez votre poids (en kg) par votre taille (en mètres) élevée au carré (c'est-à-dire poids/taille² ou kg/m²). Pour ce faire, vous devez d'abord convertir votre poids en kilogrammes et votre taille en mètres.

Calculez votre IMC (kg/m²)

1. ______________ ÷ 2,2 = ______________ (A)
   (votre poids en lb) (votre poids en kg)
2. ______________ x ______________ = ______________ (B)
   (votre taille en mètres) (votre taille en mètres) (votre taille au carré)
3. ______________ ÷ ______________ = ______________
   (votre poids en kg) (A) (votre taille au carré) (B) **(votre IMC)**

   Après avoir calculé votre IMC, prenez note de la catégorie dans laquelle vous vous situez. Sachez que l'IMC ne s'applique pas aux personnes qui ont moins de 20 ans ou plus de 65 ans, aux femmes enceintes ou qui allaitent et aux athlètes.

   Inscrivez la catégorie dans laquelle vous vous situez : ______________________________
   (voir tableau de classification ci-contre).

TABLEAU DE CLASSIFICATION (RISQUE DE MALADIES EN FONCTION DE L'IMC)

Indice de masse corporelle (IMC)	Catégorie de poids	Risque de développement de problèmes de santé
Moins de 18,5	Poids insuffisant	Accru
Entre 18,5 et 24,9	Poids santé	Moindre
Entre 25 et 29,9	Surplus de poids	Accru
Entre 30 et 39,9	Obésité (classes 1 et 2)	Élevé à très élevé
40 et plus	Obésité extrême (classe 3)	Extrêmement élevé

Source : adapté du tableau de Santé Canada « Lignes directrices canadiennes pour la classification du poids chez les adultes », ministère des Travaux publics et Services gouvernementaux du Canada, 2003

INTERPRÉTATION DES RÉSULTATS DE L'IMC

- Si votre IMC est inférieur à 18,5, votre poids est insuffisant pour une santé optimale.
- Si votre IMC se situe entre 18,5 et 24,9, vous faites partie des personnes qui ont un poids dit « normal ». Vous devez donc vous assurer de maintenir ce poids et d'éviter d'en prendre. L'introduction du programme d'entraînement vous aidera à y parvenir.
- Si votre IMC est entre 25 et 29,9, vous vous situez dans la catégorie de « surplus de poids ». À ce stade, vos risques de développer des maladies chroniques s'accroissent. Cependant, vous ne vous situez pas dans la catégorie des personnes obèses, mais assurez-vous de ne pas vous laisser aller. Sachez que vous vous approchez d'une zone dangereuse. La perte de gras corporel superflu réduira grandement vos risques de développer des maladies chroniques, en plus de vous faire sentir mieux dans votre corps.
- Si votre IMC se situe à 30 ou plus, vous êtes maintenant considéré comme obèse, catégorie associée à un risque élevé de développer des problèmes de santé. À ce stade, il ne faut surtout pas abandonner, au contraire, vos efforts seront rapidement récompensés. Vous remarquerez que de légères modifications dans vos habitudes de vie engendreront des changements corporels intéressants. Pour cela, vous n'avez pas à viser un IMC de 20. Si modeste soit-elle, une perte de poids provenant de vos réserves de gras ne peut qu'influencer positivement votre bilan de santé. Ainsi, toute perte de poids en gras superflu sera bénéfique, point final.

TEST 3 – TOUR DE TAILLE

MESURE DU TOUR DE TAILLE

Date ______________________________

À l'aide d'un ruban à mesurer, notez la circonférence en centimètres de votre taille à son endroit le plus étroit (légèrement au-dessus du nombril), sans rentrer le ventre.

Votre tour de taille: __________ cm

INTERPRÉTATION DU RÉSULTAT DU TOUR DE TAILLE

PRÉDICTION DU RISQUE DE MALADIE *

Sexe	Risque élevé	Risque très élevé
Homme	> 94 cm	> 102 cm
Femme	> 80 cm	> 88 cm

Normes établies selon le National Health, Lung and Blood Institute

* Diabète de type 2, maladies cardiovasculaires et hypertension

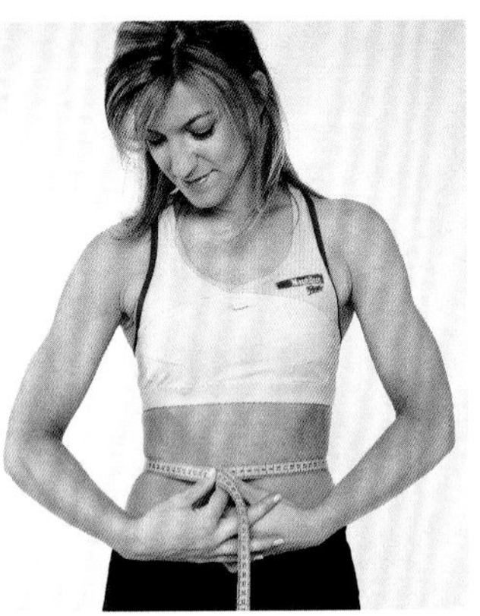

TEST 4 – RAPPORT TAILLE-HANCHES

MESURE DU RAPPORT TAILLE-HANCHES

Date ______________________

Commencez par mesurer votre tour de hanches en centimètres à l'endroit où vos fesses sont le plus bombées.

Pour obtenir votre rapport taille-hanches, divisez votre tour de taille (mesuré au test 3) par votre tour de hanches.

Votre tour de taille: __________ cm ÷ Votre tour de hanches: __________ cm

Votre rapport taille-hanches: __________ cm

INTERPRÉTATION DU RÉSULTAT DU RAPPORT TAILLE-HANCHES EN CM

Prédiction du risque de maladie *

Sexe	Faible à moyen	Modérément élevé	Élevé à très élevé
Homme	< 90	0,90 à 1	> 1
Femme	< 80	0,80 à 0,85	> 0,85

Source: adapté du tableau présenté dans *À vos marques, prêts, Santé!*, de Richard Chevalier
* Diabète de type 2, maladies cardiovasculaires et hypertension

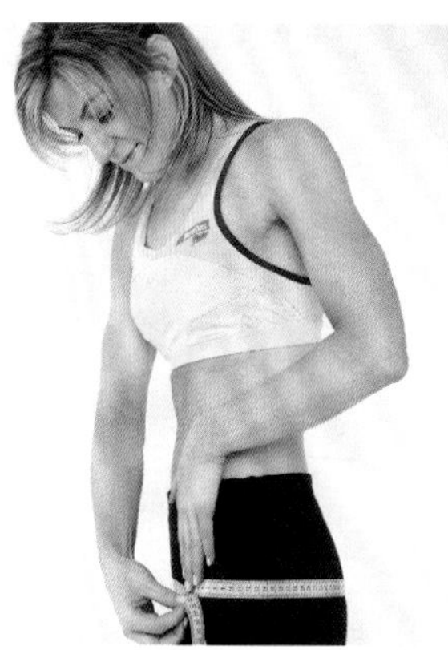

Évaluation de la condition physique

TEST 5 – APTITUDE À L'ACTIVITÉ PHYSIQUE

QUESTIONNAIRE SUR L'APTITUDE À L'ACTIVITÉ PHYSIQUE

Date ______________________

RÉPONDEZ PAR OUI OU NON AUX QUESTIONS SUIVANTES

1. Votre médecin vous a-t-il déjà dit que vous souffriez de problème cardiaque et que vous ne deviez participer qu'aux activités physiques prescrites et approuvées par un médecin ? ______
2. Ressentez-vous une douleur à la poitrine lorsque vous faites de l'activité physique ? ______
3. Au cours du dernier mois, avez-vous ressenti des douleurs à la poitrine lors de périodes autres que celles où vous participez à une activité physique ? ______
4. Éprouvez-vous des problèmes d'équilibre reliés à un étourdissement ou vous arrive-t-il de perdre connaissance ? ______
5. Souffrez-vous de problèmes osseux ou articulaires (par exemple : au dos, aux genoux ou à la hanche) qui pourraient s'aggraver par une modification de votre niveau de participation à une activité physique ? ______
6. Des médicaments (par exemple : des diurétiques) vous sont-ils actuellement prescrits pour contrôler votre tension artérielle ou un problème cardiaque ? ______
7. Connaissez-vous une autre raison pour laquelle vous ne devriez pas faire de l'activité physique ? ______

Faites le total de « oui » et de « non » :
Nombre de « oui » ______ Nombre de « non » ______

INTERPRÉTATION DU RÉSULTAT

Si vous avez répondu « oui » à une ou plusieurs questions : il est fortement conseillé de consulter votre médecin et de lui mentionner la ou les questions auxquelles vous avez répondu par l'affirmative. Après votre évaluation médicale, votre médecin vous dira comment ajuster votre programme, s'il y a lieu. Cela ne signifie pas que la pratique d'exercices vous sera interdite, mais certaines considérations devront être prises en compte dans l'élaboration de votre programme d'entraînement.

Si vous avez répondu « non » à toutes les questions : vous pourrez amorcer ce programme d'entraînement sans crainte ou danger pour votre santé. Le programme est conçu pour débuter doucement, ce qui est généralement recommandé pour toutes les personnes qui désirent se mettre en forme. Néanmoins, si vous avez plus de 65 ans, je vous suggère de consulter tout de même votre médecin.

TEST 6 – PERCEPTION DE LA CONDITION PHYSIQUE

ÉVALUATION DE LA PERCEPTION DE VOTRE CONDITION PHYSIQUE

Date ______________________________

RÉPONDEZ AUX QUESTIONS ET COCHEZ PARMI LES CHOIX DE RÉPONSES PROPOSÉS

1. Sur une période représentative d'une semaine (7 jours), combien de fois pratiquez-vous une activité physique rigoureuse et prolongée caractérisée par une sudation et un pouls rapide ?

   Au moins trois fois ☐ Normalement une ou deux fois ☐ Rarement ou jamais ☐

2. Quand vous pratiquez une activité physique, avez-vous l'impression que vous faites :

   Un effort intense ☐ Un effort modéré ☐ Un effort léger ☐

3. De façon générale, diriez-vous que votre condition physique actuelle est :

   Très bonne ☐ Bonne ☐ Moyenne ☐ Faible ☐ Très faible ☐

CALCUL DU RÉSULTAT

Entourez le chiffre correspondant à votre réponse pour chacune des questions, additionnez ces trois chiffres et voyez l'interprétation du résultat.

La question 1 évalue la fréquence :

HOMME	FEMME
au moins trois fois = 3	au moins trois fois = 5
normalement = 2	normalement = 3
rarement ou jamais = 0	rarement ou jamais = 0

La question 2 évalue l'intensité :

HOMME	FEMME
intense = 3	intense = 3
modéré = 1	modéré = 2
léger = 0	léger = 0

La question 3 évalue votre perception de la condition physique :

HOMME	FEMME
bonne ou très bonne = 5	bonne ou très bonne = 3
moyenne = 3	moyenne = 1
très faible ou faible = 0	très faible ou faible = 0

Calculez la somme des trois chiffres obtenus pour chacune des réponses aux questions : __________

INTERPRÉTATION DU RÉSULTAT

Vos activités actuelles vous offrent un niveau de bénéfices pour la santé qualifié de

Excellent : 9-11

Très bien : 6-8

Bien : 4-5

Acceptable : 1-3

À améliorer : 0

TEST 7 — HABITUDES DE VIE

ÉVALUATION DES HABITUDES DE VIE

Date ______________________________

Le questionnaire d'évaluation des habitudes de vie se remplit en cochant la case correspondant à l'énoncé qui décrit le mieux le comportement ou la situation.

FAMILLE ET AMIS

J'ai quelqu'un à qui parler de choses importantes pour moi	presque jamais		rarement		à l'occasion		assez souvent		presque toujours	
Je donne et reçois de l'affection	presque jamais		rarement		à l'occasion		assez souvent		très souvent	

ACTIVITÉS PHYSIQUES

Je pratique une activité physique intense au moins 30 min par jour (par exemple : course, cyclisme, etc.)	moins d'une fois/ sem		1 à 2 fois/ sem		3 fois/ sem		4 fois/ sem		5 fois et +/ sem	
Je suis modérément actif(ve) (par exemple : jardinage, marche, travaux ménagers, etc.)	moins d'une fois/ sem		1 à 2 fois/ sem		3 fois/ sem		4 fois/ sem		5 fois et +/ sem	

ALIMENTATION

J'ai un régime équilibré	presque jamais		rarement		à l'occasion		assez souvent		presque toujours	
Je mange souvent trop de sucre, de sel, de graisse animale ou d'aliments peu nutritifs	les 4		3 d'entre eux		2 d'entre eux		un d'entre eux		aucun d'entre eux	
Je suis à moins de ______ kg de mon poids santé	pas moins de 8 kg (20 lb)		8 kg (20 lb)		6 kg (15 lb)		4 kg (10 lb)		2 kg (5 lb)	

TABAC ET DROGUES

Je fume du tabac	+ 10 fois/ sem		1-10 fois/ sem		pas depuis 6 mois		pas depuis 1 an		pas depuis 5 ans	
Notez le nombre de crochets dans chaque colonne										

ÉVALUATION DES HABITUDES DE VIE (SUITE)

TABAC ET DROGUES (SUITE)

Je consomme des drogues (par exemple : marijuana, cocaïne, etc.)	parfois				jamais
J'abuse de médicaments (par exemple : par ordonnance ou en vente libre)	presque toujours	assez souvent	à l'occasion	presque jamais	jamais
Je consomme des boissons contenant de la caféine (par exemple : café, thé, cola, etc.)	+ 10 par jour	7 à 10 par jour	3 à 6 par jour	1 à 2 par jour	jamais

ALCOOL

Je prends en moyenne ______ consommations d'alcool	+ 20 fois/sem	13 à 20 fois/sem	11 à 12 fois/sem	8 à 10 fois/sem	0 à 7 fois/sem
Je prends plus de 4 consommations en une seule occasion	presque toujours	assez souvent	à l'occasion	presque jamais	jamais
Je conduis après avoir bu	parfois				jamais

SOMMEIL

Je dors bien et je me sens reposé(e)	presque jamais	rarement	parfois	assez souvent	presque toujours

CEINTURE DE SÉCURITÉ

J'attache ma ceinture de sécurité	jamais	rarement	parfois	souvent	toujours

STRESS

Je suis capable de gérer le stress dans ma vie	presque jamais	rarement	parfois	assez souvent	presque toujours
Je me détends et je profite de mes temps libres	presque jamais	rarement	parfois	assez souvent	presque toujours

PRATIQUES SEXUELLES

J'ai des pratiques sexuelles sécuritaires	presque jamais	rarement	parfois	assez souvent	toujours

COMPORTEMENT

Je me sens pressé(e)	presque toujours	assez souvent	parfois	rarement	presque jamais
Notez le nombre de crochets dans chaque colonne					

COMPORTEMENT (SUITE)

Je me sens fâché(e) ou agressif(ve)	presque toujours		assez souvent		parfois		rarement		presque jamais	

ÉMOTIONS

Je suis positif(ve) et optimiste	presque jamais		rarement		parfois		assez souvent		presque toujours	
Je me sens tendu(e) ou nerveux(se)	presque toujours		assez souvent		parfois		rarement		presque jamais	
Je me sens triste ou déprimé(e)	presque toujours		assez souvent		parfois		rarement		presque jamais	

VIE PROFESSIONNELLE

Je me sens satisfait(e) dans mon travail	presque jamais		rarement		parfois		assez souvent		presque toujours	
Notez le nombre de crochets dans chaque colonne										

CALCUL DU RÉSULTAT

Nombre de crochets dans chaque colonne de la p. 258										
Nombre de crochets dans chaque colonne de la p. 259										
Nombre de crochets dans chaque colonne de la p. 260										
Additionnez le résultat de chaque colonne										
Multipliez le total de chaque colonne par le facteur indiqué ci-contre	X 0		X 1		X 2		X 3		X 4	
Inscrivez le produit			+		+		+		+	

Additionnez les résultats de chaque colonne pour obtenir le résultat final : ____________

INTERPRÉTATION DU RÉSULTAT DU QUESTIONNAIRE D'ÉVALUATION DES HABITUDES DE VIE

Catégorie de bénéfices santé	Résultat final
Excellent	85 à 100
Très bien	70 à 84
Bien	55 à 69
Acceptable	35 à 54
À améliorer	0 à 3

TEST 8 – SOMMEIL ET NIVEAU D'ÉNERGIE

ÉVALUATION DE LA QUALITÉ DU SOMMEIL ET DU NIVEAU D'ÉNERGIE

Date ______________________________

Comment évaluez-vous la qualité de votre sommeil actuellement ?

Encerclez le chiffre correspondant à votre perception : 0 - 1 - 2 - 3 - 4 - 5 - 6 - 7 - 8 - 9 - 10

Comment évaluez-vous votre niveau d'énergie actuellement ?

Encerclez le chiffre correspondant à votre perception : 0 - 1 - 2 - 3 - 4 - 5 - 6 - 7 - 8 - 9 - 10

TEST 9 – CAPACITÉ CARDIORESPIRATOIRE

ESTIMATION DE LA CONSOMMATION D'OXYGÈNE

Date ________________________________

Ce test estime votre consommation d'oxygène maximale avec un niveau de justesse relativement satisfaisant. Vous pourrez le réeffectuer tous les trois mois afin d'évaluer votre progression. À ceux qui jouissent déjà d'une bonne condition physique, je recommande de passer un test à l'effort maximal dans un centre de conditionnement physique certifié par la SCPE ou un laboratoire approprié.

Vous devrez marcher le plus rapidement possible sur une distance de deux kilomètres, sur une surface plane. Pour ce faire, vous pouvez utiliser un tapis roulant ou effectuer cinq tours de piste d'athlétisme de 400 mètres.

Immédiatement après avoir terminé ce parcours :

1. notez le temps mis en minutes pour effectuer le trajet : __________ **min**
2. calculez vos fréquences cardiaques sur une minute (Fc) (voir la lecture de la Fc, p. 69) : __________ **Fc**
3. appliquez la formule d'estimation de la V0₂ max. qui suit :

Pour les hommes : 184 – (4,65 x ______ (temps)) – (0,22 x ______ (Fc)) – (0,26 x ______ (âge)) – (1,05 x ______ (IMC*)) = __________

Pour les femmes : 116,2 – (2,98 x ______ (temps)) – (0,11 x ______ (Fc)) – (0,14 x ______ (âge)) – (0,39 x ______ (IMC*)) = __________

* IMC = indice de masse corporelle (kg/m²) (voir le test 2 pour le calculer)

INTERPRÉTATION DU RÉSULTAT D'ESTIMATION DE LA VO2 MAX

TABLEAU DE CLASSIFICATION DES RÉSULTATS LIÉS À LA CAPACITÉ AÉROBIQUE (EN ML D'O2/KG/MIN)

HOMME	20-29 ans	30-39 ans	40-49 ans	50-59 ans	FEMME	20-29 ans	30-39 ans	40-49 ans	50-59 ans
Sédentaire	<37	<33	<29	<25		<28	<27	<25	<21
Intermédiaire	38 à 50	34 à 42	30 à 40	26 à 38		29 à 40	28 à 38	26 à 37	22 à 34
Avancé	50 à 55	43 à 50	41 à 46	39 à 42		41 à 46	39 à 45	38 à 43	35 à 40
Athlète	>55	>50	>46	>42		>46	>45	>43	>40

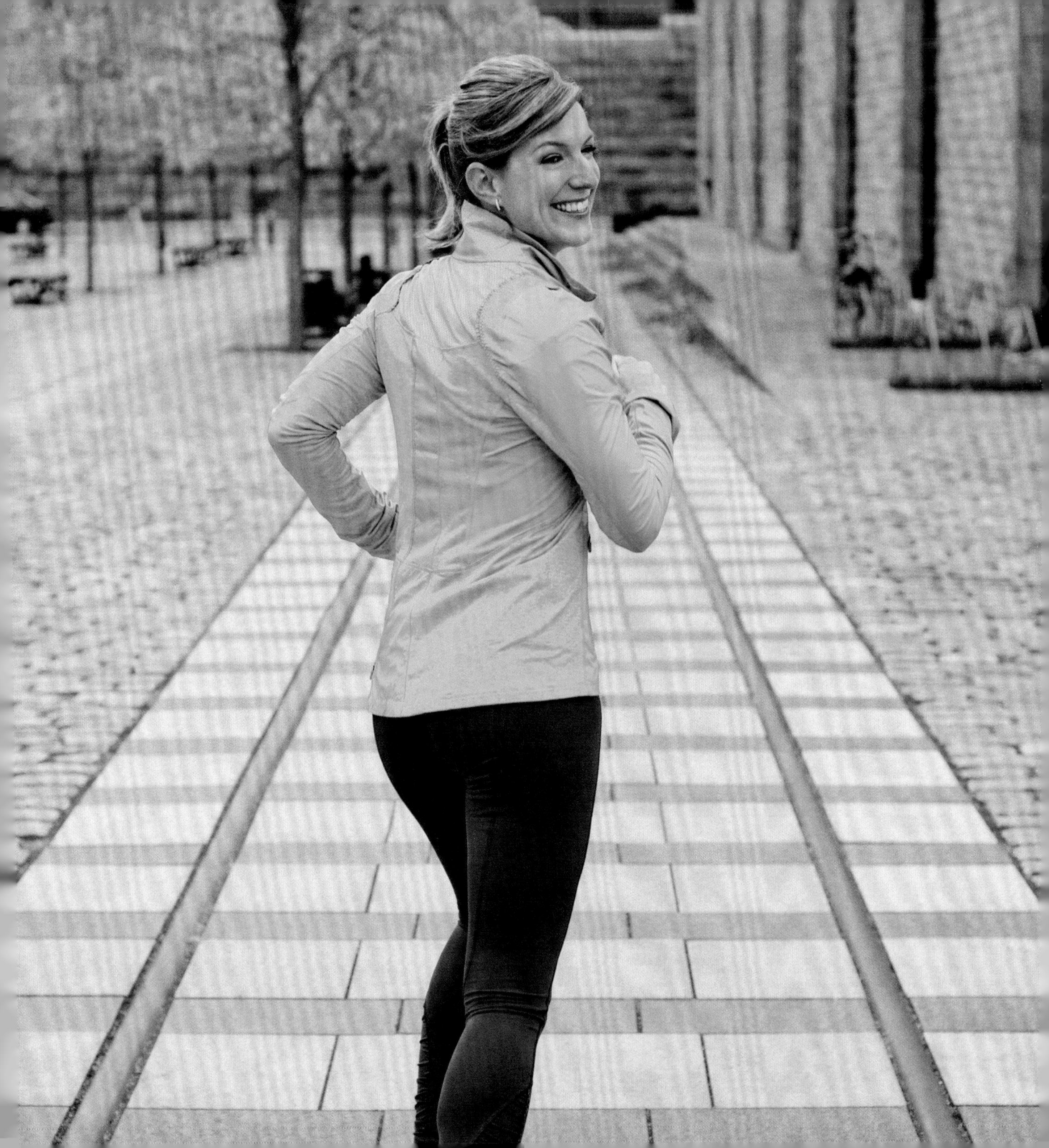

TEST 10 — ENDURANCE MUSCULAIRE

TEST DES REDRESSEMENTS ASSIS PARTIELS

Date ____________________________

1. Placez-vous au sol, sur le dos, les jambes fléchies et les pieds à plat.
2. Placez vos mains sur le haut de vos cuisses, les bras allongés.
3. Soulevez doucement votre colonne vertébrale, en commençant par la tête et les épaules. Laissez glisser vos mains le long de vos cuisses et lorsqu'elles touchent vos genoux, redescendez à la position initiale.
4. Effectuez le plus de redressements possible à un rythme d'environ un redressement par deux secondes (la montée et la descente en une seconde chacune), sans arrêter.
5. Notez la quantité maximale effectuée adéquatement: __________
6. Inscrivez la catégorie dans laquelle vous vous situez:

____

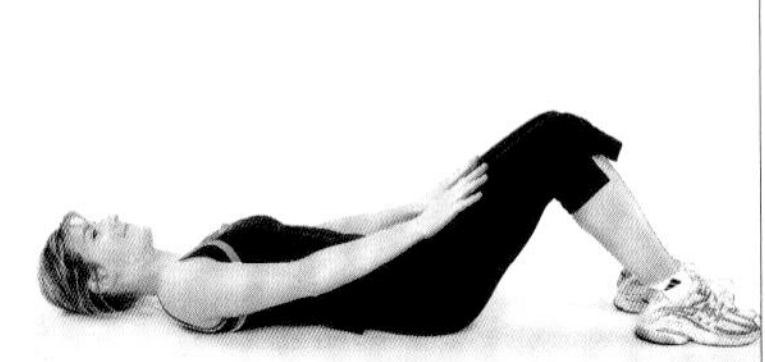

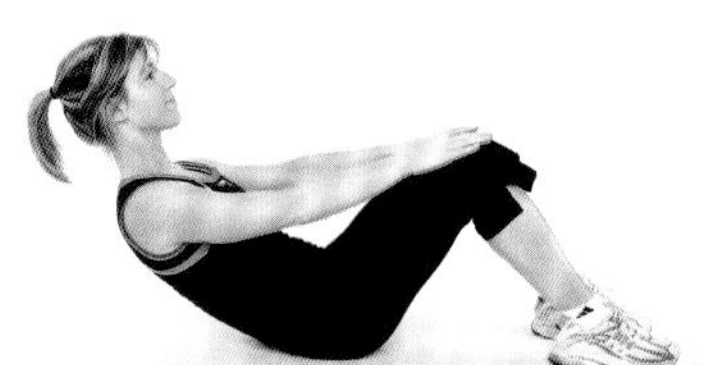

INTERPRÉTATION DU RÉSULTAT DU TEST DES REDRESSEMENTS ASSIS PARTIELS

FEMME	15-19 ans	20-29 ans	30-39 ans	40-49 ans	50-59 ans	60-69 ans
Excellent	25	25	25	25	25	25
Très bien	22-24	18-24	19-24	19-24	19-24	17-24
Bien	17-21	14-17	10-18	11-18	10-18	8-16
Acceptable	12-16	5-13	6-9	4-10	6-9	3-7
À améliorer	< ou = 11	< ou = 4	< ou = 5	< ou = 3	< ou = 5	< ou = 2

HOMME	15-19 ans	20-29 ans	30-39 ans	40-49 ans	50-59 ans	60-69 ans
Excellent	25	25	25	25	25	> ou = 25
Très bien	23-24	21-24	18-24	18-24	17-24	16-24
Bien	21-22	16-20	15-17	13-17	11-16	11-15
Acceptable	16-20	11-15	11-14	6-12	8-10	6-10
À améliorer	< ou = 15	< ou = 10	< ou = 10	< ou = 5	< ou = 7	< ou = 5

TEST DES EXTENSIONS DES BRAS (POMPES)

Date ____

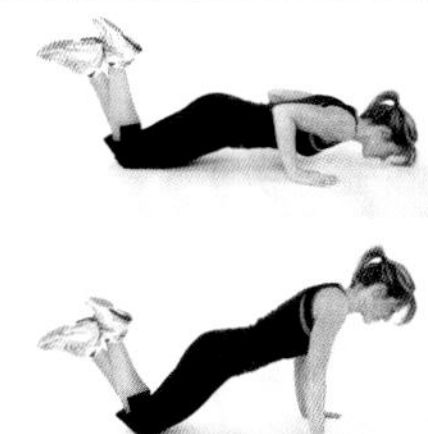

1. Placez-vous au sol, sur le ventre.
2. Posez vos mains à plat à la hauteur de votre poitrine, les bras fléchis, avec les mains directement sous vos coudes. Mesdames, votre point d'appui sera vos genoux ; messieurs, votre point d'appui sera la pointe de vos pieds.

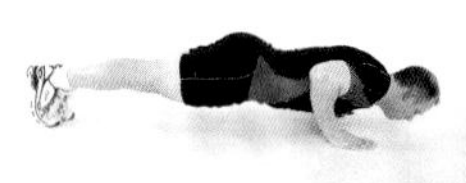

3. Amorcez l'extension complète des bras et comptez une pompe lorsqu'une extension et une flexion aux coudes sont effectuées (le nez frôle le sol). Votre tronc doit demeurer bien allongé. Évitez de laisser vos hanches s'affaisser au sol.

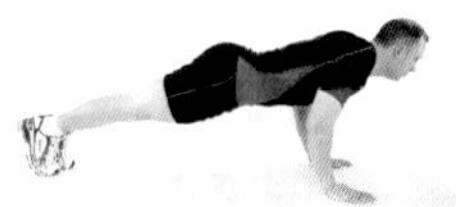

4. Effectuez le plus de pompes possible en respectant un rythme d'une pompe par deux secondes (montée du tronc ou extension des bras en une seconde et descente du tronc ou flexion des coudes en une seconde), sans arrêter.

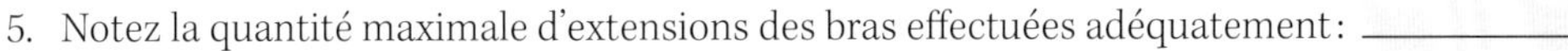

5. Notez la quantité maximale d'extensions des bras effectuées adéquatement : ____________
6. Inscrivez la catégorie dans laquelle vous vous situez : ______________________

INTERPRÉTATION DU RÉSULTAT DU TEST DES EXTENSIONS DES BRAS

FEMME	15-19 ans	20-29 ans	30-39 ans	40-49 ans	50-59 ans	60-69 ans
Excellent	> ou = 33	> ou = 30	> ou = 27	> ou = 24	> ou = 21	> ou = 17
Très bien	25-32	21-29	20-26	15-23	11-20	12-16
Bien	18-24	15-20	13-19	11-14	7-10	5-11
Acceptable	12-17	10-14	8-12	5-10	2-6	2-4
À améliorer	< ou = 11	< ou = 9	< ou = 7	< ou = 4	< ou = 1	< ou = 1

HOMME	15-19 ans	20-29 ans	30-39 ans	40-49 ans	50-59 ans	60-69 ans
Excellent	> ou = 39	> ou = 36	> ou = 30	> ou = 25	> ou = 21	> ou = 18
Très bien	29-38	29-35	22-29	17-24	13-20	11-17
Bien	23-28	22-28	17-21	13-16	10-12	8-10
Acceptable	18-22	17-21	12-16	10-12	7-9	5-7
À améliorer	< ou = 17	< ou = 16	< ou = 11	< ou = 9	< ou = 6	< ou = 4

TEST 11 — FLEXIBILITÉ

TEST DE FLEXION AVANT DU TRONC

Date ______________________________

1. Placez-vous en position assise, au sol, les jambes allongées et les pieds collés contre un mur.
2. Sans plier vos genoux, lentement, effectuez une flexion avant du tronc en essayant de toucher le mur. Allez-y doucement, sans donner de coup. Cessez la flexion lorsque vous sentez une légère brûlure.
3. Notez la distance (en cm) entre vos doigts et le mur (soyez le plus précis possible).

Distance entre vos doigts et le mur : ____________________

INTERPRÉTATION DU RÉSULTAT DU TEST DE FLEXION AVANT DU TRONC

Si vos doigts ne touchent pas le mur, cela signifie que vos muscles de la chaîne postérieure (dos, arrière des jambes) sont tendus. Si vos doigts ou vos mains touchent le mur, votre flexibilité est bonne et vous devez la maintenir ainsi. À noter que d'autres tests existent pour évaluer le degré de flexibilité de diverses autres articulations.

Évaluation de la zone cible d'entraînement cardiovasculaire

TEST 12 – FRÉQUENCE CARDIAQUE CIBLE

CALCUL DE LA ZONE CIBLE D'ENTRAÎNEMENT

- Vous devez d'abord déterminer votre **fréquence cardiaque maximale**, ou Fc max., en soustrayant votre âge de 220 (c'est-à-dire en faisant 220, moins votre âge). La différence obtenue vous indique le nombre de battements cardiaques par minute maximum correspondant à une intensité maximale, autrement dit, votre Fc max. (100 %).
- Ensuite, vous devez calculer la **fréquence cardiaque de réserve** (fréquence cardiaque au repos), un indice fiable de votre condition physique. Elle se calcule le matin, avant de vous lever du lit. En position couchée, prenez vos pulsations sur une minute (voir « La mesure de la Fc », p. 69, pour savoir comment prendre vos fréquences cardiaques).
- Une fois votre Fc max. et votre Fc de réserve calculées, appliquez la formule de Karvonen pour déterminer votre fréquence cardiaque cible.

FORMULE DE KARVONEN : {(FC MAX. – FC DE RÉSERVE) X % FC CIBLE} + FC DE RÉSERVE = FC CIBLE

EXEMPLE

Voici un exemple de calcul pour trouver les Fc cibles d'une intensité se situant entre 60 et 90 % de la Fc max. :

Pour une personne de 20 ans ayant une fréquence cardiaque de repos de 50 (Fc réserve = 50 battements/min).

220 – 20 ans = 200
{(200 – 50) x 0.60} + 50 = 140 battements/min
{(200 – 50) x 0.90} + 50 = 185 battements/min

Pour atteindre le niveau d'intensité modérée à élevée, la zone d'entraînement de cette personne se situe entre 140 et 185 battements/minute.

TEST 12 – FRÉQUENCE CARDIAQUE CIBLE (SUITE)

CALCUL DE LA ZONE CIBLE D'ENTRAÎNEMENT (SUITE)

Date ______________________________

Calculez votre zone cible d'entraînement pour une intensité se situant entre 60 et 90 % de votre Fc max.

1. 220 - __________ (votre âge) = __________ (Fc max.)
2. Fc réserve = __________ (nombre de battements par minute, au repos)
3. Pour déterminer le nombre de battements pour atteindre 60 % de la fréquence cardiaque maximale :
   ((________ - ________) × 0,60) + ________ = battements/min à 60 % de Fc max.
   (Fc max.) - (Fc réserve) × 60 % + (Fc réserve) = A
4. Pour déterminer le nombre de battements pour atteindre 90 % de la fréquence cardiaque maximale :
   ((________ - ________) × 0,90) + ________ = battements/min à 90 % de Fc max.
   (Fc max) - (Fc réserve) × 90 % + (Fc réserve) = B

Pour atteindre une intensité d'entraînement se situant entre 60 et 90 % de votre Fc max., votre zone cible d'entraînement se situe entre ________ et ________ .
A B

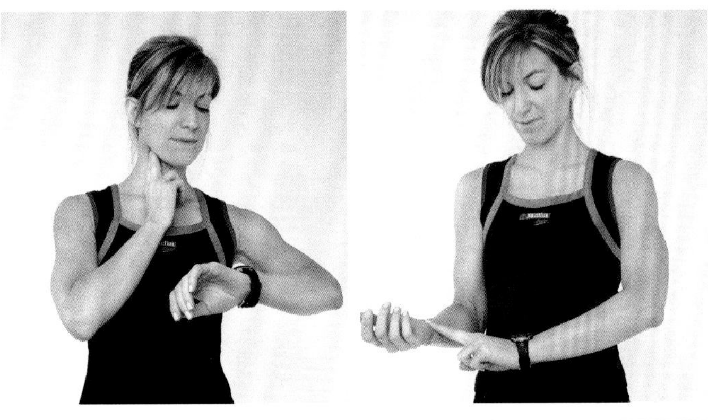

Exercice écrit pour identifier vos rêvalisables

TEST 13 – IDENTIFICATION DES OBJECTIFS

VOS RÊVALISABLES

Prenez un crayon et écrivez vos rêvalisables ici.

OBJECTIFS À COURT TERME	OBJECTIFS À MOYEN TERME
Indiquez vos cinq objectifs à court terme. **Par exemple** Mes objectifs à court terme : au cours des trois prochains mois, je vais m'inscrire à un centre de conditionnement physique, je vais réduire ma consommation hebdomadaire d'alcool de…, je vais réduire mon poids de…, je vais m'entraîner à une fréquence de…, je ferai appel à un entraîneur personnel, j'essaierai un nouveau cours d'exercice en groupe, je réduirai mon tour de taille de…, etc. En date du __________ (inscrivez la date dans trois mois), je… 1. __________ 2. __________ 3. __________ 4. __________ 5. __________	Indiquez vos cinq objectifs à moyen terme. **Par exemple** Mes objectifs à moyen terme : dans six mois, je ferai de l'exercice physique au minimum trois fois par semaine, j'aurai réduit ma consommation de friture à une fois par mois, je privilégierai les divertissements familiaux actifs et à l'extérieur lorsque ce sera possible, je serai…, je ferai…, je pèserai…, je mangerai…, je ne mangerai plus de…, je me sentirai…, j'aurai…, etc. En date du __________ (inscrivez la date dans six mois), je… 1. __________ 2. __________ 3. __________ 4. __________ 5. __________

Habitudes alimentaires

TEST 14 – JOURNAL ALIMENTAIRE

Pour avoir une meilleure idée de vos habitudes alimentaires, remplissez ce journal pour une durée d'au moins trois jours. N'hésitez pas à photocopier cette page selon vos besoins.

JOUR ______

	Heure et endroit	Aliments consommés (quantité, mode de cuisson, frais, congelé, % m. g., etc.)	Niveau de satiété/émotion (satiété atteinte, surpassée, etc.)
Déjeuner	______ h ______ ______	______ ______ ______ ______ ______	______ ______ ______
Dîner	______ h ______ ______	______ ______ ______ ______ ______	______ ______ ______
Souper	______ h ______ ______	______ ______ ______ ______ ______	______ ______ ______
Collation(s)	______ h ______ ______ ______ h ______ ______	______ ______ ______ ______ ______	______ ______ ______

Exercices écrits pour une meilleure assiduité à l'entraînement

TEST 15 – IDENTIFICATION DES BARRIÈRES À L'ENTRAÎNEMENT

SOLUTIONS POUR MAINTENIR L'ASSIDUITÉ

Inscrivez vos réponses aux endroits indiqués. Assurez-vous de formuler au moins une solution pour chaque barrière identifiée.

LES RAISONS DE MES ÉCHECS ANTÉRIEURS ET LES BARRIÈRES QUI, DANS LE PASSÉ, ONT NUI À L'ATTEINTE DE MES OBJECTIFS	SOLUTIONS CONCRÈTES ET PRATIQUES POUR MAINTENIR L'ASSIDUITÉ

TEST 16 – LISTE D'ACTIVITÉS HEBDOMADAIRES

VOTRE LISTE D'ACTIVITÉS HEBDOMADAIRES

Établissez la liste de vos activités hebdomadaires et leur durée respective, pour une semaine type. Déduisez ensuite ce nombre total d'heures de 168 (nombre total d'heures contenues dans une semaine). Il ne vous reste alors qu'à répartir les temps libres entre l'entraînement et les autres choix d'activités (voir p. 121 pour un exemple).

Date ______________________________

Activité	**Durée**
______________________________	________
______________________________	________
______________________________	________
______________________________	________
______________________________	________
______________________________	________
______________________________	________
______________________________	________
______________________________	________

Total des durées : ________

168 h – __________ (total des durées) = ________

Total des heures libres/sem : ________

TEST 17 – MEILLEUR MOMENT POUR L'ENTRAÎNEMENT

PLAGE HORAIRE POUR L'ENTRAÎNEMENT

Quel moment s'avère le plus opportun pour vous adonner à vos séances d'entraînement (prévoyez qu'une séance dure en moyenne 60 minutes) :

Le meilleur moment de la semaine :

____

Le meilleur moment de la fin de semaine (ou des jours de congé) :

____

INTERPRÉTATION DE LA LISTE D'ACTIVITÉS

Parmi cette liste, y a-t-il des activités qui pourraient être remplacées par ma séance d'entraînement ? Y a-t-il des activités qui pourraient être effectuées en même temps que mon entraînement (regarder mes émissions de télévision, m'entraîner durant l'heure du lunch) ? Au lieu de passer plus d'une heure dans la circulation à l'heure de pointe, pourrais-je quitter la maison plus tôt, le matin, et m'arrêter au centre de conditionnement physique situé près du bureau avant d'amorcer ma journée de travail, ou encore en fin de journée, avant de rentrer à la maison ?

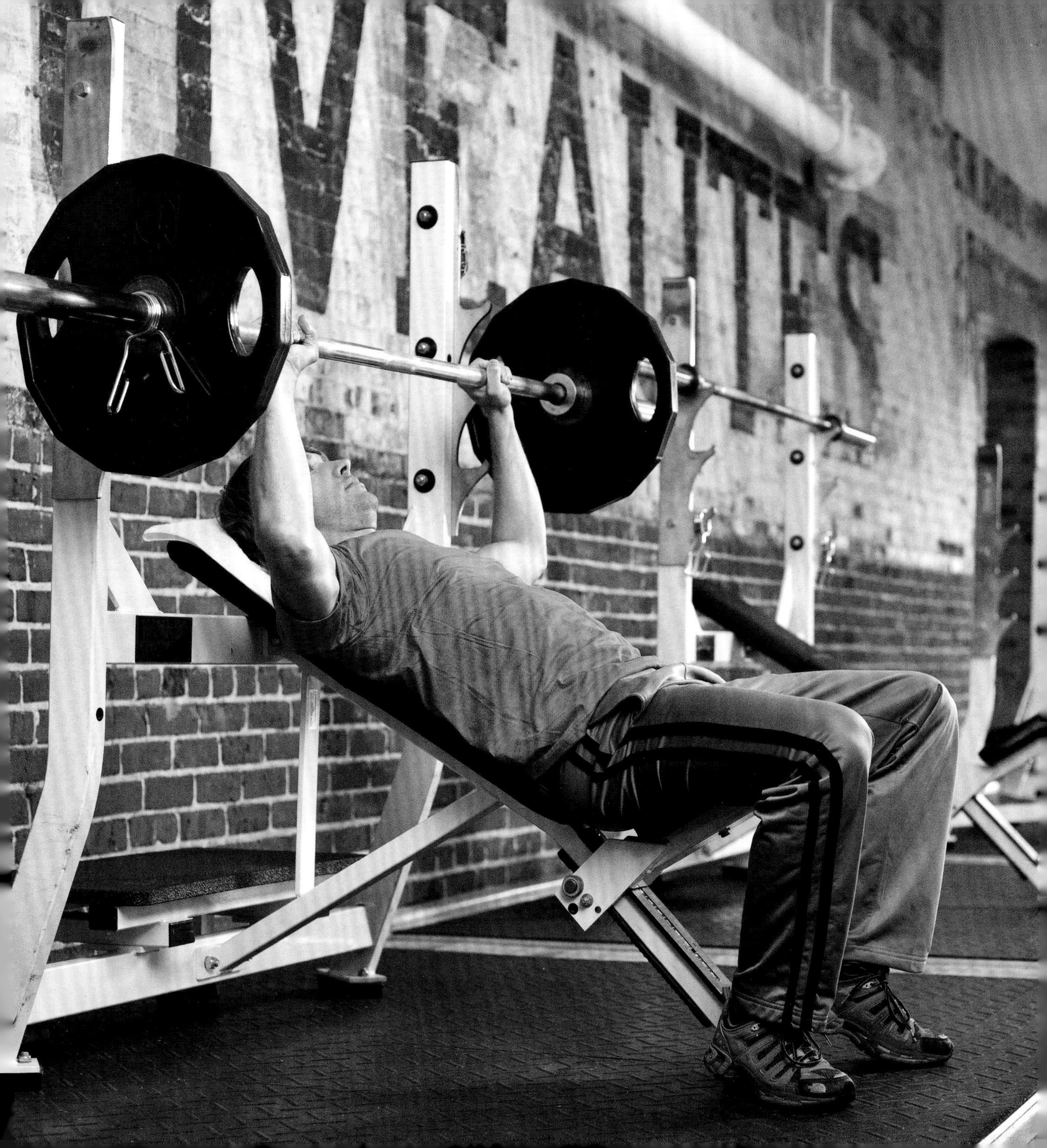

TEST 18 – ÉQUILIBRE DE VIE

ÉVALUATION DE L'ÉQUILIBRE DE VIE

Date ______________________

1. Pour retrouver un équilibre dans ma vie, à quelles activités devrais-je accorder plus d'attention ?

   Cochez « Excès » si cette sphère d'activité est effectuée en abus dans votre vie actuellement.

   Cochez « Manque » si cette sphère d'activité occupe rarement une place dans votre quotidien.

   Cochez « Approprié » si vous attribuez une attention adéquate à cette activité.

Sphères d'activités	Excès	Manque	Approprié
Sommeil			
Alimentation			
Travail			
Exercice			
Passe-temps			

2. Que dois-je faire pour retrouver mon équilibre ? (Dormir plus longtemps, manger moins, faire plus d'exercice, travailler moins, etc.)

____

____

____

____

TEST 19 – GESTION DES REMARQUES DE L'ENTOURAGE

SOLUTIONS

Date ____________________

Quelles sont les objections que je risque d'entendre de la part de mon entourage qui pourraient influencer mon assiduité à l'entraînement ?	Quelles sont les réponses/solutions que je leur donnerai ?
1. ____________________	1. ____________________
2. ____________________	2. ____________________
3. ____________________	3. ____________________
4. ____________________	4. ____________________
5. ____________________	5. ____________________

Vous pouvez également faire la liste de toutes les personnes qui risquent d'être touchées ou affectées par votre prise en charge. Leurs réactions risquent-elles d'être positives ou négatives ?

____

____

____

TEST 20 — ENVIRONNEMENT IDÉAL

CRÉATION D'UN ENVIRONNEMENT IDÉAL

Date ______________________________

Que ce soit par les personnes que vous côtoyez ou les endroits que vous fréquentez habituellement, votre environnement actuel est-il propice au développement de nouvelles habitudes de vie ?

____

____

____

Vous serait-il possible de modifier certains de vos comportements, de façon à ce que votre environnement favorise votre prise en charge (vous abonner à un centre d'entraînement, transformer les séances de conditionnement physique individuelles en activité de couple, faire appel à l'expertise d'un entraîneur personnel, utiliser l'escalier au lieu de l'ascenseur, garer votre voiture plus loin de l'entrée, etc.) ?

____

____

____

____

____

____

Prenez soin de créer votre propre environnement santé !

Évolution de votre poids dans le temps

Inscrire votre poids dans la case correspondante selon la période indiquée.

Poids en lb	MOIS 1				MOIS 2				MOIS 3				MOIS 4				MOIS 5				MOIS 6			
	Sem 1	Sem 2	Sem 3	Sem 4	Sem 5	Sem 6	Sem 7	Sem 8	Sem 9	Sem 10	Sem 11	Sem 12	Sem 13	Sem 14	Sem 15	Sem 16	Sem 17	Sem 18	Sem 19	Sem 20	Sem 21	Sem 22	Sem 23	Sem 24
250																								
245																								
240																								
235																								
230																								
225																								
220																								
215																								
210																								
205																								
200																								
195																								
190																								
185																								
180																								
175																								
170																								
165																								
160																								
155																								
150																								
145																								
140																								
135																								
130																								
125																								
120																								
115																								
110																								
105																								
100																								

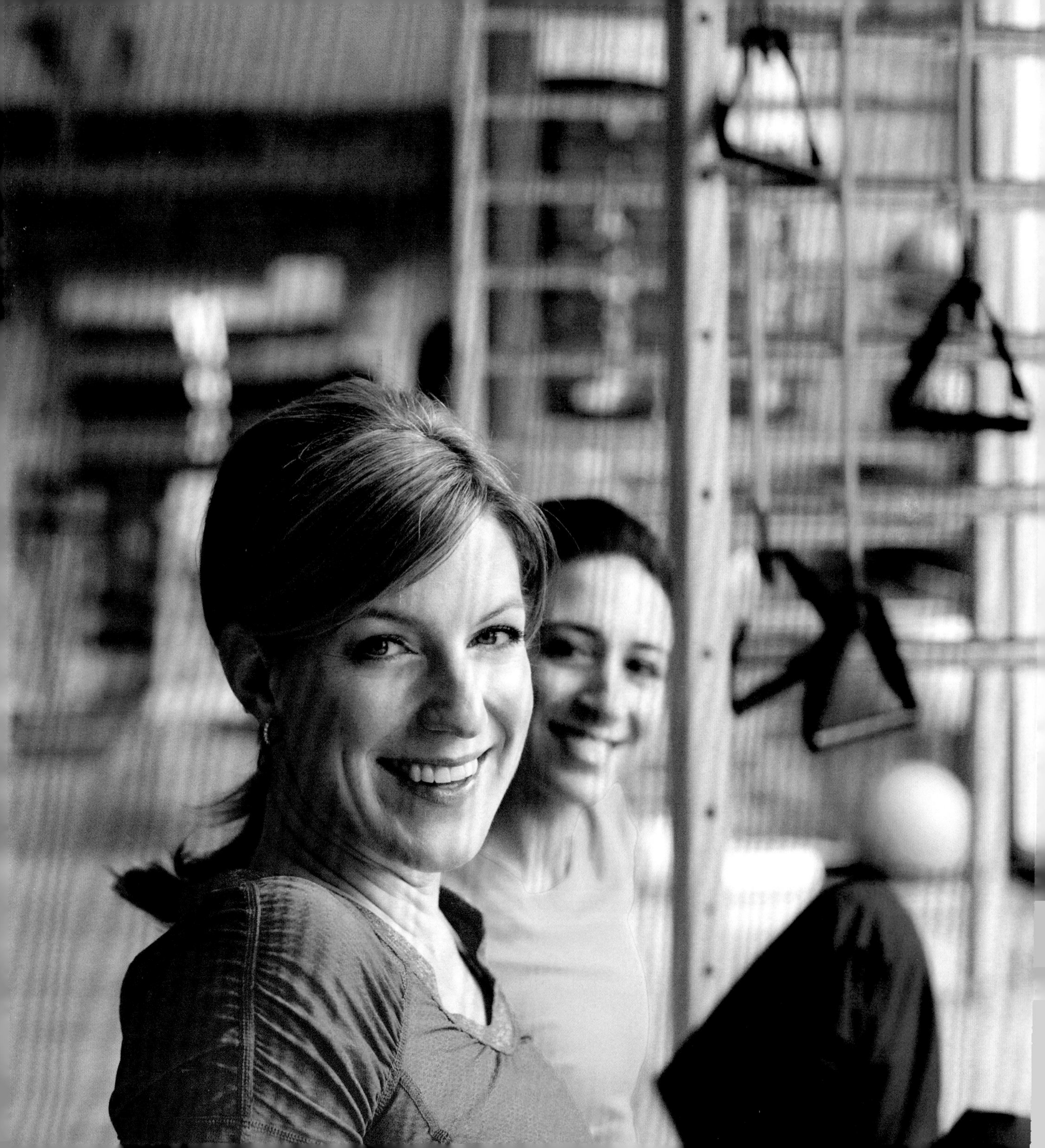

REMERCIEMENTS

À RICHARD BLAIS, PRÉSIDENT DE NAUTILUS, merci pour tes encouragements et l'ampleur de ton implication tout au long de ce projet. Merci aussi de m'avoir fait confiance et de m'avoir donné la chance d'écrire un livre sur un sujet qui me passionne tant !

À Martin Lacharité, B. Sc. Activité physique, directeur du développement et de la formation en activité physique chez Nautilus Plus, merci pour ta précieuse contribution au contenu de ce livre, à l'élaboration des programmes d'entraînement ainsi qu'à l'illustration et à la description des exercices.

À Caroline Allen, Dt. p., nutritionniste-diététiste, merci pour ta rapide et efficace collaboration à la rédaction du chapitre sur la nutrition.

À Maxime St-Onge, M. Sc. Nutrition, merci pour ta lecture critique et tes suggestions sur le chapitre traitant de la nutrition.

À Richard Béliveau, merci pour ton appui précieux dans ce projet.

Un merci spécial aux entraîneurs personnels de Nautilus Plus. Vous avez été pour moi une source d'inspiration et vous me motivez à poursuivre ! À Alexandre Grégoire et Alexandra Normandin-Létourneau, entraîneurs personnels chez Nautilus Plus, merci de vous être prêtés au jeu des photos, j'ai bien apprécié de travailler avec vous !

Aux Éditions du Trécarré, merci à toute l'équipe des Éditions Librex, et spécialement à Lison Lescarbeau et Marike Paradis ; merci de m'avoir donné l'opportunité de rééditer ce superbe livre, dont le produit final me rend extrêmement fière ! Collaborer avec vous est simplement un plaisir !

À ma famille, mes amis, mes collègues de travail et tous ceux et celles qui m'encouragent à partager ma passion pour la santé, l'exercice et la saine alimentation : merci pour votre soutien !

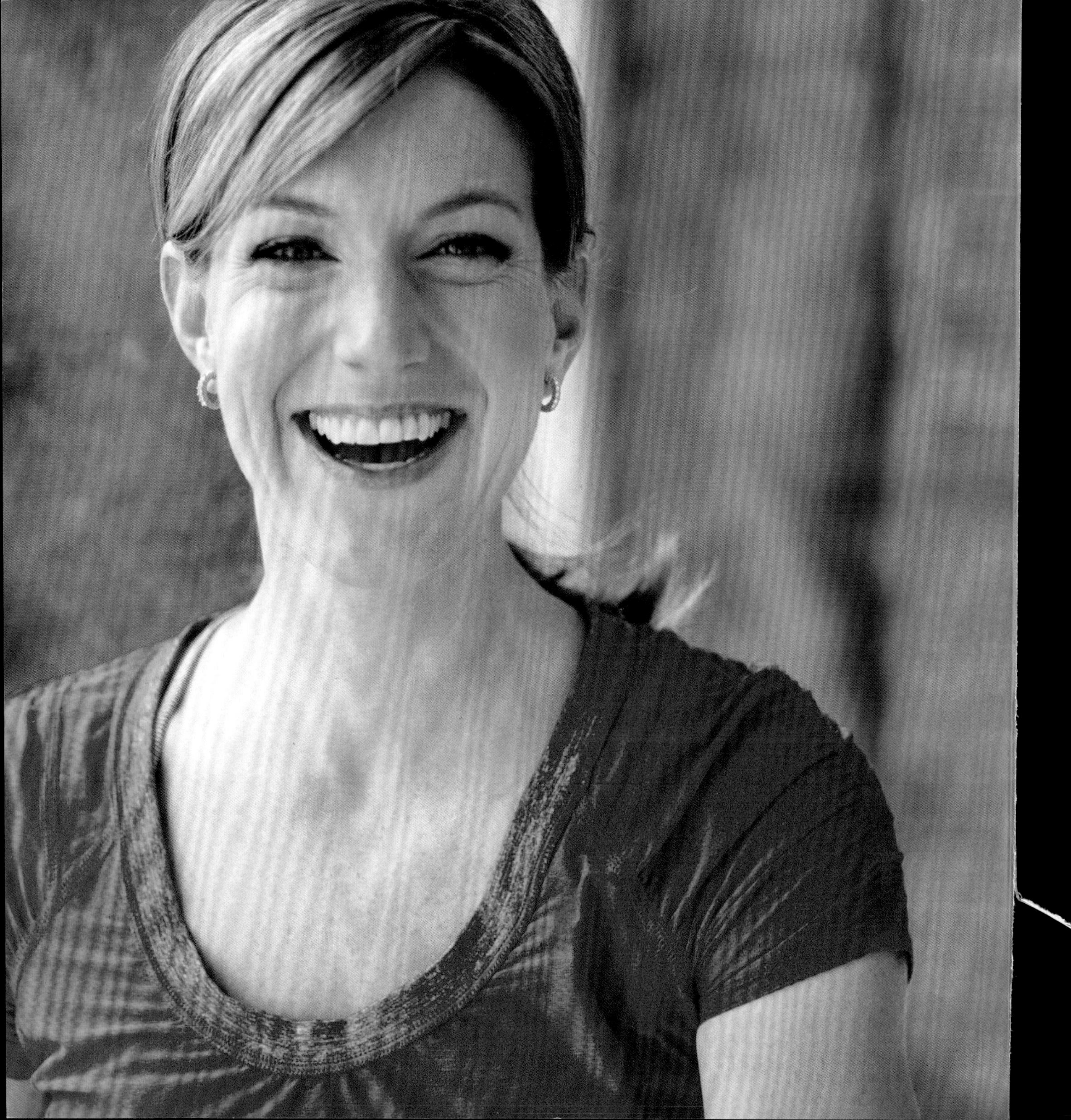

LEXIQUE

A

Acide aminé

Unité de base des protéines. Leur combinaison crée différentes protéines.

Apport énergétique / Apport calorique / Apport nutritionnel

Calories ingérées par la consommation d'aliments.

Atrophie musculaire

Diminution du volume d'un muscle due à son inactivité.

B

Boisson stimulante

Breuvage contenant un ingrédient stimulant : de la caféine, de la guarana ou autre. Plusieurs de ces boissons ne contiennent pas de calories, donc elles n'offrent aucune énergie au corps.

Breuvage énergétique

Breuvage contenant une certaine quantité de sucre (glucose) qui offre, par le fait même, de l'énergie au corps (calories).

C

Calorie

Unité utilisée pour décrire la quantité d'énergie que fournissent les aliments. Elle correspond à la quantité d'énergie nécessaire afin d'élever d'un degré Celsius un gramme d'eau.

Cardiofréquencemètre

Bracelet récepteur porté au poignet et ceinture émettrice portée au thorax, qui permettent de lire la fréquence cardiaque en temps réel lors d'un effort physique. Outil d'entraînement précieux pour mesurer l'intensité des séances cardiovasculaires.

Composition corporelle

Proportion de la quantité de masse maigre par rapport à la masse adipeuse d'une personne.

D

Déficit énergétique

État dans lequel le corps dépense plus d'énergie (calories) qu'il n'en reçoit. Cet état génère une perte de poids.

Dépense énergétique

Calories dépensées (brûlées) par l'activité physique, le métabolisme de repos et la thermogenèse alimentaire.

E

Échauffement

Mouvements dynamiques qui précèdent les séances d'entraînement. Ils servent à élever la température corporelle ainsi qu'à préparer le corps et les muscles à l'effort qui suivra.

Étirements

Positions statiques adoptées dans le but d'améliorer la souplesse des muscles et des tendons. Ces étirements sont généralement effectués en fin de séance d'entraînement.

F

Formule de Karvonen

Formule mathématique utilisée pour calculer la fréquence cardiaque cible d'entraînement selon l'intensité recherchée.

Fréquence cardiaque de réserve

Fréquence cardiaque équivalant au nombre de battements cardiaques pendant une minute, le matin au lever.

Fréquence cardiaque maximale (Fc max.)

La fréquence cardiaque maximale à laquelle le cœur peut battre lors d'un effort physique intense (varie selon l'âge et la condition physique).

G

Glucides

Catégorie de nutriments dont l'unité fondamentale est le glucose. Un gramme de glucides équivaut à quatre kilocalories.

Glucose

Forme que les glucides prennent après leur ingestion. Il constitue la principale source d'énergie du corps.

Glycogène

Appellation donnée au glucose stocké dans les muscles et le foie.

Gras viscéral

Gras logé au ventre (autour des viscères).

I

Indice de masse corporelle (IMC)

Rapport entre la taille et le poids.

Indice de perception de fatigue (IPF)

Chiffre tiré d'une échelle graduée entre 6 et 20 représentant l'intensité ressentie lors d'un effort physique.

L

Lipides
Catégorie de nutriments comprenant les huiles et les graisses. Un gramme de lipides équivaut à neuf kilocalories.

M

Masse adipeuse
Ensemble du gras contenu dans le corps humain.

Masse corporelle
Le poids total du corps (obtenu à l'aide d'un pèse-personne).

Masse maigre
Tissus du corps, comprenant les muscles, les organes, les os et l'eau. Différente de la masse adipeuse, qui ne comprend que le gras.

Masse musculaire
Tissus du corps comprenant les muscles.

Métabolisme de repos
Réfère à l'ensemble des calories dépensées par l'organisme pour subvenir à ses besoins lorsque le corps est au repos, c'est-à-dire pour respirer, réparer les tissus, dormir, etc.

P

Podomètre
Petit appareil qui cumule le nombre de pas effectués pour une période donnée.

Protéines
Catégorie de nutriments composés d'un ensemble d'acides aminés. Un gramme de protéines équivaut à quatre kilocalories.

Protéines complètes
Protéines contenant tous les acides aminés essentiels au corps pour vivre, mais que celui-ci ne peut synthétiser.

Protéines incomplètes
Protéines contenant des acides aminés non essentiels au corps pour vivre.

R

Répétition
Nombre de fois qu'un exercice ou un mouvement est effectué.

Répétition maximale (RM)
Nombre maximal de répétitions pour atteindre le seuil d'incapacité momentanée (SIM), sans compromettre la technique d'exécution.

Repos
Durée du temps de repos généralement pris entre les séries.

S

Seuil d'incapacité momentanée (SIM)
État de fatigue momentanée qui empêche l'exécution correcte d'une répétition supplémentaire. Le SIM doit être atteint à la répétition maximale (RM) prescrite.

Série
Nombre de fois que doivent être faites les répétitions avant de prendre un temps de repos.

T

Tempo
Rythme d'exécution d'une répétition exprimé en secondes, à l'aide de trois chiffres (par exemple : 2-1-4), dont le premier signifie la durée de la phase « aller » de l'exercice ; le deuxième, la durée de maintien ; et le dernier, la durée de la phase « retour à la position initiale » de l'exercice.

Thermogenèse alimentaire
Quantité d'énergie requise par le corps pour digérer les aliments.

RÉFÉRENCES BIBLIOGRAPHIQUES

1. U.S. Department of Health and Human Services, *Physical Activity and Health: A report of the Surgeon General*, Centers for Disease Control and Prevention, National Center for Chronic Disease Prevention and Health Promotion, Atlanta, 1996.
2. Lees S.J. et F.W. Booth, « Physical Inactivity is a Disease », *World Review of Nutrition and Dietetics*, vol. 95, 2005, p. 73-79.
3. Crowley C. et H.S. Lodge, *Younger Next Year: A Guide to Living Like 50 Until You Are 80 and Beyond*, Kindle Edition, Workman Publishing Company, 2007.
4. Mc Ardle W., F. Katch et V. Katch, *Physiologie de l'activité physique: Énergie, nutrition et performance*, 4e édition, Maloine, Paris, 2001.
5. Clausen J.P., O.A. Larsen et J. Trap-Jensen, « Physical Activity in the Management of Coronary Artery Disease », *Circulation*, vol. 40, nº 2, 1969, p. 143-154.
6. Lakatta E.G., J.-D. Cohen, J.-L. Fleg, E.D. Frohlich et A.H. Gragman, « Hypertension in the Elderly: Age- and Disease-Related Complications and Therapeutic Implications », *Cardiovascular Drugs and Therapy*, vol. 7, nº 4, 1993, p. 643-653.
7. DeFeo P., C. DiLoreto, A. Ranchelli, C. Fatone, G. Gambelunghe, P. Luidi et F. Santeusanio, « Exercise and Diabetes », *Acta Bio-Medica*, vol. 77, suppl. 1, 2006, p. 4-17.
8. Chevalier R., « Quand l'exercice monte à la tête », *La Presse*, 28 novembre 2004.
9. Colcombe S.J., K.I. Erickson, N. Raz, A.G. Webb, N.J. Cohen, E. McAuley et A.F. Kramer, « Aerobic Fitness Reduces Brain Tissue Loss in Aging Humans », *The Journals of Gerontology Series A: Biological Sciences and Medical Sciences*, vol. 58, 2003, M176-M180.
10. « 45 min 3 X sem = positivement tâches lobe frontal, planification, langage, mouvement volontaire », *Nature Journal*, 1999.
11. Adlard P.A., V.M. Perreau, V. Pop et C.W. Cotman, « Voluntary Exercise Decreases Amyloid Load in a Transgenic Model of Alzheimer's Disease », *The Journal of Neuroscience*, vol. 25, nº 17, Université de Californie, 2005, p. 4217-4221.
12. Saygin O., K. Karacabey, R. Ozmerdivenli, E. Zorba, F. Ilhan et V. Bulut, « Effect of Chronic Exercise on Immunoglobin, Complement and Leukocyte Types in Volleyball Players and Athletes », *Neuro Endocrinology Letters*, vol. 25, nº 27 (1-2), 2006, p. 271-276.
13. Kruk J. et H.Y. Aboul-Enein, « Physical Activity in the Prevention of Cancer », *Asian Pacific Journal of Cancer Prevention*, vol. 7, nº 1, 2006, p. 11-21.
14. Hurley B.F. et S.M. Roth, « Strength Training in the Elderly: Effects on Risk Factors for Age-Related Diseases », *Sports Medicine*, vol. 30, nº 4, 2000, p. 249-268.
15. Guyonnet S., F. Nourhashemi, S. Lauque, S. Rivière, J.-L. Albarede et B. Vellas, « La sarcopénie (Muscle Wasting) », *La Revue de gériatrie*, vol. 24, nº 2, 1999, p. 127-132.
16. Taaffe D.R., « Sarcopenia – Exercise as a Treatment Strategy », *Australian Family Physician*, vol. 35, nº 3, 2006, p. 130-134.
17. Winters-Stone K.M. et C.M. Snow, « Musculoskeletal Response to Exercise is Greatest in Women with Low Initial Values », *Medicine and Science in Sports and Exercise*, vol. 35, nº 10, 2003, p. 1691-1696.
18. Rydeard R., A. Leger et D. Smith, « Pilates-Based Therapeutic Exercise: Effect on Subjects with Nonspecific Chronic Low Back Pain and Functional Disability: a Randomized Controlled Trial », *The Journal of Orthopaedic and Sports Physical Therapy*, vol. 36, nº 7, 2006, p. 472-484.
19. Risch S.V., N.K. Norvell, M.L. Pollock, E.D. Risch, H. Langer, M. Fulton, J.E. Graves et S.H. Leggett, « Lumbar Strengthening in Chronic Low Back Pain Patients: Physiologic and Psychological Benefits », *Spine*, vol. 18, nº 2, 1993, p. 232-238.
20. Holviala J.H., J.-M. Sallinen, W.J. Kraemer, M.J. Alen et K.K. Hakkinen, « Effects of Strength Training on Muscle Strength Characteristics, Functional Capabilities, and Balance in Middle-Aged and Older Women », *Journal of Strength and Conditioning Research*, vol. 20, nº 2, 2006, p. 336-344.
21. Kravitz, Dr L., « Exercise Rx for Psychological Health DSW Fitness Center for Continuing Education », All Online Quick Courses (OQC), www.dswfitness.com/docs/ExRxForP.pdf.
22. Keller U., « From Obesity to Diabetes », *International Journal for Vitamin and Nutrition Research*, vol. 76, nº 4, 2006, p. 172-177.
23. Riechman S.E., R.E. Schoen, J.-L. Weissfeld, F.L. Thaete et A.M. Kriska, « Association of Physical Activity and Visceral Adipose Tissue in Older Women and Men », *Obesity Research*, vol. 10, nº 10, 2002, p. 1065-1073.
24. Institut canadien d'information sur la santé (D. Kim et D. Raine, Ph.D.), *Le Surpoids et l'Obésité au Canada: une perspective de la santé de la population*, 2004.

25. Sesso H.D., R.S. Paffenbarger Jr et I.M. Lee, « Physical Activity and Coronary Heart Disease in Men », *Circulation*, vol. 102, nº 9, 2000, p. 975-980.
26. Macfarlane D.J., L.H. Taylor et T.F. Cuddihy, « Very Short Intermittent vs Continuous Bouts of Activity in Sedentary Adults », *Preventive Medicine*, vol. 43, nº 4, 2006, p. 332-336.
27. Quinn T. J, J.-R. Klooster et R.W. Kenefick, « Two Short, Daily Activity Bouts vs. One Long Bout : Are Health and Fitness Improvements Similar Over Twelve and Twenty-Four Weeks ? », *Journal of Strength and Conditioning Research*, vol. 20, nº 1, 2006, p. 130-135.
28. Osei-Tutu K.B. et P.D. Campagna, « The Effects of Short- vs. Long-Bout Exercise on Mood, VO_2 max., and Percent Body Fat », *Preventive Medicine*, vol. 40, nº 1, 2005, p. 92-98.
29. Glaros N.M. et C.M. Janelle, « Varying the Mode of Cardiovascular Exercise to Increase Adherence », *Journal of Sport Behavior*, vol. 24, nº 1, 1999, p. 42-62.
30. Thompson D.L., J. Rakow et S.M. Perdue, « Relationship Between Accumulated Walking and Body Composition in Middle-Aged Women », *Medicine and Science in Sports and Exercise*, vol. 36, nº 5, 2004, p. 911-914.
31. Ignarro L.J., M.L. Balestrieri et C. Napoli, « Nutrition, Physical Activity, and Cardiovascular Disease : An Update », *Cardiovascular Research*, vol. 73, nº 2, 2006, p. 326-340.
American Heart Association, *Statement on High-Protein, Low-Carbohydrate Diet Study*, Chicago, 2002.
Meyer Katie A., Lawrence H. Kushi, David R. Jacobs Jr, Joanne Slavin, Thomas A. Sellers et Aaron R. Folsom, « Carbohydrates, Dietary Fiber, and Incident Type 2 Diabetes in Older Women », *American Journal for Clinical Nutrition*, vol. 71, nº 4, 2000 (avril), p. 921-930.
32. Santé Canada, « Nimal Ratnayake, un chercheur de Santé Canada à l'avant-garde de la recherche sur les gras trans », *Science et Recherche*.
33. MayoClinic, « Trans Fat : Avoid this Cholesterol Double Whammy », 2006, www.mayoclinic.com/health/trans-fat/CL00032.
34. Béliveau R. et D. Gingras, *Les Aliments contre le cancer : la prévention et le traitement du cancer par l'alimentation*, Éditions du Trécarré, Montréal, 2005,.
35. Bourre J.M., « Dietary Omega-3 Fatty Acids and Psychiatry : Mood, Behaviour, Stress, Depression, Dementia and Aging », *The Journal of Nutrition, Health & Aging*, vol. 9, nº 1, 2005, p. 31-38.
36. Parker G., N.A. Gibson, H. Brotchie, G. Heruc, A.M. Rees et D. Hadzi-Pavlovic, « Omega-3 Fatty Acids and Mood Disorders », *The American Journal of Psychiatry*, vol. 163, nº 6, 2006, p. 969-978.
37. Selon l'Institute of Medicine des États-Unis, publié par Santé Canada, novembre 2010.
38. Association pour la santé publique du Québec (ASPQ) et le Groupe de travail provincial sur la problématique du poids (GTPPP), *Les Problèmes reliés au poids au Québec : un appel à la mobilisation*, 2004.
39. White, J.-L., *et al.*, « Factor Related to Physical Activity Adherence in Women : Review and Suggestions for Future Research », *Women and Health*, vol. 41, nº 4, 2005, p. 123-148.
Morey M. *et al.*, « From Supervised to Unsupervised Exercise : Factors Associated with Exercise », *Journal of Aging and Physical Activity*, vol. 11, 2003, p. 351-368.
Bruce E.H. *et al.*, « Comparison of Active Participants and Dropouts in CAPRI Cardiopulmonary Rehabilitation Program », *American Journal of Cardiology*, vol. 37, nº 1, 1976, p. 53-60.
40. Dishman R.K. *et al.*, « The Determinants of Physical Activity and Exercise », *Public Health Reports*, vol. 100, nº 2, 1985, p. 158-171.
41. Sullivan, K.T., *Promoting Health Behavior Change : ERIC Digest*, Washington D.C., 1998, ERIC Identifier : 429053.
42. Bandura, A., « Health Promotion by Social Cognitive Means », *Health Education and Behavior*, vol. 31, nº 2, 2004, p. 143-164.
43. Courneya K.S. *et al.*, « A Longitudinal Study of Exercise Barriers on Colorectal Cancer Survivors Participating in a Randomized Controlled Trial », *Annals of Behavioral Medicine*, vol. 29, nº 2, 2005, p. 147-153.
Trost S.G. *et al.*, « Correlate of Adults' Participation in Physical Activity : Review and Update », *Medicine and Science in Sports and Exercise*, vol. 13, nº 12, 2002, p. 1996-2001.
Johnson C.A. *et al.*, « Perceived Barriers to Exercise and Weight Control Practices in Community Women », *Women and Health*, vol. 16, nºs 3-4, 1990, p. 177-191.
Franklin B.A., « Program Factors that Influence Exercise Adherence : Practical Adherence Skills for the Clinical

Staff», *Exercise Adherence: It's Impact on Public Health*, Champaign(Ill.), Human Kinetics, 1988, p. 237-258.

44. Blanchard C.M. *et al.*, «Is the Theory of Planned Behavior a Useful Framework for Understanding Exercise Adherence During Phase II Cardiac Rehabilitation», *Journal of Cardiopulmonary Rehabilitation*, vol. 23, n° 1, 2003, p. 29-39.

    Rhodes R.E. *et al.*, «Factors Associated with Exercise Adherence among Older Adults. An Individual Perspective», *Sports Medicine*, vol. 28, n° 6, 1999, p. 397-411.

    Smith R.A. et S.J.H. Biddle, «Attitudes and Exercise Adherence: Test of the Theories of Reasonned Action and Planned Behaviour», *Journal of Sports Sciences*, vol. 17, n° 4, 1999, p. 269-271.

45. Courneya K.S. *et al.*, «A Longitudinal Study of Exercise Barriers on Colorectal Cancer Survivors Participating in a Randomized Controlled Trial», *Annals of Behavioral Medicine*, vol. 29, n° 2, 2005, p. 147-153.
46. Puetz T.W. *et al.*, «Effects of Chronic Exercise on Feelings of Energy and Fatigue: A Quantitative Synthesis», *Psychological Bulletin*, vol. 132, n° 6, 2006, p. 866-876.
47. Adamsen L. *et al.*, «Transforming the Nature of Fatigue Through Exercise: Qualitative Findings from a Multidimensional Exercise Programme in Cancer Patients Undergoing Chemotherapy», *European Journal of Cancer Care*, vol. 13, n° 4, 2004, p. 362-370.
48. Montgomery D., «A Systematic Review of Non-Pharmacological Therapies for Sleep Problems in Later Life», *Sleep Medicine Review*, vol. 8, n° 1, 2004, p. 47-62.

    Montgomery D., «Physical Exercise for Sleep Problems in Adults Aged 60+ », *Cochrane Database Systematic Reviews*, n° 4, 2002.

49. Sherrill D.L. *et al.*, «Association of Physical Activity and Human Sleep Disorders», *Archives of Internal Medicine*, vol. 158, n° 17, 1998, p. 4-1898.
50. Forkan R. *et al.*, «Exercise Adherence Following Physical Therapy in Older Adults with Impaired Balance», *Physical Therapy*, vol. 86, n° 3, 2006, p. 401-410.

    Coon S.K. *et al.*, «Exercise Decision Within the Context of Myeloma, Transplant and Fatigue – Group 2», *Cancer Nursing*, vol. 27, n° 4, 2004, p. 480-196.

51. Tu W. *et al.*, «The Effects of Health and Environment on Exercise Class Participation in Older, Urban Women», *Journal of Aging Physical Activity*, vol. 12, n° 4, 2004, p. 480-496.
52. Les publications du Québec, en collaboration avec l'Institut national de santé publique du Québec, l'Institut de la statistique du Québec et Kino-Québec. «Enquête québécoise sur l'activité physique et la santé, 1998», par B. Nolin, D. Prud'homme, G. Godin et D. Hamel, Québec, 2002.
53. Annesi J., «Relationship of Social Cognitive Theory Factors to Exercise Maintenance in Adult», *Perceptual and Motor Skills*, vol. 99, n° 1, 2004, p. 142-148.

    Zunzungui M.V. *et al.*, «Social Networks and Self-Rated Health in two French-Speaking Canadian Community Dwelling Populations over 65», *Social Science and Medecine*, vol. 58, n° 10, 2004, p. 2069-2081.

54. Litt M.D. *et al.*, «Initiation and Maintenance of Exercise Behavior in Older Women: Predictors from the Social Learning Model», *Journal of Behavioral Medicine*, vol. 25, n° 1, 2002, p. 83-97.
55. Kaewthummanukul T. *et al.*, «Predictors of Exercise Participation in Female Hospital Nurses», *Journal of Advanced Nursing*, vol. 54, n° 6, 2006, p. 663-675.
56. Gabriele J. *et al.*, «Differentiated Roles of Social Encouragement and Social Constraint on Physical Activity Behavior», *Annals of Behavioral Medicine*, vol. 29, n° 3, 2005, p. 210-215.
57. Franklin B.A., «Program Factors that Influence Exercise Adherence: Practical Adherence Skills for the Clinical Staff», *Exercise Adherence: It's Impact on Public Health*, Champaign (Ill.), Human Kinetics, 1988, p. 237-258.
58. Gallucci N., «The Effects of Goals on the Maintenance of Exercise Programs», *The Journal of Sport Behavior*, vol. 18, n° 2, 1995.
59. Pollock M., «Prescribing Exercise for Fitness and Adherence», *Exercise Adherence: It's Impact on Public Health*, Champaign (Ill.), Human Kinetics, 1988, p. 259-275.
60. Glaros N.M. et C.M. Janelle, «Varying the Mode of Cardiovascular Exercise to Increase Adherence», *Journal of Sport Behavior*, vol. 24, n° 1, 1999, p. 42-62.
61. Carron A.V., H. Hausenblas et P.A. Estabrooks, «Social Influence and Exercise Involvement», *Adherence Issues in Sport and Exercise*, New York, Stephen J. Bull, 1999, p. 1-17.
62. Mannerkopi K., «Exercise in Fibromyalgia», *Current Opinion in Rheumatology*, vol. 7, n° 2, 2005, p. 190-194.
63. Raglin J., «Factors in Exercise Adherence: Influence of Spouse Participation», *Quest*, vol. 53, 2001, p. 356-361.

Robison J. et M. Rogers, « Adherence to Exercise Programmes », *Sports Medecine*, vol. 17, nº 1, 1994, p. 39-50.
64. Annesi J., « Effects of Minimal Group Promotion on Cohesion and Exercise Adherence », *Small Group Research*, vol. 30, nº 5, 1999, p. 542-557.
65. Wallace J. *et al.*, « Twelve Month Adherence Adults who Joined a Fitness Program with a Spouse vs Without a Spouse », *The Journal of Sport Medicine and Physical Fitness*, vol. 35, nº 3, 1995, p. 206-213.

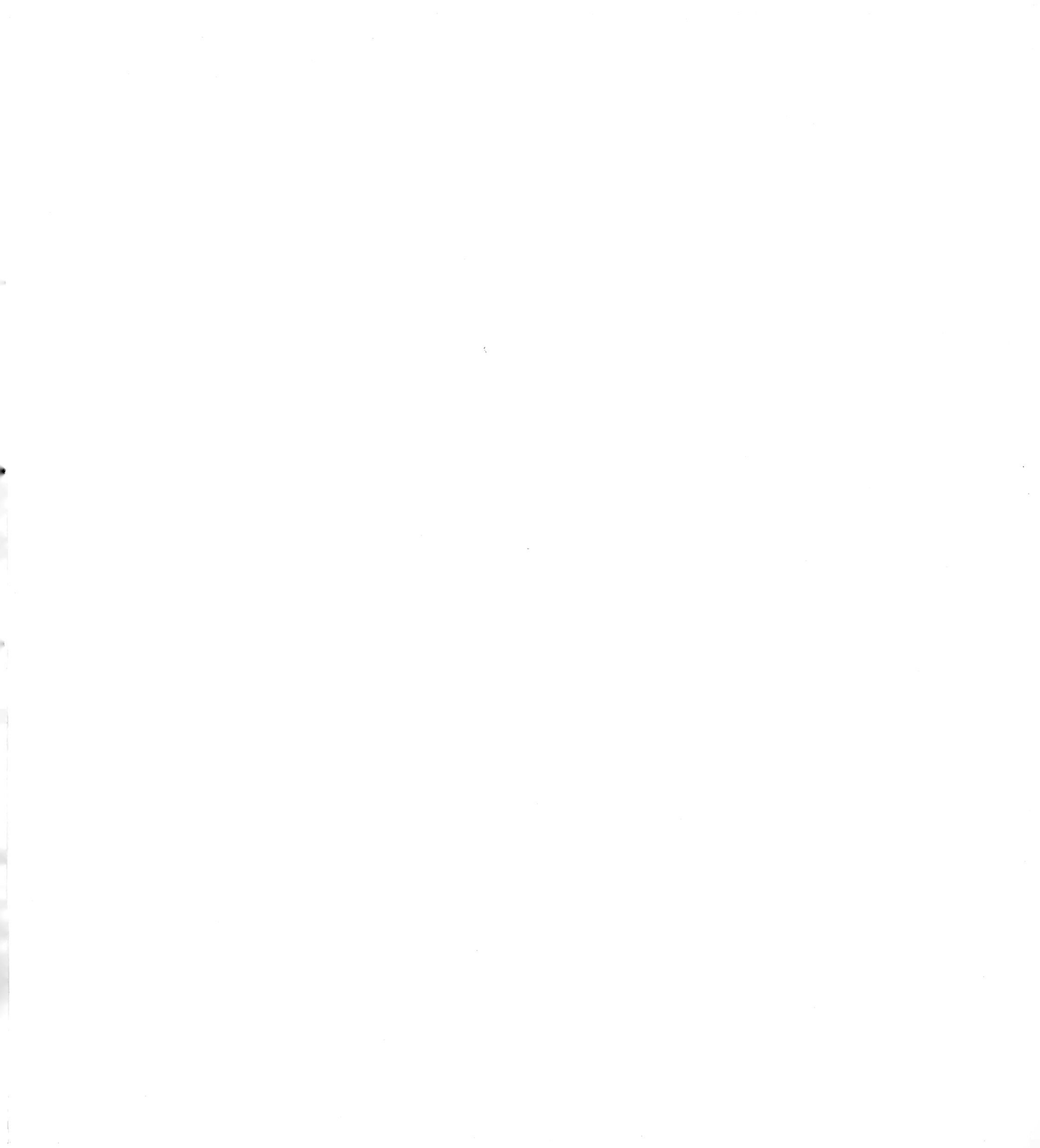

Cet ouvrage a été composé en Kepler light 10/12
et achevé d'imprimer au Canada en décembre 2011 sur les presses de Solisco imprimeurs.